脊柱手法治疗学

Manual Physical Therapy of the Spine

原著第 **3** 版

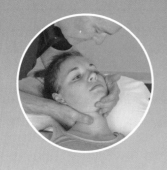 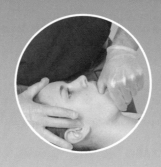 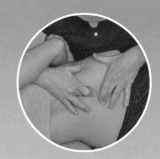

主　编　〔美〕肯尼思·A. 奥尔森（Kenneth A. Olson）

主　译　韦　兴　罗殿中

科学出版社

北　京

图字：01-2024-2002

内 容 简 介

全书共 7 章，第 1 章为绪论，主要介绍了骨科手法治疗的发展历史；第 2 章介绍了骨科手法物理治疗中的脊柱检查与诊断；第 3 章介绍了手法治疗的理论、实践、临床决策与教育。第 4 章至第 7 章分别介绍了腰椎、骨盆、胸椎、颈椎、颞下颌关节疾病的检查与治疗。每一章均图文并茂地讲解了特定解剖部位的运动学、检查方法及手法治疗的要点。全书注重循证原则，坚持理论与实践的结合，学术严谨又通俗易懂。

本书适合脊柱外科医师、康复科医师、全科医师、社区医师、骨科康复师、医学院学生、健身教练及运动健身爱好者等参考阅读。

图书在版编目（CIP）数据

脊柱手法治疗学：原书第3版 /（美）肯尼思·A. 奥尔森（Kenneth A. Olson）主编；韦兴，罗殿中主译. — 北京：科学出版社，2024. 6. — ISBN 978-7-03-078749-1

Ⅰ. R681.505

中国国家版本馆CIP数据核字第2024LA2743号

责任编辑：王海燕 / 责任校对：张　娟
责任印制：师艳茹 / 封面设计：牛　君

ELSEVIER

Elsevier (Singapore) Pte Ltd.
3 Killiney Road, #08-01 Winsland House I, Singapore 239519
Tel: (65) 6349-0200; Fax: (65) 6733-1817

科学出版社 出版
北京东黄城根北街 16 号
邮政编码：100717
http://www.sciencep.com

北京画中画印刷有限公司印刷
科学出版社发行　各地新华书店经销
*

2024 年 6 月第 一 版　开本：787×1092　1/16
2024 年 6 月第一次印刷　印张：27 1/4
字数：625 000

定价：230.00 元
（如有印装质量问题，我社负责调换）

译者名单

主　译　韦　兴　罗殿中

副主译　陈　榕　王宇峰

译　者（按姓氏笔画排序）

王宇峰　韦　兴　尹海丽　冯丽丽　乔玲艳

李　丹　李永军　李青松　宋光泽　张跃钟

陈　榕　林庭昀　罗海燕　罗殿中

主 编 简 介

Kenneth A. Olson

物理治疗师、健康科学医生（DHSc）、公共服务官员（OCS）、美国骨科手法物理治疗协会会员（FAAOMPT）

美国伊利诺伊州德卡尔布北方康复理疗专家、私人执业医师

北伊利诺伊大学物理治疗课程兼职教授

第 3 版译者前言

  第 3 版《脊柱手法治疗学》由国际著名物理治疗师 Kenneth A. Olson 教授编写。在第 3 版原著前言里，作者对第 3 版的补充和改进内容已经做了详尽的概括和说明。第 3 版全书共 7 章，分别介绍了骨科手法治疗的发展历史；骨科手法物理治疗中的脊柱检查与诊断；手法治疗的理论、实践、临床决策与教育；腰椎、骨盆、胸椎、颈椎、颞下颌关节疾病的检查与治疗。每一章均图文并茂地讲解了特定解剖部位的运动学、检查方法及手法治疗的要点。全书注重循证原则，注重理论与实践的结合，学术严谨又通俗易懂。

  第一次翻开英文原版书时，我们立刻被书中清晰的操作示范图片所吸引，也让我们对完成翻译工作充满信心。

  但随着翻译工作的开展，各式各样的困惑接踵而至。其中，最让我们感到头疼的莫过于对于大量专业词汇的翻译。特别是针对一些同义词或近义词，是因时因地地加以区别？还是自始地约定归一？加以区别，可彰显对医学历史和地域文化的考量；约定归一，更符合现代医学的规范和传承。例如，"massage"一词，按字典的翻译，中文意思是"按摩"，但该词汇中、英文的内涵与外延还是存在少许的差异，如在英文中，其被视为一种治疗手段，需要有专业的资质才能实施，诸如此类。局限于翻译团队的能力，虽然也经历了多番推敲，但还是有不少的地方出现词不达意，对此深感内疚，因此部分词汇保留了英文，以供读者查阅指正。

  出乎意料的是，随着翻译工作的继续，困惑与煎熬逐渐被冲淡，收获的惊喜和愉悦随之而来。原著作者与其说是一位脊柱手法治疗的杰出实践者，不如说是一位脊柱相关的医学理论大家。尤其是作者在介绍每一种疾病的病因、病理及手法治疗时，总能旁征博引，娴熟地驾驭循证与医学统计学，让我们的翻译与解惑相得益彰，惊喜连连；作者在讲解、介绍手法操作时，不时在一些细微之处加以形象描述，"如手指划过丝绸""像被拨动的琴弦"，边译边读，愉悦不已。

  我们两位主译均为骨外科医师，原本是以手术治疗骨科疾病见长。但随着社会的发展，特别是人口结构与科学素养的更新，患者对于医疗的诉求也在不断多元化，我们逐渐察觉，学习和实践脊柱的手法治疗也将对医师、患者大有裨益。

  最后，感谢翻译团队成员的艰辛付出，以及所有提供帮助的朋友。

韦 兴

航天骨科医学联盟主任委员

航天中心医院骨科主任，主任医师，教授，医学博士

罗殿中

解放军总医院第四医学中心国家骨科与运动康复临床医学研究中心

关节外科副主任，主任医师，教授，医学博士

第 3 版原著序

Kenneth Olson 博士的《脊柱手法治疗学》历经 11 年,共出版 3 版。自 2009 年第 1版出版以来,我们一直在使用这本教科书,并发现它是物理治疗专业学生和临床医师不可多得的手法物理治疗教学资源。它为骨科手法物理治疗师进行脊柱的全面检查和临床治疗奠定了良好的基础。作为国际骨科手法物理治疗师联合会(IFOMPT)的主席,Olson博士领导着一个由专门从事手法治疗的物理治疗师组成的跨国组织。IFOMPT 将骨科手法治疗定义为"以临床推论为基础,采用高度特定的治疗方法(包括手法技术和治疗性练习),治疗神经肌肉骨骼疾病的专业物理治疗领域"。Olson 博士在阐明骨科手法治疗技术的同时,还提供了大量的患者病例。这本教科书不仅仅是一本技术书,其将骨科手法物理治疗的所有描述都联系在一起。这些病例展示了如何利用先进的临床推论来确定最有效的治疗方法,将熟练的手法技巧、有针对性的锻炼与患者教育结合起来,以优化治疗效果,包括减轻疼痛和改善功能。手法物理疗法历来被视为软组织或脊柱节段的松动术和(或)手法治疗。这本教科书为读者提供了骨科手法物理治疗各个方面的基础知识。

我们非常乐见此新版本的问世,因为它在前两版相关实用信息的基础上内容表达更加清晰,并得到了文献资料的支持。Olson 博士在每一章中都对循证原则提出了有理有据的方法。他不仅熟知传统的体系,并根据完善和支持证据的需要,将艺术、技能和知识融为一体,为初学者打下基础,为熟练的临床医师提供高级信息。骨科手法理疗专家的标志之一是出色的教育和交流。读者可以通过疼痛科学教育和心理学沟通策略来描述病损及手法治疗的效果。Olson 博士重点介绍了已知有效的物理治疗干预措施,并建议临床医师避免使用可能会引起恐惧并导致患者寻求高风险手术和药物治疗的语言。

本版新增内容还包括 IFOMPT 颈动脉功能障碍临床推理框架(IFOMPT Clinical Reasoning Framework for Cervical Arterial Dysfunction)的修订版,以及有关红色信号的综合章节。这本教科书是物理治疗专业学生、学术教师、住院医师和研究员导师的重要教学资源。读者会发现本书是最佳实践评估和治疗技术的宝贵资源,可帮助他们自信地为客户提供护理,并有助于骨科手法物理治疗师成为脊柱疼痛患者的一线治疗师。

Elaine,Paul Lonnemann

致　谢

在专业方面，非常感谢 Stanley Paris 及圣奥古斯丁健康科学大学教职员工对我的影响和指导，他们为我的研究生教育提供了指导。其他教授还包括：Annalie Basson，Bill Boissonnault，Tim Dunlop，Laurie Hartman，Mary Jane Harris，Trish King，David Lamb，Steve McDavitt，Catherine Patla，Duncan Reid，Mariano Rocabodo，Bob Rowe 和 Guy Simoneau。非常感谢 Jason Beneciuk、Josh Cleland、Elaine Lonnemann、Paul Lonnemann、Louie Puentedura、Ron Schenk 和 Guy Simoneau，感谢他们审阅了本书不同版本的章节，并提供了宝贵的反馈意见，从而提高了本书的质量。

我要感谢我在国际骨科手法物理治疗师联合会（IFOMPT）执行委员会工作的 12 年中与我共事的许多同事，特别是 Laura Finucane 和 Ali Rushton，他们分别领导工作小组编写了具有影响力的 IFOMPT 临床文件，内容涉及颈部筛查红色信号和血管病理学，这些文件提高了本书的质量，也增强了我们安全有效地进行实践的能力。我还要感谢我在私人诊所的同事，特别是物理治疗师 Aaron Nevdal 和 Todd Vanatta，以及我现在和以前的学生，他们在我的人生旅途中做出了贡献，并挑战我找到更好的方法来进行手法物理治疗的教学和实践。

爱思唯尔公司的 Lauren Willis 和 Sara Watkins 为本书的及时出版提供了高效的帮助。Jim Womack 拍摄了本书中使用的照片。

Kenneth A. Olson

第 3 版原著前言

第 3 版《脊柱手法治疗学》保持了与第 1 版和第 2 版相同的格式和编排，同时更新和扩充了所提供的研究证据，用来支持以病损为基础的手法治疗方法，从而评估和治疗脊柱和颞下颌关节（TMJ）疾病。

第 3 版的每一章都有更新和扩充的内容。第 1 章增加了与手法治疗历史相关的更多细节，并扩展了与脊柱和颞下颌肌肉骨骼疾病的生物 - 心理 - 社会方法相关的临床推论解释。第 2 章对红色信号的筛查、中枢敏化评估、压痛阈值和睡眠障碍相关内容进行了更新和补充，有助于肌肉骨骼物理治疗实践中的临床推论。第 3 章根据有关手法治疗的机制、神经生理和心理影响的新证据，对手法的影响进行了扩展和更新，并讲述了语言使用和疼痛科学教育在复杂肌肉骨骼疼痛治疗中的影响。第 3 章还在手法治疗安全性部分阐述了颈部血管病变的潜在风险因素及胸椎手法治疗的具体安全问题。

第 4 章至第 7 章保持了第 1 版和第 2 版脊柱各区域和颞下颌关节相同内容的格式结构，并更新和扩展了诊断准确性信息和证据，以支持各区域的治疗锻炼、松动术和（或）手法治疗。第 4 章扩展了慢性腰痛的心理管理策略。第 5 章更新了支持使用胸椎手法的证据，尤其是针对肩颈疼痛的循证依据。第 6 章更新了支持颈椎病分类、手法治疗和治疗性运动的证据，并增加了有关挥鞭伤相关疾病和头痛的信息。第 7 章更新了支持颞下颌关节疾病检查、分类和治疗的更多研究证据。

本书提供了必要的背景信息和详细的教学材料，将脊柱、颞下颌关节的手法治疗和手法物理治疗检查及其治疗程序全面融入物理治疗师专业教育和临床实践中。本书还提供了必要的背景和教学信息，有助于技能开发，有效实施与手法治疗、操作和治疗性运动相关的当代循证治疗建议。

本书的主要读者是物理治疗专业的学生和教师，次要读者是希望了解专业物理治疗师教育课程教学内容的执业物理治疗师和其他临床医师。此外，手法物理治疗住院医师、研究员，以及肌肉骨骼和手法理疗继续教育的人员也可将本书视为其他教学材料的补充。

本书将成为临床医师永久资料库中非常有用的补充资料，因为他们使用手法治疗技术来治疗脊柱疾病。虽然研究证据会随着时间的推移而不断发展更新，但这些技术描述和演示仍将作为宝贵的资源，供从业人员在今后遇到各种脊柱和颞下颌关节疾病时参考。

Kenneth A. Olson

致我的妻子 Janet、孩子 Will 和 Emma，
感谢他们对我的爱和支持，并给我的生活带来欢乐
致我的父母 John 和 Anna Mae，感谢他们为我的成长和学习提供了坚实的基础
致我的祖母 Miriam，感谢她为我灌输了助人和教书的热情

目　录

■ 第1章

绪　　论

概述

　　本章介绍了本书的出版目的，描述了手法治疗的历史，定义了本书中使用的常见术语，介绍了循证医学原则。

目标

　　1. 描述本书的出版目的。

　　2. 阐释骨科手法治疗的基本原理。

　　3. 描述手法治疗的发展史。

　　4. 介绍骨科手法发展治疗中常用术语的定义。

　　5. 解释用于评价临床检查和试验的信度和效度的循证原则。

　　6. 介绍本书的使用方法。

一、意义

　　本书的目的是提供必要的背景信息和详细的教学材料，以便将手法治疗、脊柱手法物理治疗和检查程序充分融入物理治疗师专业教育及临床实践中。

　　这本书的主要读者是物理治疗专业的学生和参加教育项目的专业物理治疗师。其他读者还包括执业物理治疗师、脊椎指压治疗师和那些想要接受专业物理治疗继续教育项目的骨科医生。此外，本书也是手法物理治疗住院医师、进修生、肌肉骨骼和手法物理治疗专业研究生的很好的学习材料。

　　物理治疗师在从事这个职业之初就需要一直练习手法治疗，同时所有的物理治疗师专业学位课程中都必须充分整合冲击和非冲击关节手法治疗（thrust and nonthrust joint manipulation），以便通过美国的职业认证。本书的目的是为物理治疗师提供详细的指导材料，以便指导他们高效地提高手法治疗技能。

　　正确使用本书中教程的先决条件：应掌握包括肌肉骨骼疾病的临床测试和措施，以及手法肌肉测试、肌肉长度测试和测角仪的使用。治疗性运动学、解剖学、生理学、功能解剖学和生物力学方面的知识也应该先于手法治疗被提前掌握。本书中每一章对提出的检查和治疗技术，以及解剖区域运动学和功能解剖学都提供了相应的证据支持。每一章都介绍了手法治疗基于损伤常见情况的分类，以帮助物理治疗师进行临床推论，并针对每种情况制订管理患者的处理原则。本书提出了一种治疗脊柱和颞下颌关节疾病的生物 - 心理 - 社会方法，结合心理知情的管理原则，配合特定的锻炼和手法治疗进行干预。本书中每一章都对检查和手法治疗的程序步骤进行详细描述。常用练习的诊断分类在每一章中均有描述。

二、手法治疗的历史

通过手法治疗解决人类疾病在欧洲已经有 2500 多年的历史，5000 年前在中国和古埃及已经有证据表明通过手法可以治疗疾病，之后由希波克拉底（Hippocrates，古希腊）、盖伦（Galen，古罗马）使用，再后由其他欧洲接骨师从 11 世纪到 19 世纪将手法治疗应用于人类疾病的治疗。手法治疗的历史记录可以追溯至医学之父希波克拉底时代（公元前 460 ～前 370 年）。在古代著作中可以发现希波克拉底使用脊柱牵引手法的治疗证据。在"关于通过杠杆原理治疗关节疾病"的文章中，希波克拉底描述了手法治疗摔跤选手肩关节脱位的技术技巧。在希波克拉底时代，振动疗法（succussion）也有记载，将患者倒立缚于横梯上，通过绳索悬吊在建筑物的一侧，将患者升至 75 英尺（1 英尺 =30.48 厘米）高处，松开绳索，在横梯撞击地面时患者会受到一个比较分散的冲击力（图 1-1），约 600 年后，盖伦（130 ～ 200 年）描写了大量医学锻炼及手法治疗的方法。

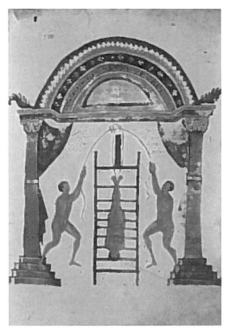

图 1-1   下落的横梯（又称振动疗法）（引自 Schoitz）

自公元前 500 年左右，古希腊和古罗马的医疗从业者就开始使用手法治疗，这项治疗使用了数百年。罗马帝国灭亡后分裂为西罗马帝国和东罗马帝国，手法治疗方法向东罗马帝国东部延续，但由于教会限制提供宗教以外的医疗干预，被西方（法国、德国、英格兰）非专业从业者和医疗提供者所摒弃。受 16 ～ 17 世纪的启蒙运动影响，限制使用手法治疗方法的压力在欧洲慢慢地被解除（麦克唐纳）。安布鲁瓦兹·帕雷（1510 ～ 1590 年）是法国著名的内科医生和外科医生，他通过使用盔甲来固定肺结核患者的脊柱（图 1-2），他的手法治疗和牵引技术与希波克拉底相似，但他反对使用振动疗法。

从 17 世纪到 19 世纪末，正骨师在欧洲十分盛行。1656 年，Friar Moulton 修士发表了《完全正骨术》一书。此书后来由 Robert Turner 进行修订。非医学的脊柱手法治疗师主要通过做学徒和观看专业手法治疗师的手法治疗来学习技能。正骨师不需要正规的培训，正骨技术多是在家族成员中代代相传下来的，手法治疗过程中发出的"咔嚓"声被认为是骨骼复位时的声音。

1871 年，Wharton Hood 出版了《正骨术》，这是第一部由正规医学从业者撰写的相关著作。起因是 Wharton Hood 的父亲医治了一位名为 Richard Hutton 的正骨师，后者想传授正骨术以作为感谢，Wharton Hood 代替父亲学习了正骨术。Wharton Hood 认为，手法治疗时发出的"咔嚓"声是粘连

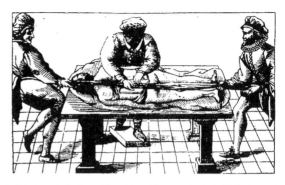

图 1-2　安布鲁瓦兹·帕雷使用手法治疗结合夹板治疗脊柱疾病与 1000 多年前希波克拉底描述的治疗方法相似（引自 Paré，Ambroise. Opera. Liber XV，Cap. XVI. Paris；1582：440-441.）

的关节被松解时发出的声音。Paget 认为正规的医疗需要认识到正骨术的效果和益处，同时也应避免治疗时潜在的风险及滥用。

正骨疗法，如物理治疗、手法医学和脊椎按摩疗法，是在 19 世纪建立的，其作为基于阿片、可卡因、吗啡和酒精医学治疗方法的替代品使用，以满足欧洲国家和美国中产阶级日益增长的追求健康和高质量生活的需求。Andrew Still（1826 ～ 1917 年）探索了其他形式的治疗方法，并于 1874 年在堪萨斯州鲍德温城执业时创立了正骨疗法组织。1896 年，他还在密苏里州的柯克斯维尔成立了第一所正骨疗法学校。Still 基于"动脉规律"提出正骨理论，他认为机体有自愈能力，通过脊柱手法治疗恢复脊柱正常结构后，血液可以流向身体各处，以恢复机体的稳态和自愈能力。Still 理论强调结构与功能的关系，并通过脊柱正骨恢复脊柱结构来治疗疾病。此后正骨专业课程中一直有手法治疗课程，但已与 Still 最初的理论大相径庭。美国的许多正骨师专注于其他专业领域，如内科或急诊医学，已不太常用手法治疗方法。在许多欧洲国家，手法治疗专业依然以正骨为主。在西班牙和许多南美国家，正骨疗法并不作为一种专业来规范，但已经成为对手法治疗感兴趣的物理治疗师继续教育的培训项目。

正脊疗法由 Daniel David Palmer（1845 ～ 1913 年）于 1895 年创立。Palmer 的儿子 Bartlett Joshua Palmer（1882 ～ 1961 年）是位于艾奥瓦州的达文波特市帕尔默正脊学院的首名毕业生，之后他继续经营正脊学院，并推动了正脊疗法的发展。Daniel David Palmer 是一名店主，同时也是一名"磁性治疗师"（magnetic healer），历史上有推测，Daniel David Palmer 可能在正脊疗法形成之前就与 Still 进行过深入交流。相传在 1895 年，D.D.Palmer 对患者第 4 胸椎使用了正脊疗法，从而恢复了患者的听力。D.D.Palmer 整合了当时流行的自然健康和科学模型，发展了脊椎按摩理论，他将被称为"天生的智力"（innate intelligence）的身体自愈能力概念纳入当代解剖学和生理学知识体系中。最初的正脊理论来源于"神经理论"，该理论认为对半脱位的脊椎的治疗可以消除神经的损伤，恢复神经支配，促进疾病恢复。D.D.Palmer 批评使用药物和手术来治疗身体的非自然损伤，他认为专注于神经系统功能正常化才是恢复患者健康的关键。"直立"学派的正脊师仍继续坚持 D.D.Palmer 最初的错位理论，并将脊柱调整作为主要的治疗手段。而"综合"

学派正脊师则在治疗方案中加入了其他康复干预措施，包括物理疗法，如超声波治疗和锻炼。

物理治疗的起源可追溯至 Pehr Henrik Ling（1776～1839 年）于 1813 年在瑞典斯德哥尔摩创立的皇家体操研究中心（RCIG）（图 1-3 和图 1-4）。Ling 的教育系统包括四个分支：教育体操（身体教育）、军事体操（主要是击剑）、医疗体操（物理治疗）及美学体操（哲学）。Ling 将医疗体操分为两个系统：按摩和锻炼。他将按摩定义为"在躯体上实施的移动"，而将锻炼定义为"躯体的某一部位参与的移动"。Ling 不是医疗体操或按摩的创始人，但他将这些方法系统化，并结合当代的解剖学及生理学支持医学体操。

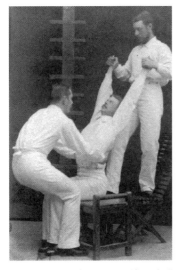

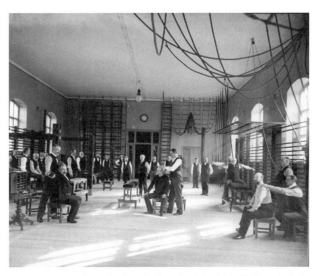

图 1-3　19 世纪中期 RCIG 毕业生进行胸椎牵引（经 Dr. Ottosson 博士授权使用，http：//www.chronomedica.se.）

图 1-4　1896 年，在瑞典斯德哥尔摩的皇家体操研究中心接受体操师治疗的患者 [引自 Hansson N，Ottoson A. Nobel prize for physical therapy? Rise，fall，and revival of edico-mechanical institutes. Phys Ther. 2015；95（8）：1184-1194.]

RCIG 的毕业生可以获得"体操主管"称谓，在 1887 年，其由瑞典国家健康与福利委员会认证，而物理治疗师被称为"体操治疗师"（为患者做体操治疗）。在整个 19 世纪，RCIG 的毕业生掌握了当代解剖与生理知识的科学原理，结合特定的动作、阻力、主动运动和锻炼，包括各种脊柱的手法治疗、牵引和按摩等。Ling 的"协调学说"认为机体的健康状态依赖于以下 3 个主要元素间的平衡：机械的（运动、锻炼、手法治疗）、化学的（食物、药物）及动态的（心理学）。RCIG 培训的物理治疗师使用的手法治疗可恢复机体的这些协调状态。Ling 认为，正统医学应该更注重机械模式治疗疾病，如物理运动治疗和手法治疗。

在 19 世纪中后期，RCIG 的毕业生移居到几乎每一个欧洲国家的主要城市，以及俄罗斯和北美，建立了医疗体操和机械力学治疗中心。Jonas Henrik Kellgren（1837～1916 年）于 1865 年从 RCIG 毕业，先后在瑞典、德国、法国及英国等地开设诊所，对脊柱及神经手法治疗技术的进步做出了突出贡献。另外，来自欧洲的内科医师就读于 RCIG，学习物理治疗技术，以辅助诊疗，他们可以取得物理治疗相关资格认证。Edgar F. Cyriax（1874～1955 年）是 Kellgren 的女婿，他在做内科医师之前，毕业于 RCIG。他在国际期刊上发表了 50 多篇关于 Ling 和 Kellgren 的物理治疗的文章，主张将"物理治疗"纳入英国内科医师的教育和培训中。1899 年物理治疗特许协会在英国成立。第一个物理治疗专业协会于 1921 年在美国成立，它是美国物理治疗协会（APTA）的前身。

1921～1936 年，在物理治疗相关的文献中至少有 21 篇关于手法治疗的文章，包括 1921 年 APTA 的创始人及第一任主席 Mary McMillan 撰写的《按摩与治疗性锻炼》。McMillan 认为，在美国是 Ling 和他的学生通过对物理治疗方法进行发展和提炼形成了物理治疗专业。还有证据表明，位于密歇根州巴特尔克里克市的美国最初的六所体育学校之一，曾招募和训练名为"重建助手"的人员来治疗在第一次世界大战期间受伤的士兵，他们的课程中包括学习 Ling 原则。事实上，19 世纪末美国著名的物理医学医生 Harvey Kellogg 和 Douglas Graham 与 Ling 及 Ling 的物理治疗原则有密切联系，他们的出版物中经常提到 Ling 和 Ling 的物理治疗原则。Harvey Kellogg 甚至在他举世闻名的巴特尔克里克疗养院内设立了一个"瑞士房间"，在这里使用瑞典医生 Jonas Zander（1835～1920 年）开发研制的医疗机器，来模仿 Ling 的物理治疗中的运动和手法治疗原理（图 1-5）。有趣的是，由瑞典 T.J. Hartelius 教授（19 世纪深悉 Ling 的物理治疗方面的权威学者）撰写的教科书《瑞典运动中的医疗体操》，在美国密歇根州巴特尔克里克市被翻译成英文并发表，Kellogg 医生在 1896 年为其撰写了序言，从此 Ling 的物理治疗在美国得

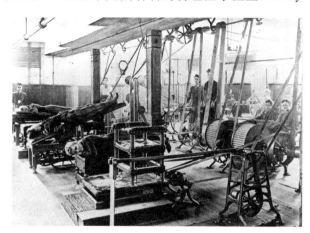

图 1-5　在 Harvey Kellogg 博士位于密歇根州的世界著名巴特尔克里克疗养院的"瑞士房间"内，使用由 Jonas Zander 研发的医疗机器来模仿 Ling 的物理治疗中的运动和手法治疗原理 [引自 Hansson N，Ottoson A. Nobel prize for physical therapy? Rise，fall，and revival of medico-mechanical institutes，Phys Ther. 2015；95（8）：1184-1194.]

以发展，与此同时，脊椎指压疗法和整骨疗法在美国还处于起步阶段。

另外，McMillan 的书中有一个长达 15 页的章节讲述 Ling 的治疗性锻炼，名为"一天的任务"，认为医疗体操与治疗性锻炼是等同的。在后来的版本中，她提出了物理治疗的 4 个分支：肌肉和关节手法治疗、治疗性锻炼、电疗、水疗。这个时期文章的标题与手法治疗的关系直截了当，如《关节松动的艺术》和《腰骶部小关节功能紊乱的手法治疗》。文章中使用短语，如"附着……用简单的手法治疗伸展或牵拉"和"脊柱和骶髂关节手法治疗"，使用这些语句阐明：从物理治疗专业建立时，手法治疗就是它的一部分，并贯穿于整个 20 世纪 30 年代。

从 1940 年到 20 世纪 70 年代中期，"手法治疗"这个词在美国物理治疗文献中并未广泛使用。一定程度上是由于成立于 20 世纪 60 年代的美国医学委员会对整脊行业持续

近 30 年的诋毁。该委员会在 1990 年由于美国最高法院裁定的威尔克"限制贸易"案而被解散。由于当时物理治疗处于主流医学模式,业界便通过使用"活动度"和"关节松动术"等术语将物理治疗从整脊治疗中凸显出来。然而,物理治疗师仍继续进行各种形式的手法治疗。

20 世纪早期至中期,欧洲一些著名的矫形外科医师影响了手法治疗的实践发展,并且推动了物理治疗师向手法治疗师的演变。1912～1935 年,James Mennell(1880～1957 年)在英国伦敦圣托马斯医院为物理治疗师提供了先进的手法治疗技术培训。1949 年,James Mennell 出版了教科书《关节手法治疗的科学和艺术》,书中他基于手法治疗的实践,调整了关节机械力学的知识,并创造了术语"被动运动"(accessory motion)。1954 年,Edgar Cyriax 的儿子,即 Jonas Henrik Kellgren 的孙子,James Cyriax(1904～1985 年)出版了经典的《矫形外科医学教科书》,对矫形外科医学做出了巨大的贡献,他完善了肢体功能障碍的系统检查规范,包括肌肉等长收缩、末梢感觉的评定和关节囊模式。Cyriax 认为背痛的最常见原因为椎间盘疾病并积极应用传统手法治疗技术予以治疗,其包括增强人工牵引力量以减轻椎间盘压力。一直到 1969 年,Cyriax 在圣托马斯医院从事矫形外科教学,他是 Mennell 在圣托马斯医院的继承者,他的教学明显提高了许多物理治疗师手法治疗的技能,其中包括 Stanley Paris 和 Freddy Kaltenborn。

Alan Stoddard(1915～2002 年)是一位英国的内科及矫形外科医师,手法治疗技术熟练,并指导了许多物理治疗师,包括 Paris 和 Kaltenborn(图 1-6)。Stoddard 撰写的教科书《整骨疗法的技术手册》(1959 年)和《整骨疗法的实践手册》(1969 年)奠定了世界各地矫形外科教学的基石。物理治疗师 Kaltenborn 和 Paris 都认为 Cyriax 的治疗方法对于改善肢体症状非常有效,但对于治疗脊柱症状,他们更推崇 Stoddard 的特殊手法治疗技术。

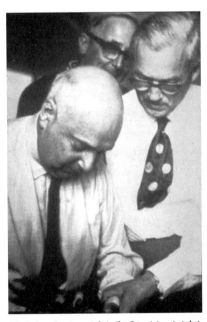

图 1-6 Cyriax(左)和 Stoddard(右)在挪威(1965 年)(引自 Kaltenborn FM. Manual mobilization of the joints:Volume ll:The Spine,Oslo,Norway:Norli;2012.)

John Mennell(1916～1992 年)——James Mennell 之子,他最初是一名英国的骨科(矫形外科)医生。20 世纪 60 年代,他移民到美国,在 20 世纪 70～80 年代,针对物理治疗师开展了许多教育项目,促进了物理治疗专业手法治疗的发展。他还出版了一系列教材,包括《关节痛》《足痛》《背痛》,并创造了术语"关节活动"(joint play)。Mennell 强调:除了椎间盘以外,还有其他因素可引起背痛。

在 20 世纪 60 年代,一些物理治疗师成为国际上手法治疗实践和指导的领跑者。挪威物理治疗师 Freddy Kaltenborn 发明了如今的"北欧方法",在 1964 年出版了首部关于脊柱手法治疗的教科书,该书首次提出了关节运动学的手法治疗。他的技术较为独特,遵循生物力学原则的重要性,如凹凸原理和关节运动学的原则。在挪威乃至欧洲、北美洲和亚洲,

Kaltenborn 与物理治疗师 Olaf Evjenth 合作开展了广泛而长期的专业手法治疗培训计划。

1964 年，澳大利亚物理治疗师 Geoffrey Maitland（1924 ～ 2010 年）出版了第 1 版《脊椎手法治疗》。Maitland 也受到 Cyriax 和 Stoddard 研究工作的影响，但是他进一步明确了详细了解病史和全面体格检查的重要性。他还提出了"可复制体征"（reproducible sign）治疗的概念，并完善了应用轻度振动手法技术以抑制关节疼痛，而且他提出的 Ⅰ ～ Ⅳ 级体系进一步描述了振动手法技术。Maitland 还建立了隶属于澳大利亚多所大学的长期手法治疗的教育项目，这些项目推动了肌肉骨骼物理治疗研究的快速发展。

新西兰的物理治疗师 Stanley Paris 早年在欧洲和美国就开始研究手法治疗，1961 年和 1962 年其被授予奖学金。在此期间，他有机会参与了 Cyriax、Stoddard 和 Kaltenborn 的研究，并于 1965 年出版了教科书《脊柱损伤》。20 世纪 60 年代末，Paris 移民到美国，在那里他最终完成了关于腰椎神经解剖学的博士学位研究，并在博士后阶段开展了手法治疗的大量教育项目，最终在美国佛罗里达州的圣奥古斯丁大学建立了健康科学专业。Paris 在成立美国相关的专业机构方面也发挥了关键性作用，包括美国物理治疗协会（APTA）骨科分会和美国骨科手法治疗物理治疗师学会（AAOMPT），这两个专业机构在倡导物理治疗中采用手法治疗方面发挥了重要作用，并推进了手法治疗的教育、实践和研究。Paris 与物理治疗师 Maitland、Kaltenborn 及 GregoryGrieve 一起建立了国际骨科手法物理治疗师联合会（International Federation of Orthopaedic Manipulative Physical Therapists，IFOMPT）（图 1-7）。

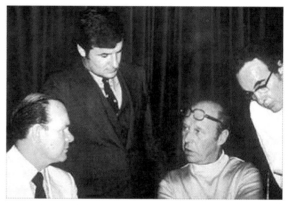

图 1-7 该照片于 1967 年拍摄于伦敦的圣托马斯医院，他们在讨论关于国际骨科手法物理治疗师联合会（IFOMPT）的成立。1974 年，加拿大蒙特利尔的 Paris 博士任该联合会主席，其他 3 人为顾问，他们均具备专业能力并拥有 7 年的从业经历。1978 年，IFOMPT 演变为世界物理治疗联盟（World Confederation for Physical Therapy，WCPT）。图中从左向右依次为 Geoffrey Maitland，Stanley Paris，Freddy Kaltenborn 和 Gregory Grieve[引自 Paris SV：37th Mary McMillan lecture：in the best interest of the patient，Phys Ther. 2006; 86（11）：1541-1553.]

IFOMPT 成立于 1974 年，其成员为世界各地的手法治疗师或物理治疗师，在手法治疗方面形成了严格的研究生专业化教育体系。该联合会是世界物理治疗联盟（WCPT）的前身，并确立了教育和临床标准。符合 IFOMPT 标准的各国 WCPT 组织需经 IFOMPT 认证。IFOMPT 的教育标准和国际监督系统允许物理治疗师在他们接受培训的国家以外的国家进行认证，成为骨科手法治疗专家。

APTA 骨科分会涵盖了所有的肌肉骨骼物理治疗，并向所有 APTA 成员开放，其中包括助理物理治疗师。在 AAOMPT 成立之前，美国没有机构符合 IFOMPT 标准，这是因为在手法治疗方面，美国没有已获得认证的教育系统可以用来培训和考核手法治疗师。然而到 1990 年，在美国至少进行了 8 项独立的手法治疗奖学金项目研究。

1991 年，Freddy Kaltenborn 在美国密歇根州奥克兰大学邀见了 8 项手法治疗奖学金项目的代表们，共同商讨了如何在美国制订手法治疗的教育标准并成为 IFOMPT 的成员。参会的 8 位物理治疗师分别是 Stanley Paris、Mike Rogers、Michael Moore、Kornelia Kulig、Bjorn Swensen、Dick Erhard、Joe Farrell 和 Ola Grimsby，他们成为 AAOMPT 的创始者。AAOMPT 制定了手法治疗奖学金项目的标准文件、规范章程和认定程序。1992 年，AAOMPT 得到了 IFOMPT 的认可，成为其在美国的成员。

虽然在 20 世纪下半叶，像 Paris、Kaltenborn 和 Maitland 这样的杰出代表在物理治疗专业内手法治疗的发展和进步中发挥了很大的作用，但是目前采用的方法和未来的骨科手法治疗（OMPT）专业领域的施行是由循证医学实践带动的，而 OMPT 实践的进步则是由专业协会推进的，如 IFOMPT、AAOMPT 和 APTA。越来越多的研究证据支持和指导在物理治疗中采用手法治疗的实践。

有证据表明，以手法治疗为主要职业和从事肌肉骨骼疾病手法治疗者的历史起源有重叠，但这一领域的发展在一定程度上成为可行的药物替代品，虽然医学专家治疗人类疾病需要药物，但有些药物对人体有害且容易成瘾，如阿片。自成立以来，这些职业一直独立运作，有时还会在组织上挑战彼此的成长、权利和发展。目前，美国、欧洲和许多发达国家已经认识到另一种阿片类药物危机，手法治疗专业人员开始密切合作，旨在证实，对于诸如腰痛等疾病，首选接受物理治疗师或脊椎指压治疗师的非药物手法治疗，可以获得更好的疗效。这种新型的合作关系有可能产生更有力的研究证据来支持将物理治疗或脊椎治疗作为第一选择，进而可以提高这两个群体的地位，这将有利于医疗保健政策向有利于患者和社会的方向倾斜。

三、骨科手法治疗理念

IFOMPT 将 OMPT 定义为物理治疗或运动疗法的专业领域，它基于临床诊断，常用于治疗神经、肌肉、骨骼的疾病，主要使用包括手法治疗技术和治疗训练在内的特殊治疗方法。OMPT 还包括科学和临床证据，以及每个患者的生物 - 心理 - 社会框架。IFOMPT 认为以下专业术语可相互替换，如骨科手法治疗、骨科手法物理治疗（详见 2012 年 IFOMPT 章程）。

IFOMPT 认为以下术语是可通用的：骨科手法治疗、OMPT、骨科综合治疗、肌肉骨骼物理治疗和骨科手法物理治疗（详见 2020 年 IFOMPT 章程）。

Paris 用 9 项"功能障碍（disability）的治疗理念"总结了传统 OMPT 治疗理念的组成（框 1-1）。他将"功能障碍"定义为正常运动的增加或减少，或存在异常运动。因此，

框 1-1　Paris 所述功能障碍的治疗理念
Ⅰ．关节损伤，包括骨关节炎、关节不稳定、扭伤和拉伤后症状，称为功能障碍而非疾病
Ⅱ．功能障碍表现为正常运动的增加、减少或存在异常运动，因此，异常运动代表功能障碍
Ⅲ．功能障碍表现为关节活动受限（活动度减小），应给予手法治疗，肌肉及筋膜牵拉，并鼓励全关节范围的运动以促进活动度增加
Ⅳ．功能障碍表现为关节运动增加（活动度增加）、关节松弛或关节不稳定，不再给予手法治疗，应给予正确姿势的指导，稳定性训练及纠正并限制可能会引起关节活动度增加的相邻关节的运动

Ⅴ. 退行性关节疾病的主要原因是关节功能障碍，其存在是由于物理治疗无效或未给予物理治疗

Ⅵ. 物理治疗师的主要职责是评价和处理功能障碍，而医师则负责诊断和治疗疾病。这两者在健康保健中是两个独立且互补的角色

Ⅶ. 由于功能障碍可造成疼痛，物理治疗的主要目标应该是纠正功能障碍而非单纯镇痛。然而，当疼痛影响纠正功能障碍时，镇痛也应成为治疗项目的一部分

Ⅷ. 理解功能障碍的关键是掌握解剖学和生物力学，这样才能进行评估和治疗。作为物理治疗的专业人员，我们应当完善这两个领域的知识和技能，才可能在神经 - 肌肉 - 骨骼功能障碍的非手术治疗领域保持领先地位

Ⅸ. 患者有责任恢复、维持、改善他们的健康。因此，物理治疗师的作用是作为教育者和榜样，并充实健康的、有活力的生活方式

引自 Paris SV. Introduction to spinal evaluation and manipulation. Atlanta：Institute Press；1986.

骨科手法物理治疗师的重点是分析主动运动和被动运动。若活动度减小，则使用关节松动训练和牵拉技术，相反若活动度增加，则需加强稳定性训练、肌力控制训练和姿势纠正。若出现异常运动，应给予运动方式再训练的方法。若出现局部的组织反应和疼痛，Maitland 的轻度振动技术可以减轻疼痛。这种"基于病损的治疗方法"是物理治疗的基础。

手法物理治疗方法在脊柱疾病的检查和治疗中重视生物力学原则的应用。采用可视化力学测试分析脊柱主动运动和被动运动，并采用标准化生物力学术语进行记录。施加外力后，应用关节松动或手法治疗技术在平行或垂直于关节表面的解剖平面上产生运动。因此，在脊柱的检查和治疗中，了解脊柱的解剖和生物力学是学习手法物理治疗方法的前提。

骨科手法物理治疗师应用临床推理流程，包括对患者的持续性评估，给予一连串的手法治疗或训练，再进一步评估患者对治疗的反应。这种"检查、治疗、再检查"的紧凑关联提供了有用的临床数据，后者有助于提高对患者的疗效，也有助于明智地判断干预措施是否需要修正、加强或维持，从而为充分判断患者的治疗反应，以及改善、推进和维持干预措施提供有效的临床数据。采用可靠和有效的检查程序可以进一步提高临床决策过程的有效性。

手法物理治疗不是一种被动的途径，由患者和治疗师共同主动参与，形成治疗"伙伴"，力求在每次治疗阶段结束时，达到痛觉调制和恢复主动运动功能的目标。有大量研究表明，阶段性疼痛缓解和运动恢复可以转化为同样参数下的良好的阶段性病情改善，以及长期积极的临床结果。

物理治疗师已采纳了循证医学的原则。当研究证据可以指导临床决策时，物理治疗师应遵循循证医学指南。然而，当研究证据不确切时，应使用基于病损的方法，这种方法包括全程的评定和可靠的临床决策，重点在于恢复功能、减轻疼痛、改善患者的功能性活动。实际上，越来越多的研究证据表明，用基于病损的骨科手法物理治疗方法治疗脊柱和肢体肌肉骨骼疾病是有效的。本书包含了骨科手法物理治疗方法的最可信证据。

这些证据支持使用一个分类系统来指导脊柱疾病的治疗。由 APTA 骨科分会制定的基于病损的分类系统结合了国际功能、残疾和健康分类（ICF）标准，将背痛和颈痛进

行了分类。本书多处涉及 ICF 基于病损的术语。该分类系统认为脊柱疾病患者是一个异质群体。然而，根据物理治疗师给予干预措施后表现出的症状和体征，可以将患者分为几个亚群。干预措施包括手法治疗、特殊的定向练习、稳定性练习、神经肌肉控制练习、疼痛科学教育，以及牵引。本书对每个解剖区域均详细描述了常见疾病的分类。

为了给予脊柱疾病患者有效的治疗，物理治疗师需要完成一个综合的体格检查，包括应屏蔽那些带有警示信号的情况，以确保物理治疗是适合于患者的状况。检查应注重流程的可靠性和有效性，将检查结果与患者的问卷信息和病史相结合，得出诊断。诊断，除了进行患者的分类，还包括标记影响患者状况的问题清单。实施治疗时，尤其应关注检查时的异常标记点。对患者状况进行持续评估，这对于确定疗效，以及决定是否需要修正诊断和治疗方法，都是必要的。对于治疗，最需要强调的是，应将手法治疗技术、治疗性训练与患者的教育原则相结合，最终达到患者对自身状况的自我管理。

循证实践

循证实践，是指最佳研究证据与临床经验和患者价值的集合。循证实践的研究证据来自以患者为中心的临床相关研究的数据，包括诊断测试的准确性和精确性，预后标志物的效能，以及治疗、康复和预防方案的有效性与安全性。临床经验，是指能够使用临床技能和以往经验的能力，也应纳入循证实践，以明确每例患者的健康状态与诊断、潜在干预措施的利弊、患者的价值与期望。患者的价值包括每例患者的独特偏好、关注和对医疗机构的期望。为了给予患者更为恰当的治疗与服务，这些数据必须综合考虑到临床决策中。

循证原则贯穿本书。当诊断检查的准确性和精确性的研究被认同时，该知识点将在检查技术简介的"说明"部分中进行说明；当特定干预措施的临床疗效被认同时，该知识点也被包括在内。本书涉及的检查和治疗程序是基于研究证据支持、作者的临床经验及安全性考虑。是否应用本书涉及的检查和治疗技术取决于物理治疗师对证据的认识、干预措施的应用范围和临床经验，以及患者的价值和期望。虽然本书是基于脊柱及颞下颌关节功能紊乱物理治疗的循证原则，但新的证据将不断涌现，催生更好的诊断和治疗方法。因此，物理治疗师的责任是跟踪研究成果的新进展，并在实践中做出适当调整，与时俱进。

本书涉及的许多检查测试的信度和效度均已测定，需要时将被提及。信度是衡量测量结果的一致性和没有误差的程度，如果一种检查测试是可信的，则在给定的条件下其结果应一致并且具有可重复性和可靠性。效度是衡量测量结果的有效性和正确性的能力。在临床检查中决定使用何种测试和措施时，信度和效度都是至关重要的因素。

信度通常包括检查者内信度和检查者间信度。检查者内或组内试验信度代表数据的稳定性和可重复性，此数据为一人在两个及以上的试验中所得出的。检查者间信度代表两个或两个以上的检查者对同一组受试者进行测试时得出数据的一致性。组内相关系数（ICC）是对区间数据或比率数据进行统计分析的首选统计指标，这是因为它既反映了两者的相关性和一致性，又决定了两次或两次以上的重复测量之间的变异度。对于有序数据、名义数据或分类数据，可计算百分率一致性和 Kappa 系数（κ），其考虑了偶然性对百分率一致性的影响。Landis 和 Koch 提出了一个关于 Kappa 系数评分解释的通用指南

（表 1-1）。偶然性的作用不受患病率的影响，因此当特定测量或检测结果患病率过高或过低时，均可降低 Kappa 系数。医师在应用特定的测试时需要确定"可接受的信度"，并且要基于需测量的变量、检验方法和测试的应用人群等问题。

检验结果的效度分别表示为敏感度、特异度、阳性似然比（positive likelihood ratio，+LR）和阴性似然比（negative likelihood ratio，－LR）。敏感度是指当特定状况真实存在或确实为阳性时，检验获得阳性测试结果的能力。2×2 列联表（表 1-2）用于计算敏感度和特异度。首字母缩写词"SnNout"指的是高敏感度且零假阴性结果的检验；阴性结果用于排除条件。特异度是检测方法将实际无病的状态正确诊断为阴性结果的能力。"SpPin"是一个有用的缩写，用来表示具有高度特异度且极低假阳性率的检测方法；因此，其由阳性结果决定。

似然比可用来表示患者出现或不出现某种情况的先验概率到后验概率的变化程度。阳性似然比等于敏感度/（1－特异度），代表了若测试结果为阳性，则出现某种状况概率增加的程度（说明筛检试验正确判断阳性的可能性是错误判断阳性可能性的倍数）。阳性似然比（+LR）＞10 常可引起概率发生巨大、决定性的改变，5 ≤ +LR ≤ 10 可引起概率中等程度的改变，2 ＜ +LR ＜ 5 可引起概率发生较小但有时较重要的改变。可应用似然比列线图从先验概率经过似然比得分到后验概率画一条直线（图 1-8）。

阴性似然比（－LR）等于（1－敏感度）/特异度，代表若测试结果为阴性，则出现某种状况的概率下降的程度（错误判断阴性的可能性是正确判断阴性可能性的倍数）。－LR ＜ 0.1 可引起概率发生巨大、决定性的改变，0.1 ≤ －LR ≤ 0.2 可引起概率中等程度的改变，0.2 ＜ －LR ＜ 0.5 可引起概率发生较

表 1-1　Kappa 系数的说明

Kappa 统计值	强度
＜ 0.00	极差
0.00 ～ 0.20	微弱
0.21 ～ 0.40	弱中
0.41 ～ 0.60	中度
0.61 ～ 0.80	高度
0.81 ～ 1.00	极强

引自 Landis JR，Koch GG. The measurement of observer agreement for categorical data, Biometrics. 1977；33：159-174.

表 1-2　2×2 列联表

	患病	未患病
检测呈阳性	真阳性 A	假阳性 B
检测呈阴性	假阴性 C	真阴性 D
	敏感度 A/（A+C）	敏感度 D/（B+D）

注：此表用来比较调查后测试结果参考标准的结果；常用于计算敏感度和特异度。

引自 Sackett DL，Straus SE，Richardson WS，et al. Evidence-Based Medicine：How to Practice and Teach EBM，ed 2，Edinburgh：Churchill Livingstone；2000.

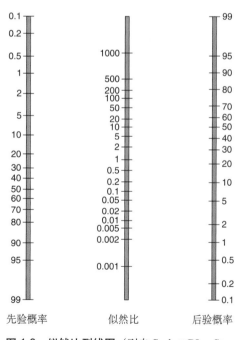

图 1-8　似然比列线图（引自 Sackett DL，Straus SE，Richardson WS，et al. Evidence-Based Medicine：How to Practice and Teach EBM，ed 2，Edinburgh：Churchill Livingstone；2000.)

小但有时较重要的改变（表1-3）。

表1-3　对阳性似然比和阴性似然比的解释说明

阳性似然比（+LR）	解释	阴性似然比（－LR）
2～5	在较小程度上改变后续测试诊断的概率	0.2～0.5
5～10	在中等程度上改变后续测试诊断的概率	0.1～0.2
>10	在较大程度上改变后续测试诊断的概率	<0.1

引自 Jaeschke R，Guyatt GH，Sackett DL.How to use an article about a diagnostic test. B. What are the results and will they help me in caring for my patients? JAMA. 1994；271（9）：703-707.

　　诊断试验精确度质量评价方法（QUADAS）是一种循证依据。它包含14项条目，采用短句式提问，每项分别根据"是""否""不确定"来赋分（表1-4）。该工具用来对评估体格检查测试诊断准确性的研究进行系统评价。该工具首先评估研究的偏倚程度，偏倚可制约研究结果的效度和变异度，变异度可影响研究结果的普遍性；附加的问题用来评估研究报告的质量。QUADAS 起初是对研究的诊断准确性进行定性评价，不是进行定量评分。然而，许多学者对 QUADAS 工具的使用进行阐释解读时认为，"是"的分值为7～14分提示诊断准确性研究的质量较高，分值<7分提示准确性研究的质量较低。还有一些学者认为，"是"的分值≥10分为高质量研究。应用 QUADAS 工具对研究的诊断准确性进行系统评价需要包括至少两位独立评审者的评价，两者之间存在分歧应由第三方有资质的个体或评审者之间讨论得出的共识来解决。鉴于此原因，本书中仅收录了在公开发表的系统性综述中报道的 QUADAS 得分。

表1-4　诊断试验精确度质量评价方法（QUADAS）条目

1. 所选患者谱在实践中接受测试的患者群中是否具有代表性？

2. 入选标准是否明确？

3. 参考标准是否能将目标情况进行正确分类？

4. 参考标准和目标测试之间的时间间隔是否足够短，足以保证在两项测试之间目标情况未发生改变？

5. 是否整个样本或随机选择的部分样本均接受了诊断参考标准的验证？

6. 是否无论测试指标结果如何，患者均接受相同的参考标准？

7. 参考标准是否独立于测试指标（如测试指标并不是参考标准的组成部分之一）？

8. 测试指标执行情况的描述是否详细以便于测试的重复？

9. 参考标准执行情况的描述是否详细以便于重复？

10. 测试指标结果的解释是否无须应用参考标准结果的知识？

11. 参考标准结果的解释是否无须应用测试指标结果的知识？

12. 当测试结果的解释用于实践中可行时，是否应用于临床时也可获得相似的数据？

13. 是否对无法解释／中间试验的测试结果进行报道？

14. 是否对退出研究作出解释？

引自 Whiting P，Rutjes AWS，Reitsma JB，et al.The development of QUADAS：a tool for the quality assessment of studies of diagnostic accuracy included in systematic reviews，BMC Med Res Methodol. 2003；3：25.

临床预测准则（CPR）用来提高临床医师诊断、预测和制订适当的治疗策略的准确性。该准则通过对一组患者施加干预措施，然后通过计算阳性似然比和阴性似然比来计算识别出该群患者中对干预措施反应较好的患者群的共性特点。当 CPR 成熟完善之后，需要进行 CPR 准确性研究，另选一组临床医师对新的一组入选患者进行临床测试和干预。需要在多样背景下对该 CPR 进行检验，从而增强该规则应用的普遍性，需要对研究的影响力进行研究，明确该规则对改变临床表现将会产生何种影响，评估其结果所产生的经济效益。

支持干预措施的高水平证据源于系统评价和临床实践指南的推荐。研究之初，临床医师需要找出合适的系统评价来回答临床管理部分。系统评价是应用明确方法对系统性研究、批判性评价及世界上某一专题的医学文献进行总结。系统评价的质量取决于随机对照试验（RCT）的质量，RCT 用来调查所研究干预措施效果的已有研究。Sackett 等描述了当需对 RCT 效度进行评估时所必须问到的一些问题：

1. 参与治疗的患者分组是否随机？随机列表是否妥善隐藏？
2. 患者的随访是否足够长且完整？
3. 各组中所分析的所有患者是否都进行了随机化（包括那些未施加特定治疗的患者）？
4. 治疗中患者和临床医师是否均实行"盲法"？
5. 除试验性疗法之外，组间的干预措施是否相等？
6. 组间在研究开始时是否都是相似的？

若是上述问题得到很好的回答，那么 RCT 的结果将有助于临床医师对患者做出临床决策，只要患者的参数符合 RCT 研究的参数范围。RCT 证明了研究中的一种干预措施与另一组或对照组之间的相对有效性和有效性。RCT 代表总体水平的结果。在每个对照组中，有一部分人的有效性被验证，而有些人的有效性没有被验证，但 RCT 无法回答"为什么"。对于未纳入研究的患者组，RCT 也缺乏外部有效性，因此回顾 RCT 的纳入/排除标准，以确定 RCT 结果是否适用于单个患者至关重要。RCT 也受到随机化后经常发生的不可测量偏差的影响，如霍桑效应（Hawthorn effect），这是受研究对象、管理人员和临床医师行为产生的影响，因为他们参与这项研究。这些顾虑通常不会影响临床实践结果。RCT 提供了有用的信息来帮助指导临床实践，但不能取代决定患者最佳治疗方法的健全的临床推论。

低水平证据，如病例报告和病例分析有助于对某种疗法的效果提出假设，但是没有对照组。病例报告或病例分析中所用疗法真实的原因及作用尚不能解释，病例分析研究常被用于支持 RCT 需要，并有助于 RCT 方法学的发展。

书中每个章节对根据不同分类亚组疾病常用的物理治疗的文献进行综述。本书的目的之一是鼓励出现更多遵循高质量临床实践指南和脊柱疾病治疗系统性综述的物理治疗师、内科医师及健康事业从业人员，为有效提高手法治疗和训练技术的培训效果提供必需的背景资料及指导性信息等。

四、本书使用说明

本书将解剖部位作为文章框架结构的依据，这有助于学生和临床工作者利用与参考。

然而，当本书用作授课教程时，首先需要教给学生脊柱体格检查和临床诊断的详细方法及原则，这些内容均是在学习脊柱手法治疗技巧之前进行脊柱疾病的诊断和分类所必需的，有利于手法治疗的安全应用。另外，脊柱检查过程中使用的许多"椎间关节被动运动"(PIVM) 测试方法，可转换为手法治疗技术。因此，学习 PIVM 测试的过程将有助于提升"活动"技能，这项技能也是手法治疗所需要的。学员检查方法掌握得越好，学习手法治疗技术时越容易。

本物理治疗实践指南中部分术语的定义

关节运动学：关节及关节附属结构的运动不是完全随意的运动，它受解剖结构和关节面形状的限制，与产生运动的作用力及源于运动的作用力无关（APTA 2001）。关节表面的附加运动（APTA 2014）。

评定：变量的测量和量化或赋值。评定不能与检查和评估相混淆。

诊断：诊断既是过程，也是标记。诊断过程包括整合和评估数据的过程，这些数据源于对患者 / 临床情况进行检查的过程，可用来指导预后、制订护理计划和治疗措施。物理治疗师应用诊断性标记来确定某种病情对系统水平和整体水平功能造成的影响（尤其是指运动系统）。

评估：物理治疗师综合检查所得数据后做出临床决策的动态过程。

检查：用于诊断分类或其他医师酌情参考的综合性筛查和特异性测试过程。检查由 3 个因素构成：患者病史、系统回顾和测量。

功能受限：在整体水平上限制个体以有效、个体化、足够的方式完成日常生活、工作等活动。

病损：由于严重的偏差或损失导致身体功能和（或）结构出现的问题（APTA 2014）。

干预措施：物理治疗师根据病情对患者（必要时包括与患者有关的其他个体）所采取的针对性的治疗措施，应用各种物理治疗方法和技术使病情得到改善。

关节完整性：关节结构和形态的完整性，包括骨骼运动学和关节运动学特点（APTA 2014）。

关节活动度：被动进行关节活动的最大活动范围，与关节结构、关节面形态和关节周围组织的特点有关（APTA 2014）。

手法治疗技术：治疗关节和软组织的娴熟手法及被动运动（APTA 2014）。

松动术 / 手法治疗：该手法治疗技术包括一系列熟练的关节和（或）周围软组织的被动运动，应用不同的速度及幅度，其中包括一种小幅度快速的治疗运动。这些干预措施应完全由物理治疗师进行，因为在整个干预过程中需要即刻和持续的检查并评估干预效果（APTA 2014）。

骨骼运动学：骨骼在矢状面、冠状面和水平面各个轴上角运动总的关节活动度。

椎间关节被动附加活动试验：被动的关节活动评估办法为应用被动的脊柱关节活动诱发脊柱节段发生位移。治疗者通过感觉关节被动运动时阻力的大小来确定目标脊柱节段被动移动的程度。这些过程中可对关节位移、应激反应及终末感觉进行评估。

椎间关节被动运动试验：对脊柱关节节段被动运动度进行评估，其中包括椎间关节被动附加运动测试和椎间关节被动生理活动测试。治疗者根据上述测试对节段被动运动度、终末感觉和应激反应进行判断。

椎间关节被动生理活动测试：应用被动脊柱骨骼运动来诱导脊柱节段被动运动的测试方式可使治疗者根据触诊判断目标脊柱运动节段的被动运动度。

引自 American Physical Therapy Association.Guide to physical therapist practice，Phys Ther，2001，81：9-746.American Physical Therapy Association. Guide to physical therapist practice，2014 at guidetoptpractice.apta.org access January 12，2019.

手法治疗部分术语的定义

附加运动：该类运动常伴随于典型的关节运动或从典型运动中分离出来的被动关节运动。附加运动在关节正常全范围、无痛关节活动中的作用非常重要。

成分运动：由关节复合体和相关关节共同完成的某特定的主动运动。

关节紧缩位：关节位置处于最大程度的接触，关节位置锁定并有效承担外力载荷，但存在动态危险。

关节功能障碍：机械力学改变的状态，包括正常运动的减少或异常增加，以及异常运动的出现。

关节内活动：不是随意发出的，而是外力作用下出现的动作。

运动学：对力学作用下独立动作几何力学的研究，该力学作用是产生动作的原因。在生物力学领域，运动学分为两类：骨骼运动学和关节运动学。

关节松弛位：关节囊及韧带处于最松弛状态下的关节位置，关节位置稳定，对外力载荷作用无效，动态安全。

引自 Paris SV，Loubert PV. Foundations of Clinical Orthopaedics. St Augustine，FL：Institute Press；1990.

■ **第2章**

骨科手法物理治疗中的脊柱检查与诊断

概述

    本章的目的是为完成全面的脊柱检查提供一个框架，包括系统医疗筛查、患者访谈、功能障碍评估，以及测试和措施。此外，还包括对诊断和护理计划中涉及的检查结果和原则的评估。本章介绍的各种试验和测量方法是在脊柱筛查过程中使用的基本检查程序，或者说它们是跨解剖区域完成全面脊柱检查的技术。本章还附加特殊测试和手法检查过程，如椎间关节被动运动测试。后续章节将详细介绍脊柱的不同解剖区域。

目标

    1. 描述并实践脊柱综合检查的内容部分。

    2. 作为脊柱检查的一部分进行医学筛查。

    3. 描述综合脊柱检查中必须评估的常见红色信号和黄色信号。

    4. 解释患者访谈的内容，并提供对访谈常见问题的回答。

    5. 使用和解释关于疼痛、功能和功能障碍的相关问卷。

    6. 执行和解释脊柱检查中常用的测试和措施。

    7. 解释脊柱检查中常用检查及测量的信度和效度。

    8. 使用基于病损的最佳证据，描述常见脊柱疾病评估效果、诊断和治疗计划的评价过程。

一、物理疗法实践中的诊断

    物理治疗的诊断分类是以患者体征和症状为基础的，可以指导治疗决策。物理治疗干预措施是为了纠正身体损伤（如活动减少或神经肌肉控制不良）而制订，因此物理治疗诊断分类是建立在可以接受物理治疗干预的病损的基础上。如果是关注物理治疗的主要干预措施，物理治疗诊断分类可能还需要描述疼痛症状的位置和表现。患者的管理和教育受患者肌肉骨骼疼痛比例的影响，这些疼痛可归因于伤害性疼痛（nociceptive pain）、周围神经性疼痛或中枢敏化（central sensitization，CS）疼痛。伤害性疼痛是指主要由躯体组织对有害的化学（炎症）、热或机械刺激引起的疼痛，可能发生于创伤性、退行性或全身性炎症或继发于机械负荷缺血的反应。周围神经性疼痛是指周围神经组织（如背根神经远端或包括背根神经节）受损或损伤引起的疼痛，如脊神经根压迫性神经病变，这可能诱发病理生理变化，导致神经元过度兴奋性和（或）获得性化学或机械敏感性。CS疼痛是指由于中枢神经系统（CNS）弥漫性神经网络的异常处理和（或）超敏反应而引起或持续的，与躯体组织或周围神经病理没有关联或不成比例的疼痛。主要的病理生理特征包括中枢神经系统突触效能增强、脊髓抑制性中间神经元丧失、下行易化和皮质处理的改变。框 2-1 根据临床专业物理治疗师对 3 种主要疼痛类型的深入研究，总结了关键的症状和体征。

框 2-1　诊断 3 种主要疼痛类型的临床症候群

伤害性疼痛（敏感度 90.9%，特异度 91.0%）
- 局限于病损 / 功能障碍区域的疼痛
- 明确，机械 / 解剖性质与加重和缓解因素成比例
- 疼痛通常呈间歇性，运动 / 机械刺激可以激发疼痛
- 休息时可能有更持久的钝痛或抽搐
- 不包括
  - 疼痛合并感觉障碍
  - 夜间疼痛 / 干扰睡眠
  - 疼痛描述为灼烧、射击、尖锐或电击样
  - 强迫体位 / 移动模式

周围神经性疼痛（敏感度为 86.3%，特异度为 96.0%）
- 疼痛涉及皮区或皮肤分布区

- 神经损伤史，病理，机械损伤
- 机械 / 运动测试（如主动 / 被动，神经动力学）造成移动 / 负荷 / 压缩神经组织，引起的疼痛 / 症状

中枢敏化疼痛（敏感度为 91.8%，特异度为 97.7%）
- 对多种 / 非特异性加重 / 减轻因素，引发不成比例、非机械性、不可预测的疼痛模式
- 疼痛与伤害或病理的性质和程度不成比例
- 与适应不良的心理社会因素（如消极情绪、自我效能差、不适应信念和疼痛行为）强烈相关
- 弥漫 / 非解剖区域的疼痛 / 触诊敏感

医学诊断分类由医师决定，并且注重对疾病进行鉴别诊断。虽然不需要进行医学诊断，但物理治疗师必须确定患者的病情是否适合进行物理治疗，或是否应立即转介患者进行进一步的医疗诊断性检查。物理治疗师还应具有识别患者需要进一步医疗咨询迹象的能力，尽管这种迹象可能性质不严重或呈现渐进的性质，以便在患者寻求进一步医疗评估时，物理治疗仍能继续进行。患者通常也会有已经诊断并正在进行适当管理的疾病。在这种情况下，物理治疗可以进行，但在实施物理治疗时，应监测或考虑病情。

二、医疗筛查

医学筛查是检查患者资料，以帮助确定该患者是否有必要进行进一步的诊断检查及是否需要咨询专科医师的评价方法。框 2-2 和表 2-1 列出了患者在开始物理治疗前应筛查的常见危险信号。"红色信号"是一个术语，用来描述与严重的潜在病理相关的体征或症状，这可能表明在提供适当的治疗之前需要进行更多的诊断测试。最近，由于在筛查病理性腰痛（LBP）临床实践指南中所报道的大多数危险信号的诊断效用较差而使危险信号的筛查受到质疑。仅出现 1 ~ 2 个危险信号不应作为延迟治疗和要求进行进阶影像检查的理由，

而应引起治疗师对系列病理的怀疑，应将其纳入临床推理过程，以保证对每个患者的适当管理。红色信号的存在也应提高临床医师的注意，仔细监测症状的变化，以进一步阐明患者的临床表现。如果在治疗过程中，红色信号数量增加，症状加剧，则较有可能建议进行适当的转诊和诊断检测，而不是进行一项被证实能够成功缓解症状的治疗试验。

框 2-2　颈椎评估的红色信号

脊髓型颈椎病
- 手部感觉障碍
- 手部固有肌萎缩
- 摇摆步态
- 霍夫曼（Hoffmann）反射
- 肱桡肌反射异常
- 巴宾斯基（Babinski）征
- 反射亢进
- 直肠和膀胱功能紊乱
- 多节段的肌力减弱和感觉改变
- 年龄 > 45 岁

颈部肿块
- 年龄 > 50 岁
- 既往癌症史
- 不明原因的体重减轻
- 持续性疼痛；卧床休息不能缓解
- 夜间疼痛

上颈段韧带失稳
- 枕部的头痛及麻木
- 颈椎各个方向的主动关节活动范围均严重受限
- 脊髓型颈椎病的体征

炎症或系统性疾病
- 体温 > 37℃
- 血压 > 160/95mmHg（1mmHg = 0.133kPa）
- 休息时脉搏 > 100 次/分
- 休息时呼吸 > 25 次/分
- 疲乏

椎动脉供血不足
- 跌倒发作
- 眩晕
- 与头部运动相关的头晕
- 言语障碍
- 构音障碍
- 复视
- 脑神经症状

引自 Childs JD，Fritz JM，Piva SR，et al. Proposal of a classification system for patients with neck pain. *J Orthop Sports Phys Ther*. 2004；34（11）：686-696.

表 2-1　腰椎评估的红色信号

状况	红色信号	状况	红色信号
背部相关的肿瘤	● 年龄 > 50 岁 ● 既往癌症史（特别是肺、乳腺或前列腺癌） ● 不明原因的体重减轻 ● 保守治疗无效 ● 夜间疼痛	马尾综合征	● 尿潴留或尿失禁 ● 大便失禁 ● 鞍区麻木 ● 下肢全部或进展性的无力 ● 双足感觉障碍（如 L_4、L_5、S_1 区域） ● 踝背伸、趾伸及踝跖屈无力 ● 腿痛—双侧坐骨神经 ● 肛门张力降低
背部相关的感染（脊柱骨髓炎）	● 疼痛 ● 发热 ● 神经功能障碍 ● 近期感染（特别是尿路或皮肤） ● 静脉药物的使用/滥用 ● 并发的免疫抑制异常 ● 肝功能不良 ● 近期脊柱手术	脊柱骨折	● 外伤史（包括骨质疏松症者或老龄者，跌倒或重物压迫） ● 长期应用类固醇药物 ● 年龄 > 70 岁

引自 Boissonnault WG. Primary Care for the Physical Therapist：Examination and Triage. Philadelphia：Saunders；2005. Updates from Finucane 2020.

　　一些综合的资源可以帮助临床医师对患者的情况进行筛查，如胃肠道疾病、心理社会问题及心血管疾病等，都需要谨慎处理。如果这些情况没有被临床医师诊断和治疗，则需转诊。如果这些情况已经被处理，物理治疗师可以继续评估和治疗，同时继续监测这些情况。

　　对于癌症、骨折、马尾综合征（CES）、脊柱感染、腹痛等非骨骼肌肉系统的严重病情，其筛查策略可通过确认病史和查体结果作为依据。例如，腰痛、高龄、应用皮质类固醇药物、创伤导致的疼痛等单独发生时不需要关注，但当这些因素聚集在同一个体上并伴背痛，则应高度怀疑骨折。危及生命的情况，如骨折或恶性疾病，一旦发生，需要立即转诊到相应的专科医师。

　　一项对腰痛患者恶性疾病的临床特征和测试的准确性评估系统综述的结果发现，腰痛患者中恶性疾病的患病率为 0.1%～3.5%。肿瘤病史（+LR=23.7），红细胞沉降率（ESR）增快（+LR=18.0），血细胞比容降低（+LR=18.2），以及临床医师的总体判断（+LR=12.1）都会增加被判定为恶性疾病的可能性。若年龄 ≥ 50 岁，既往有癌症史，原因不明的体重减轻，保守治疗 1 个月后无好转，则恶性疾病敏感度为 100%。相反，若年龄 < 50 岁，无不明原因的体重减轻，既往无癌症史，且保守治疗有效，则可以完全排除是癌症导致腰痛。恶性疾病是导致背痛的罕见原因，评定它最有效的因素是既往癌症史、红细胞沉降率增快、血细胞比容降低及相关临床判断。

　　脊柱转移最常见的 3 种原发癌是肺癌、乳腺癌和前列腺癌，这 3 种癌症占转移性脊髓压迫症（MSCC）的 50%。MSCC 为病理性椎体塌陷或肿瘤直接生长所致的脊髓压迫，可导致不可逆神经损伤。除了严重的疼痛和脊柱不稳外，这种情况会导致脊髓的压迫，导致截瘫、四肢瘫痪和（或）大小便失禁。约 25% 的 MSCC 患者将 MSCC 作为癌症的第一征兆。由脊柱恶性肿瘤引起的硬膜外扩张的早期症状包括随着时间的推移而疼痛加剧，咳嗽、打喷嚏、用力（Valsalva 手法）时病情加重，或维持仰卧位。英国国家健康和护理研究所（NICE）的指南建议，在已知癌症诊断或严重持续疼痛的患者中，应高度怀疑脊柱恶性肿瘤相关病变，特别是局部颈椎或胸椎疼痛，或疼痛因腹内压增加而加重。

　　MSCC 的自然病程平均生存期为 3～7 个月，12 个月的生存率为 36%。虽然乳腺癌、前列腺癌和肺癌是最常转移到脊柱的，但其他癌症，如结直肠癌和淋巴瘤，也可能转移到脊柱，而且这些癌症的复发可能首先表现为脊柱转移。全脊柱磁共振成像（MRI）是诊断 MSCC 的首选影像学方法，其敏感度为 93%，特异度为 97%。早期诊断是改善脊柱转移患者预后和提高生存率的关键。一种 8 项红色信号助记法已被开发用于帮助早期识别 MSCC，并已在英国以信用卡大小的卡片分发，用来帮助临床医师早期识别 MSCC。以下 3 个关于 MSCC 的关键声明也被放在了卡片上：

● 既往癌症病史（但需注意 25% 的患者未诊断出原发癌症）。

● 早期诊断至关重要（一旦出现瘫痪，预后严重受损）。

● 红色信号组合会增加对病情的怀疑（红色信号越多，风险越大，紧迫感越强），将处于 MSCC 风险或具有 MSCC 的患者的危险信号列于框 2-3 中。

　　夜间疼痛是转移性骨病的危险信号，但也是良性背痛的常见症状，这对其作为严重

框 2-3　有转移性脊髓压迫危险或有转移性脊髓压迫症的患者的红色信号

- 肢体乏力
- 行走困难
- 感觉丧失
- 膀胱或肠道功能障碍
- 神经体征
- 进行性和持续性腰椎疼痛
- 颈椎或胸椎疼痛
- 用力时疼痛加重
- 夜间疼痛

病理的标志提出了挑战。"不良"的夜间疼痛症状会加重，而不是躺着就能缓解，如果患者描述夜间需要起身行走以缓解疼痛，或者他们不能平躺着睡觉，通常在椅子上坐着睡觉，这就是一个令人担忧的危险信号。目前，还没有针对医疗行业的转移性骨病体征和症状的全国性指南。在一段时间内密切观察高危患者的"安全网"过程是有效管理这些潜在严重情况的一个重要考虑因素。通过了解患者发生转移性骨病的风险，并结合对危险信号的持续评估，可能有助于提高临床医师的怀疑指数，并能够及时对患者进行临床观测和医疗处理。

临床医师也应该注意 CES 的早期迹象，因为早期识别可以限制其长期影响的程度。CES 是直接压迫远端脊髓圆锥的腰骶神经根的结果。压迫可由 L_4/L_5 或 L_5/S_1 处的大型中央椎间盘突出引起，也可由创伤、肿瘤、MSCC、椎管狭窄、硬膜外血肿、脓肿或感染引起。诊断 CES 时，必须具备以下一种或多种症状：①膀胱和（或）肠道功能障碍；②鞍区感觉减退；③性功能障碍，伴有下肢可能的神经功能缺损（运动 / 感觉丧失，反射改变）。

双侧下肢神经根性疼痛是与 CES 相关的症状，当其存在时，应怀疑 CES 并进一步询问病史。尿潴留伴溢流尿失禁是 CES 的潜在预测因子，其敏感度为 90%，特异度为 95%。在无尿潴留的患者中，腰痛患者发生 CES 的概率为万分之一。临床检查结果结合 MRI 结果才能诊断 CES。Fairbank（2014）建议 CES 出现以下症状时应立即行 MRI 检查：①双侧坐骨神经痛；②双侧下肢感觉异常；③双侧下肢运动功能障碍；④会阴部疼痛；⑤会阴部（鞍部）感觉异常或麻醉；⑥膀胱 / 肛门功能改变；⑦膀胱功能障碍。

一项系统回顾汇总了 6 项研究（$n=569$ 名参与者）的数据，这些研究比较了 MRI 结果与 CES 相关的危险信号，包括肛门张力降低、腿痛、背痛、鞍区麻醉、尿潴留、尿失禁和大便失禁（Dionne 等）。据报道，这些体征和症状的综合敏感度为 0.19 ～ 0.43，合并特异度为 0.62 ～ 0.88。笔者的结论是，用于识别潜在 CES 的红色信号似乎更具有特异性而非敏感性，当存在时，应考虑立即进行诊断检查。

Greenhalgh 和 Selfe 制作了信用卡大小的提示卡，以帮助临床医师和患者在询问重要的 CES 相关问题时避免尴尬，并对 CES 做出早期诊断（图 2-1）。这些卡片已被翻译成 28 种语言。

脊柱感染的病例从发病到确诊往往有一段较长的时间，人们可以保持相对健康，直到疾病后期出现症状。脊柱感染呈线性进展，以背部疼痛为最常见的表现症状，可进展为神经症状。如果不及时治疗，病情可进展为严重的并发症，如瘫痪、脊柱不稳定，甚至死亡。

脊柱感染，如结核病、椎间盘炎和脊柱脓肿是罕见的，其在西方国家每年发病率为（0.2 ～ 2.4）/10 万人。在初级诊疗中，以非机械性腰痛为表现的点感染率估计为 0.01%，

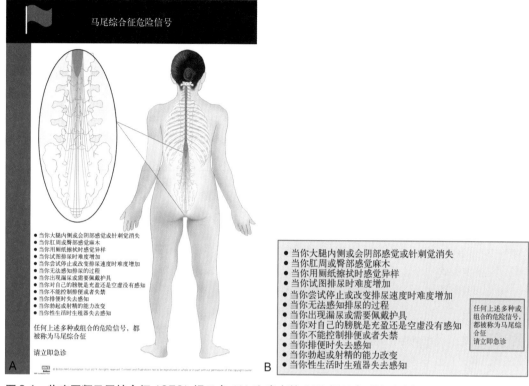

图 2-1　临床医师马尾综合征（CES）提示卡（A）和患者的 CES 提示卡（B）（引自 Greenhalgh S，Selfe J. *Red Flags and Blue Lights*，*Managing Series Spinal Pathology*，ed 2. Elsevier；2019.）

在高等级诊疗中为 1.2%，术后椎间盘炎占化脓性椎间盘炎所有病例的 30%。临床出现脊柱感染的概率取决于患者统计的基数。由于高收入国家脊柱感染的罕见性，临床医师未能识别相关的危险信号，并将脊柱感染作为潜在的鉴别诊断，脊柱感染的诊断往往被推迟。

　　询问病史应关注可能影响脊柱感染发生的决定性因素，包括并发症、环境因素和社会因素等。Yusuf 完成了一项纳入 40 篇关于脊柱感染论文的荟萃分析，共有 2224 例脊柱感染病例，发现最常见的脊柱感染临床表现包含脊柱疼痛（72%）、发热（55%）和神经功能障碍（33%）。研究发现糖尿病（18%）和静脉注射毒品（9%）是最常出现的决定因素。罹患抑制免疫系统的合并症，如糖尿病、人类免疫缺陷病毒感染、长期使用类固醇激素和吸烟等，会增加患者的感染风险。因此应考虑的社会和环境因素包括静脉注射毒品、肥胖、在结核病流行国家出生的移民、结核病家族史及恶劣的生活条件等。另外，脊柱手术是脊柱感染的主要风险因素，尤其是较为复杂的多节段腰椎手术。椎间盘炎主要影响腰椎（58%），其次是胸椎（30%）和颈椎（11%）。结核病变主要影响胸椎，通常是两个节段以上。

　　文献描述了脊柱感染的经典三联征的临床特征，包括背部疼痛、发热和神经功能障碍。然而，对这些特征的依赖可能会导致漏诊或延迟诊断，因为不是所有的人都会出现这 3 种特征。例如，只有 50% ～ 55% 的病例报告以发热为症状，所以没有发热不能排除脊柱感染，临床医师不应因患者没有发热而放松警惕。利用脊柱感染的决定因素和临床特征将有助于临床医师考虑，如果怀疑是脊柱感染，应确定是否需要进一步的检查，包括血液检查和影像学检查（如 MRI）。

医疗接诊表是患者最初全面检查的重要部分。图 2-2 为医疗接诊表示例。患者的症状，如肌肉张力增加和疼痛，可能是肌肉骨骼功能障碍的表现。此外，对某些疾病危险因素的识别会影响物理治疗干预的预防和进展。例如，有高血压等心血管疾病危险因素的患者，在治疗性训练开始和进行过程中需要密切监测。然而，如果患者正在口服 β 受体阻滞剂

为了确保您得到完整全面的评估，请在下表中提供您重要的背景信息。所有的信息绝对保密，除非有您书面授权，否则将只提供给您的主治医师。

姓名：_____　　　　　职业：_____

对于您现在的病情，您咨询过以下人员吗？（请打钩）

| □内科医师 | □精神病科医师 / 心理医师 | □律师 |
| □牙科医师 | □物理治疗师 | □整脊师 |

您曾经被确诊过以下哪种情况?

□癌症。如果有，请写明哪种癌症：_____

□心脏问题	□风湿性关节炎	□前列腺问题	□不宁腿综合征
□起搏器使用者	□其他关节炎	□癫痫发作	□慢性疲劳综合征
□循环问题	□骨质疏松症	□抑郁症	□头痛
□高血压	□肾疾病	□性传播疾病	□肠道易激综合征
□肺部疾病	□甲状腺疾病	□纤维肌痛	□过敏
□哮喘	□脑卒中	□药物依赖（如酒精中毒）	□乳胶过敏
□糖尿病	□化学敏感性	□挥鞭伤	□颞下颌关节紊乱
			□其他_____

请列出您在过去几年内住院期间所有的手术或其他病情，包括手术或住院的大概日期：

日期	手术 / 住院	日期	手术 / 住院
_____	_____	_____	_____
_____	_____	_____	_____

请描述您在过去几年内被治疗过的所有损伤（包括骨折、关节脱位或扭伤），以及受伤的大概日期：

日期	损伤	日期	损伤
_____	_____	_____	_____
_____	_____	_____	_____

您最近有没有注意到：

□体重减轻 / 增加	□恶心 / 呕吐	□虚弱	□麻木 / 刺痛
□疲惫	□头晕眼花	□呼吸急促	□头痛
□发热 / 寒战 / 大汗	□夜间疼痛	□吞咽困难	□食欲改变

请提供您目前的身高：_____ 英寸（in）　　　体重：_____ 磅。

您在过去的 12 个月内跌倒过吗？　　　　　　　　是　否

上个月您经常被低落、消沉、绝望等情绪困扰吗？　　　　　是　否

上个月您是否经常对做任何事情都提不起兴趣？　　　　　是　否

你最近的排便或膀胱功能有什么变化吗？　　　　　　是　否

您 1 天吸几包烟？　　　　　　　　　　　　　　　　　＿＿＿＿

如果以一杯啤酒或葡萄酒计算，您 1 周的饮酒量有多少？　　　　＿＿＿＿

您晚上能正常入睡吗？　　　　□正常　　　　□有点困难　　　　□只能依靠药物入睡

请在下列刻度中圈出最能代表您过去 48 小时内的平均疼痛程度的数字

最坏的情况：无痛　0　1　2　3　4　5　6　7　8　9　10　最痛

目前的情况：无痛　0　1　2　3　4　5　6　7　8　9　10　最痛

最好的情况：无痛　0　1　2　3　4　5　6　7　8　9　10　最痛

加重病情的因素：请在下面列出 3 个由于您的病情导致您不能完成或完成有困难的活动：

1. ＿＿＿＿＿＿＿＿＿＿＿＿＿＿＿＿＿

2. ＿＿＿＿＿＿＿＿＿＿＿＿＿＿＿＿＿

3. ＿＿＿＿＿＿＿＿＿＿＿＿＿＿＿＿＿

运动 / 身体活动水平

完全久坐　　　　　　　　　　　　　　高水平训练计划

　0　1　2　3　4　5　6　7　8　9　10

您是否需要有关如何安全地提高运动 / 活动水平的教育 / 建议？　＿＿＿＿＿是＿＿＿＿＿否

身体图：请将您目前的症状标记在身体图上。

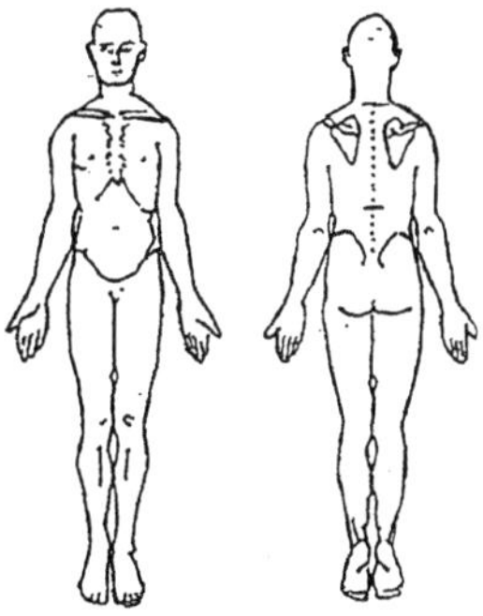

请列出您现在服用的所有处方药（包括药片、注射剂、皮肤外用药）：

药物	诊断	药物	诊断
＿＿＿＿＿	＿＿＿＿＿	＿＿＿＿＿	＿＿＿＿＿
＿＿＿＿＿	＿＿＿＿＿	＿＿＿＿＿	＿＿＿＿＿

上周您服用过以下哪种非处方药？（请打钩）

□阿司匹林　　　　　□缓泻药　　　　　□维生素 / 营养素

□对乙酰氨基酚　　　□抗酸药　　　　　□雅维（Advil）/ 布洛芬制剂（Motrin）/ 布洛芬

□缓解充血药　　　　□抗组胺药　　　　□其他

在过去的 60 天内，您是否去过家庭健康机构？　＿＿＿＿＿是　＿＿＿＿＿否

您是通过什么途径知道北方康复中心的？

□医师　　　□家人 / 朋友＿＿＿＿＿　　　□既往患者　　　　□社交媒体＿＿＿＿＿

□报刊　　　□在一个活动上看到＿＿＿＿　　□网上搜索　　　　□车载广告

治疗师填写：

表格是否已给患者确认过？　　　　是□　否□

日期：＿＿＿＿＿　　　　　　　　　　　　　医师签名：＿＿＿＿＿

图 2-2　医疗接诊表

1in=0.025 4m；1 磅 =0.453 6kg

降压，考虑到这种药物会降低心率，抑制或消除脉搏对训练的反馈，脉搏不是监测患者运动的有效手段。对于此类患者，应将运动需求等级作为监测指标。同样，对于确诊骨质疏松症的患者，应注意避免使用过强的牵伸和手法，以减少对骨骼系统的压力。反之，有骨骼保护作用的温和手法和软组织治疗技术，以及对骨骼系统施加渐进负荷的监测下的运动训练，有利于骨质疏松症患者的康复。

完整地列出患者应用的所有药物是医学筛查的重要部分。有助于深入了解患者现在的病情，同时治疗师可能会发现，处方药和非处方药同时使用会导致过量用药，也可能导致并发症。最常见的例子是抗炎药物的使用。Boissonnault 和 Meek 发现，在 2433 名接受门诊物理治疗的患者中，有 79% 在调查前 1 周使用了抗炎药物。这些患者中近 13% 有 2 个或更多的胃肠道疾病的危险因素，22% 的患者在同时使用阿司匹林和其他抗炎药。这些由服用非甾体抗炎药引起胃肠道并发症的危险因素包括高龄（＞61 岁）、既往有消化系统溃疡病史、使用其他已知会损害或加剧胃肠道损害的药物、服用大剂量多种抗炎药物或阿司匹林，以及严重的全身疾病，如类风湿关节炎。

物理治疗师应回顾患者的医疗接诊表，以了解有关治疗情况及使用药物，以获得更详细的疾病进展情况信息，同时也能帮助了解患者的病情和用药情况。物理治疗师可以协助医师识别哪些患者需要进一步的医疗管理教育，评估并发症的风险因素，从而为进一步诊疗提供参考。

框 2-4 中列出的心理社会问题或黄色信号表明需要改良康复介入。慢性腰痛患者常有恐惧 - 回避心理，可以通过物理治疗师指导下的主动运动结合矫正训练，恢复功能性活动，使腰痛患者在被监测的环境下逐渐完成之前不能完成的动作。

框 2-4　加剧恐惧 - 回避心理的黄色信号	
态度和想法	**行为**
● 认为疼痛是有害的或会造成活动障碍，并表现出保护性动作和避免某种动作	● 需长期休息
● 认为在恢复日常活动前必须消除所有的疼痛	● 日常活动明显减少
● 认为在进行日常活动或工作时疼痛会加剧，并不能达到预期的活动能力	● 回避正常活动，生产性活动逐渐被替代
● 灾难化思维（catastrophizing）；期望最坏的结果	● 表现出极高的疼痛程度
● 认为疼痛不可控	● 过度依赖辅助用具（支具、拐杖等）
● 对于康复持消极态度	● 疼痛发生后睡眠质量降低
	● 背痛发作后过多地摄入乙醇或其他物质
	● 吸烟

引自 Childs JD, Fritz JM, Piva SR, et al. Proposal of a classification system for patients with neck pain, *J Orthop Sports Phys Ther*. 2004；34（11）：686-696. Kendall NAS, Linton SJ, Main CJ. *Guide to Assessing Psychosocial Yellow Flags in Acute Low Back Pain：Risk Factors for Long-Term Disability and Work Loss*, Wellington, New Zealand：Accident Rehabilitation and Compensation Insurance Corporation of New Zealand and the National Health Committee；2002.

中重度慢性挥鞭伤相关疾病（whiplash-associated disorder，WAD）的患者表现出较高的创伤后应激障碍，以及对于运动及再损伤的持续恐惧。挥鞭伤患者的高度焦虑状态，与长时间的持续疼痛及较差的预后等因素呈高度相关。当急性 WAD 患者出现上述症状时，应早期介入心理治疗。

高度焦虑和恐惧 - 回避心理的增强不应该影响物理治疗师为这些患者提供必要的物理治疗，而且临床医师应该认识到，主动锻炼方法结合心理告知的疼痛管理策略（参见第 4 章）应被纳入治疗计划中。

抑郁也会潜在地影响患者的健康状况和康复进程。临床医师很难识别正在治疗的腰痛患者的抑郁症状。为了帮助临床医师正确识别抑郁症状，医疗接诊表应包括以下两个问题，以帮助筛查抑郁症：

- 在过去的一个月中，您是否经常感到沮丧、压抑或绝望？

  □是　□否

- 在过去的一个月中，您是否经常被做事情缺少兴趣或乐趣所困扰？

  □是　□否

如果患者对这两个问题回答"是"，则应询问后续的"帮助"问题：

- 你有需要帮助的地方吗？

  □是　□是但不是今天　□否

Arrol 等报道，应用上述两个问题和补充问题筛查主要抑郁症状的敏感度为 79%，特异度为 94%，阳性预测值为 41%，阴性预测值为 98.8%。如果上述三个问题患者都回答"是"，则应对患者进行进一步的抑郁评估和治疗，并将心理治疗与物理治疗相结合。这些问题可以作为一种有效的筛查抑郁症状的方法使用，研究已证实其与抑郁症综合筛查工具（DASS-21 抑郁、焦虑和压力测评量表）具有高度一致性，可以在物理治疗师初期的检查中应用。

抑郁症在女性中的患病率为 10% ～ 25%，在男性中为 5% ～ 12%。高达 15% 的抑郁症患者选择自杀。另外，在慢性颈背痛患者中抑郁症很常见，通常需结合多学科才能达到治疗目的，包括咨询服务、医疗介入、运动治疗。Wideman 等追踪了一个人群的抑郁症状，他们都患有与工作相关的骨骼肌肉损伤和抑郁症。物理治疗 7 周后，40% 的患者抑郁症状得到缓解。未能通过物理治疗治愈的患者绝大部分是由于抑郁问题比较严重、治疗前过分夸大疼痛、治疗中疼痛及抑郁无明显改善。

（一）功能障碍与心理社会影响问卷

功能障碍指数、功能指数和疼痛指数对脊柱疾病治疗反应的评估比单纯的损伤评价更准确。功能障碍指数和筛查问卷，如 STarT Back、恐惧 - 回避信念问卷（FABQ）、中枢敏化量表（CSI）、改良 Oswestry 功能障碍指数（mODI）和颈部功能障碍指数（NDI），有助于量化患者对功能障碍的感知、功能障碍的心理社会影响和预后。患者特定功能量表（PSFS）和数字疼痛评定量表（NPRS）也可以帮助量化患者感知的功能限制水平和疼痛感知。这些量表可用于跟进患者疗效，在临床实践和研究中用于确定治疗方法的有效性。

Hill 等开发并验证了一种被称为 STarT Back 的筛选工具（图 2-3），该工具被认为是初级护理时的一个优秀筛选工具，其将可能发展为慢性下腰痛的患者分为三个亚组——低风险、中等风险、高风险。该工具包括 9 个条目：烦恼、牵涉痛、复合痛、灾难化、功能障碍（2 个条目）、恐惧、焦虑、抑郁。总体工具分数为正向题目（第 1 ～ 9 项）分数的和。心理社会分量表的得分是烦恼、恐惧、灾难化、焦虑和抑郁项目（第 5 ～ 9 项）

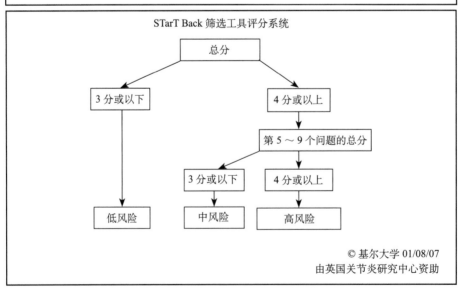

STarT Back 筛选工具

患者姓名：_____   日期：_____

想想过去两周的情况，回答以下问题：

	同意	不同意
1. 在过去两周的某个时候，我的背痛扩散到了腿上。	☐	☐
2. 在过去的两周内，我肩膀或脖子有时痛。	☐	☐
3. 因为背痛，我只走了很短距离的路。	☐	☐
4. 在过去的两周内，因为背痛，我穿衣服比平时慢了很多。	☐	☐
5. 像我这种情况的人参加体育活动真的不安全。	☐	☐
6. 很多时候，我的脑海里都是一些令人担忧的想法。	☐	☐
7. 我觉得我的背痛得很厉害，而且永远也不会好了。	☐	☐
8. 总的来说，我不喜欢所有我曾经喜欢的东西。	☐	☐

9. 总的来说，在过去的两周内，你的背痛有多烦人？

一点也不烦	轻微的烦	普通的烦	非常的烦	极度的烦
☐	☐	☐	☐	☐
0	0	0	1	1

总分（9 个问题的总分）：_____   总分（问题 5～9）：_____

© 基尔大学 01/08/07
由英国关节炎研究中心资助

STarT Back 筛选工具评分系统

```
              总分
        ┌──────┴──────┐
    3 分或以下      4 分或以上
        │              │
        │        第 5～9 个问题的总分
        │        ┌──────┴──────┐
        │    3 分或以下      4 分或以上
        │        │              │
      低风险    中风险         高风险
```

© 基尔大学 01/08/07
由英国关节炎研究中心资助

图 2-3 STarT Back 筛选工具 [引自 Hill JC，Dunn KM，Lewis M，et al. A primary care back pain screening tool：identifying patient subgroups for initial treatment. *Arthritis Rheum*. 2008；59（5）：632-641.]

分数的总和。该工具有良好的信度和效度，并为患者和临床医师所接受。工具的总体得分在 0 ～ 3 分被划分为低风险，在心理社会量表中得分为 4 分或 5 分被划分为高风险。其余的被划分为中等风险（工具总分为 3 分，但是心理社会量表总分为 4 分）。

开发该工具的研究小组主张基于 STarT Back 筛查工具的结果进行有针对性的治疗发现。低、中、高危人群都应该接受关于背部护理的教育和建议，着重强调有关活动、疼痛缓解和工作的积极信息。中危和高危人群也应接受循证物理治疗，以消除临床检查中发现的损伤。高危人群还应接受生物、心理和社会风险因素的治疗，采用认知行为原则处理无益的信念和行为。该方法已通过一项对 851 例腰痛患者的随机对照试验进行了验证，干预组 (n=568) 接受基于风险水平的分层护理，对照组 (n=283) 接受常规护理。在 12 个月时，与对照组相比，分层护理在腰痛患者的整体健康效益和成本节约方面均有改善。

Waddell 等认为，对于疼痛的恐惧及对其采取的措施比起疼痛本身可能会导致更多的能力丧失，个体对疼痛的反应是一个从面对到回避的过程。对抗是个体视疼痛为其所厌恶事物的适应性反应，从而会有强烈想恢复正常活动的动力。回避反应可能会导致生理活动和社会活动减少、过度的恐惧 - 回避行为、长期功能障碍及一系列不良的生理和心理问题。

FABQ 是 Waddell 及其同事制订并完善的，可量化患者对体力活动、工作、再次损伤风险的恐惧程度，以及患者对于改变行为以避免疼痛的需求程度（图 2-4）。问卷由 16 项

姓名：							日期：		

以下是一些其他患者对他们痛苦的陈述。对于每个陈述，请在 0 ～ 6 中圈出数字来描述体育活动(如弯曲、举重、步行或开车）对你的背痛有多大影响或将会有多大影响。

	完全不同意			不确定			完全同意
1. 我的疼痛是由身体活动引起的。	0	1	2	3	4	5	6
2. 体育活动使我的疼痛加剧。	0	1	2	3	4	5	6
3. 体育活动可能会伤到我的背。	0	1	2	3	4	5	6
4. 我不应做那些会加剧疼痛的体力活动。	0	1	2	3	4	5	6
5. 我不能做那些会加剧疼痛的体力活动。	0	1	2	3	4	5	6

以下项目是关于您的正常工作是如何影响或将会如何影响您的背痛

6. 我的疼痛是由工作或工作中的一次意外导致的。	0	1	2	3	4	5	6
7. 工作会加重我的疼痛。	0	1	2	3	4	5	6
8. 我可以要求保险公司对我的疼痛进行补偿。	0	1	2	3	4	5	6
9. 我的工作对我来说太繁重了。	0	1	2	3	4	5	6
10. 工作会使或可能会使我的疼痛加剧。	0	1	2	3	4	5	6
11. 工作可能会伤害我的背部。	0	1	2	3	4	5	6
12. 鉴于现在的疼痛，我不应正常工作。	0	1	2	3	4	5	6
13. 鉴于现在的疼痛，我不能正常工作。	0	1	2	3	4	5	6
14. 我的疼痛被治愈后我才能正常工作。	0	1	2	3	4	5	6
15. 我不认为 3 个月内我能恢复正常工作。	0	1	2	3	4	5	6
16. 我认为我再也不能恢复正常工作。	0	1	2	3	4	5	6

图 2-4　恐惧 - 回避信念问卷（FABQ）

组成，患者在 0（完全不同意）到 6（完全同意）的范围内打分。FABQ 工作分量表（FABQW）由第 6、7、9、11、12、15 项组成，FABQ 体力活动分量表由第 2、3、4、5 项组成。当用重测信度测试慢性腰痛和坐骨神经痛患者时，Kappa 得分是 0.74 分，$P=0.001$。两个量表的 Pearson 积差相关系数分别为 0.95 和 0.88。研究发现，FABQ 与心理苦恼程度有关，FABQW 与因腰痛超过 1 年停止工作有较强相关性，甚至疼痛的强度和定位已得到控制。

　　害怕运动和参与活动是患者从急性腰痛发展到长期功能障碍的慢性腰痛的主要因素。Fritz 发现恐惧 - 回避的表现往往出现于急性腰痛患者，在 4 周的随访工作中发现恐惧 - 逃避是腰痛患者功能障碍和工作状态的预测因子。也就是说，Fritz 发现那些在最初的评价中对工作有较高程度恐惧的腰痛患者（FABQW > 34 分；敏感度为 55%；特异度为 84%；+LR 为 3.33；－LR 为 0.54），在经过 4 周的治疗后更难完全恢复到工作状态。较高分值的 FABQ 表示，若使用基于主动运动的治疗方法逐渐在可控环境中进行患者所恐惧的活动，能帮助患者克服恐惧。FABQW 得分较低者（FABQW < 19 分）腰椎骨盆区域脊柱手法治疗的成功率更高。在非工作相关的腰痛患者中，比起 FABQ 身体活动量表，FABQW 能更好地预测 6 个月的疗效，FABQW > 20 分预示着 6 个月的 ODI 指数无改善的风险增加。因此，FABQ 应当包含患者所有与下腰痛病情相关的因素，以更好地指导治疗决策。FABQ 在经过对解剖定位的适当的轻微修改后，同样适用于颈部、上肢、下肢肌肉骨骼病变者。

　　中枢敏化是一种神经生理现象，中枢神经系统神经元变得过度兴奋，导致对伤害性和非伤害性刺激都异常敏感，并伴有异常和强烈的疼痛增强。术语中枢敏化综合征（CSS）描述了一组医学上不明确（或非特异性）、相互关联的疾病，如纤维肌痛、慢性疲劳综合征、颞下颌关节紊乱、紧张性头痛 / 偏头痛、不宁腿综合征和肠易激综合征，中枢敏化可能是其常见的病因。

　　中枢敏化与以下因素相关：异位痛（来自正常非疼痛刺激的疼痛反应），如用软刷触摸（图 2-5）；痛觉过敏（对正常疼痛刺激过度敏感）；感受野扩张（疼痛延伸到周围神经供应区域以外），而且通常在疼痛刺激消失后（通常是搏动、灼烧、刺痛或麻木）会持续疼痛（www.pridedallas.com/questionnaires）。与痛觉性疼痛或周围神经性疼痛的患者相比，被归类为中枢敏化疼痛的腰痛患者被发现有更严重的疼痛、更差的生理和心理健康状况，以及更大程度的疼痛相关功能障碍、抑郁和焦虑。

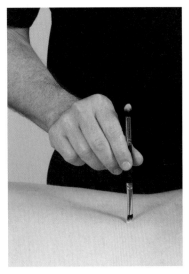

图 2-5　检查触痛。触摸疼痛可以通过用柔软的化妆刷轻轻触碰患者来测试

　　实验研究已经使用了各种刺激来测试中枢敏化，包括以下 6 个方面。①热刺激：冷痛阈、热痛、冷检测、热检测；②触觉刺激：压痛阈值（PPT）（框 2-5）；③振动或振动触觉刺激：振动或触觉与振动结合刺激的检测阈值，如电动牙刷；④电刺激：电极对电脉冲的反应；⑤缺血性刺激：用袖带对手臂进行缺血性压迫；⑥还有对特定疼痛介质的反应，如注射高渗盐水的反应。除了 PPT，这些刺激还没有被标准化或验证为广泛的临床应用。PPT

程序图示见框 2-5，正常值见表 2-2 和表 2-3。

　　PPT 常见的测试部位有肩胛上区、胫前肌、C_4 关节柱。疼痛检测和耐受性阈值是用数字式压力痛觉计（Wagner Instruments FDX-25 algometer，USA）测量的，使用一个 $1cm^2$ 的探针对准目标肌肉。压力从 0 以 30 ~ 50kPa/s 的速率增大到 1000kPa 的最大值。疼痛检测阈值被定义为压力感转变为疼痛且无法忍受的点（$\geqslant 8/10$）。如果患者在达到 1000kPa 之前没有停止测试，这个值即被认为是阈值。

　　Jorgensen 等报道了 PPT 检测的可靠性。对于所有变量，其 ICC 值为 0.86（胫前肌）、0.89（C_3 ~ C_4）、0.83（冈下肌）。另一项对 60 名健康受试者和 40 名颈痛受试者的研究报告称，内部信度分别为几乎完美（ICC=0.94 ~ 0.97）和相当高（ICC=0.79 ~ 0.90），测试重测信度相当高（ICC=0.76 ~ 0.79）。健康受试者（n=60）上斜方肌 PPT 的均值为 251.8kPa（2.57kgf），标准差为 102.3kPa，95% 可信区间（CI）为 225.5 ~ 278.0kPa。Jorgensen 还发现 PPT 和颈痛功能障碍测量之间存在显著相关性，从而得出结论，该测试具有令人满意的心理测量特性，可被推荐应用于临床。

框 2-5　压痛阈值

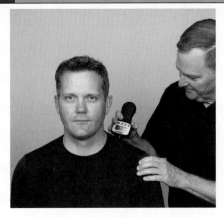

A. 坐位时上斜方肌和冈上肌的 PPT

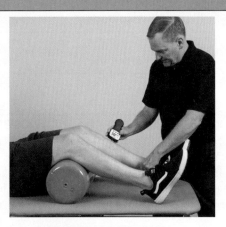

B. 仰卧位胫前肌 PPT

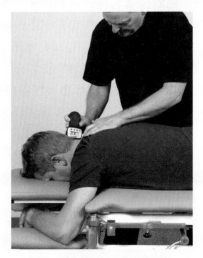

C. 俯卧位右侧 C_4 关节柱 PPT

表 2-2　有或无颈部疼痛的受试者的压痛阈平均值

压痛阈值 (PPT)	健康对照组的平均 PPT (n=60)	颈痛患者的平均 PPT (n=40)	对于颈部疼痛的受试者，可检测到的最小变化
上斜方肌	251.8kPa（2.57kgf）	238.9kPa（2.44kgf）	121.9kPa（1.19kgf）
胫前肌	334.1kPa（3.41kgf）	401.7kPa（4.10kgf）	132.0kPa（1.29kgf）

修改自 Walton DM，Macdermid JC，Nielson W，et al. Reliability，standard error，and minimal detectable change of clinical pressure pain threshold testing in people with and without acute neck pain. *J Orthop Sports Phys Ther*. 2011；41（9）：644-650.

表 2-3　压痛阈值低敏和超敏参考值

压痛阈值 (kPa)	年龄（岁）	女性中位数 (SD)	女性超敏反应参考值 (P_5, P_{10}, P_{25})	女性低敏感度参考值 (P_{75}, P_{90}, P_{95})	男性中位数	男性超敏反应参考值 (P_5, P_{10}, P_{25})	男性低敏感度参考值 (P_{75}, P_{90}, P_{95})
肩胛上肌觉察	20～49	212（74）	(118, 123, 153)	(258, 309, 360)	313（94）	(150, 168, 243)	(395, 428, 451)
	50～80	314（80）	(199, 210, 250)	(379, 417, 451)	355（105）	(223, 246, 279)	(415, 474, 544)
肩胛上肌耐受	20～49	684（107）	(556, 573, 607)	(752, 857, 917)	777（102）	(606, 632, 700)	(869, 891, 927)
	50～80	832（83）	(688, 713, 785)	(885, 930, 974)	851（78）	(736, 763, 798)	(904, 966, 1000)

注：P_5. 第 5 百分位数（0.05 分位数）；P_{10}. 第 10 百分位数（0.10 分位）；P_{25}. 第 25 百分位数（0.25 分位数）；P_{75}. 第 75 百分位数（0.75 分位数）；P_{90}. 第 90 百分位数（0.90 分位数）；P_{95}. 第 95 百分位数（0.95 分位数）。数据是基于对 300 名无痛志愿者的测试。超敏值低于第 25 百分位数可能表明中枢敏化。低于第 75 百分位数的低敏感度值可将患者归类为疼痛低敏感度。

引自 Neziri AY，Scaramozzino P，Andersen OK，et al. Reference values of mechanical and thermal pain tests in a pain-free population. *Eur J Pain*. 2010；15（4）：376-383.

　　CSS 被描述为血液和尿液中细胞因子和神经营养因子水平较高，导致神经胶质细胞轻度炎症。在肌纤维痛患者中，已观察到血清肿瘤坏死因子 -α 和促炎白细胞介素（IL-1、IL-6、IL-8）水平升高，抗炎白细胞介素（IL-4、IL-10）水平降低。在慢性肌肉骨骼疼痛和膀胱过度活动中，血清或尿液中神经营养因子（如神经生长因子和脑源性神经营养因子）水平升高。功能性 MRI 还显示 CCS 患者的大脑形态（整体和区域灰质体积），以及密度和信号的改变。由于物理治疗师通常没有实验室或影像学研究，使用有效的问卷来筛查中枢敏化将在临床上更有用。

　　中枢敏化量表（CSI）（图 2-6）是一种临床医师用来帮助识别 CSS 患者的筛查问卷工具。A 部分有 25 个项目，分值从 0 到 4。总分范围为 0～100 分。B 部分（不打分）为询问一个人以前是否被诊断出患有一种或多种特定疾病，包括 7 种独立的 CCS 和 3 种与 CCS 相关的疾病（www.pridedallas.com/questionnaires）。中枢敏化量表现在已经被翻译成多种语言，并经过心理测量学验证。如果患者在医疗接诊表（图 2-2）上表示他们以前曾被诊断患有通常与 CSS 有关的疾病之一 [在医疗筛查表上用星号（*）标记]，则应进行 CSI 检查。

中枢敏化量表：A 部分

姓名：＿＿＿＿＿＿＿＿＿　　　　日期：＿＿＿＿＿＿＿＿＿

请在每个陈述的右侧圈出最佳答案。

1. 我从睡梦中醒来时感到疲倦和无精打采。
　　从不　　很少　　有时　　经常　　总是
2. 我觉得肌肉又硬又痛。
　　从不　　很少　　有时　　经常　　总是
3. 我有焦虑症。
　　从不　　很少　　有时　　经常　　总是
4. 我咬紧牙关。
　　从不　　很少　　有时　　经常　　总是
5. 我有腹泻和（或）便秘问题。
　　从不　　很少　　有时　　经常　　总是
6. 我的日常生活需要帮助。
　　从不　　很少　　有时　　经常　　总是
7. 我对强光很敏感。
　　从不　　很少　　有时　　经常　　总是
8. 我运动的时候很容易疲劳。
　　从不　　很少　　有时　　经常　　总是
9. 我觉得浑身都痛。
　　从不　　很少　　有时　　经常　　总是
10. 我头痛。
　　从不　　很少　　有时　　经常　　总是
11. 当我小便时，我感到膀胱不适和（或）灼烧感。
　　从不　　很少　　有时　　经常　　总是
12. 我睡不好。
　　从不　　很少　　有时　　经常　　总是
13. 我很难集中注意力。
　　从不　　很少　　有时　　经常　　总是

14. 我有皮肤问题，如干燥、瘙痒或皮疹。
　　从不　　很少　　有时　　经常　　总是
15. 压力使我的身体症状恶化。
　　从不　　很少　　有时　　经常　　总是
16. 我感到悲伤或沮丧。
　　从不　　很少　　有时　　经常　　总是
17. 我的能量很低。
　　从不　　很少　　有时　　经常　　总是
18. 我颈部和肩膀的肌肉紧张。
　　从不　　很少　　有时　　经常　　总是
19. 我下颌痛。
　　从不　　很少　　有时　　经常　　总是
20. 某些气味，如香水，使我感到头晕和恶心。
　　从不　　很少　　有时　　经常　　总是
21. 我小便频繁。
　　从不　　很少　　有时　　经常　　总是
22. 当我晚上想睡觉时，我的腿就不舒服且不适。
　　从不　　很少　　有时　　经常　　总是
23. 我记东西有困难。
　　从不　　很少　　有时　　经常　　总是
24. 我小时候受过创伤。
　　从不　　很少　　有时　　经常　　总是
25. 我的盆腔痛。
　　从不　　很少　　有时　　经常　　总是

总分 =＿＿＿＿＿＿＿＿

图 2-6　中枢敏化量表 A 部分

CSI 具有较高的信度和效度（重测信度 =0.82；克龙巴赫 α 系数 =0.88）。在一项随访研究中发现，在 121 名转至多学科疼痛中心的患者中，很大比例的患者（$n=89$，74%）符合一个或多个 CSS 的临床标准，CSI 评分与诊断出的 CSS 数量呈正相关。CSI 评分为 40 分（100 分满分），最能区分 CSS 患者组和非患者组比较样本（$n=129$）（曲线下面积 5.86，敏感度为 5.81%，特异度为 5.75%）。推荐的严重程度范围如下：亚临床 0～29 分；轻度 30～39 分；中等 40～49 分；重度 50～59 分。据报道，较高的 CSI 总分与较高的疼痛强度和更广泛的疼痛分布有关。也有报道称 CSI 评分和中枢敏化的生物学标志物（包括脑 γ-氨基丁酸水平和脑源性神经营养因子）之间存在关联。

Cuesta-Vargas 等汇集了来自 7 个国家 2093 名受试者的 CSI 数据，并确定了 CSI 总分的内部一致性（克龙巴赫 α 系数 =0.92）。另一项对 14 项 CSI 研究的系统综述认为，CSI 产生了可靠和有效的数据来量化中枢敏化相关症状的严重程度。

如果患者表示他们每晚的睡眠时间少于建议的 7～8 小时，有中度或严重的睡眠困难，或只能通过药物治疗入睡，则应进行睡眠问卷调查，如詹金斯（Jenkins）睡眠问卷，以进一步量化睡眠障碍的性质和程度（框 2-6）。Jenkins 睡眠问卷包括 4 个关于睡眠质量的问题，这些问题根据过去 30 天中睡眠困难的天数可评分为 0～5 分，其被确定为量化睡眠障碍的可靠和有效的方法（内部信度 0.79）。在 20 分满分中，12 分或 12 分以上被认为是诊断睡眠障碍的重要指标，因为这表明 1 个月中至少有 15 天或更长的时间有 3 个方面的睡眠困难。在睡眠研究中，选择 1 个月内的 15 个或更多的夜晚作为诊断睡眠障碍的分界点，这 4 项中的任何一项也被用于诊断睡眠障碍。这是基于《美国精神疾病诊断与统计手册》第四版（DSM-Ⅳ-TR）的标准，该标准规定，要诊断睡眠障碍，必须在至少 1 个月的时间内，每周出现 3 次或 3 次以上的难以维持或启动的睡眠或无法恢复的睡眠。慢性失眠症的定义如下：在过去 3 个月里，每周至少有 3 个晚上难以入睡、维持睡眠或早起。

| 框 2-6 | 詹金斯睡眠问卷 |

在过去的 1 个月里，你有多少次	(0) 一点也不	(1) 1～3 天	(2) 4～7 天	(3) 8～14 天	(4) 15～21 天	(5) 22～31 天
1. 入睡困难？						
2. 每晚醒来多次？						
3. 难以入睡？（包括起得太早）						
4. 在正常的睡眠时间后醒来，感觉疲惫不堪？						

睡眠障碍在抑郁症和焦虑症患者中很常见。约 75% 的抑郁症患者有失眠症状，而非抑郁症患者的失眠是抑郁症后期发展的一个危险因素。一项来自成人年龄段社区样本的大型调查研究表明，那些患有失眠症的人比没有失眠症的人有更高的抑郁和焦虑水平，并且有临床意义上的抑郁和焦虑的可能性分别是正常人的 9.82 倍和 17.35 倍。

入睡困难与焦虑的迹象有关，而难以入睡则与抑郁有关。醒来时感到疲惫不堪是睡眠质量差的标志。老年人的失眠症状也与健康相关的生活质量下降有关。睡眠有助于调节疼痛，解决睡眠障碍可能影响疼痛感知程度。睡眠障碍常见于慢性疼痛、纤维肌痛和（或）中枢敏化患者，在对这些患者的综合护理中应重视睡眠卫生教育（参见框 4-18）。焦虑症和抑郁症可以通过第 7 章中描述的四项患者健康焦虑和抑郁症问卷进行筛查（参见表 7-4），该问卷应与慢性疼痛、中枢敏化或睡眠困难患者的 Jenkins 睡眠问卷一起使用。

mODI 量表（图 2-7）是评定腰痛患者特定部位功能障碍的量表，广泛应用于腰痛的研究中。改良的量表以就业 / 家务项代替了性生活项。问卷由 10 项组成，分别涵盖了不同的功能部分，每项得分为 0～5 分，分值越高，表明功能障碍程度越重。总分由各项得分相加，以百分比的形式表示（0～100%），如 25/50=50%。如果患者回答了所有项目，总分的 2 倍即为百分比，如 25×2=50%。

mODI 量表用于评估功能障碍随着时间变化的情况，以 4 周作为评估的区间，其可靠度非常好（ICC=0.90；95% CI：0.78～0.96），结构和内容的有效性和响应性也很好。最小临床重要差值（MCID）指能够区分病情改善和病情稳定患者的最佳的改变量，一般为 6 个百分点（敏感度为 91%；特异度为 83%）。mODI 量表的最小可检测的变化值（MDC）为 10.5%，有 90% 的信度表示患者会出现的变化量。mODI 很容易执行和评分，主要针对急性腰痛患者，其性质与慢性下腰痛患者不同。

第一部分：由患者填写

姓名：_____　年龄：_____　日期：_____

职业：_____　背痛发生天数：_____（现阶段）

第二部分：由患者填写

此问卷是为了给治疗师提供关于背痛如何影响您的日常活动能力的信息。请在每项中选出最符合您今天病情的描述，如果您认为有两项都可以描述您的病情，请只选出最接近您当前病情的一个

疼痛强度

_____轻微疼痛，时有时无

_____轻微疼痛，程度无明显变化

_____中等疼痛，时有时无

_____中等疼痛，程度无明显变化

_____严重疼痛，时有时无

_____严重疼痛，程度无明显变化

个人护理（洗漱、穿衣服等）

_____我并未因为要避免疼痛而改变我洗漱和穿衣服的方式

_____即使洗漱或穿衣服会导致一些疼痛，但我也没有改变做这些事情的方式

_____洗漱和穿衣服会使我的疼痛加剧，但是我也能按平常的方式完成

_____洗漱和穿衣服会使我的疼痛加剧，我有必要改变方式才能完成

_____由于疼痛，在没有帮助的情况下我不能完成部分洗漱和穿衣活动

_____由于疼痛，在没有帮助的情况下我完全不能完成洗漱和穿衣活动

提重物

_____提重物时，我不会感觉疼痛加剧

_____提重物时，我会感觉疼痛加剧

_____疼痛导致我不能从地上提起重物，但是如果位置方便，我可以提起重物（如放在桌子上）

_____疼痛导致我不能从地上提起重物，但是如果位置方便，我可以提起中等重量的重物

_____我只能提起非常轻的物品

_____我不能提起任何物品

走路

_____我走路时不会疼痛

_____我走路时会疼痛，但是仍能走到正常距离

_____疼痛导致我不能长距离行走

_____疼痛导致我不能中等距离行走

_____疼痛导致我不能短距离行走

_____疼痛导致我完全不能行走

坐位

_____坐位不会导致任何疼痛

_____我可以在自己选择的座椅上想坐多久就坐多久

_____疼痛导致我不能维持坐位超过 1 小时

_____疼痛导致我不能维持坐位超过 0.5 小时

_____疼痛导致我不能维持坐位超过 10 分钟

_____疼痛导致我完全不能维持坐位

站立

_____无论站多久，我的疼痛都不会加剧

_____我想站多久就能站多久，但是随着时间延长疼痛会增加

_____疼痛导致我不能维持站立超过 1 小时

_____疼痛导致我不能维持站立超过 0.5 小时

_____疼痛导致我不能维持站立超过 10 分钟

_____疼痛导致我完全不能站立

睡眠

_____我躺在床上的时候没有任何疼痛

_____我躺着会有疼痛，但并不影响我的睡眠

_____由于疼痛，我的睡眠时间只有平常的 3/4

_____由于疼痛，我的睡眠时间只有平常的 1/2

_____由于疼痛，我的睡眠时间只有平常的 1/4

```
_____疼痛导致我完全不能入睡
社会生活
_____我的社会生活照常，且不会使疼痛加剧
_____我的社会生活照常，但会增加疼痛程度
_____疼痛导致我不能参加耗能多的活动（如体育运动、舞蹈等）
_____疼痛导致我不能经常外出
_____疼痛已经将我的社会生活限制在了家里
_____由于疼痛，我几乎不能进行任何日常社会生活活动
旅行
_____旅行不会加剧疼痛
_____旅行时我感到些许疼痛，但是普通的旅行活动不会使疼痛加剧
_____旅行时疼痛会加剧，但是并不会使我改变旅行的方式
_____旅行时疼痛会加剧，并且会使我改变旅行的方式
_____疼痛限制了我所有形式的旅行，除了我躺下来的时候
_____疼痛限制了我所有形式的旅行
就业／家务
_____我的日常工作／家务活动不会导致疼痛
_____我的日常工作／家务活动使疼痛加剧，但我仍能按要求完成
_____我能完成大部分的日常工作／家务活动，但疼痛导致我不能完成更多功能活动
_____疼痛导致我只能完成少部分日常工作／家务活动
_____疼痛导致我连轻体力的日常工作／家务活动都完成不了
_____疼痛导致我不能完成任何日常工作／家务活动

第二部分：由物理治疗师填写
最初得分：(标准测量误差 11 分，MDC 16 分) _____或_____%      治疗____周      出院
治疗期数：_____      性别：_____男_____女
诊断：_____
```

图 2-7　改良 Oswestry 功能障碍指数 (mODI) 量表 [改编自 Hudson-Cook N, Tomes-Nicholson K, Breen A：A revised Oswestry disability questionnaire. In Roland M，Jenner J，editors：*Back pain：new approaches to rehabilitation and education*，New York，1989，Manchester University Press. (Prepared May 1999)]

　　NDI 量表（图 2-8）是针对具体病情的问卷，已证明对颈痛的患者可靠且有效，广泛应用于颈痛的研究，与 mODI 量表的结构和评分方式类似。NDI 量表由 10 项针对不同功能障碍的问题组成，每项 0～5 分，分数越高则代表功能障碍越严重。总分由各项得分相加，以百分比的形式表示（0～100%），如 25/50=50%。如果患者回答了所有项目，总分的 2 倍即为百分比，如 25×2=50%。

　　NDI 还对颈神经根病患者的可靠性和反应性进行了测试。Cleland 等报道的试验 - 重测信度为中等，ICC 为 0.68，95% CI 为 0.30～0.90。NDI 的 MDC 为 10.2%，MCID 为 7.0%。Sterling 等应用挥鞭伤的临床研究数据定义患者的恢复情况，NDI < 8% 为完全恢复、NDI 10%～28% 为轻微功能障碍、NDI > 30% 为中等至严重功能障碍。一篇关于 NDI 的综述建议将 NDI 的 MDC 定为 10%，并认为 NDI 对于颈痛和颈神经根病有较好的可靠性。

　　Cleland 等发现，相对 NDI 而言，患者特定功能量表（PSFS）对于颈神经根及颈痛的可靠性、结构信度及响应性更高。与其他 4 种功能障碍的测评方法相比，PSFS 对于慢性挥鞭伤患者的响应性也是最好的。

　　患者特定功能量表是一种关于患者功能状态的测试方法，患者会被问到一些由他们的病情导致很难完成的指定活动（最多 3 项），然后在 0～10 分的范围内对每个活动的限制程度进行评分，0 代表不能执行，10 代表能够执行且与之前的水平相同（图 2-2）。

得分为 3 项活动的平均分。PSFS 已被证明对几种不同的病情变化和响应度较好，包括颈部疼痛、颈神经根病、膝关节疼痛、上肢肌肉骨骼问题和腰痛。对于颈神经根病患者，PSFS 的测试 - 重测信度较高，ICC 为 0.82，95% CI 为 0.54 ～ 0.93。PSFS 的 MDC 为 2.1，MCID 为 2，在 0 ～ 10 分量表上。PSFS 可用于多种不同疾病的患者，而 mODI 用于腰椎疾病患者，NDI 用于颈椎和颈椎神经根病患者。

姓名：_____

日期：_____

此问卷是为了给治疗师提供关于颈痛如何影响您的日常活动能力的信息。请回答下列问题，每个问题只选择最能描述您今天状况的一项

1. 疼痛强度
☐ 我现在没有疼痛
☐ 疼痛现在非常轻微
☐ 疼痛现在是中等
☐ 疼痛现在比较严重
☐ 疼痛现在非常严重
☐ 疼痛现在严重到难以想象

2. 个人护理（洗漱、穿衣等）
☐ 我能在不导致额外疼痛的情况下自我照料
☐ 我能自我照料，但是会导致额外疼痛
☐ 自我照料的时候会产生疼痛，我会小心缓慢地行动
☐ 我每天大部分的自我照料需要在帮助下完成
☐ 我不能穿衣，洗漱困难，需要躺在床上

3. 提重物
☐ 我能在没有产生额外疼痛的情况下提起重物
☐ 我能提起重物，但是会产生额外疼痛
☐ 疼痛导致我不能从地上提起重物，但是如果位置方便，我可以提起重物（如放在桌子上）
☐ 我只能提起非常轻的东西
☐ 我不能提起任何东西

4. 阅读
☐ 我能在无颈痛的情况下想阅读多久就阅读多久
☐ 我想阅读多久就阅读多久，但是会产生轻微颈痛
☐ 我想阅读多久就阅读多久，但是会产生中等颈痛
☐ 由于中等颈痛，我不能阅读太久
☐ 由于严重的颈痛，我很难阅读
☐ 我完全不能阅读

5. 头痛
☐ 我完全没有头痛
☐ 我有轻微头痛，但不频繁
☐ 我有中等头痛，但不频繁
☐ 我时常会有中等头痛
☐ 我时常会有严重头痛
☐ 我几乎一直都头痛

6. 专注力
☐ 我能完全集中注意力

☐ 我能完全集中注意力，但是有点困难
☐ 在集中注意力的时候我有一定的困难
☐ 在集中注意力的时候我有很大困难
☐ 我非常难集中注意力
☐ 我完全不能集中注意力

7. 工作
☐ 我能正常工作
☐ 我只能做我的日常工作，不能再多
☐ 我只能完成大部分的日常工作
☐ 我不能完成日常工作
☐ 我很难做任何工作
☐ 我完全不能工作

8. 开车
☐ 我能正常开车，不会有任何颈痛
☐ 我能正常开车，但是会产生轻微颈痛
☐ 我能正常开车，但是会产生中等颈痛
☐ 由于中等颈痛，我不能正常开车
☐ 由于严重颈痛，我很难开车
☐ 我完全不能开车

9. 睡眠
☐ 我的睡眠正常
☐ 我的睡眠被些微扰乱（缺少睡眠低于 1 小时）
☐ 我的睡眠被轻微扰乱（缺少睡眠 1 ～ 2 小时）
☐ 我的睡眠被重度扰乱（缺少睡眠 2 ～ 3 小时）
☐ 我的睡眠被严重扰乱（缺少睡眠 3 ～ 5 小时）
☐ 我的睡眠已完全被扰乱（缺少睡眠 5 ～ 7 小时）

10. 娱乐
☐ 我能参与所有的娱乐活动，不会导致颈痛
☐ 我能参与所有的娱乐活动，但是会导致轻微疼痛
☐ 由于颈痛，我只能参与大部分的娱乐活动
☐ 由于颈痛，我只能参与一些娱乐活动
☐ 由于颈痛，我很难参与娱乐活动
☐ 我不能参与任何娱乐活动

图 2-8　颈椎功能障碍指数（NDI）量表

在身体图表上画出疼痛位置是个很好的临床评定手段。我们建议患者完成身体图表，以其作为医疗筛查表的一部分（图 2-2），治疗师也需在最初的面谈中完成一份。患者会在身体图表的解剖部位上画出症状，这在最初的医疗诊断中并没有包括；这些症状需要治疗师进一步分析以决定症状是来自内脏还是来自躯体结构，是与某种疾病有关的多种疼痛还是多种疾病导致的疼痛。另外，有些患者可能会很情绪化地标记或圈出整个身体来表达他们的疼痛。对于这些患者，应使用其他问卷，如恐惧 - 回避心理问卷（FABQ）以进一步量化患者的心理状况，对于此类患者，需要多学科介入，包括主动运动和心理咨询。

数字疼痛分级（NPRS）量表是通过患者从 0（无痛）到 10（无法想象的严重疼痛）11 个级别来评估疼痛的，这个量表对于疼痛强度的测量有实时性和预测效度（图 2-2）。在临床上可为患者 48 小时内的病情评估提供信息，从最坏的、最好的、目前的疼痛程度 3 个方面进行 NPR 评分。响应性是指当变化发生的时候，精确检测变化的测量能力，NPRS 量表在临床和研究中都有较好的响应性。NPRS 量表评价出现 2 分的改变代表患者的疼痛发生了具有临床意义的改变，这个改变已超出测量误差的范围。

（二）患者面谈和询问病史

初次与患者面谈的目的是与患者建立融洽关系，建立事件的时间顺序，筛选红色信号，确定物理治疗是否适合患者，建立关于患者症状原因的假设，并逐渐缩小患者的损伤类别或做出诊断。临床物理治疗专家比新手医师花费更多的时间在面谈的部分。事实上，与新手医师和初学者相比，专家们倾向平均分配主观检查和身体检查的时间，而新手医师往往在身体检查上比在面谈和病史上多花费 2 倍的时间。专家倾向在主观检查期间形成主要的假设，从而在体格检查前就对患者的问题有清晰的概念。这些技能都是能通过临床实习、住院实习、团队经验获得的技巧。

在面谈开始时，应提出开放式问题，例如：①"你第一次注意到这个症状是什么时候？"②"疼痛是从哪里开始的？"③"解释这个问题是如何开始的。"

接下来，应该确定症状发生的部位和特征。治疗师应该使用身体图来标记说明疼痛的位置、指出疼痛的病灶、标记疼痛倾向扩散的地方。可以在身体图上记录症状的性质，如剧痛、灼烧感、麻木或刺痛。

接下来，确定症状表现。治疗师应该问这样的问题，如"什么会导致你的疼痛加剧？""什么能减轻你的痛苦？"与常见肌肉骨骼疾病相关的症状通常在某些特定姿势或活动时加重，在其他姿势或活动时减轻。如果患者无法确定影响症状强度和性质的姿势或活动，则疼痛症状可能是由强烈的心理因素引起的，也可能是由潜在的内脏疾病引起的，偶尔也可能是因为患者不能够很好地回忆病史。这些问题也有助于医学筛查。例如，如果患者有跳动性的胸部中段疼痛，并且随着用力（如铲雪或爬楼梯）的频率和强度增强，可能会怀疑是心血管疾病（如主动脉瘤），应由医师进一步评估和检查以明确诊断。

在回答这些开放式问题时，应进一步提出表述症状行为的问题，以形成对诊断有帮助的假设。例如，腰椎管狭窄症患者的下肢症状通常由站立和行走引起，坐位时缓解。相反，由腰椎间盘突出引起的腰椎神经根症状通常是由站立和坐位引起的。这些特定的后续问题的提出可用以辅助诊断。

另一个重要的问题是，"从白天到晚上你的疼痛是怎么变化的？"大多数肌肉骨骼疾病可以通过休息和使用卧位得到缓解。如果夜间疼痛使患者醒来，治疗师应询问患者是否可以在改变体位后很快睡着，或者是不是无论体位如何，疼痛都会持续。还有一种答案是一个红色信号，提示应进一步进行医疗检查，因为恶性疾病往往会引起剧烈的持续的夜间疼痛。通常情况下，大多数与肌肉骨骼有关的疼痛应该在休息后缓解。然而，患者可能会在早上感到僵硬不适，通常在活动后僵硬逐渐缓解。严重的多关节晨僵通常是类风湿关节炎的表现。如果背部疼痛在饭前加重、饭后缓解，应考虑胃溃疡。如果肩胛带痛或胸廓疼痛在饱食后加剧，则需要考虑胆囊的问题。

相关记录和进度监测能帮助确定功能障碍并建立康复目标。了解正常功能活动水平，并清楚这些活动是如何被当前状况所限制的，有助于完善治疗计划，尤其是治疗时间。例如，如果患者的目标是恢复重体力的工作或剧烈的运动，而目前脊柱情况不允许，那么患者的治疗时间可能比那些身体恢复目标较低的患者更长。

查询过去曾被实施过的与当前症状有关的治疗方案也有助于完善治疗计划。例如，如果一个腰痛患者已经接受了大量的整脊"调整"以缓解疼痛症状，但疗效甚微，则可能需要进行稳定性训练计划，特别是在注意到不稳定的体征和症状（即运动协调障碍）时。

面谈中也可涉及神经筛查，询问患者是否有刺痛、麻木或皮肤感觉丧失的情况。如果出现周围神经症状，则应进行全面的神经学检查，包括深部肌腱反射、感觉和肌力测试（框 2-11、框 2-12 和框 2-13）。此外，鞍区感觉异常或麻木提示因 S_4 受累所致的脊髓中央部损伤。这个症状是红色信号，需要进行进一步的诊断性检测，如进行 MRI 检查以评估马尾神经完整性。关于膀胱功能的后续问题也随着鞍区感觉异常或麻木出现。单一神经根病变不能只根据患者周围神经痛或感觉异常的部位确诊。即使是已确诊的由腰椎间盘突出导致的神经根受压，在 85% 以上的患者中，周围神经症状也超出受压神经相对应皮节范围的 50% 以上。皮节所代表的感觉区域对应于相应的脊神经根，但皮节不能解释疼痛形式。神经根的功能可以由一系列神经学筛查综合体现，包括感觉、深部肌腱反射和肌力测试。肌电图（EMG）和 MRI 等诊断性测试可以进一步明确脊髓神经根的受累情况和功能。

调查相似症状的病史能为诊断提供参考。例如，脊柱不稳定和椎间盘疾病可能在多年后间歇性突然复发。轻微的肌肉和关节扭伤及拉伤很可能是急性背痛的最初病因。

病史可以通过询问患者开放式问题来获得，如"除了这个问题，总体来说你的健康状况怎么样？"此外，医疗接诊表需要给患者过目，并应问一些针对每个病情和药物的后续问题，以进一步筛查每一系统功能，了解患者的健康状况。

治疗师也应该询问患者对物理治疗的期望是什么，因为患者的满意度和结果与物理治疗师满足患者期望的水平越来越多地联系在一起。最后，应该向患者询问功能治疗的目标，并问最后一个开放式的问题，如"在我开始检查之前，你还有什么想告诉我的吗？"这些问题会让患者提供之前可能被遗漏的相关病史。

三、试验和测量

(一) 姿势检查

从患者的前方、后方、斜方和侧方观察患者可以帮助治疗师确定可能导致脊柱损伤的姿势偏差 (框 2-7)。正面观和后面观能帮助判断两侧腿长、骨盆高度是否对称,是否有脊柱侧弯 (图 2-9A ～ C)。侧面能观察从前到后的曲线变化,以及头部、肩部、骨盆的位置 (图 2-9D)。Kendall 的垂线姿势分析法能为描述姿势异常提供参考。斜面观对进一步分析脊柱轮廓也很重要 (图 2-9E 和 F)。也需要注意肌张力增高或呈保护性姿势的部位,可能是潜在不稳定或组织受刺激的体征。目测观察应在结构检查和触诊之前进行。

框 2-7　姿势检查

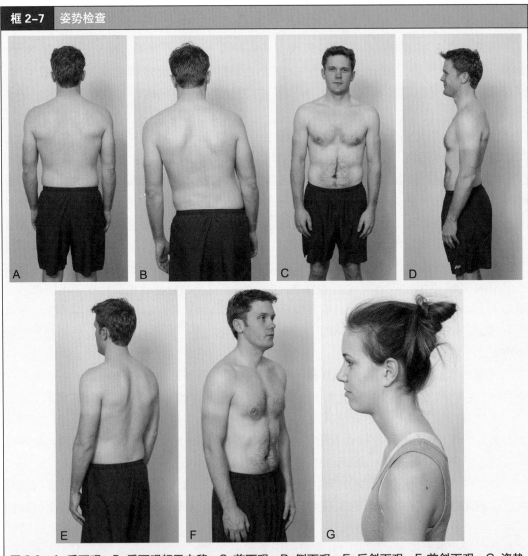

图 2-9　A. 后面观;B. 后面观躯干左移;C. 前面观;D. 侧面观;E. 后斜面观;F. 前斜面观;G. 姿势评定的侧面观,头部前倾。理想的垂线应经过耳垂和肩峰的中外侧垂直于地面。此人表现为中度的头部前倾

（二）身体结构检查

身体结构检查是目测检查的扩展，包括骨性标志的触诊，从而评估脊柱和骨盆的对称性及骨性结构的位置。身体结构检查的结果若与其他阳性检查结果相关，则对明确诊断更加重要。例如，主动、被动运动受限程度如与疼痛激惹试验阳性相关则有助于诊断（图 2-10 ～图 2-18）。

乳突水平触诊

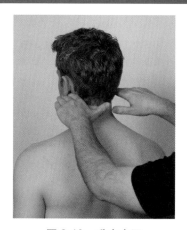

图 2-10　乳突水平

患者位置	患者立位，背对治疗师。
治疗师位置	治疗师站立于患者正后方，眼睛平视患者枕骨部位。
步骤	治疗师手掌与地面平行，手指并拢，用示指触诊乳突。
说明	治疗师需观察两侧乳突是否对称，评定头部是否侧偏，头部侧偏提示可能存在头颈功能紊乱。

肩胛带及肩胛骨水平触诊

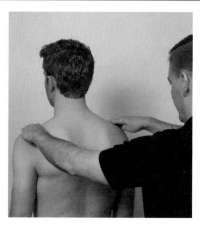 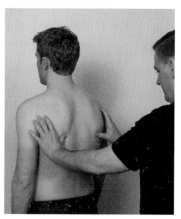

图 2-11　肩带水平　　　　　图 2-12　肩胛骨水平

患者位置	患者背对治疗师站立。
治疗师位置	治疗师立于患者正后方，眼睛平视患者肩部。
步骤	治疗师手掌与地面平行，手指并拢，用第 2 ～ 5 指的指腹触诊肩胛带的上方。接下来，用拇指触诊双侧肩胛骨下角。
说明	治疗师应观察两侧肩胛带和肩胛骨是否对称，如不对称，提示可能有胸椎侧弯或双侧肩胛带肌肉失衡，如斜方肌上束或肩胛提肌短缩，斜方肌下束或前锯肌力弱。

立位髂嵴触诊

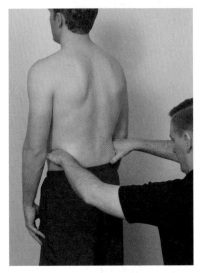

图 2-13　立位髂嵴触诊

患者位置	患者背对治疗师站立。
治疗师位置	治疗师跪立于患者正后方，眼睛平视髂嵴水平。
步骤	治疗师手掌与地面平行，手指并拢，用示指触诊髂嵴上部。观察两侧髂嵴高度是否一致。
说明	双侧髂嵴不对称提示可能存在两腿不等长，骶髂关节移位，结构性髋关节畸形（髋内翻、髋外翻），髋损伤（如股骨头骨骺滑脱）或髋骨结构畸形。Flynn 等报道了表面检查者组间信度 Kappa 值为 0.23。

立位髂后上棘触诊

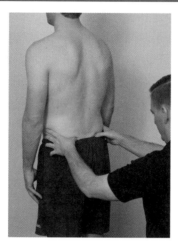

图 2-14　立位髂后上棘触诊

患者位置	患者背对治疗师站立。
治疗师位置	治疗师跪立于患者正后方,眼睛平视髂后上棘 (PSIS)。
步骤	治疗师先找到骶窝,再向外下方轻微移动,拇指定位于两侧髂后上棘。用拇指触诊 PSIS 下方(上下触诊)。治疗师应观察两侧 PSIS 高度是否一致。
说明	双侧不对称提示可能存在两腿不等长、骶髂关节移位、结构性髋关节畸形(髋内翻、髋外翻)、髋损伤(如股骨头骨骺滑脱)或髋骨结构畸形。Flynn 等对 71 例已接受物理治疗的腰痛患者的研究表明,立位检查者组间信度 Kappa 值为 0.13,坐位检查者组间信度 Kappa 值为 0.23。

股骨大转子触诊

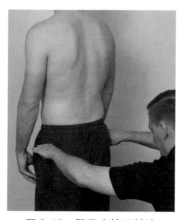

图 2-15　股骨大转子触诊

患者位置	患者背对治疗师站立。
治疗师位置	治疗师跪立于患者正后方，眼睛平视患者股骨大转子。
步骤	治疗师手掌与地面水平，用示指桡侧触诊大转子下缘（上下触诊）。可以要求患者侧方摆动骨盆以帮助准确定位大转子。治疗师应观察两侧股骨大转子高度是否一致。
说明	若两侧不对称，提示可能有两腿不等长或大转子形态结构差异。两腿长度相差 0.5 英寸以上与腰痛发病率之间呈正相关，应将其列入治疗计划中。腓骨头的触诊和足弓高度的评定可以帮助判断下肢不对称的原因。

坐位髂嵴高度触诊

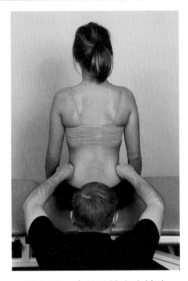

图 2-16　坐位髂嵴高度触诊

患者位置	患者背对治疗师（坐位），腘窝超出凳子边缘。
治疗师位置	治疗师跪立于患者正后方，眼睛平视髂嵴。
步骤	治疗师手掌与地面水平，手指并拢，用示指触诊髂嵴上部，并观察两侧髂嵴高度是否一致。
说明	触诊骨盆结构时患者应坐在硬支撑面上，以帮助区分站位不对称的原因。例如，如果两侧髂嵴高度在坐位时对称而在立位时不对称，可能是由于下肢不对称而不是骨盆功能障碍。然而，如果坐位和立位的两侧髂嵴不对称程度相同，可能是骨盆不对称所致。

坐位髂后上棘触诊

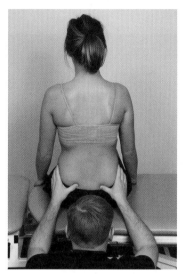

图 2-17　坐位髂后上棘触诊

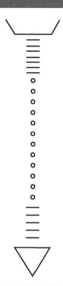

图 2-18　身体结构检查：脊柱图表能用来记录身体结构检查结果。斜线标记能用来记录相关骨性标志和脊柱曲度

患者位置	患者背对治疗师（坐位），腘窝超出凳子边缘。
治疗师位置	治疗师跪立于患者正后方，眼睛平视髂后上棘（PSIS）。
步骤	治疗师先找到骶窝，再向外下方轻微移动，拇指定位两侧髂后上棘。用拇指触诊 PSIS 下方（上下触诊）。治疗师应观察两侧 PSIS 高度是否一致。
说明	触诊骨盆结构时患者应坐在硬支撑面上，以帮助区分站位 PSIS 高度不对称的原因。例如，如果双侧 PSIS 高度在坐位时对称而在立位时不对称，可能是由于下肢不对称而不是骨盆功能障碍。然而，如果坐位和立位的 PSIS 不对称程度相同，可能是骨盆不对称所致。 有关身体结构检查的结果可以通过标记身体图表来快速识别（图 2-18）。在描述结果时，仅需描述不对称结构中较低的一侧即可。例如，"身体结构检查显示，立位触诊时髂嵴、PSIS 及股骨大转子下降"。

（三）主动活动范围检查

　　测量主动活动范围（AROM）的目的是记录在检查时身体活动受限的程度，从而判断疼痛是否被肢体活动激惹，并推断疼痛和活动受限的原因。像异常活动模式这样的脊柱不稳定症状可能也会在 AROM 检查中发现。确定脊柱僵硬的部位和 AROM 检查有助于定位活动性减少的脊柱节段，这能使整脊效果更好。AROM 检查结果和其他检查结果相结合能确定脊柱疾病类别，从而为制订患者康复计划提供依据（图 2-19 ～图 2-41）。

颈前屈主动活动度

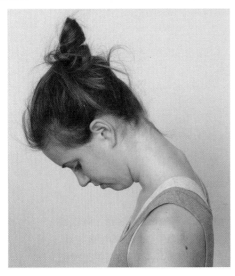

图 2-19　颈前屈 AROM

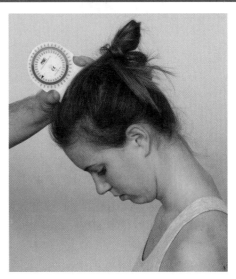

图 2-20　用测斜仪测量颈前屈

患者位置	患者以正确姿势站位或坐位，双臂放松于身体两侧。
治疗师位置	治疗师站立于患者侧后方，以便清楚观察到颈椎活动。
步骤	患者轻轻点头使颈椎前屈，需从上方颈椎开始，逐渐向下大概到 T_3 水平。颈椎曲度变直或反屈都会在前屈时出现。下颌应尽量靠近胸骨，将测斜仪放在头上正中矢状线上可测得活动度。
说明	需注意颈椎活动是否会再次引起患者症状。如果是由于单侧关节突关节活动受限导致节段性活动受限，前屈时头可能偏向受限侧。Piva 等用重力测斜仪测量 30 个人的颈前屈活动度发现平均颈前屈活动度是 60°，测量的 ICC 是 0.78（0.59 ～ 0.89），平均标准差（SEM）为 5.8°，MDC 为 16°，症状再现的 Kappa 值是 0.87（0.81 ～ 0.94）。

颈后伸主动活动度

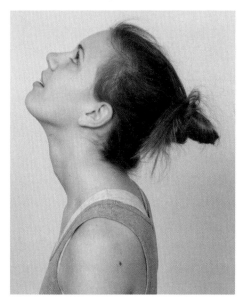 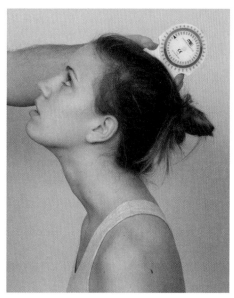

图 2-21　颈后伸 AROM　　　　　　　　图 2-22　用测斜仪测量颈后伸

患者位置	患者以正确姿势站位或坐位，双臂放松于身体两侧。
治疗师位置	治疗师站立于患者侧后方，以便清楚观察到颈椎活动。
步骤	患者需缓慢向上看并后伸到其舒适情况下能达到的最大活动度。将测斜仪放在头上正中矢状线上测得活动度。
说明	需注意颈椎活动是否再次引起患者症状。如果是由于单侧关节突关节活动受限导致节段性活动受限，后伸时头可能偏向对侧，应保护患者以免后伸时发生眩晕。关节突关节压迫或刺激可能会导致颈痛复发，手臂相关症状的复发可能是由于神经根受刺激或颈椎结构变化。Piva 等用重力测斜仪测量 30 个人的颈后伸活动度发现平均后伸活动度是 48°，ICC 为 0.86（0.73 ～ 0.93），SEM 为 5.6°，MDC 为 16°，症状复发的 Kappa 值是 0.65（0.54 ～ 0.76）。

颈部左右侧屈主动活动度

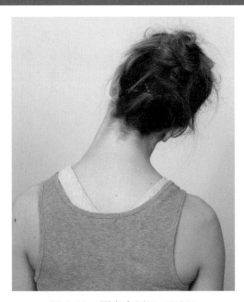

图 2-23　颈左右侧屈 AROM

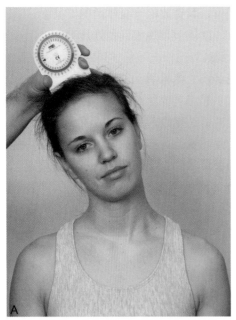

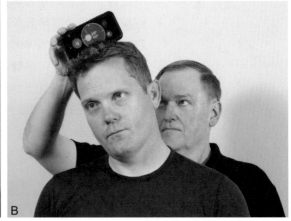

图 2-24　用测斜仪测量颈侧屈活动度（A）；用手机水平仪测量颈侧屈活动度（B）

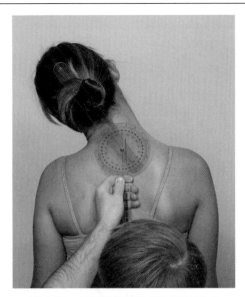

图 2-25 用量角器测量颈侧屈活动度

患者位置	患者以正确姿势站位或坐位，双臂放松于身体两侧。
治疗师位置	治疗师站立于患者正后方。
步骤	患者缓慢将头和颈部靠向肩部以完成侧屈。应用量角器测量活动度（将 C_7 作为轴心），或用测斜仪测量（放在头部上方冠状面）。
说明	治疗师应观察到一个完全平滑的颈部曲线，注意脊柱节段上是否有任何凸起。若活动使患者症状复发，需注意比较每个方向的活动度。Piva 等用重力测斜仪测量 30 个人的颈侧屈活动度发现平均侧屈活动度为左侧 39°、右侧 41°，ICC 为左侧 0.85、右侧 0.87，SEM 为左侧 4.2°、右侧 3.7°，MDC 为左侧 12°、右侧 10°，症状复发的 Kappa 值是左侧 0.28、右侧 0.75。

支撑肩胛带时的颈部左右侧屈主动活动度

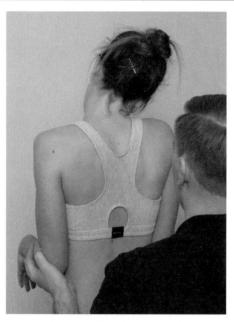

图 2-26　支撑肩胛带时的颈部左右侧屈 AROM

患者位置	患者以正确姿势站位或坐位，双臂放松于身体两侧。
治疗师位置	治疗师站立于患者正后方。
步骤	托住患者肘关节处（患者肘关节在身体两侧屈曲约 90°），使颈部软组织处于放松状态。要求患者侧屈时缓慢将头和颈部靠向肩部。
说明	治疗师应观察到两侧都是完全平滑的颈部曲线，注意脊柱节段上是否有任何凸起。治疗师需比较两侧活动度。需比较托起手臂与未托起手臂的侧屈 AROM，如果患者被托起手臂时能获得更大的活动度，则活动受限很可能是软组织过紧导致的（如肌筋膜过紧）。但是，如果患者被托起手臂的侧屈受限程度与未被托起时一样，则很可能是关节突关节紊乱导致的。

颈椎旋转主动活动度

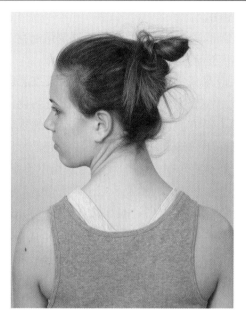

图 2-27　颈椎左右侧旋转 AROM

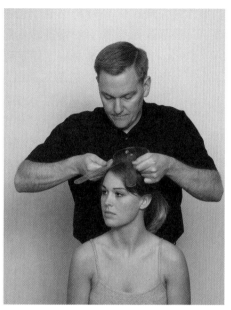

图 2-28　用量角器测量颈椎旋转的 AROM

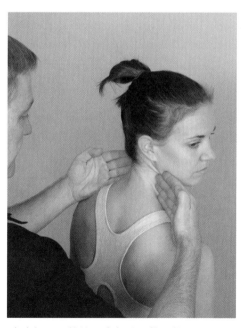

图 2-29　治疗师用手的位置来帮助颈椎旋转 AROM 的视觉评估

患者位置	患者以正确姿势站位或坐位，双臂放松于身体两侧。
治疗师位置	治疗师站立于患者正后方。
步骤	患者缓慢旋转头部和颈部向肩后方看。用量角器测量时移动臂对准鼻尖、固定臂对准正前方，以颅骨正中间为支点。
说明	旋转活动末端时下颌应尽量靠近肩部冠状面，如果患者的症状复发或症状的性质或位置发生变化，需注意比较两侧的活动度。双手尺侧放置于斜方肌上束可帮助颈椎旋转的视觉评估（图 2-29）。颈椎全范围旋转时患者的下颌应触到治疗师的示指近端。80% 的全范围旋转时患者下颌触到示指中节指骨，70% 的全范围旋转时患者下颌刚刚触及示指远端指骨。Youdas 等发现用全方位量角器测量 60 例患者的颈椎 AROM 时，代表检查者组内部信度的 ICC 为 0.78 ～ 0.95。用颈椎关节活动度（CROM）测斜仪或全范围量角器测量活动度时，检查者组间信度为 0.54 ～ 0.92。而对于颈椎 AROM 的视觉评估，代表检查者组内信度的 ICC 值在屈伸测试时为 0.42，旋转测试时为 0.82。

上胸椎旋转的主动活动度

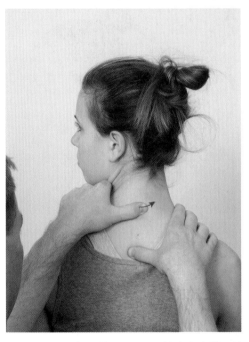

图 2-30　在颈椎旋转 AROM 时触诊上胸椎旋转

患者位置	患者以正确姿势站位或坐位，双臂放松于身体两侧。
治疗师位置	治疗师站立于患者正后方。
步骤	治疗师用一侧拇指触诊患者 C_7 棘突顶点，另一侧拇指触诊 T_4 棘突顶点。嘱患者缓慢将头部和颈部转向右侧肩部以旋转上胸椎，治疗师可以观察到 C_7 棘突向旋转侧的对侧移动并在活动末端轻微上升。重复此过程，拇指从 C_7 移动到 T_1 再移动到 T_2。
说明	注意观察运动是否使症状再现，同时记录症状的位置和性质。拇指保持在原位，评估向对侧旋转的情况。比较每一脊柱节段各方向的活动度。

用测斜仪测量仰卧位时颈椎旋转主动活动度

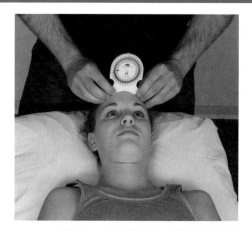

图 2-31　测量仰卧位颈椎旋转时测斜仪的放置

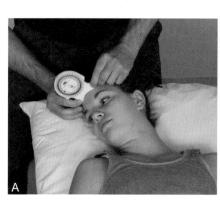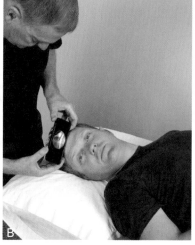

图 2-32　用测斜仪测量仰卧位颈椎旋转（A）；用手机水平仪测量仰卧位颈椎旋转（B）

患者位置	患者仰卧位，用小号或中号枕头支撑头部和颈部，身体保持中立位，面部与治疗床平面平行。
治疗师位置	治疗师站在患者头部处治疗床边。
步骤	嘱患者缓慢旋转头部和颈部向右侧肩部看，将重力测斜仪放在患者前额测量活动度。
说明	比较两侧旋转活动度。注意观察运动是否使症状再现，同时记录症状的位置和性质。如果颈痛发生在旋转受限的同侧，则怀疑同侧颈椎下滑受限。如果颈痛发生在旋转受限的对侧，则怀疑症状侧颈椎上滑受限。椎间关节被动运动（PIVM）测试必须将节段分离做被动运动。仰卧位旋转测量是一种快速评估手法治疗前后活动度的方法。Piva 等用重力测斜仪测量仰卧位颈椎旋转 AROM，研究表明，右侧旋转的 ICC 值为 0.86（0.74～0.93），左侧旋转的 ICC 值为 0.91（0.82～0.96），右侧 SEM 为 4.8°，左侧 SEM 为 4.1°，右侧 MDC 为 13°，左侧 MDC 为 11°，症状复发的 Kappa 值为右侧 0.76，左侧 0.74。

胸腰椎前屈主动活动度

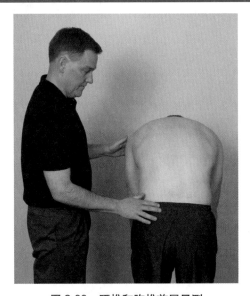

图 2-33　腰椎和胸椎前屈目测

患者位置　　患者以正确姿势站位或坐位，双臂放松于身体两侧。

治疗师位置　治疗师站立于患者侧后方，以可看清楚胸腰椎为准。

步骤　　嘱患者前屈胸腰椎，需从头部和颈部开始缓慢前屈，然后是肩部，随后是胸椎和腰椎。在检查过程中需保护患者以免其失去平衡向前跌倒。治疗师应观察胸椎段平滑的前屈曲线及腰椎曲度是否有变直或反屈。

说明　　注意观察运动是否使症状再现。治疗师应观察并触诊在患者前屈过程中是否出现摇晃、颤抖或反常运动，这可能预示患者腰椎不稳（如运动协调障碍）。同时，如果患者在前屈时出现侧倾，则可能是关节突关节受限。需重复前屈至少 10 次以确定主动活动时症状呈现中心化还是周围化。一旦症状呈现中心化或周围化（centralize or peripheralize），此测试方向上的重复运动即可停止。

胸腰椎前屈主动活动度

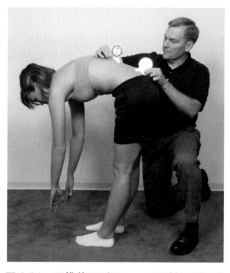
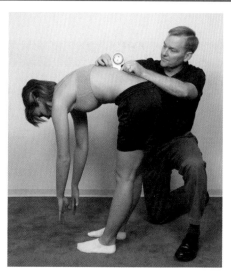

图 2-34　腰椎前屈测量——双测斜仪测量法　　图 2-35　腰椎前屈测量——单测斜仪测量法

患者位置	患者以正确站姿站立，双脚与肩同宽，双臂在身体两侧自然下垂。使用双测斜仪测量时，将一个测斜仪放在脊柱与两侧髂后上棘连线交叉处，另一个放在其上方 15cm 处，开始角度均为 0°。使用单测斜仪测量时，将测斜仪放在 T_{12} 棘突处。
治疗师位置	治疗师于患者侧后方站立，以可清楚看到胸腰椎和测斜仪为准。
步骤	嘱患者前屈胸腰椎，需从头部和颈部开始缓慢前屈，然后是肩部，随后是胸椎和腰椎。在活动终末端时读取测斜仪度数。使用双测斜仪测量时，前屈的角度是用上方测斜仪度数（总的活动度）减去下方测斜仪度数（髋关节的活动度）计算得出。使用单测斜仪测量时，只需直接读出度数即可。
说明	Nitchke 等发现代表检查者组间信度的 ICC 值为 0.35，检查者组内信度为 0.52。Maher 和 Adams 等发现用测斜仪测量腰椎前屈、后伸活动度与用 X 线评定法之间有较强的相关性。将测斜仪放在 T_{12} 椎骨上用单测斜仪测量法测量，也显示有良好的信度。

胸腰椎后伸主动活动度

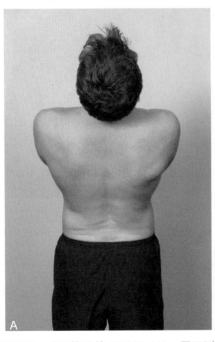
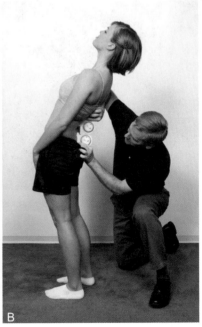

图 2-36　胸腰椎后伸 AROM（A）；用双测斜仪测量法测量胸腰椎后伸 AROM（B）

患者位置	患者以正确姿势站立，双臂在胸前抱臂。
治疗师位置	治疗师于患者侧方或后方站立，以可清楚看到胸腰椎为准。
步骤	嘱患者尽可能地在无痛范围内缓慢后伸胸腰椎。在测量过程中治疗师应保护患者，以免其失去平衡向后跌倒。
说明	治疗师应观察患者姿势的对称性及腰椎前凸的增加。需重复后伸至少 10 次以确定主动活动时症状呈现中心化还是周围化。一旦症状呈现中心化或周围化，此测试方向上的重复运动即可停止。与腰椎前屈测量方法类似，腰椎后伸活动度也可以使用单测斜仪或双测斜仪法测量。

胸腰椎侧屈主动活动度

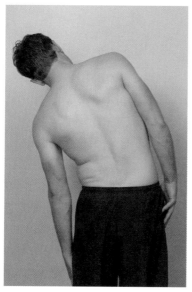 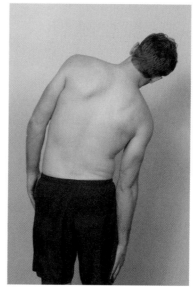

图 2-37　胸腰椎左侧侧屈　　　图 2-38　胸腰椎右侧侧屈

患者位置	患者以正确姿势站立，双臂在身体两侧自然下垂。
治疗师位置	治疗师于患者正后方站立。
步骤	嘱患者右侧侧屈胸腰椎，先缓慢侧屈头部和颈部，随后是胸椎和腰椎。治疗师应观察胸腰椎平滑的曲线，记录脊柱节段上是否有任何凸起，观察运动是否使症状再现。然后嘱患者左侧屈并重复上述观察。测量完需比较两侧活动度。
说明	脊柱节段上的扁平处可能预示着肌肉或关节紧张，运动过程中若有凸起可能预示着此处脊柱节段比其上下节段活动度大。

胸腰旋转主动活动度

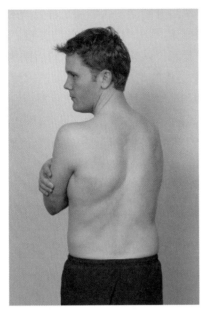
图 2-39　胸腰椎左侧旋转

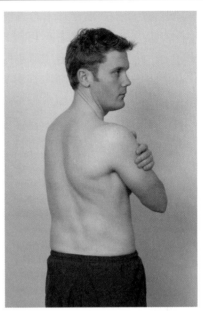
图 2-40　胸腰椎右侧旋转

患者位置	患者以正确姿势站立，双臂交叉在胸前。
治疗师位置	治疗师于患者正后方站立，轻轻固定患者骨盆。
步骤	嘱患者向右侧旋转胸腰椎，首先缓慢转动头部和颈部看向右肩部，通过继续旋转肩部来转动胸腰椎。治疗师应观察胸腰椎右旋过程中向左侧屈的程度（与旋转方向相反）。同时注意观察旋转活动是否再现患者的症状。然后嘱患者左侧旋转并重复上述观察。测量完需比较两侧活动度。
说明	治疗师可以通过对骨盆加压来判断由旋转动作引起的相关受拉伸组织的反应。胸腰椎旋转 AROM 也可以在坐位时测量，坐位能减少髋关节和骨盆对动作的影响。

屈膝仰卧位下躯干旋转

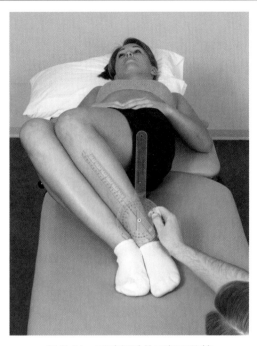

图 2-41　屈膝仰卧位下躯干旋转

患者位置	患者仰卧位，屈膝 90°，双足平放在治疗床上。
治疗师位置	治疗师跪立于治疗床尾端。
量角器放置	量角器的固定臂与床面垂直或与铅垂线、治疗床边的墙角线平行。轴心位于上方腿距骨上 3 英寸处，14 英寸的塑料量角器的底边恰好放在距骨上。移动臂与胫骨干平行，指向胫骨粗隆。
步骤	测量前，让患者在每个方向重复 3 次动作作为热身活动。根据上述方法测量到的上方腿相对于固定臂的角度即为下躯干的旋转角度。当患者的腿向右侧移动时，腰椎产生左侧旋转。
说明	Olson 和 Goerhing 测试了量角器测量的信度，发现组内测试信度的 Pearson 相关系数：右侧旋转时为 0.59 ~ 0.82（$P < 0.001$），左侧旋转时为 0.76 ~ 0.82（$P < 0.001$）；组间测试信度的 Pearson 相关系数：右侧旋转为 0.62 ~ 0.83（$P < 0.001$），左侧旋转为 0.75 ~ 0.77（$P < 0.001$）。若两侧下躯干旋转角度不一致，可通过在受限方向使用腰椎旋转手法来治疗。此手法可以用于手法治疗前后 AROM 的评定。

（四）记录

当用量角器或测斜仪测量时，AROM 能通过写下动作和相应角度来记录。AROM 的视觉评估可以所观察到的预期活动范围的百分比来记录。将每个运动以线的形式在图表上画出也是速记的方法，以每条线的顶端表示预期活动范围的 100%（图 2-42）。

四、触诊

触诊是通过触摸来检查身体的过程，是物理治疗师的一项基本技能，它可以提供关于骨性标志定位、皮温、质地、弹性和运动等信息。触诊可分为椎间关节被动运动触诊、组织状态及骨性标志的触诊。

（一）椎间关节被动运动触诊

物理治疗师通常将椎间关节被动运动（passive intervertebral motion，PIVM）测试的触诊作为脊柱疾病患者的常规检查，PIVM检查包括在被动诱导椎体节段运动过程的同时，触诊和标记椎体的位置并评估节段运动的质量。PIVM 试验也可用作疼痛激惹试验。

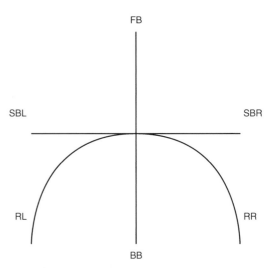

图 2-42　每条线代表 100% 的运动预期活动范围，在线上相应部位用斜线符号标出视觉评估的百分点。怀疑由筋膜受限导致的运动受限时可用 3 个斜线符号标记，当运动引发疼痛时在受限处用"X"标记。也可以记录每个动作引发的疼痛的定位。运动方向发生偏离或肌肉颤抖也可在图表上标出
BB. 后伸；FB. 前倾；RL. 左侧旋转；RR. 右侧旋转；SBL. 左侧侧屈；SBR. 右侧侧屈

一些学者将 PIVM 分为两类：椎间关节被动生理活动（passive physiologic intervertebral motion，PPIVM）测试和椎间关节被动附加运动（passive accessory intervertebral motion，PAIVM）测试。PPIVM 测试包括脊柱各运动平面生理运动的诱发和触诊，如前屈、侧屈和旋转。PAIVM 测试包括需要外力产生的关节附加运动的诱发和触诊，如脊柱节段的后前向滑动。PAIVM 测试除了作为一个被动运动评估，更多地用来评估关节终末端感觉和疼痛激惹。PPIVM 测试主要用于椎体节段间被动运动的评估，有时用于评估关节终末端感觉，但很少用于疼痛激惹。

PIVM 测试的结果可以分级记录，测试的每一节段和每一方向的运动都可以被简单地分为运动减少、正常、过度运动 3 个等级。另一种由 Gonnella 等首次报道的常见活动度量表采用了 7 分（0 ～ 6）分级量表，0 分表示脊柱节段融合，6 分表示脊柱节段不稳定。量表中的 3 ～ 6 表示被试者运动正常。此运动量表上每个类别运动评分的进一步描述见表 2-4。

PIVM 测试中疼痛激惹的评价结果通常以组织或关节的反应性来描述。表 2-5 根据运动评定时疼痛出现的时间概括了关节反应性（joint reactivity）的 3 个级别。例如，关节反应性高，指疼痛在被动运动抵抗之前出现的激惹痛；关节反应性中等，指疼痛与被动运动抵抗同时出现；关节反应性低，指疼痛出现在被动运动抵抗之后。换言之，疼痛仅在被动运动压力过大时发生。

表 2-4　椎间关节被动运动分级系统

分级	症状	治疗
0	关节僵硬或不能运动	无
1	关节运动严重受限	关节松动或者手法
2	关节运动轻微受限	关节松动或者手法
3	正常	无
4	关节活动轻微过度	无或稳定性训练
5	关节活动严重过度	稳定性训练及治疗相邻椎间关节运动过度
6	不稳定	稳定性训练及治疗相邻椎间关节运动过度；外固定；融合

引自 Gonnella C, Paris SV, Kutner M. Reliability in evaluating passive intervertebral motion. *Phys Ther.* 1982；62（4）：436-444.

另外，PIVM 测试可用于评估关节活动的终末端感觉，即当被动运动关节到终末端时感受到的阻力的性质。终末端感觉的类型取决于被测关节的解剖结构，分为正常终末端感觉和异常终末端感觉。脊柱节段运动常受关节囊和韧带组织限制。因此，脊柱在 PAIVM 测试的终末端感觉多表现为关节囊僵硬或组织牵伸感。框 2-8 描述了正常和异常的终末端感觉。Olson 等发现，在颅颈侧屈运动的 PIVM 测试中，终末端感觉测试要比运动评估的信度更高。Patla 和 Paris 发现肘关节终末端感觉测试呈现出合理至较好的检查者组间信度，终末端感觉测试的 Kappa 值在肘关节屈曲时为 0.40，在肘关节伸展时为 0.73。多数 PIVM 测试的信度研究集中于运动评估或疼痛激惹或两者兼顾。

表 2-5　关节反应性

反应性分级	描述
反应性高	疼痛出现在被动运动阻抗之前
反应性中度	疼痛与被动运动阻抗同时出现
反应性低	疼痛出现在被动运动阻抗之后

注：反应性级别用于在被动运动、附加运动或被动椎间运动（PIVM）测试时描述疼痛发生与软组织阻力之间的关系。

引自 Paris SV. *Introduction to Spinal Evaluation and Manipulation.* Atlanta：Institute Press；1986.

框 2-8　终末端感觉分级

正常终末端感觉
- 软组织相互靠近：运动末端软组织间相互挤压
- 软组织牵伸：被动运动达到预期活动的末端时由于压力过大出现的坚韧的软组织牵伸感
- 骨与骨接触：运动终末坚硬感，为正常解剖结构所致

异常终末端感觉
- 肌肉保护：肌肉牵拉或紧张，使被动运动受限
- 关节囊僵硬：被动运动未达到预期关节活动度前，出现有韧度的软组织牵伸感
- 骨与骨接触：被动运动未达到预期关节活动度前，出现坚硬的终末端感觉
- 空虚感：运动因严重疼痛受限，无阻力感
- 弹性阻碍：由于关节内紊乱所致被动运动的回弹感

引自 Paris SV, Loubert PV. *FCO Foundations of Clinical Orthopaedics.* Atlanta：Institute Press；1990；McGee DJ. *Orthopaedic Physical Assessment*, ed 4. Philadelphia：Saunders；2002；and Cyriax J. *Textbook of Orthopaedic Medicine：Diagnosis of Soft Tissue Lesions*, vol 1, ed 8. London：Balliere Tindall；1982.

徒手治疗师可以应用 PIVM 测试的结果指导治疗手段的选择。那些将 PIVM 检查作为脊柱状况综合检查的一部分的治疗师，通常能够制订合理的治疗计划，获得更好的治疗效果。另外，鉴于 PAIVM 测试在临床决策制订和提高腰痛治疗效果方面的有效性，在预测腰椎手法和稳定性训练治疗腰痛的临床效果时，通常把后前向 PAIVM 测试的结果作为预测标准之一。但研究发现，单独应用 PIVM 测试时，其检查者组内信度和检查者组间信度均较低。

临床上，治疗师很少单独使用 PIVM，多采用不同检查项目联合应用的方法，如询问病史、观察、触诊、主动关节活动范围（AROM）及其他特殊检查。较单一检查而言，综合多项检查的结果方能做出更专业的分析，有助于治疗师准确判断损伤，制订合理的治疗方案。基于单一评价结果的治疗计划多数不够专业和规范，然而目前很多研究都在探讨单独应用某一特定评估方法的信度。

Gonnella 等评估了 $T_{12} \sim S_1$ 节段的被动椎间前屈活动，发现其检查者组内信度较好，而检查者组间信度较低。他们建议在测试时提高对患者的体位要求，并明确区分是评估关节活动度还是终末端感觉，以提高测试的可靠性。

在整脊文献方面，Nansel 等得出结论，运动中的触诊可信度很低（$Z < 0.05$；Kappa 系数为 0.013），对于无任何症状的正常人的椎间关节功能障碍，也不能准确地预测。Strender 等对 7 种颈椎的测试方法进行了研究，其中部分方法来自 PIVM 测试，发现这些方法的检查者组间信度很低（运动测试的 Kappa 值为 $C_0 \sim C_1$=0.091；$C_1 \sim C_2$=0.15；$C_2 \sim C_3$=0.057）。

Maher 和 Adams 研究了腰椎后前向 PAIVM 测试中疼痛和僵硬的评估信度，发现僵硬的评估信度低（ICC 值为 0.03 ～ 0.37），而诱发疼痛的信度较高。Binkley 等研究了腰椎后前向运动 PAIVM 测试信度低（ICC 值为 0.25），并建议在缺乏其他数据的情况下谨慎使用该评估结果。Hicks 等研究了腰椎节段间不稳定评估的检查者组间信度也很低（0.02 ～ 0.26），但诱发疼痛的信度较好（0.25 ～ 0.55）。

Abbott 等以 138 例腰痛患者为研究对象，研究应用 PIVM 测试腰椎前屈后伸和应用后前向 PAIVM 测试腰椎不稳定（LSI）的有效性，并使用腰椎屈位或伸位 X 线片作为参考标准。研究发现，腰椎屈曲 PIVM 测试对平移性脊柱不稳定的诊断具有特异性，但敏感性低。腰椎屈曲 PPIVM 测试统计结果与之类似，无显著性差异。腰椎后伸 PIVM 测试较前屈测试敏感性高，在影像学证实的平移性 LSI 中，+LR 值为 7.1。研究表明，PIVM 测试对被动节段运动不稳的评估准确度为中等。

Olson 等对 10 位健康人 5 种不同体位下的颅颈侧屈运动进行信度研究，结果发现，所有体位下的检查者组间信度（Kappa 值为 0.03 ～ 0.18）和检查者组内信度（Kappa 值为 0.02 ～ 0.14）都很低。Smedmark、Wallin 和 Arvidsson 对 $C_1 \sim C_2$ 旋转，$C_2 \sim C_3$ 侧屈，$C_7 \sim T_1$ 屈位 / 伸位，以及第 1 肋回弹试验的检查者组间信度进行了研究，结果略好，信度一般至中等（Kappa 值为 0.28 ～ 0.43）。此研究选用的是患者，并标准化测试参数。

Jull 等的研究发现，通过触诊和分离上颈椎关节突关节可以很好地再现症状。触诊发现的颈椎问题通过针对症状关节的神经阻滞治疗可明显缓解疼痛，其一致性达 100%。

Cibulka 和 Koldehoff 发现，综合应用 4 种检查项目评估骶髂关节的检查者组间信度很高（Kappa 值为 0.88），4 种检查项目中 3 种结果阳性即可诊断为骶髂关节紊乱。然而，Potter 和 Rothstein 研究发现，单独应用上述 4 种检查方法的信度很低。

Cibulka 和 Koldehoff 的研究设计来源于临床上治疗师如何评估患者。Arab 等报道，联合应用运动触诊和激惹测试诊断骶髂关节损伤的检查者组内信度和检查者组间信度在一般至良好间变动，检查者组内信度的 Kappa 值为 0.44 ～ 1.00，检查者组间信度的 Kappa 值为 0.52 ～ 0.92。研究认为临床联合应用运动触诊和激惹试验能够较好地评估骶髂关节损伤。

Jarett 等评估 4 项检查中 3 项表现为阳性是否可诊断颅颈紊乱。4 项标准包括：CROM 测斜仪测定静息状态下头位，颅颈紊乱所致主动关节活动范围（AROM）受限，触诊 C_1 横突不对称，以及被动颅颈侧屈试验运动受限或终末端感觉异常。组合试验结果显示，Kappa 值为 0.524，两名治疗师之间测试一致性为 87%。单项测试结果显示，Kappa 值波动在 0.047（C_1 横突触诊）～ 0.516（静息 CROM 测试），两名治疗师之间测试一致性为 77% ～ 90%。总之，这项研究表明，相对于应用单一检查的信度（低等至中等）而言，多种检查联合应用的 Kappa 值（适度到中等）更高。

综上所述，PIVM 测试的检查者组间信度较低，而检查者组内信度有时可达到中等可接受水平。应用触诊和 PIVM 测试使症状重现的信度较好，有时信度很高。也有初步证据证明 PIVM 测试是有助于腰椎不稳定性诊断的有效评估方法，也可辅助筛查颈椎关节突关节痛。此外，包括 PIVM 测试在内的多项测试联合应用对于辅助诊断具有较高的可信度；将后前向 PAIVM 测试作为腰椎手法治疗和稳定性训练的临床预测手段之一有助于进一步确定这些治疗方法的临床有效性。

对 PIVM 测试开展的信度研究表明，作为运动评估的手段，PIVM 测试在用于损伤诊断和指导临床决策制订时不应单独使用，而应作为临床综合评估的一部分。其他临床评估手段包括症状再现、AROM 测试、恐惧 - 回避问卷、症状定位及行为评估。另外，实习治疗师为了掌握 PIVM 测试而进行的运动学习可以降低手法操作学习的难度，因此建议实习治疗师在学习脊柱手法治疗前应熟练掌握包括 PIVM 测试在内的各种手法检查技能。

关于脊柱每个区域 PIVM 测试的具体解释和描述在第 4 ～ 6 章有详细说明，其中也尽可能包括了每个测试的信度和效度。框 2-9 概括了实施 PIVM 测试的推荐方法和注意事项。软组织的触诊和体位的要求作为脊柱常规检查的一部分也包含在这个章节中，这些程序常被概括为脊柱检查。

框 2-9　被动椎间运动技术注意事项	
● 患者位置 　● 放松并完全支撑 　● 脊柱中立位 ● 治疗师位置 　● 合适高度的凳子，好的人体力学 　● 尽量接近患者 　● 稳定和专业的接触	● 治疗技术 　● 缓慢、有节律的、放松的运动 　● 触诊的手放松 　● 触诊，而不是产生或阻碍运动 　● 从远离受限和疼痛节段的部位开始

引自 Paris SV，Loubert PV. *FCO Foundations of Clinical Orthopaedics*. Atlanta：Institute Press；1990.

（二）组织状态触诊

作为脊柱综合评估的一部分，结缔组织的各层均需仔细触诊。治疗师首先应观察和触诊皮肤，包括皮肤受损情况、瘢痕或皮肤色泽的改变，然后针对检查的发现仔细询问病史。皮肤触诊包括皮肤延展性、温度和湿度。皮温升高是炎症的表现。皮肤延展性下降可能是结缔组织功能紊乱或慢性背部僵硬所致。同时也应对皮下组织的活动性进行评估。

仔细触诊骨骼肌可以获得非常有价值的信息，肌肉触诊应从表浅肌肉开始，逐渐深入到深层肌肉。应该特别注意的是：肌肉内触及紧张带（taut band）往往与扳机点有关。扳机点为骨骼肌紧张带上的一个反应过敏点，对触诊敏感，在按压、牵拉、过度负荷或者收缩时，除了局部出现疼痛外，在远离压痛点的部位同时出现牵涉痛。扳机点一般位于肌肉紧张带内，所谓紧张带是指骨骼肌肌腹内短缩的肌纤维带，触诊时可用指腹触及，类似绷紧的束带。

扳机点分为活跃的和潜在的两类。直接触诊活跃的扳机点可以再现与患者求诊的疼痛性质相似的局部疼痛或牵涉痛。而潜在的扳机点平时无明显症状，触诊时可产生患者并不熟悉的局部疼痛或牵涉痛。例如，腰腿痛的患者可能在患侧臀中肌处存在活跃的扳机点，也可能在健侧臀中肌处存在潜在的扳机点。无论是活跃的还是潜在的扳机点，都可能导致受累肌肉或功能相关肌肉的运动障碍（如肌力下降、肌肉抑制、运动神经敏感性增加肌肉失衡、运动单位募集改变）。

化学性肌肉僵硬（chemical muscle holding）多发生于含有多处扳机点和条索带的肌肉，可以引起组织缺血、缺氧，从而导致肌筋膜痛（框2-10）。其发生机制是由于运动终板处的神经递质乙酰胆碱（ACh）分泌增多，导致局部pH下降。pH较低的环境会抑制神经肌肉接头处的乙酰胆碱酯酶，增加神经递质如P物质、腺苷三磷酸、白细胞介素和前列腺素的释放，从而激活外周伤害感受器。较低的pH也可通过氢离子和质子激活瞬时受体电位香草酸受体和酸敏感性离子通道。这些通道均为伤害性感受通道，可以诱发疼痛、感觉过敏和中枢敏化。这往往使中枢神经系统对伤害性传入刺激的敏感性增加，导致患者扳机点处的局部疼痛和牵涉痛。

框2-10	异常的肌肉僵硬状态
肌肉痉挛 ● 病理性肌肉不自主（产生电活动）收缩 ● 可见的肌肉抽搐 **不自主肌肉僵硬** ● 由于潜在的功能障碍（如不稳定）所致的肌肉张力 ● 给予足够支撑时不自主肌肉僵硬消失 ● 肌张力亢进但触摸正常 **化学性肌肉僵硬** ● 多种体位下的肌张力增高 ● 肌张力增高，触诊无弹性、增厚、密度大（紧张带和扳机点） ● 活动度及肌肉延展性受限 ● 可能由持续的不自主肌肉僵持所致 ● 代谢产物和组织液滞留致进一步损害	**紧张带** ● 肌腹中的硬条索 ● 肌纤维内的挛缩，有独立肌电活动，不累及整块肌肉 **扳机点** ● 为骨骼肌紧张带上的一个反应过敏点，在按压、牵拉、过度负荷或者收缩时局部出现牵涉痛 **随意性肌肉僵硬** ● 因疼痛或者害怕疼痛导致肌张力增高 ● 随意运动受限 **适应性缩短** ● 肌张力正常 ● 肌肉短缩致活动范围受限 ● 肌小节丢失 ● 姿势性适应或持续肌肉僵持状态所致

引自 Paris SV，Loubert PV. *FCO Foundations of Clinical Orthopaedics*. Atlanta：Institute Press；1990；Dommerholt J, Fernandez-de-las-Penas C. *Trigger Point Dry Needling：an Evidenced and Clinical-Based Approach*. Edinburgh：Churchill Livingstone/Elsevier；2013；and Simons DG, Travell JG, Simons LS. *Myofascial Pain and Dysfunction：the Trigger Point Manual*, vol 1. Philadelphia：Lippincott Williams and Wilkins；1999.

　　肌肉牵涉痛的临床特点：其主观感觉为深在的、弥散的、烧灼痛、紧绷感或按压痛；肌肉牵涉痛的定位类似于关节损伤所致牵涉痛的定位，可以向头端 / 尾端或腹侧 / 背侧播散；疼痛的强度和面积与中枢神经系统的兴奋性或中枢敏化呈正相关；来自肌肉扳机点的其他牵涉症状包括烧灼感、刺痛、麻木、发冷、僵硬、疲劳、力弱或者肌肉运动疲劳；使活跃的扳机点失活可缓解牵涉痛。

　　扳机点的诊断包括以下几点：①触诊骨骼肌时可触及肌肉内的紧张带；②紧张带内存在过度反应点；③强烈的触诊（或针刺）扳机点引起可触及的局部抽搐反应；④触诊过度反应点可诱发牵涉痛。扳机点的最低诊断标准是在骨骼肌内可触及紧张带，紧张带内存在过度反应点，刺激时可诱发牵涉痛。研究报道，有经验的临床医师应用这些标准诊断的检查者间信度较高，Kappa 值为 0.84 ～ 0.88。

　　治疗潜在的关节和肌肉损伤可改善肌肉的僵硬状态和扳机点。在许多慢性疾病中，治疗项目中需要包括肌筋膜和扳机点的直接治疗，如软组织松动术和按摩手法。针刺也是治疗扳机点的一种有效方法。在本书中，针刺是物理治疗手法的一种有效的补充治疗（图 2-43）。

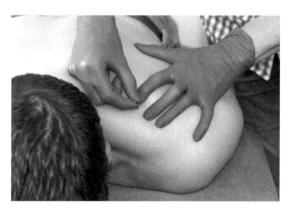

图 2-43　俯卧位下针灸刺激冈上肌（经许可转载自 Dommerholt J，Fernandezde-las-Penas C. *Trigger Point Dry Needling：an Evidenced and Clinical-Based Approach*. Edinburgh：Churchill Livingstone Elsevier；2013.）

　　图 2-44 为记录 PIVM 测试结果的图表，同时含有一个身体简图用以记录触诊结果。

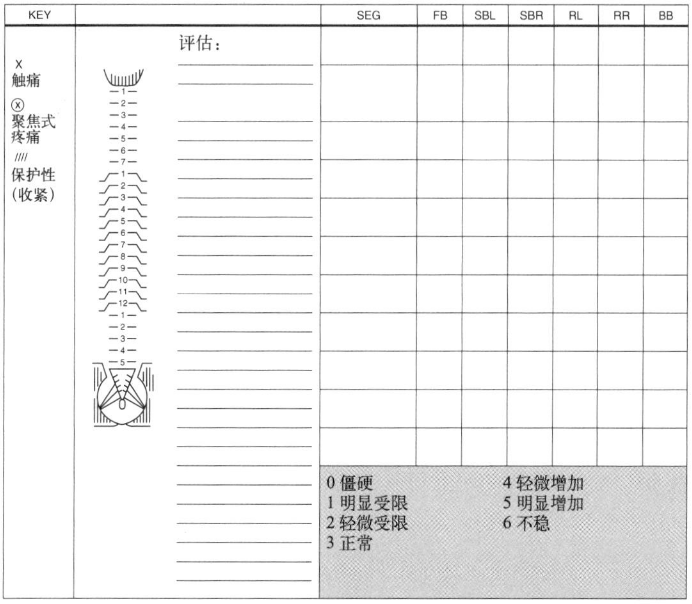

KEY	评估：	SEG	FB	SBL	SBR	RL	RR	BB
X 触痛								
⊗ 聚焦式 疼痛								
//// 保护性 （收紧）								

0 僵硬	4 轻微增加
1 明显受限	5 明显增加
2 轻微受限	6 不稳
3 正常	

图 2-44　身体简图可用于记录触诊结果，表格用于记录 PIVM 测试结果

BB. 背伸；FB. 前屈；RL. 向左旋转；RR. 向右旋转；SBL. 左侧屈；SBR. 右侧屈；SEG. 脊柱节段

触诊皮温和湿度

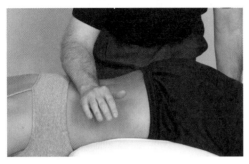

图 2-45　用前臂触诊评估皮肤温度和湿度

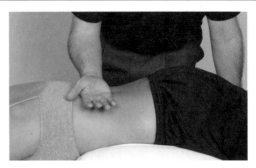

图 2-46　用手背评估皮肤温度和湿度

患者位置	患者俯卧位，在胸部或躯干下面垫一个枕头。
治疗师位置	治疗师站于患者一侧。
步骤	从颈椎开始，治疗师用手背或者前臂掌侧触诊整个脊柱的温度和湿度，包括左右侧背部的触诊（图 2-45 和图 2-46）。
说明	背部温度如下：颈区温暖，胸区皮温略高，腰区略低。治疗师应仔细评估脊柱各区皮温差异，左右分开测试。温度和湿度增加是炎症的体征，温度和湿度下降是慢性疾病的体征。

皮下组织评估：皮肤滚动

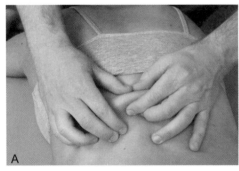
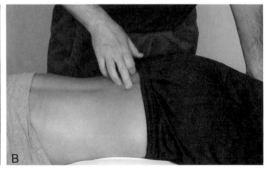

图 2-47　A. 皮肤滚动；B. 皮肤活动度评估（横向）

患者位置	患者俯卧位，在胸部或躯干下面垫一个枕头。
治疗师位置	治疗师站于患者一侧。
步骤	治疗师用拇指和示指提起患者脊柱旁的皮肤，沿着脊柱轻柔"滚动"以评估整个脊柱区皮肤活动度并比较左右两侧（图 2-47）。
说明	正常皮肤和皮下组织柔软且易于移动。治疗师应该记录有无压痛、过度肥胖、液体、水肿或者结节。腰骶部、颈椎 / 胸椎连接处、肩胛区的皮肤和皮下组织更易于移动，皮肤的延展性也可通过用示指和中指指腹以小"X"形移动脊柱旁皮肤来测试。

胸椎、腰椎肌肉触诊：张力 / 保护性收缩的评估

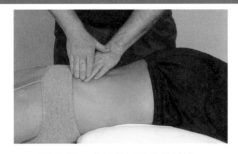

图 2-48　脊柱各层肌肉的触诊

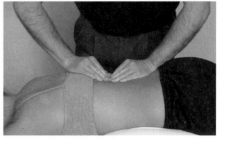

图 2-49　肌肉展开技术

患者位置	患者俯卧位，在胸部或躯干下面垫一个枕头。
治疗师位置	治疗师站于患者一侧。
步骤	首先，治疗师用示指和中指指腹慢慢触诊各层肌肉，评估肌肉有无僵硬、压痛或者水肿。然后，示指（中指）和拇指成三角形，轻轻地提起脊柱旁的肌肉。治疗师用拇指"推"并用其他手指"拉"的同时评估肌肉的运动，此技术称为"肌肉展开技术"（图 2-48 和图 2-49）。
说明	正常肌肉应柔软且易于移动。治疗师应该记录肌肉压痛和保护性收缩的区域并比较左右两侧。框 2-10 概括的各种异常肌肉僵持的表现可用肌肉组织的触诊鉴别，若存在则可用于评估相应的解剖结构上的损伤。

颈前肌肉触诊

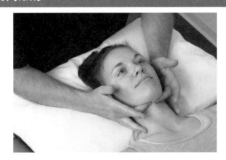

图 2-50　舌骨上肌的触诊

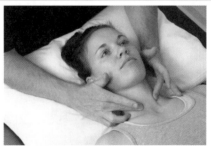

图 2-51　舌骨下肌的触诊

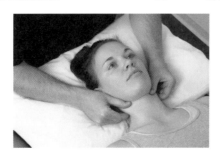

图 2-52　胸锁乳突肌的触诊

患者位置	患者仰卧位，在头部和颈部下面垫一个枕头，保持中立位。
治疗师位置	治疗师站或者坐于患者头端。
步骤	治疗师首先触诊甲状软骨和舌骨。然后触诊舌骨下肌和舌骨上肌，观察有无压痛，肌肉保护性收缩或组织的延展性下降。胸锁乳突肌能通过抓住乳突远端肌肉并由前向后滑动肌肉触诊，确定有无压痛、肌肉保护性收缩或者组织的延展性（图2-50～图2-52）。
说明	颈椎或者颞下颌关节（TMJ）功能障碍患者的相关肌肉的延展性降低、压痛、肌肉保护性收缩，需要用软组织松动术来解决这些障碍。

颈后肌肉触诊

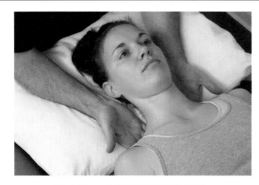

图 2-53　上胸椎后部肌肉触诊

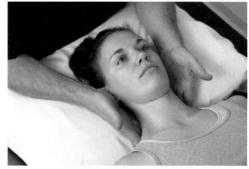

图 2-54　颈后肌肉触诊

患者位置	患者仰卧位，头部和颈部下面垫一个枕头，保持中立位。
治疗师位置	治疗师站或者坐于患者头端。
步骤	治疗师首先触诊脊柱肩胛部，指腹向上移动以触诊上胸椎肌肉。手指缓慢向内侧和上侧移动，逐节触诊颈椎后部肌肉，直至枕部（图2-53～图2-54）。
说明	有颈椎损伤患者的相关肌肉延展性降低、压痛、肌肉保护性收缩，需要用软组织松动术来解决这些障碍。

棘上和棘间韧带触诊

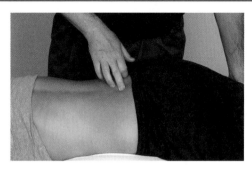

图 2-55　棘上和棘间韧带触诊

患者位置	患者俯卧位，在胸部或躯干下面垫一个枕头。
治疗师位置	治疗师站于患者一侧。
步骤	治疗师用中指指腹分别触诊棘上韧带和棘间韧带。韧带应该富有弹性、无压痛。触诊棘间韧带时，治疗师使用中指指腹触诊棘上韧带深部和侧方，左右两侧韧带均要触诊。韧带应该富有弹性和无痛。棘间韧带短且强韧，连接胸腰椎相邻的棘突（图 2-55）。
说明	韧带通常为光滑紧绷富有弹性的。若有压痛，尤其是伴有水肿时，该韧带有可能发生炎症。如果韧带增厚、变硬和紧张，该脊柱段活动度可能减少。据 Strender 等报道，腰痛患者出现腰椎棘突间韧带压痛检查者组间信度 Kappa 值可达 0.55。

触诊体位

为诊断椎体的位置错误，可应用 PIVM 测试尝试移动脊柱节段怀疑有问题处，并记录运动受限的情况，然后对运动受限的节段施以手法治疗以纠正椎体位置。理论上，当一个椎体无法回到中立位或休息位时，可能会导致脊柱节段位置异常。Paris 描述了 3 个可能的理论原因：

（1）椎体可能被卡在关节的粗糙面上。

（2）受损的盘状软骨可能会锁住小关节。

（3）关节突关节损伤后可能会在某个位置变僵硬。

虽然这 3 个理论在生理上是可能的，但几乎没有证据可以证明位置异常的存在，可被明确检测到或是可以通过手法纠正。这可能是由于缺乏可靠且有效的检测脊柱节段位置错误的设备，同时，很多的正常解剖变异也经常被误认为位置错误。在循证临床推理框架中，与疑似体位性结果相比，必须更加重视活动障碍和疼痛激惹的结果。必须注意限制向患者解释疑似体位错误的原因，以避免使背部疼痛的患者长期感到恐惧和焦虑。

提捏试验：胸椎和腰椎

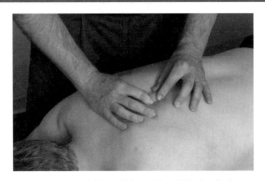

图 2-56　脊柱棘突相对位置的提捏试验

患者位置	患者俯卧位，在胸部或躯干下面垫一个枕头。
治疗师位置	治疗师站于患者一侧。
步骤	治疗师用中指指腹逐一触诊胸腰椎棘突间隙。触诊从腰椎开始并继续向上。任何向前或向后弯曲的异常位置均应记录，并注意是否有肿胀及压痛；治疗师用拇指和示指提捏腰、胸椎相邻的棘突，记录旋转异常、肿胀及压痛（图 2-56）。
说明	因为棘突长度和方向的解剖变异很常见，胸椎、腰椎棘突相对位置的偏离或异常须谨慎判断。

触诊颈椎关节突关节和关节柱：胸椎和腰椎

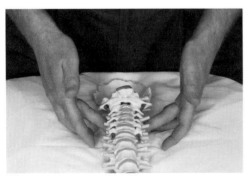

图 2-57　触诊颈椎关节突关节和关节柱时手指的位置

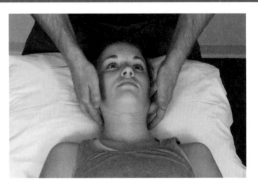

图 2-58　触诊颈椎关节突关节和关节柱

患者位置	患者仰卧位，在头部下面垫一个枕头。
治疗师位置	治疗师站于患者头端。
步骤	治疗师用中指指腹触诊肩胛冈及邻近软组织，需注意有无压痛或肌肉保护性收缩。为触诊颈椎关节突关节和关节柱，首先用一个中指定位 C_2 棘突，然后双侧中指指腹向颈部侧方移动直至乳突下方，自此位置开始用中指指腹触诊关节突关节和关节柱。关节突关节触诊类似肌肉组织深层的小山峰。关节柱触诊类似关节突关节之间的小山谷。应逐一触诊从 $C_2 \sim C_3$ 到 $C_6 \sim C_7$ 的每个关节突关节和关节柱（图 2-57 和图 2-58）。
说明	触诊时注意比较左右侧，记录发现的肿胀或压痛。治疗师应记录任何的压痛、肿胀、肌肉紧张或组织增厚。整个过程中患者的头部应该保持在枕头上。患者放松是触诊关节突关节和关节柱的关键。此技术适用于触诊软组织和颈椎椎体的位置。在头部和颈部放松于中立位的条件下，通过比较每个椎体左右侧关节柱的相对位置可以判断椎体位置的偏差。

（三）神经学检查

神经学检查可分为感觉、力量、深腱反射及上运动神经元检查。如果有阳性发现，应进行进一步的诊断测试，如神经传导测试或 MRI，以进一步验证。框 2-11 至框 2-13 是有关神经学检查方法的解释。感觉检查应包括轻触觉和锐（钝）觉，评估应包括每个皮节（图 2-59E ～ G 和图 2-60A ～ C）。图 2-61 和图 2-62 所示是常见的皮节。肌力测试由 Kendall 等描述，分为 0 ～ 5 级，应包括至少一块相应脊神经水平肌肉（如肌节）的评估。例如，在颈椎检查中，应评估每一颈神经根对应肌节的肌力；对于腰椎检查，应评估每一腰神经根对应肌节的肌力。表 2-6 和表 2-7 详细描述了每一神经根水平相应的肌肉。

深腱反射分为 0 ～ 4 级，2 级正常，4 级亢进，0 级缺失，神经受损时应进行检查。框 2-11 和框 2-12 介绍了深反射的正确检查方法及每一深反射相对应的神经根（图 2-59A ～ C 和图 2-60E、F）。Vroomen 等报道了腰椎神经根病患者跟腱和膝腱反射的 Kappa 值分别为 0.53 和 0.42。

框 2-11 上肢神经学检查

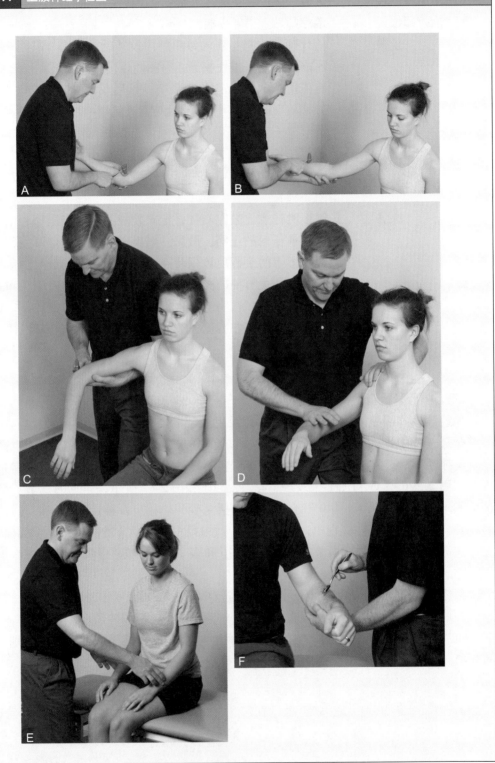

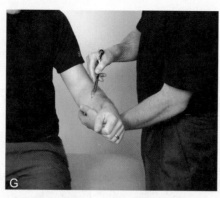

图 2-59　A. 肱二头肌腱反射检查（$C_5 \sim C_6$）；B. 肱桡肌腱反射检查（C_6）；C. 肱三头肌腱反射检查（$C_7 \sim C_8$）；D. 肌节检查——徒手肌力测试；E. 触觉测试；F 和 G. 锐（钝）觉测试

框 2-12　下肢神经学检查

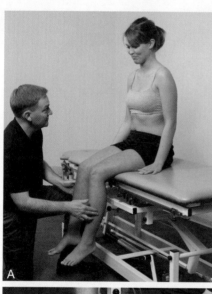

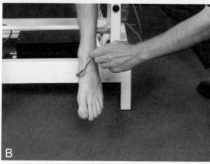

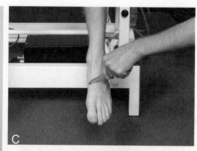

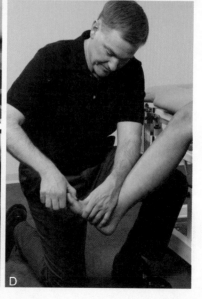

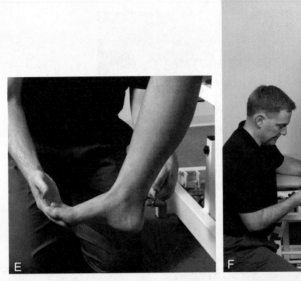

图 2-60   A.触觉轻触检查；B 和 C.锐（钝）觉检查；D.肌节肌力测试；E.跟腱反射（S_1）；F.膝腱反射（L_4）

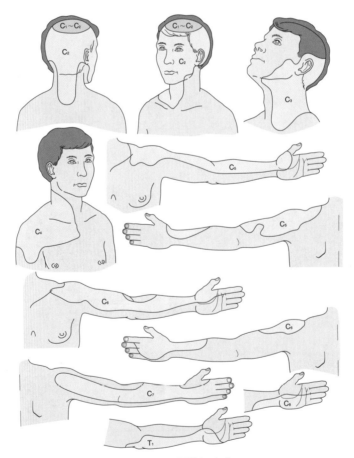

图 2-61   颈神经皮节

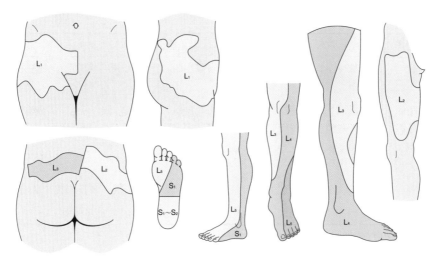

图 2-62　腰神经皮节

表 2-6　上肢肌节

神经根	测试动作	肌肉 *
$C_1 \sim C_2$	颈屈曲	外直肌，头前直肌，头长肌，颈长肌，胸锁乳突肌
C_3	颈侧屈	头长肌，颈长肌，斜方肌和中斜角肌
C_4	肩上提	膈肌，斜方肌，肩胛提肌，前斜角肌和中斜角肌
C_5	肩外展	菱形肌，三角肌，冈上肌，冈下肌，小圆肌，肱二头肌，前斜角肌和中斜角肌
C_6	屈肘和伸腕	前锯肌，背阔肌，肩胛下肌，大圆肌，胸大肌（锁骨头），喙肱肌，肱肌，肱桡肌，旋后肌，桡侧腕长伸肌，前斜角肌、中斜角肌、后斜角肌
C_7	伸肘和伸腕	前锯肌，背阔肌，胸大肌（胸骨头），胸小肌，肱三头肌，旋前圆肌，桡侧腕屈肌，指浅屈肌，桡侧腕长伸肌，桡侧腕短伸肌，指伸肌，小指伸肌，中斜角肌、后斜角肌
C_8	拇指伸展和尺骨偏斜	胸大肌（胸骨头），胸小肌，肱三头肌，指浅屈肌，指深屈肌，拇长屈肌，旋前方肌，尺侧腕屈肌，拇长展肌，拇短伸肌，示指伸肌，拇短展肌，拇短屈肌，拇对掌肌，中斜角肌、后斜角肌
T_1	手的内在运动	指深屈肌，手内肌（除外拇短伸肌），拇短屈肌，拇对掌肌

注：* 表中的肌肉也可能同时受其他神经支配；表中仅列出主要的支配神经。

引自 Magee DJ. *Orthopaedic Physical Assessment*，ed 5. Philadelphia：Saunders；2007.

表 2-7　下肢肌节

神经根	运动测试	肌肉
$L_1 \sim L_2$	屈髋	腰大肌，髂肌，缝匠肌，股薄肌，耻骨肌，长收肌和短收肌
L_3	伸膝	股四头肌，长收肌，大收肌和短收肌
L_4	踝背伸	胫前肌，股四头肌，阔筋膜张肌，大收肌，闭孔外肌和胫后肌

续表

神经根	运动测试	肌肉
L_5	伸趾	踇长伸肌，趾长伸肌，臀中肌和臀小肌，闭孔内肌，半膜肌，半腱肌，第三腓骨肌，腘肌
S_1	踝跖屈 踝外翻 伸髋 屈膝	腓肠肌，比目鱼肌，臀大肌，闭孔内肌，梨状肌，股二头肌，半腱肌，腘肌，腓骨长肌、腓骨短肌，趾短伸肌
S_2	屈膝	股二头肌，梨状肌，比目鱼肌，腓肠肌，趾长屈肌，踇长屈肌，足内在肌
S_3	趾跖屈	足内在肌（除外踇外展肌），踇短屈肌，趾短屈肌，趾短伸肌

引自 Magee DJ. *Orthopaedic Physical Assessment*，ed 5. Philadelphia：Saunders；2007.

  Lauder 等把针式肌电图作为诊断神经根损伤的金标准，包括运动神经传导、感觉神经传导和标准的 10 块肌肉的肌电图，并与参照病史和体格检查结果进行的诊断相比较。结果发现，麻木感对诊断颈神经根病的敏感度高（79%），而存在肌力下降和腱反射减弱的患者电诊断的异常检查率是无症状者的 2 ~ 5 倍。反射减弱合并肌力下降的患者患颈神经根病的可能是无症状者的 9 倍，肱二头肌腱反射减弱者针式肌电图检查出颈神经根病变的概率是无症状者的 10 倍。深反射检查中，肱二头肌腱反射的敏感度为 0.10，特异度为 0.99，+LR 为 10.0，－ LR 为 0.91；肱三头肌腱反射的敏感度为 0.10，特异度为 0.95，+LR 为 2.0，－ LR 为 0.95；肱桡肌腱反射的敏感度为 0.08，特异度为 0.99，+LR 为 8.0，－ LR 为 0.93。神经牵拉试验也是神经学检查的一部分，具体阐述见腰椎骨盆和颈椎部分（参见第 4 章和第 6 章）。

  脊髓型颈椎病导致上运动神经元病变，原因是颈椎中央椎管占位性病变，最常见的是严重的颈椎退行性改变压迫脊髓。Cook 等分析了 249 例颈椎病患者，确定了哪些临床试验和测试在什么时候联合应用可以更好地诊断脊髓型颈椎病，并与 MRI 检查结果进行了对比，应用多元回归分析计算其敏感度、特异度、阳性似然比和阴性似然比，确定了 5 个临床体征：①步态异常（宽基底步态、共济失调步态或痉挛步态）；② Hoffmann 征阳性（图 2-63A、B）；③肱桡肌异常反射（图 2-63C）；④ Babinski 征阳性（图 2-63D ~ F）；⑤年龄 > 45 岁（框 2-13）。5 个体征中任何一个阳性的敏感度为 0.94 （0.89 ~ 0.97），阴性似然比（－ LR）为 0.18 （0.12 ~ 0.42）。5 个阳性体征中仅有一种或较少体征被识别时可确定患者无脊髓病变。当有 3 个体征呈阳性时则有脊髓病变（敏感度为 0.19，特异度为 0.99，+LR 为 30.9，－ LR 为 0.81），后续测试的概率为 94%。

框 2-13　颈髓病变的上运动神经元筛查

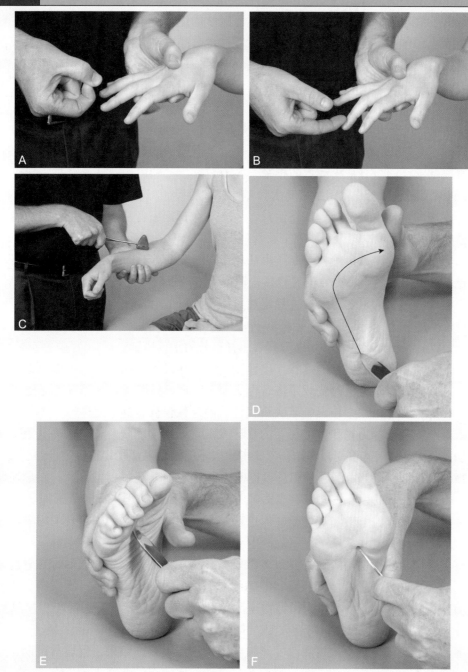

图 2-63　A. Hoffman 反射起始体位。B. Hoffman 反射检查：患者于站立位或坐位，治疗师稳定中指的近端指间关节，并迅速向下弹刮患者中指指甲。阳性是反射性的内收，拇指屈曲，或其他手指屈曲。C. 肱桡肌异常反射：患者坐位，前臂轻度旋前，放置于治疗师手上，治疗师用叩诊锤快速敲击桡骨远端 1/3 肱桡肌腱附着处，与肱桡肌反射检查方法相同。阳性表现是反射性手指屈曲或肘反射性伸直，而不是正常肱桡反射时的屈肘。D. Babinski 征的起始位置。E. Babinski 征阴性。F. Babinski 征阳性。Babinski 征检查：患者取仰卧位，治疗师使患者足部中立位，以叩诊锤的钝端在足底外侧自足跟向前划至跖骨头。阳性表现为踇趾反射性伸展、第 2 ～ 5 趾扇形张开，阴性表现为足趾屈曲

五、测试评估和诊断

骨科徒手物理治疗的临床决策应遵循循证医学的途径。研究证据支持应基于主要功能障碍、症状和体征特点对脊柱功能障碍患者进行分类并在此基础上实施治疗。根据患者检查时的情况将患者进行分类，在治疗过程中，根据患者再次检查的情况可能会对分类进行调整。由于临床上研究证据尚不清楚，基于病损选择治疗方法是治疗肌肉骨骼疾病的基础。

基于病损状况的方法可以指导制订临床决策，通过检查可以识别特定的身体损伤（如活动障碍、关节过度运动、肌肉无力或紧张），并基于检查发现选择合适的治疗方法。例如，关节僵直或活动受限是脊柱松动术的指征，关节过度活动和肌力过弱是脊柱稳定性训练的指征，肌肉或筋膜紧张是软组织松动术和牵伸技术的指征。这样就形成了一个问题列表，对每一种损伤的特定干预都会包括在治疗计划中。在识别患者症状和体征、对患者进行诊断和分类的基础上可以对患者实施全面管理。

Fritz等发现应用PAIVM测试诊断腰椎活动受限的患者对于脊柱松动术有很好的反应。也就是说，腰椎僵硬的患者更倾向对脊柱松动术有好的反应。此外，腰椎后前向PAIVM测试显示活动度过大的患者对于脊柱稳定性训练有很好的反应。这也进一步支持了以病损状况为依据的方法，同时证实了后前向PAIVM测试是物理治疗测试计划中很重要的组成部分，可以指导治疗师为脊柱功能障碍者选择有效的干预措施。

通常，医师要么基于患者的症状作出诊断，如颈痛或下腰痛，要么根据影像学检查得出结论，如椎间盘退行性改变或颈椎骨性关节炎。所有这些类型的诊断都不适于引导医师或治疗师在物理治疗中作出临床决策。症状的定位仅仅是其中之一，必须与症状的行为学表现（如活动能力）和其他重要的临床发现（如运动受限、关节活动受限、肌肉长度受损、肌肉募集模式改变）等结合起来考虑。不能仅仅以症状定位决定干预手段。

有报道显示，在所有家庭医师和急诊诊断中有64%是基于症状的诊断。在急诊诊断的颈痛中，基于症状的诊断占91%。当医师不能确定严重的病理情况时，医师90%会给出扭伤、拉伤、颈痛或下腰痛等诊断，而这些基于症状的诊断对于确定合适的干预方法没有作用。这个发现显示需要分类系统来引导对颈痛和背痛的干预。

同样，影像学的发现，如磁共振和X线被公认为主要的诊断手段。尽管在脊柱成像上发现的退行性改变是患者体征和症状的病因之一，但很可能不是唯一因素。脊柱退行性改变的存在或不存在，不能作为指导物理治疗干预的唯一发现。无症状者的MRI结果显示各种脊柱病理情况，包括退行性改变、椎间盘突出、游离碎片和环状撕裂。

大多数物理治疗干预不太可能改变影像学上发现的退行性结果，但通常可以通过物理治疗改善患者运动、疼痛和功能。即使有显著的临床改善，在物理治疗结束时，影像学检查结果往往与治疗前相同。因此，在大多数病例中，影像学表现不能用于指导非手术治疗。

大多数循证医学的脊柱治疗指南建议只有当患者出现红色信号症状，近期有严重损伤病史或者对于为期至少4周的非手术治疗没有反应时才采用影像学检查。在这些情况下，推荐进行影像学检查，而且首先应进行X线检查。如果患者有神经学体征，可以进行磁共振检查。

对患者进行综合全面的体格检查以确定其症状表现和身体的损伤是否遵循典型的骨骼肌肉模式，可以很大程度上为医疗筛查和诊断提供帮助。在评估过程中，物理治疗师必须陈述患者情况的分类或诊断结果。接下来，物理治疗师要列一个患者问题清单，包括造成患者主要症状的损伤情况。基于病损的分类系统可以为脊柱和颞下颌关节紊乱患者的临床决策提供很大的指导作用，此部分将在第 4 ～ 7 章进行详细描述。

六、治疗计划及预后

治疗计划必须包括能够解决患者损伤，以及管理患者诊断情况的最佳干预方法。在治疗师执业范围内，采取何种干预方法，必须以研究证据及治疗师的临床知识和经验为基础。在第 4 ～ 7 章所涉及的解剖区域均列出了这些临床研究，以帮助对每种类别的功能障碍作出正确的临床决策。

治疗的频率和周期的选择同样要基于临床经验和研究证据。通常，使疼痛缓解和与脊柱状况相关的功能障碍明显改善至少需要 4 ～ 6 周。另外，可能还需要 4 ～ 6 周来充分恢复体力和功能。治疗时间和预后受患者的总体健康情况、社会心理状况和诊断的影响。例如，吸烟的糖尿病患者或有心血管危险因素的患者恢复得较慢。社会心理因素（如恐惧 - 回避心理较重、焦虑和抑郁）会影响康复过程，推迟重返工作的时间。受伤前的工作满意度会影响脊柱损伤的恢复和重返工作的时间。此外，患者对于治疗师建议的依从性和患者恢复到先前功能水平的动力，会影响恢复的概率。所有的这些因素在首次检查时就应该作出判断，在制订治疗时间和预后时要充分考虑。

在对颈痛或背痛患者解释检查结果和治疗计划时，应该让患者明白多数的背痛并不严重，预后良好。这种再次确认及健康宣教，已显示对背痛治疗有积极效果。花时间来解决患者的疑问，使患者确信非手术治疗可以改善其功能状况并对治疗计划做出解释，有利于与患者建立和谐的医患关系，达到最好的治疗效果。同样，在整个治疗过程中，由同一名治疗师始终如一地为同一名患者提供持续的治疗，已被证明可以改善治疗结果，降低随后的医疗保健成本，并降低腰痛患者的外科手术率。

第 3 章

手法治疗的理论、实践、临床决策与教育

概述

本章旨在介绍手法治疗相关的原则。解释松动术/手法治疗的理论。简要介绍关于支持使用松动术/手法治疗的依据，更多的证据在解剖学相关章节中提供。此外，本章还探讨了手法治疗的不良反应和禁忌证，以及教与学的概念，并介绍了心理学和疼痛管理在肌肉骨骼疾病患者的临床决策和管理中的运用。

目标

1. 阐述手法治疗效果的相关理论。
2. 概述手法治疗有效性的依据。
3. 解释物理治疗师使用的临床决策框架。
4. 解释手法治疗的不良反应、禁忌证和操作的注意事项。
5. 描述手法、体位摆放和手法治疗的技巧与原则。
6. 描述有效运用学习原则，利于掌握手法治疗操作技术。
7. 使用心理学和疼痛管理理论来有效管理与疼痛相关的肌肉骨骼疾病。

一、手法治疗概述

《物理治疗师执业指南》认为手法治疗是一个可与徒手物理治疗互相通用的概念，并将其定义为"手法治疗技术"，描述为"连续并熟练地以不同的速度和幅度，施加于关节和（或）软组织的被动运动，包括低幅度/高速手法治疗活动"。美国物理治疗协会（APTA）手法治疗教育协会进一步完善了高速冲击技术治疗的定义为"在关节运动范围内或最大范围内的高速、低幅治疗技术"。这些定义将贯穿全书。

国际骨科手法物理治疗师联合会（IFOMPT）将手法治疗定义为"对关节复合体在解剖学范围内应用被动的、高速、低幅松动疗法，以恢复最佳运动状态、功能和（或）减少疼痛"。IFOMPT进一步将松动术定义为"一种人工治疗技术，运用技巧以不同的速度

和幅度应用于关节、肌肉或神经，目的在于恢复最佳运动功能和（或）减少疼痛"。美国国家补充与综合健康中心使用了"脊柱手法治疗"（SMT）这一术语，并指出是由专业医疗人员进行的操作，比如具有执业医师资格的脊椎按摩师、骨科医师、物理治疗师和治疗师。他们用手或借助装置对脊柱的关节实施手法操作（美国国立卫生研究院）。因此，SMT 是一个在跨专业背景下由与脊柱实践和研究相关的人员使用的术语。

有些手法治疗医师和研究者更倾向于将"手法治疗"看作高速低幅冲击技术，而"松动术"是非冲击技术。IFOMPT 和 APTA 的定义都表明手法治疗和松动术的定义有重叠。因此，当需要更清晰地描述特定的关节治疗技术时，可以用冲击技术和非冲击技术代替手法治疗和松动术。Mintken 等提出，整个手法治疗技术中包括六类信息：①施加外力的速度；②关节活动范围的定位；③力的方向；④力的目标；⑤相关结构运动；⑥患者体位。

脊柱的手法治疗有多种方法。在手法治疗中，手的摆放和患者体位的轻微变化，以及变化力的速度、节律和深度共同影响着治疗的效果。本书中技术的选择基于以下方面：生物力学原则的应用，可作出调整以满足特定的患者需要，有证据支持其应用于临床的有效性和安全性。Maitland 根据关节活动范围内施加力的大小和振荡级别提供了一个框架来描述不同等级的手法治疗。表 3-1 详细描述了手法治疗的分级。图 3-1 有助于理解手法治疗各级中施加力的程度。其中Ⅰ级和Ⅱ级不抗阻力，Ⅲ级和Ⅳ级刚达到抗阻力点被动运动。Ⅲ⁺级和Ⅳ⁺级是可影响关节活动性的抗阻被动运动。

Paris 描述了一种渐进式的摆动技术，可提供一种有效的方式循序渐进地增加适用运动范围内力的程度。一旦达到关节活动的全范围，那么就可以应用更深的全范围摆动（如Ⅲ⁺级或Ⅳ⁺级）、持续牵拉伸展或低幅高速的冲击治疗。运用全范围摆动技术、渐进式摆动和低幅高速的冲击治疗，可起到减轻疼痛、恢复运动功能的治疗作用。Ⅰ级和Ⅱ级松动术倾向于手法治疗的神经生理学效应。手法治疗的优势在于：患者不会主动对抗冲击，从而使手法治疗的机械和神经生理效应最大化。

表 3-1　手法治疗的分级

类型	描述
Ⅰ级摆动	关节起始范围内的小幅度活动
Ⅱ级摆动	关节活动范围内未达到全范围的大幅度活动；可在无肌肉僵硬或强直时在关节活动范围内随意活动
Ⅲ级摆动	可达全范围的大幅度活动，并可出现僵硬及强直
Ⅳ级摆动	关节终末范围内的小幅度活动，可诱发僵硬或关节肌肉保护性收缩
高速冲击	在关节活动范围终末的高速低幅的手法治疗
等长手法治疗	患者的肌肉通过等长收缩对抗治疗师所施加的阻力，以此松动关节

等长手法治疗，又称为肌肉能量技术，是一种手法治疗方法，由治疗师保持患者关节处于一个准确控制的位置，要求患者主动向某一特定方向活动肌肉，或对抗一定的反作用力。该技术旨在逐渐增加肌肉张力，如 Knott 和 Voss 所述，该技术的应用类似于放松拉伸技术，但是更加强调特定关节施力的定位，该关节被预置于阻碍其进一步活动的位置，治疗师将关节维持在固定位置，并要求患者主动活动以试图远离该位置。在等长收缩后，该关节主动或被动的活动达到目标活动范围。等长手法治疗运用附着在运动节段的肌肉牵伸关节，并且条件反射地抑制了脊髓节段支配的肌肉张力，从而更容易应用于关节活动范围末端的手法治疗。该技术的有效性也可以在脊柱运动节段的肌肉改善中得到验证。

动态关节松动术（MWM）是由物理治疗师 Brian Mulligan 发展和推广的手法治疗技术，由持续被动运动特定关节、联合主动或功能训练组成。Mulligan 定义脊柱 MWM 为"持续自然的骨突滑动（sustained natural apophyseal glides，SNAGs）"，SNAGs 是 MWM 在负重体位下实施的松动术，沿着目标椎间关节施加力量松解。典型的 SNAGs 可每组重复 10 次，最多进行 3 组，直至无痛情况下关节活动范围在整个疗程中不断提高。SNAGs 是对其他松动术 / 手法治疗和治疗性锻炼的有效辅助。

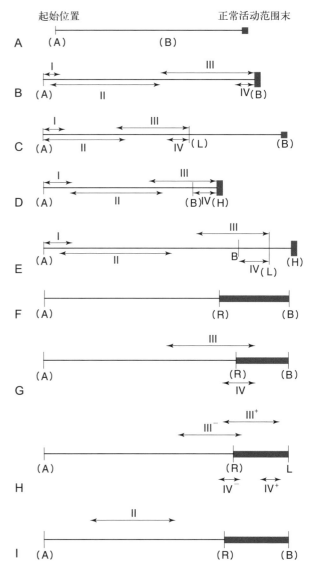

图 3-1 A. 关节活动范围；B. 有硬末端感的关节正常活动范围分级；C. 关节活动过大的范围；D. 过度活动无症状范围分级；E. 过度活动关节轻度受限和硬末端感的分级；F. 软末端感的分级；G. 软末端感的 III 级和 IV 级；H. 软末端感 III 级和 IV 级中对抗肌力的技术；I. II 级是非抗阻运动。（A）为起始位置；（B）为超出正常平均范围的活动范围；（H）为过度活动范围末端；（L）为病理性限制范围（硬末端感）；（R）为抗阻起始位置（引自 Maitland G，Hengeveld E，Banks K，et al. *Maitland's Vertebral Manipulation*, ed 7. Edinburgh：Elsevier；2005）

二、手法治疗的循证医学依据

支持手法治疗干预作用的最高级别证据基于临床实践指南、系统回顾和荟萃分析的推荐。大量的临床指南推荐手法治疗用于脊柱疾病的诊治。文献中最有力的证据是冲击技术治疗对腰痛的治疗作用。大量临床实践指南推荐不伴有神经根性症状的急性腰痛患者，初期应用手法治疗 4～6 周。第一个推荐手法治疗急性腰痛的指南是美国卫生与保健政策研究机构提出的，它提供了最高级别支持手法治疗的证据。此后，许多实践指南得出了相同的结论。在腰痛治疗的国家指南系统回顾中，绝大多数（但不是所有）指南建议将手法治疗用于治疗急、慢性腰痛。近期的一项荟萃分析的随机对照研究（RCT）结果是，脊柱手法治疗（SMT）可以使慢性腰痛（LBP）中等获益。美国物理治疗协会骨科学会的腰痛临床实践指南提供证明，支持技术治疗可减轻运动障碍或腰痛、腰腿痛等不适，而且进一步提出冲击和非冲击技术治疗可以改善脊柱和髋部的灵活性，减少患者亚急性和慢性腰痛或与腰部相关的下肢疼痛。

关于治疗颈部疼痛，临床实践指南倾向于支持非冲击或冲击技术治疗与特定的治疗性运动项目相结合的多模块化方法。2010 年一项 Cochrane 系统回顾分析讨论了单独使用非冲击或冲击技术治疗对成年人颈部疼痛的治疗效果，中等质量的证据显示颈椎非冲击或冲击疗法在改善患者疼痛、功能及满意度方面产生了相似的效果。近期的系统回顾和临床实践指南的结论是：包括教育、训练和手法治疗在内的多模态治疗，可使颈痛和伴有异常的挥鞭伤患者获益。文献中支持松动术/手法治疗和治疗性运动的证据较由物理治疗师提供的其他任何治疗更多。在第 4～7 章对手法治疗进行了更详细的回顾，并分别描述了脊柱和颞下颌关节（temporomandibular joint，TMJ）的手法。

三、手法治疗的疗效

在过去的 200 年里，许多理论得到了发展和延续，以解释手法治疗的疗效。从最初的正骨师认为手法治疗时"咔嚓"声意味着骨被复位，到现代手法治疗的镇痛作用的探索，从业者试图建立理论来解释有技巧的被动运动对关节和周围的软组织有效性的机制。一些理论，如脊柱半脱位理论，被广泛批评为缺乏生物学上的可行性；其他理论，如中枢神经系统疼痛调节机制继续受到支持。这个模型表明松动术/手法治疗产生的机械力启动了一连串的周围和中枢神经系统的神经生理学反应，因此取得了良好的临床疗效。

从物理治疗师的角度来看，手法治疗的两个主要应用指征是疼痛和活动受限。因此，手法治疗的两个疗效指标是减轻疼痛和改善活动范围。Paris 将松动术/手法治疗的疗效概括为机械效应、神经生理学效应和心理效应 3 个方面（框 3-1）。这个大纲建立了一个有用的框架，用于探索证据支持手法治疗的疗效。应该指出的是，这 3 个类别之间有重叠，若不考虑对每个患者的临床疗效，松动术/手法治疗的作用是不可能完全区分开的。

框 3-1	脊柱关节松动术 / 手法治疗的理论效果

机械效应

- 恢复运动及关节活动度
- 负荷下延长结缔组织（应力 / 应变曲线）
- 破坏胶原纤维之间的相互连接；拉伸关节囊的粘连
- 释放卡压的关节软骨
- 纠正错位

神经生理学效应

- 减轻疼痛感；局部和区域性疼痛抑制（痛觉减退）
  - 激活 I 型和 II 型机械感受器
  - 激活中脑导水管周围灰质
- 激活中枢神经系统疼痛下行抑制通路
- 交感神经系统的镇痛反应
- 周围神经 / 脊髓背角机制
- 对肌肉激活的影响（神经肌肉反应）
- 激活 III 型机械感受器
- 降低整体 / 表层肌群张力
- 易化局部 / 深层肌群的激活
- 易化区域性 / 肢端肌群的激活

心理学效应

- 安慰剂效应
- 治疗师指导 / 相关交流的影响
- 患者期望的影响

（一）机械效应

松动术 / 手法治疗的机械效应包括修复组织的延展性和恢复受限关节的活动范围。支持松动术 / 手法治疗的机械效应的证据包括：松动术 / 手法治疗可以增加关节活动度的研究，探索关节和结缔组织在固定、损伤、修复和松动术 / 手法治疗中如何变化的动物实验研究。

1. 恢复运动及关节活动度

许多研究表明，手法治疗可改善关节活动度，以下是这些研究的举例。Nansel 等研究了 24 名无症状性不对称颈部侧弯患者，指出手法治疗与接受安慰剂的对照组相比，接受下颈椎冲击技术治疗组的颈椎关节活动度显著增加。另一项纳入了 16 名慢性颈部疼痛受试者的研究提示，对活动受限的 $C_5 \sim C_6$ 和 $C_6 \sim C_7$ 节段进行手法治疗后，其关节活动度明显增加。在纳入 100 名颈部疼痛患者的随机试验中，一组接受冲击技术治疗而另一组接受非冲击技术治疗，结果显示两组对关节活动度的改善效果相似。在一项包括 78 名受试者的单独胸椎冲击技术治疗研究中，将受试者随机分为三组：第一组接受限制节段的冲击技术治疗，第二组仅做活动度测试，第三组不接受任何干预。结果显示冲击疗法组关节活动度有明显提高，另外两组无明显变化。

Campbell 和 Snodgrass 在 24 名无症状成人接受冲击疗法治疗前后，用生物力学方法测试胸椎节段的刚度，大多数受试者的脊柱目标节段刚度明显减小，而邻近节段无明显改变。Sims-Williams 等报道了 94 名受试者被随机分配接受腰椎冲击疗法或安慰剂治疗，在 1 年随访后，治疗组关节活动度有明显提高，安慰剂组无明显变化。Shum 等报道了 19 例背部疼痛患者在 L_4 水平进行 3 个 60 秒周期的矢状位（posteroanterior，PA）III 级摆动治疗后，疼痛和腰椎僵硬立即减轻。在受试者活动后立即进行基于力平面的生物力学分析、力的作用和合力程度以及脊柱变形角度的测量，结果显示其腰椎僵硬改善程度与无症状者相似。Powers 等报道了通过对 15 例非特异性腰痛患者在矢状位 III 级摆动治疗后立即进行 MRI 测量，结果显示站立式腰椎后伸可减轻疼痛，俯卧位按压可增加腰椎伸展活动度

（17.8%）。

Tuttle 等开发了一种应用于颈椎的测量装置，该装置可以可靠地测量手法施加的力及运动时由外力引起的脊柱移位，由治疗师进行手法治疗时应用。在一项使用这种装置的研究中，Tuttle 等证实，对于颈痛患者，矢状位松解技术对颈椎有积极作用，它可以改善颈椎主动活动度（AROM）和矢状位僵硬程度。该技术可应用于先前确定症状的其他脊柱节段，如果采用非冲击技术，则不会对 AROM 和僵硬产生积极影响。同样，Snodgrass 等发现对于脊柱僵硬和疼痛，一个更大力度（90N）的 PA 颈部非冲击疗法比较轻力度（30N）的疗法或安慰剂治疗能获得更大程度的改善。这些研究均支持手法治疗技术应用于僵硬症状的脊柱节段时会带来脊柱活动度的改善。

等长手法治疗，又称为肌肉能量技术（MET），一直被主张用于关节活动度降低的治疗。Schenk、MacDiarmid 和 Rousselle 等研究纳入 13 名无症状受试者，接受每周 2 次的腰椎等长手法治疗，4 周后腰椎后屈的活动度比对照组有明显提高。研究人员发现，在接受每周 2 次的颈椎等长手法治疗 4 周后，治疗组颈椎活动度比对照组也有明显提高。总的来说，这些发现表明等长手法治疗、冲击疗法和非冲击疗法技术可以改善脊柱活动度。

2. 关节和结缔组织在固定、损伤/修复和松动术/手法治疗中的反应

理论上，当使用足够的力对关节囊周围的结缔组织施加载荷，并拉伸可能在损伤和修复过程中形成的关节囊粘连时，就会发生松动术/手法治疗的机械效应。

结缔组织由胶原纤维和弹性纤维构成，胶原纤维和弹性纤维的比例因组织而异。如果组织的主要功能是传输负荷（如肌腱）或抑制关节位移（如韧带或关节囊），组织框架结构几乎全部由胶原纤维构成。但如果像黄韧带一样需要很大的弹性，那么弹性纤维的比例会相应增加。组织结构决定了结缔组织对不同程度的弹性拉伸负荷的反应。

Woo 等阐述了长期固定（9周）可导致细胞外基质中分子和水分丢失，增加胶原交联的数量，从而造成胶原纤维的自由滑动和关节活动度的丧失。被动运动可通过第一个循环的被动关节活动中施加足够的力来恢复粘连关节的活动度。Woo 等认为第一个周期的被动运动，有利于松解胶原纤维之间的横向联系，使得在后续的被动运动周期中纤维可以更自由地滑动。

图 3-2 的应力/应变或负荷/伸长曲线对黏弹性予以了说明，逐渐增加的负荷或压力可使组织伸长

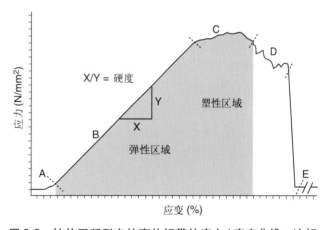

图 3-2　拉伸至断裂点的离体韧带的应力/应变曲线。该韧带为弹性组织。A 区域为非线性区域；B 区域（弹性区）显示应力和应变之间的线性关系，表明组织的硬度；C 区显示塑性力学性能；D 和 E 区表示组织渐进性机械破坏的点（引自 Neumann DA. *Kinesiology of the Musculoskeletal System: Foundations for Physical Rehabilitation*, ed 2. St Louis: Mosby: 2010.）

或拉紧。第一阶段的应力 / 应变曲线在底部；组织的初始伸长，是源自施加的低负荷，卷曲或波浪状的胶原纤维变直。一旦纤维变直并承受压力，使组织成比例地延长则需要增加负荷。第二阶段的相位代表了组织的弹性区域；如果负荷在此阶段释放，组织将回到原来的长度。因此，如果在组织上施加了足够的牵伸力来延长组织到弹性阶段，只要没有持续拉伸组织，则组织可以恢复到初始长度。

如果负荷的强度随着时间延长逐渐增加，则胶原蛋白开始出现微破裂；当负荷移除，组织长度成比例增加。第三阶段的应力 / 应变曲线被称为塑性阶段。塑性阶段必须由拉伸 / 松动术来持久增加结缔组织的长度。滞后的黏弹性发生在组织牵伸进入塑性阶段，滞后的特点是在加负荷时比不加负荷时组织吸收更多的能量。这种能量很可能以热量的形式被结缔组织吸收。Warren、Lehmann 和 Koblanski 发现热量可以用来减少伸长胶原组织所需的力。热的产生和滞后相结合可以辅助组织的延长。

随着时间的推移，应变进一步增加，胶原蛋白束渐进被破坏。最终，组织继续伸长而不需要增加负荷，这一阶段被称为蠕变阶段（creep phase）。如果负荷持续超过蠕变阶段，那么组织将发生拉伸机械破坏或组织破裂。当拉伸 / 松动术的目的是达到组织的永久伸长时，那么负荷需要达到足够强度和持续时间来达到应力 / 应变曲线的塑性阶段。如果要防止组织损伤或断裂，则需要避免断裂点。

组织之间的应力 / 应变曲线变化取决于组织中的胶原蛋白和弹性蛋白的比例。更多的弹性纤维在微破裂发生之前具有更大的伸长潜能，但是在短暂的塑性阶段更可能突然发生完全断裂。如果组织拉伸到弹性阶段而从未到达塑性阶段，则组织不可能永久延长。在弹性范围内反复被拉伸，结缔组织将更有强度并增加对微破裂的抵抗性。Tipton 发现试验组定期锻炼的狗的肌腱单位发生断裂比对照组需要更大的力量。Tipton 同样发现，固定 6 周的狗在骨 - 腱 - 骨和骨 - 韧带 - 骨之间的过渡区明显更弱。牵拉结缔组织时需要考虑到这些研究结果，避免先前固定组织的断裂。

若试图在炎症和修复阶段拉伸受损的结缔组织，那么必须采取预防措施。结缔组织的修复阶段包括急性炎症阶段、纤维增生阶段和重塑阶段。急性炎症阶段持续 2 ~ 14 天，特点是疼痛、发红、发热、肿胀、功能障碍。机体为处理创面，会发生一系列血管化学反应，包括血管扩张、渗出物形成、凝血和吞噬作用。Cummings、Crutchfield 和 Barnes 建议在创伤后第一个 24 ~ 48 小时让受损组织休息，使组织开始修复，同时避免出现过度的炎症和出血。随着修复过程的继续，创面处成纤维细胞和随机排列的胶原纤维增生。在伤后第一个 8 ~ 10 天，新的胶原纤维由弱氢键结合，胶原蛋白可以很容易地延伸和重塑造。

纤维增生阶段从伤后第 4 天开始，持续 21 天。随着创面的成熟，氢键被共价键所取代，稳固了瘢痕组织。在这个阶段，上皮再生、纤维蛋白形成和新生血管形成，随机纤维束发生降解。成纤维细胞在伤后 3 ~ 5 天进入创面，与胶原纤维结合使创口缩小。

愈合的最后阶段是重塑阶段，包括整合阶段（第 21 ~ 60 天）和成熟阶段（第 60 ~ 360 天）。整合阶段即从细胞变化为更多的纤维组织，成熟阶段胶原纤维逐渐排列整齐和加强，由弱氢键连接过渡到更强的共价键。结缔组织在成熟阶段受到的应力和负荷影响到组织的形状、强度和顺应性，胶原束沿着应力线排列，成纤维细胞的排列也朝向应力的方向。结缔组织的应力刺激黏多糖和蛋白多糖产生。然而，新形成的胶原束若受到过多的应力容易引起急性炎症。

　　了解损伤的结缔组织愈合过程后，框 3-2 概述了促进结缔组织愈合的一般临床建议。过度的瘢痕组织的形成和成纤维细胞的活性引起创面周围区域的过度炎症；因此，对创口超负荷过量的拉伸或锻炼可能会导致过度炎症和形成邻近结缔组织的粘连。因为瘢痕组织的成熟需要 6 个月到 1 年，粘连可能导致运动功能的丢失。机械原理，如应力 / 应变曲线，可以应用于临床上牵伸关节囊粘连。

框 3-2　致密结缔组织严重损伤或手术后促进愈合的一般临床建议

- 确保第一个 24 ～ 48 小时充足的休息
- 低强度多次锻炼可促进愈合
- 最初的 10 ～ 14 天仅进行非常小范围的关节活动锻炼（Ⅰ级和Ⅱ级）
- 通常需要 4 ～ 8 周才能使关节达到最大活动范围
- 持续锻炼和拉伸 1 年

---

　　3. 关节面半月板样结构卡压和错位

　　还有少量证据支持松动术 / 手法治疗的机械效应，包括纠正关节半月板样结构的卡压与错位。急性关节绞索是关节在非创伤情况下突然出现的关节活动受限。那些倾向于发生"绞索"的关节，通常在关节面存在半月板样结构（meniscoid）。绞索的机制似乎涉及半月板样结构卡入关节软骨形成的沟槽，或者这种半月板样结构的一部分可能脱落并形成游离体，而游离体造成了卡压。关节囊内的半月板样结构存在于脊柱关节面。一般认为关节面半月板样结构有可能被卡在两个关节面之间，导致关节面绞索，运动时半月板样结构向下滑移，挤压关节面，引起疼痛。将关节面分离的手法技术或等长手法治疗技术是从外侧拉开关节囊，解除关节内的卡压碰撞，使患者的关节活动度和疼痛立即得到改善。目前还没有研究专门讨论脊柱松动术 / 手法治疗对半月板样结构卡压的影响。但是，部分解剖学专家回顾一系列此类半月板样结构卡压的相关综述后，从解剖学上否认半月板样结构撞击卡压的理论。

　　虽然传统脊柱手法治疗是基于检查和纠正脊柱半脱位，但暂无有效研究证明半脱位与疼痛有关，或是脊柱活动度降低的原因。如果脊柱半脱位小于 4.5mm，影像学检查无法发现。当比较手法治疗前后两个时间点的脊柱影像学表现时，临床医师无法检测到手法治疗后椎体位置的变化。Tullberg 等的一项研究发现，当使用 X 线片进行测量分析时，手法治疗并不能改变髂骨相对于骶骨的位置。

　　因此，尽管错位和半月板样结构卡压理论似乎合理，但在临床实践中暂时无法检测到这些损伤，并且没有有效的测量工具能足够灵敏地测量这些损伤。所以，目前这些情况仅被认为是理论上的。在一篇关于手法治疗效果的临床评论文章中，Bialosky 等指出，试图去解释手法治疗技术是如何去证实或纠正特殊生物力学功能障碍的理论，都是"未经证实的和事与愿违的"。

（二）神经生理学效应

脊柱关节活动度不仅受结缔组织和肌肉筋膜活动的影响，也与疼痛感觉的可变性、畏惧疼痛的恐惧感和神经运动的控制有关。松动术/手法治疗相关的神经生理学效应包括降低疼痛强度、影响肌肉张力和控制运动。松动术/手法治疗同时在解剖区域的原位和远端产生了神经生理学效应，这可能为手法治疗效果提供了最合理的解释。在理解手法治疗对交感神经系统和运动系统的神经生理学效应之前，解释神经解剖学和生理学基础是必要的。

脊柱的组织，包括皮肤、筋膜、肌肉、肌腱、关节、韧带、椎间盘（外纤维环），都有神经分布，并传导至中枢神经系统。在颈椎椎间关节和颈椎肌梭中存在大量Ⅰ型和Ⅱ型机械感受器和自由神经末梢（Ⅳ型感受器）。在胸腰椎中也有类似感受器，但数量更少，且分布与颈椎明显不同。Ⅰ型机械感受器将静止关节位置信号传导至神经中枢，并增加对关节运动反应的放电率。Ⅱ型机械感受器在关节固定时处于失活状态。当关节进行主动或被动运动时，它们会发出短暂的动作电位，因此，通过手法治疗产生的关节运动，将使这些感受器产生冲动并向中枢神经系统传入。

受体的传入神经终止于脊髓的腹侧和背侧神经节，传递本体感觉信号及伤害性信号。由于手法治疗产生了脊柱及其相关结构的活动，受到影响的多个受体发出信号传入脊髓。在颈椎，松动术也可激活其他系统附加的复杂的相互作用，如前庭和视觉系统。总之，松动术在基于神经解剖学的基础上可诱发多元的神经生理学效应。

抗伤害性反应，是对疼痛等刺激引起的伤害性反应的抑制，抗伤害性反应的现象可以概括为五个层次模型（图3-3）。

Ⅰ级发生在外周，通过干预使伤害性C纤维脱敏，如外用薄荷醇。

Ⅱ级发生在脊髓背角，通过抑制神经元释放脑啡肽和强啡肽，达到对抗伤害的效果（图3-4）。例如，热敷、按摩、松动术和经皮神经电刺激（TENS），可刺激非伤害性侧支的活动，使传入减少或阻止背侧伤害性信息传导至脊髓中的二级神经元。

Ⅲ级是快速神经元下行系统，涉及中脑导水管周围灰质（PAG）、延髓头端和蓝斑。该区域的活动是自然发生的，可以通过松动术/手法治疗触发，也可以用与阿片受体结合的麻醉剂激活。

Ⅳ级是激素系统，涉及下丘脑周围灰质，释放β-内啡肽的垂体和肾上腺髓质。应激诱导的抗伤害性反应激活了脊髓束，并从垂体和肾上腺髓质释放内啡肽激素。内啡肽与疼痛基质和脊髓中的阿片受体结合。

Ⅴ级是杏仁核和皮质水平。杏仁核调节疼痛引起的情绪，在皮质水平，产生期望、兴奋、分散和安慰剂都在调节伤害性信号传递方面发挥作用。

Bialosky在脊髓和脊髓上水平建立了一个神经生理学机制模型。脊髓上水平机制包括激活颅内疼痛调节回路，该回路是由大脑对干预的反应或伴随干预产生的经验或心理预期触发的。脊髓水平的机制与脊髓水平的突触联系相关（背角），负责周围神经对松动术的反应（图3-5）。同一研究治疗小组将手法治疗模型更新为三个模块（图3-6）。模块一包括操作者对组织的机械刺激，以及操作者和患者之间的互动，包括他们的信念和期望。模块二包括接受与原始模型类似的手法治疗干预患者神经系统的反应。模块三包括手法

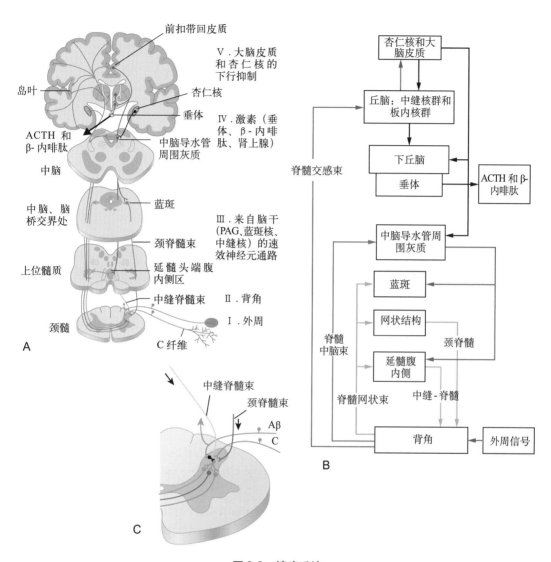

图 3-3　镇痛系统

A. 左侧显示慢性伤害性信息的上行束：脊髓交感束（蓝色），脊髓中脑束（红色）和脊髓网状束（绿色）。冠状切面中指示的结构不在同一平面内（前扣带回皮质和杏仁核位于所示丘脑切面的前面）。右侧显示神经系统参与疼痛抑制的五个水平。皮质的情绪控制区域包括前扣带回、岛叶、前额叶和腹外侧眶额叶皮质。所有纤维束都是双侧的。脊髓网状束中的信号可促进蓝斑神经元。B. 流程图说明与 A 中相同的途径。左侧显示慢伤害性信息向上流动，右侧显示下行抗伤害反射通路。C. 脊髓的一部分。与中间神经元的中央脊髓束突触（黑色）抑制脊髓背角伤害性信息的传递。脊髓束直接抑制初级伤害性信息传入。ACTH. 促肾上腺皮质激素（引自 Lundy-Ekman L. *Neuroscience Fundamentals for Rehabilitation*，ed 5. Elsevier；2018.）

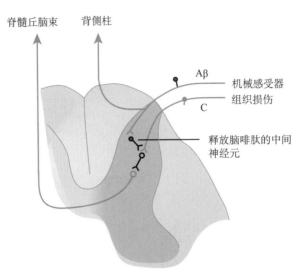

图 3-4　对抗刺激的机制。脊髓背角可以产生对伤害性信号的抑制。机械感受性传入神经的侧支刺激释放脑啡肽的中间神经元。脑啡肽结合抑制初级传入和中间神经元在伤害通路中的伤害信息传递（引自 Lundy-Ekman L. *Neuroscience Fundamentals for Rehabilitation*，ed 5. Elsevier；2018.）

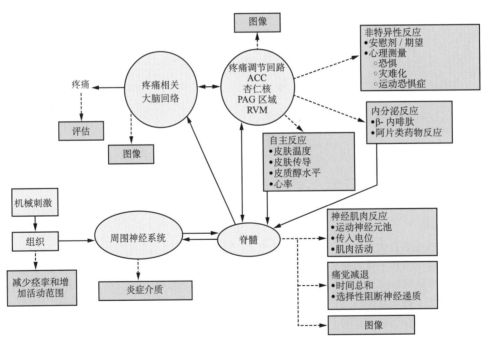

图 3-5　手法治疗机制的综合模型，该模型展示了一个变化过程，机械刺激对组织产生一系列的神经生理学效应，实线箭头表示直接的中介效应，虚线箭头表示关联关系，其中可能包括构造和度量的关系。蓝框表示测量的结构。ACC. 前扣带回皮质；PAG. 中脑导水管周围灰质；RVM. 腹内侧区 [引自 Bialosky JE，Bishop MD，Price DD，et al. The mechanisms of manual therapy in the treatment of musculoskeletal pain：a comprehensive model. Man Ther. 2009；14（5）：531-538.]

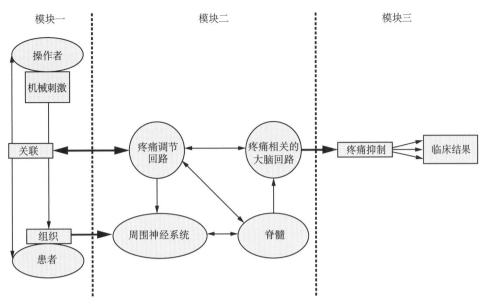

图 3-6　更新的手法治疗机制的综合模型。该模型表明，对组织的短暂机械刺激会产生一系列神经生理效应。模块一表示操作者对组织的机械刺激，以及操作者和患者之间的相互影响（互动）。模块二代表潜在的神经系统对机械刺激的反应，以及患者和操作者的互动。模块三代表潜在的临床结果 [引自 Bialosky JE，Beneciuk JM，Bishop MD，et al. Unraveling the mechanisms of manual therapy：modeling an approach. J Orthop Sports Phys Ther. 2018；48（1）：8-18.]

治疗干预措施的临床结果，如抑制疼痛和情绪困扰。

1. 松动术的镇痛作用

动物实验及人体试验均显示控制内源性镇痛的关键是中脑导水管周围灰质（PAG）。中脑导水管周围灰质，通过协调疼痛系统、自主神经系统及运动系统等多系统反应,对疼痛、压力及其他刺激的行为反应的综合控制发挥重要作用。动物实验显示，中脑导水管周围灰质的关键区域受到刺激，可诱发交感神经系统产生反应（战斗或逃跑），同时伴有非阿片类镇痛反应（图 3-3）。关节和肌肉的 Ⅰ 型或 Ⅱ 型机械感受器将初级传入神经元投射到背角，再通过二级神经元的触突，上升至 PAG 区域。许多研究显示，有症状和无症状的受试者均出现了伴有镇痛（压痛阈值）的手法治疗后交感反应（皮肤电位），说明手法治疗的镇痛作用可能是由于刺激机械感受器向中枢神经系统发出的传入冲动，触发下行疼痛抑制，即源自中脑 PAG 区域的抗伤害通路。

几种不同的感觉方式用于评价疼痛敏感性（如热、电、机械刺激），与手法治疗一起运用，但是机械压痛测试更具优势。例如，压痛阈值升高是衡量痛觉减退的有效手段，并且临床上使用压痛阈值测试的可行性更高（框 2-5）。皮肤电导是衡量手法治疗的交感神经系统反应的手段，皮肤出汗也是衡量交感神经系统兴奋性的手段。热阈值也被用于研究正常人群和临床人群的手法治疗痛觉减退与亢进反应。

Sterling、Jull 和 Wright 研究了 30 名隐匿起病的颈椎源性疼痛的患者。这些患者接受疼痛侧 C_5 椎体Ⅲ级关节松解训练。其中有一部分患者给予安慰性手法干预，另一部分患者和临床医师间无任何肢体接触。接受关节松解训练的患者，与另外两组相比压痛阈值有了很大提升，视觉模拟评分下降。La Touche 等为 32 名患有颈部和颅面疼痛的患者提供了 3 个疗程的仰卧位颈椎（$C_0 \sim C_3$）矢状位非冲击技术治疗，与安慰剂对照组相比，颅面和颈部区域的压力疼痛阈值显著增加，疼痛强度显著降低。上颈部手法治疗也产生了交感神经兴奋反应，表现为应用该技术后皮肤电导增加、呼吸频率和心率显著增快（$P < 0.001$）。

Peterson、Vicenzino 和 Wright 评估了对 $C_5 \sim C_6$ 节段进行 III 级矢状位手法治疗的效果：治疗组皮肤电导平均增长 60%，而安慰剂组仅增长 20%，存在显著差异。研究证明，手法治疗开始 15 秒内即启动了交感兴奋性反应。

Vicenzino 等测试了机械疼痛阈值和皮肤电导在颈椎横向移动过程中对应的变化关系：在为获得周边皮肤电导增加所需时间和机械疼痛阈值增加方面，二者有着明显关联。那些交感神经兴奋性最大的患者的机械性疼痛阈值增加也最大。这也解释了个别患者手法治疗反应较其他个体更为强烈。作者推测那些患者从外周向 PAG 区域的神经联系更多，在手法治疗后，有着更快、更强的交感神经兴奋性以及更为明显的痛觉减退反应。

McGuiness、Vicenzino 和 Wright 发现在 $C_5 \sim C_6$ 节段运用 III 级矢状位手法治疗后，相较于安慰剂组，治疗组受试者的心率、血压均有明显升高。Vicenzino 等测量了交感神经系统功能的相关因素，包括心率和血压，24 名无症状受试者运用 $C_5 \sim C_6$ 节段的非冲击技术，发现这些受试者的心率和血压上升了 14%，相比之下，对照组和安慰剂组只上升了 1% ~ 2%；实验组呼吸频率增加了 36%。这些实验肯定了手法治疗过程中可发生交感神经兴奋性反应。

对颈椎使用的非冲击技术治疗同样可应用于肱骨外上髁炎患者，并进行疗效评估。患者分别接受手法治疗、安慰剂或对照干预。在治疗前后分别测量机械性疼痛阈值、无痛性握力及上肢神经动力学（ULND）测试中的第 2b 项，即肩外展范围、上肢功能和疼痛的视觉模拟评分（VAS），大多数患者可取得显著疗效。这说明在非冲击技术治疗几分钟后对外侧肘部产生了减轻疼痛的作用。机械疼痛阈值平均提升了 26%，无痛性握力提升了 29%，ULND 测试水平提高了 44%。Marks 等让 20 名有颈部和上肢症状的患者在随机对照试验中使用颈椎非冲击技术和 ULND 手法并进行比较，证明了颈部非冲击技术治疗后类似的增强治疗结果。

在对 112 例肱骨外上髁炎患者治疗的回顾性分析中，Cleland、Whitman 和 Fritz 发现相比于仅仅接受传统肱骨外上髁炎局部治疗的患者，进行手法治疗联合局部治疗的患者因症状而复诊的次数更少。对 T_4 椎体运用频率为 0.5Hz 的 III 级旋转松动术，产生了同侧手部电导增加的交感神经兴奋性反应，相较于安慰性治疗技术，这种反应更为明显，而另一侧表现为相对较轻的交感神经兴奋性反应。

45 名正常参与者，右侧身体设为安慰对照组，治疗组接受单侧治疗，即左侧 $L_4 \sim L_5$ 关节突关节运用单侧矢状位非冲击技术后，皮肤电导明显提高。该研究表明，腰部非冲击技术可引起单侧下肢外周交感神经的变化。

时间总和是中枢敏化的一种临床测量方法，其中突触前神经元中高频的动作电位引发突触后电位，这些电位相互叠加。当个体以相同强度、低频（如小于 3 秒）施加的重复疼痛刺激（如热疼痛、电刺激或用牙签轻轻戳）增加了对疼痛的感知时，就会出现时间总和。中枢敏化测量显示，重复的伤害性刺激会增加疼痛强度（图 3-7）。在健康受试者和经历慢性疼痛的受试者脊柱操作机制的研究中，时间总和已被用作中枢敏化的替代测量。例如，Bialosky 等测量了 36 名腰痛患者在进行腰部手法治疗后即刻的热疼痛敏感性，并发现接受该操作的患者的时间总和受到抑制。在固定自行车运动或背部伸展运动后的患者中没有观察到这种情况。在动物研究中已经通过时间总和直接观察到脊髓背角的激活，时间总和的抑制表明背角兴奋性的调节，因为它主要在下肢的腰部神经支配区域观察到。Randoll 等通过重复电刺激正常受试者的胸部引起时间总和疼痛，并发现 T_4 水平的手法治疗后时间总和现象减少。这进一步支持了胸椎手法治疗的短期脊髓水平镇痛作用，并表明胸椎手法治疗可能对中枢敏化患者有一些益处。

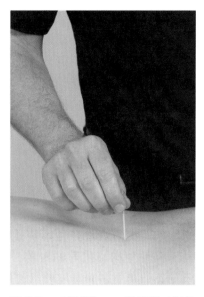

图 3-7　时间总和。一种测试时间总和的方法，就是用牙签反复刺惹皮肤 20 次，用时 1 分钟。正常反应是患者报告每次刺惹都有等量的轻度不适。当患者报告反复皮肤刺惹导致疼痛加剧时，会出现伴有颞叶感觉的超敏反应，这可能是中枢超敏化的迹象

Willet 等研究了 3 种不同频率的腰椎后前向非冲击技术治疗对腰椎和全身多个部位的压痛阈值程度的影响，发现在无症状受试者中，无论活动频率如何，都有显著的广泛的镇痛效果。Sparks 等使用脑功能磁共振成像（fMRI）发现，在胸椎手法冲击治疗后，参与者对疼痛的感知显著减少，以及与疼痛基质相关区域的脑血流量减少。

这些研究支持了这样一个概念，即手法治疗均可在健康参与者和患者中产生镇痛效果。在对文献的系统回顾中，Wirth 等得出结论，有证据表明手法治疗与自主神经系统的即时、短期变化之间存在关联，这种变化反映在心率变异性和皮肤电导率上，但其效果似乎取决于手法治疗所针对的脊柱水平，其中最显著的效果发生在对上胸椎和颈椎的冲击技术治疗中。自主神经系统的影响在疼痛患者中也比在正常人中更为明显。由于对手法治疗的反应与交感兴奋反应相结合，并且镇痛效果是局部和区域性的，令人信服的证据显示，手法治疗的神经生理学作用机制在于刺激中枢神经系统——从中脑投射到脊髓的下行疼痛抑制系统（中枢通路）。还有初步证据表明，脊柱手法治疗通过抑制脊髓背角（外周通路）的时间总和效应而引发区域性痛觉减退机制。因此，数据支持脊柱手法治疗通过中枢和外周通路对疼痛调节有直接作用。需要进一步的研究来确定操作的即时镇痛效果与长期临床改善的关系，并试图将手法治疗引起的疼痛敏感性变化与有意义的临床结果联系起来。

2. 生化变化引起的镇痛作用

一项系统综述提出，在正常受试者中有中等水平的证据表明，脊柱手法治疗可以增加生化生物标志物，包括 P 物质、神经紧张素、催产素和白细胞介素水平，并可能影响干预后的皮质醇水平。这些生物标志物参与疼痛感知、疼痛调节，并在炎症、组织愈合和免疫反应中发挥重要作用。然而，这项研究是初步的，尚未在有症状的受试者中重复，

也没有与积极的临床结果相关。在这一点上，初步的生物标志物研究无法得出临床意义。

另一种对关节松动术/手法治疗镇痛作用的解释是刺激释放与神经系统受体位点结合并产生镇痛作用的内源性阿片肽。其中一种是β-内啡肽。Vernon等在对无症状的参与者进行颈椎手法治疗后，每隔5分钟测量一次血浆β-内啡肽的水平。研究结果显示，与接受类似但不那么激进的松动术（手法治疗）的对照组相比，实验组的血浆β-内啡肽水平在治疗后5分钟有所增加。在冲击技术治疗后15分钟，内啡肽恢复到基线水平。然而，其他研究人员也进行了类似的研究，但无法测量在有症状和无症状组中脊柱手法治疗后与对照组和假治疗组相比β-内啡肽水平的差异。

为了进一步研究内源性阿片类药物是否参与脊柱手法治疗后镇痛，Zusman、Edwards和Donaghy比较了脊柱手法治疗对接受纳洛酮或生理盐水对照的受试者疼痛评分（VAS）的影响。纳洛酮是一种阿片拮抗剂，可逆转内源性阿片类药物的作用。结果显示两组的疼痛评分均有相同的改善，这表明内源性阿片类药物不是治疗后镇痛的生理机制。Vicenzino等在一项与实验组使用纳洛酮的类似研究设计中注意到了类似的结果，并发现在侧滑颈椎松动术后，实验组、假手术组和对照组的痛觉减退反应相同。

通过对大鼠进行的动物研究和注射各种药物来阻断或增强神经递质的作用发现，手法治疗的低痛觉作用可能涉及血清素和去甲肾上腺素，而不是阿片类或γ-氨基丁酸受体的下行疼痛抑制机制。这些研究综合起来表明，很少有证据支持阿片系统在手法镇痛中的作用。

3. 对肌肉激活的影响

有推测认为，等长收缩会导致高尔基腱器官启动，从而抑制拮抗运动模式，使其能够更大程度地进入到激动性运动模式中。等长手法的效果也可以通过Sherrington的互惠神经支配原理来解释，该原理指出，随着激动性肌肉的等长收缩，拮抗性肌肉被抑制，以允许更大的运动自由度进入激动性运动模式。除了这些对等长操作效果的可能解释之外，据推测，附着在目标脊柱小关节上的局部肌肉（如多裂肌）的等长收缩会拉伸关节囊，或通过直接拉动关节囊或移动相邻骨骼来纠正轻微的错位。需要进一步的研究来充分理解等长操作技术的机械效应和神经生理效应。

一些研究调查了手法治疗（通常是冲击技术治疗）对运动系统的影响，以确定脊柱手法治疗是否可以抑制肌肉张力，增加肌肉张力或增强肌肉表现。调查结果各不相同。从理论上讲，肌张力抑制发生于III型关节机械感受器对关节的强烈末端拉伸，从而对关节上的局部肌肉张力产生反射性抑制。Pecos-Martin证实，胸痛患者在主动俯卧躯干伸展期间，肌电图（EMG）活动减少，在症状最明显的胸椎水平进行3分钟III级中枢活动后，胸竖脊肌的压痛阈值立即增加（$n=17$）。在接受T_7椎体假活动（小于I级）的安慰剂组（$n=17$）中，肌电图活动的减少没有被注意到。

有作者研究了34例伴有或不伴有肌肉骨骼疼痛的关节活动不全患者的胸椎和腰椎的手法治疗的效果。参与者被随机分配接受手法治疗或不进行干预。与不进行干预的对照组相比，接受手法治疗的参与者的椎旁肌活动平均减少了20%。在单侧腰痛患者的腘绳肌活动减少方面也有类似的结果报道，并比较了腰椎手法治疗前后的效果。

Dishman、Cunningham和Burke使用电诊断测试比较了颈椎和腰椎脊柱手法治疗对胫神经 H 反射的影响，以研究脊柱手法治疗的潜在皮质反应和节段性控制反应之间的关系。临床医师在 $L_5 \sim S_1$、$C_5 \sim C_6$ 或两个脊柱节段进行单侧手法治疗。在腰椎手法治疗后，H 反射的大小出现了小而显著的下降，但这种影响只持续了 60 秒，而在颈椎手法治疗后没有发现任何影响。作者认为脊柱手法治疗对运动神经元池产生的影响是局部的，而不是整体的。也有学者推测认为脊柱手法治疗可以增加肌肉的激活和力量输出。在一项对16 例慢性颈部疼痛患者进行的研究中，对受限的 $C_5 \sim C_6$ 和 $C_6 \sim C_7$ 脊柱节段进行关节冲击技术治疗后，肱二头肌力量得到改善。一项类似的研究表明，54 名无症状参与者在接受 $C_5 \sim C_6$ 手法治疗后，双侧肱二头肌静息肌电图活动增加。在一项对 40 名无症状参与者的研究中，胸椎非冲击技术治疗后，髂腰肌强度增加。这些参与者被随机分配接受Ⅳ级或Ⅰ级 $T_6 \sim T_{12}$ 前滑松动术。与接受Ⅰ级松动术的参与者相比，接受Ⅳ级松动术的参与者下斜方肌力量显著增加。Cleland 等的研究结果显示，与对照组相比，在进行脊柱胸肌冲击技术治疗后，下斜方肌的力量输出立即显著增加（14%）。Suter 等研究了 18 例膝关节疼痛和骶髂关节功能障碍患者，在针对骶髂关节的手法治疗后，有症状一侧的膝关节伸展扭矩显著增加。

Keller 等在 40 例腰痛患者中证明，与对照组和安慰剂控制组相比，在腰椎手法治疗后，竖脊肌的最大自主收缩和表面肌电活动显著增加。应用康复超声检查对男性慢性腰痛患者进行腰椎冲击技术治疗之后和 24 小时后，俯卧上肢抬举测试中腰多裂肌的激活增强。Bicalho 等对 40 名非特异性慢性腰痛患者进行了表面肌电活动评估，这些患者被随机分为两组：手法治疗组（$n=20$）和对照组（$n=20$）。手法治疗组在 $L_4 \sim L_5$ 水平行侧卧腰椎旋转冲击技术治疗。对照组保持侧卧位，不做任何操作。在手法治疗前后的躯干屈 / 伸往复活动测试时，自右向左获取椎旁肌（$L_5 \sim S_1$ 水平）的肌电信号，结果显示手法治疗组在治疗后躯干屈伸时肌肉激活模式更为规范化。

Sterling、Jull 和 Wright 对颈痛患者进行非冲击颈椎手法治疗，以评估其对运动反应、交感神经系统功能和镇痛的影响。评估矢状位颈椎技术对颅颈屈曲试验的影响（见框 6-1）。颅颈屈曲试验报告了颈椎浅表肌激活减少，被解释为深颈屈肌的易化。这些结果提供了初步的证据，表明脊柱手法治疗可以改变运动反应，促进肌肉恢复功能，而这些功能之前因疼痛或损伤而受到抑制。

脊柱手法治疗对运动系统的影响尚无定论。均有研究支持运动系统在手法治疗后的促进或抑制作用。具体反应可能因技术、疼痛的位置和性质以及被测肌肉而异。一般来说，脊柱手法治疗倾向于改善深层的、局部的脊柱肌肉状况，这些肌肉有助于协调脊髓神经肌肉的控制，并倾向于抑制更广泛的、表层的脊柱肌肉，这些肌肉在脊柱受损时往往会表现为保护性肌紧张。脊柱手法治疗的神经生理效应倾向于局部发生在目标脊柱区域，并沿着神经的分布，影响至远端肢体。关于脊髓手法治疗对交感神经系统的影响以及伴随交感神经反应的镇痛作用的证据越来越多。然而，没有绝对的科学证据支持脊椎手法治疗长期坚持的信条，即脊柱手法治疗改变自主神经系统向器官和内脏的放射，或者可以纠正终末器官的功能障碍。

（三）心理学效应

很少有研究专门讨论和测量手法治疗对心理的影响。在一项系统综述中，129 项脊柱手法治疗的随机对照试验被确定，但只有 12 项充分报道了心理结果，心理结果测量可能包括对恐惧、焦虑、灾难化和运动恐惧症的评估。基于其中的 6 项研究中，有证据表明与语言干预相比，脊柱手法治疗改善了心理结果。

物理治疗师必须考虑的社会心理环境的一个方面是患者对治疗的期望值。Bishop 等通过对一项用冲击技术和运动治疗颈部疼痛的临床试验的二次分析证明，患者对手法治疗干预成功的期望值对结果有很大的影响。在这项研究中的 140 名患者中，超过 80% 的人期望适度地缓解症状，预防功能障碍，有能力做更多的活动，并有更好的睡眠。接受按摩（87%）和手法（75%）这两种手法治疗干预措施的患者期望显著改善的比例在 1 个月时最高，没有期望疼痛完全缓解的患者报告成功结果的概率低于期望完全缓解的患者。相信手法治疗会有帮助而不接受手法治疗会降低成功的概率，作者认为对获益的期望值，对颈痛患者的临床结果有很大的影响。一项临床预测准测（CPR）发展研究发现，对颈椎手法治疗反应良好的患者进行 CPR 的关键因素之一是：对操作将有所帮助的积极期望。

此外，预期效果还会受到实施干预的方式和用来描述干预预期结果的措辞的影响。事实上，当暗示干预易于产生疼痛的负面效应时，可能会对一些患者产生负面影响。这被称为"反安慰剂"。Bialosky 等在 60 名健康参与者中研究了正面、负面或中性期望值，在腰骨盆手法治疗技术对腰背部和腿部热痛阈测试的影响。给予负面期望教学组的受试者（即受试者在操作前被告知该操作"是一种无效的操作形式，我们预计它会暂时加重您的热痛感觉"）报告在他们的下背部出现了明显的痛觉过敏（疼痛增加），但在中性或积极期望教学组中疼痛感觉没有变化。所有 3 个治疗组都出现了腿部痛觉减退，这与之前进行腰椎冲击技术治疗后下肢痛觉减退的结果相同，而且这种情况的发生与预期无关。本研究提供了初步证据，表明物理治疗师可以影响对操作的期望值，并且这些期望值可以影响期望所指向的身体区域的痛觉。

关于安慰剂机制的新理论表明，安慰剂代表了每种治疗的社会心理方面，安慰剂的研究本质上是对社会心理的研究。因此，理解安慰剂对研究人员和所有医师来说都是必不可少的，尤其是那些治疗疼痛、抑郁和运动障碍患者的医师。

许多关于手法治疗效果的对照研究使用了假治疗或安慰剂治疗，包括用于手法治疗的手动触摸或定位，但不真正施加力量。在这些研究中，假治疗组参与者的疼痛和活动受限水平通常可以得到轻微改善。医疗专业人员的触摸和安抚会对缓解患者的恐惧和焦虑产生强大的作用，这可以转化为减轻疼痛和活动受限。如果参与者被分为三组：治疗组、安慰剂组、对照组，安慰剂组和对照组之间的差异，将提供关于安慰剂效应的数据。安慰剂效应在受试者的数量和效应的大小上都是可变的。安慰剂有效者比例高达 35%，但也有较小比例的报道。

George 和 Robinson 总结了手法治疗干预的安慰剂效应，提出安慰剂效应触发了大脑功能神经生理学机制，这种机制能被磁共振所记录，显示了与疼痛抑制直接相关的皮质区域的活动。研究还证实了内源性阿片系统的参与，安慰剂反应可被纳洛酮（阿片受体拮抗剂）逆转，这意味着安慰剂反应的疼痛减轻可以通过阿片受体拮抗剂逆转。这些研究提供了初步数据来支持手法治疗干预的心理因素可能触发脊髓上疼痛调节机制，类似于脊柱手法的神经生理学效应。

总之，手法治疗的心理学效应取决于患者的社会心理环境，包括患者对治疗的价值观和期望值。一般来说，如果患者对干预有积极的态度和期望，并且他们接受了干预，那么治疗的积极效果往往是最大的。治疗师的意见和期望，以及治疗师与患者交流使用的言语都会影响治疗结果。治疗师与患者的互动会影响患者对治疗的期望值，因此会影响安慰剂等心理学干预的效果。手法治疗对心理结果的影响程度需要进一步的研究。

（四）心理知情语言与疼痛神经科学教育

治疗师必须意识到与疼痛患者互动时使用的言语对患者心理和情绪状态的影响。在一项针对 130 名患有慢性和复发性腰痛的参与者的调查中，Setchell 等报道，绝大多数患者将他们疼痛的原因描述为身体就像一台有永久损伤的"坏机器"，总的来说，他们用非常负面的词来描述自己身体的状况。近 90% 的参与者称，他们从医疗专业人员那里学到了这些概念。临床医师往往不知道他们的话可能造成的伤害。由于只关注疼痛的病理解剖因素，临床医师实际上会通过增加疾病威胁的程度来恶化患者的心理状态。

腰痛患者的早期高级影像（如 MRI），似乎是患者医疗费用增加的一个因素，包括急诊就诊率增加、阿片类药物处方和手术。一旦患者将注意力集中在图像的结果和用于描述图像表现的词语上，感知威胁的程度就会加剧，症状会恶化。例如，像"退行性椎间盘疾病"这样的术语对患者来说可能是灾难性的和绝望的感觉。一个更好的方法可能是将退行性变的影像学表现描述为"正常年龄变化"，类似于皮肤科医师通知患者他们出现了"皮肤皱纹"这种描述，从而将这一发现置于适当的层度，因为在患者的年龄范围内有高比例的无症状个体将表现出类似情况。

在使用语言时需要非常谨慎的另一个领域是描述理论、生物力学发现。例如，治疗师使用脊柱模型来演示患者有"骶髂关节移位"或"脊椎错位"，这可能会增加对这种情况的认知恐惧，并导致对运动的恐惧和疼痛感知的加剧。患者在运动和活动时会变得格外谨慎，以避免造成骨盆"动态失稳"或"脊椎错位"的活动。最好在进行康复计划时尽可能简单直接地解释治疗师和患者如何共同努力恢复活动能力和减轻疼痛。因此，治疗师应该简单地描述活动受限和组织敏感的区域，并解释手法治疗技术将用于"提高灵活性，并向大脑发送信号以减轻疼痛"。向患者解释，在特定的手法治疗或锻炼后，他们会"感觉更好，活动更好"，通过积极影响患者的期望值来增强治疗效果。

有证据表明在治疗脊椎疾患时指导、运动、锻炼具有良好益处。不应将手法治疗的效果描述为"固定一个结构"，而应以患者可以理解的方式，教育患者关于手法治疗技术的神经生理学作用机制。治疗师应解释手法治疗技术将帮助患者调节疼痛并恢复活动能力，这将使患者能够更舒适地活动，患者可以使用家庭锻炼计划来获得类似的效果。向患者解释，"运动和锻炼不仅可以放松和加强你的背部，还可以向大脑发出良好的信号，减轻你的疼痛"，"我们能为你的背部做得最好的事情就是让它运动并保持运动状态。"在整个治疗过程中重复简单的短语如"运动就是治疗"，有助于加强手法治疗和锻炼计划的积极治疗效果，重复诸如"脊椎是一个坚固的结构"之类的说法也有助于最大限度地减少患者的恐惧和焦虑。

治疗师在整个疗程中必须意识到语言的影响。如第 2 章所述，当患者对自己的疼痛表现出高度的恐惧和焦虑和（或）在中枢敏化量表上的得分达到或高于中等级或在恐惧 -回避信念问卷（图 2-4）上的评分达到或高于高等级时，应高度重视疼痛应对策略和疼痛神经科学教育，并纳入治疗计划。

疼痛神经科学教育是一种由物理治疗师进行的基于认知的教育干预，旨在通过提供更广泛的生物社会心理理解来概念化疼痛体验的意义，从而使中枢神经系统脱敏，减少疼痛和活动障碍。疼痛神经科学教育指导患者发挥神经生理学的作用（例如，中枢和周围神经系统致敏）、心理、社会和环境因素，以更好地理解疼痛体验。对于慢性肌肉骨骼疼痛障碍，来自多个系统综述的证据表明，疼痛的神经生理学和神经生物学的教育策略有助于改善疼痛、功能障碍、灾难应激、身体表现，并最大限度地减少治疗时间。目标包括降低疼痛的威胁值，增加患者对疼痛神经科学的知识，并将疼痛重新定义为更广泛的生物 - 心理社会视角。为了实现这一点，患者需要明白所有的疼痛都是由大脑产生、构建并调节的，一旦出现正常的炎症和愈合反应，则疼痛症状是由神经系统的超敏反应而不是持续的组织损伤引起的。通过荟萃分析，Watson 等报道称，疼痛神经科学教育对运动恐惧症的治疗效果在短期和中期具有临床意义。疼痛神经科学教育应该是一个与患者互动的教育过程。例如，允许患者讲述自己的疼痛故事，已被确定为提高疼痛神经科学教育成果的关键组成部分，动机访谈方法已被认为是提高疼痛再认知的有效手段。

肌肉骨骼相关伤害性疼痛患者应接受以下疼痛神经科学教育。伤害感受器是一种特殊的感觉神经元，可以通过 3 种方式受到刺激：机械刺激、热刺激和化学刺激（图 3-8）。伤害感受器通过外周围神经系统（即初级传入神经）传递有关强度、持续时间和外周伤害性刺激的位置。初级传入神经向脊髓背角发送信息，脊髓背角与中间神经元相互作用，然后是二级神经元，将信息发送到大脑（图 3-3）。神经轴突将对施加到神经的刺激，如温度、心理压力、运动、压力、免疫变化或血液流动做出反应和适应（通过打开离子通道）。如果有足够多的离子通道因为一种刺激而打开，信号就会到达大脑。根据大脑对与传递的信息相关的相对威胁以及冲动的强度和大小的反应，伤害性感觉被大脑反映为疼痛。炎症使周围神经暴露于产生周围神经敏化的细胞因子，表现

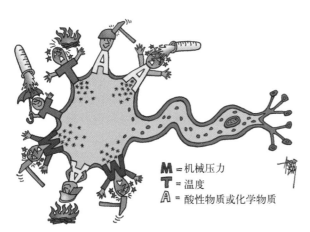

M = 机械压力
T = 温度
A = 酸性物质或化学物质

图 3-8　急性伤害感受器工作的基本原理。图中显示了一个神经元，左边是它的"传感器"，能够感知温度的变化（用字母"T"表示）、酸性物质或化学物质（"A"）和机械压力（"M"）。这种传感器的激活，打开了神经元细胞膜中相应的离子通道，这使得钠离子流入神经元（正电荷进入细胞），可能导致动作电位（"危险信息"）。对于患者来说，重要的是要认识到，动作电位的存在并不一定意味着正在或将要经历疼痛（引自 Nijs J, van Wilgen CP, Van Oosterwijck J, et al. How to explain central sensitization to patients with unexplained chronic musculoskeletal pain: practice guidelines. Man Ther. 2011;16:413-418.)

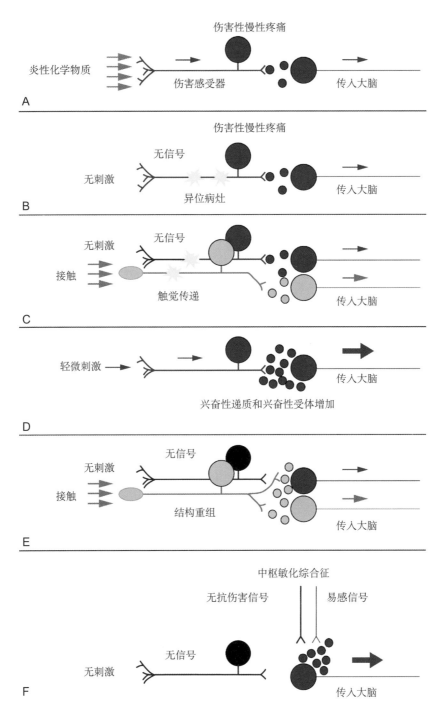

图 3-9　伤害性和神经性疼痛以及中枢敏化综合征的机制。红色表示伤害性途径的活性。黑色表示神经元或部分神经元处于非活动状态。绿色表示轻触通路中的活动

A. 疼痛系统的正常生理功能：损伤部位的炎性化学物质使外周伤害感受器敏感，指示组织损伤的信号传递到大脑；B～E 说明了神经病理性机制；B. 异位病灶；C. 从 Aβ 触觉神经元到伤害性纤维的触觉传递；D. 中枢敏化，由兴奋性递质的可用性增加和兴奋性受体数量增加引起；E. 结构重组，在这种情况下，C 纤维近端末梢从伤害性神经元缩回，Aβ 触觉末梢成长，与伤害性神经形成突触；F. 中枢敏化综合征导致疼痛自上而下的调节发生变化，抗伤害感受信号沉默，促痛感受信号过多（引自 Lundy-Ekman L. Neuroscience Fundamentals for Rehabilitation，ed 5. Elsevier；2018.）

为损伤／发炎和周围组织的超敏反应。这是身体正常保护机制的一部分。大脑的下行纤维提供内源性化学物质，从而调节（即抑制或下调）伤害感受和疼痛体验。其他大脑活动，如思考、记忆、情绪、压力和焦虑，可以影响这些信号的反应、疼痛的上调或下调，以及大脑的疼痛输出。

对于有中枢敏化迹象的患者，疼痛神经科学教育应包括其他内容，如在治疗肌肉骨骼相关疼痛的患者时，一个常见的现象是疼痛在自然愈合时间之外持续甚至加剧。对这种现象的一种解释为与初级和二级传入神经纤维的变化以及它们在脊髓背角相交的位置有关。神经纤维的离子通道不断变化，因此一种类型的离子通道可以退出，另一种可以取代它，这取决于提供给身体和大脑的输入，这些输入可能积极地，也可能是消极地影响神经可塑性，即神经元改变其功能、化学特征（产生的神经递质的数量和类型）和（或）结构的能力。在初级传入神经纤维中，位于轴突的异常浓度的离子通道可以产生自己的冲动，并可以对肾上腺素（恐惧、焦虑、紧张或愤怒）、运动或机械压力或环境中的温度变化作出反应。神经轴突的离子通道改变是外周致敏（即，伤害性慢性疼痛）可能发生的持续性痛觉过敏的一种解释。当周围神经损伤导致旁触传递（神经元之间的异常交互）和异位灶（髓鞘受损的动作电位增加），使神经对机械和化学刺激高度敏感，发生神经性疼痛。由于外周敏感性或神经性疼痛，从外周到背角的持续输入，二级神经元（神经胶质细胞修饰）、背角（增强的受体和神经递质）和脑通路（即神经可塑性）发生变化，导致中枢敏化增强和调节伤害性冲动的能力降低。为了响应这些大脑认为是威胁的持续危险信号，可以添加背角的受体，并用开放时间更长的新受体取代，以进一步增强敏感性（即上调），从而降低激活和中枢敏化的阈值。这些变化可以导致疼痛阈值降低，对有害输入的反应幅度和持续时间增加（疼痛扩散），并且可以允许正常无害地输入产生疼痛感（即异常性疼痛）（图3-10）。

应告知患者，了解大脑处理疼痛的方式有助于降低神经系统的敏感性。运动和手法治疗以及定位训练将向大脑发送积极的信号，这些信号可以触发疼痛调节（即下调）反应，抑制神经系统的

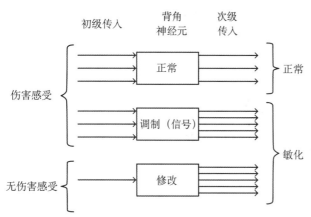

图3-10 用于解释慢性疼痛的急性伤害感受和中枢敏化。该图解释了慢性疼痛中枢敏化的基本特征之一。顶部的情况代表了正常情况，初级传入向背角神经元传递三个危险信息，就像割手指时的情况一样。接下来，背角神经元激活次级传入，将同样的三个危险信息传输到大脑进行处理。然而，在许多情况下，背角神经元调节传入的危险信息，如中下图所示。中间的情况代表"真实"的伤害感受，三条危险信息进入脊髓神经元，五条被发送到大脑。这意味着传入的信息在进入大脑之前在脊髓中被放大。这种情况说明慢性疼痛患者的中枢敏化作用。即使在没有伤害感受的情况下，来自外围的信息（例如，触摸疼痛区域上方的皮肤或移动受影响的肢体）也会以一种强大的方式被放大，从而使背角神经元向大脑发送几个危险信息(引自Nijs J, van Wilgen CP, Van Oosterwijck J, et al. How to explain central sensitization to patients with unexplained chronic musculoskeletal pain：practice guidelines, Man Ther. 2011；16：413-418.)

敏感性，减少疼痛感知。大脑的特定区域（初级感觉皮质）提供了体感刺激的反馈，例如轻触摸创建了一个皮质体图，可以用矮人图来说明（图 3-11）。当身体部位由于疼痛或对疼痛的恐惧而不能正常或有规律地运动时，皮质体图可以作为中枢增敏发生的神经可塑性变化的一部分而改变，其后果包括抑制的两点辨别、左右辨别困难，定位轻触的能力降低。定位训练包括向患有慢性腰痛的患者展示一张在背部有九个框网格的身体图（图 3-12），并要求他们识别背部被触摸的是哪个框。Louw 等通过对 16 例慢性腰痛患者进行 5 分钟的定位训练，能够改善术后疼痛和腰椎曲度。通常情况下，80% 的个体应该是能准确定位的，如果不能，定位训练也可以帮助改善神经可塑性和大脑映射。

疼痛神经科学教育对疼痛感知、功能障碍和意外的积极影响，可以让患者通过重新评估他们的运动能力来应用这种对疼痛状态的新观点。鉴于治疗师对额外组织损伤的威胁降低的保证，以及对疼痛可能是由神经敏感性而非组织损伤引起的认识，患者可能会主动地活动，并允许治疗师施以被动的活动。患者倾向于通过隐喻、例子和图像等，有效地学习疼痛神经科学教育。此外，还有更多的综合性资源，可供治疗师扩展他们在疼痛神经科学教育方面的知识。

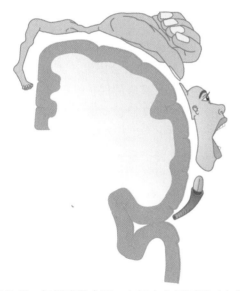

图 3-11　初级感觉皮质。右侧中央后区域对来自左侧身体 / 面部的体感刺激做出反应的矮人图展示（引自 Lundy-Ekman L. Neuroscience Fundamentals for Rehabilitation, ed 5. Elsevier；2018.）

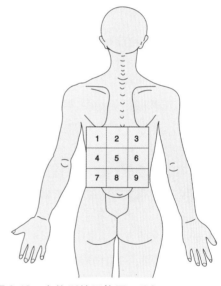

图 3-12　定位训练网格图 [引自 Louw A，Farrell K，Wettach L，et al. Immediate effects of sensory discrimination for chronic low back pain：a case series. N Z J Physiother. 2015；43（2）：58-63.]

疼痛神经科学教育旨在描述神经系统如何通过周围神经敏化、中枢敏化、突触活动和大脑处理来解释来自组织的信息及神经激活，无论是上调还是下调，具有调节疼痛体验的能力。因此，患者被告知神经系统对其损伤的处理，以及各种心理社会因素，决定了他们的疼痛体验，并且疼痛并不总是组织状态的真实代表。疼痛神经科学教育旨在重新定义疼痛，通过解释所有的疼痛都在大脑中而不是局部组织损伤，中枢神经系统的超敏反应可能是疼痛问题的原因，使患者能够理解自己的疼痛。通过将疼痛重新定义为大脑对损伤威胁，而不是对其组织损伤程度的准确测量，患者可能更倾向于运动、锻炼，并承担一些不适。

疼痛应该被概念化为一种高度复杂、主观的人类体验，在组织中可以感受到，但大脑会将其解释为对感知到的威胁的反应。在这种情况下，因为疼痛的强度受到感知到威胁程度的影响，如果治疗师能够提供一个例子，即当小提琴手与卡车司机的手指同时被别针卡住时，他们主诉的剧烈疼痛的强度是有差异的，这可能有助于患者更有效地应对他们的病情。小提琴手的职业受到手指受伤的威胁，而卡车司机的职业则没有受到同样的威胁。可以通过询问患者当前疼痛状况对他们的威胁，进一步了解患者的特殊情形。

另一个可以进一步教育患者威胁、注意力和疼痛相互作用的例子是讲述一个踩钉子的人的故事。通常情况下，当一个人踩到指甲时，伤害性冲动会传递到大脑，大脑会将脚上的指甲解释为对健康的威胁，会感到疼痛。但是如果这个人踩在路中间的钉子上，而抬头看到一辆公共汽车要撞到他时，他就会忘记踩钉子的疼痛，躲开公共汽车。公共汽车成为更大的威胁，并超过了脚踩钉子带来的疼痛。让患有慢性疼痛的患者放心，他们的身体结构很强壮，运动和活动不会对他们的健康造成进一步威胁，这些有助于减轻疼痛，使他们变得更强壮，从而恢复正常活动，这有助于减少与他们的损伤和疼痛相关的威胁。

Moseley 主张治疗师必须教育患者，疼痛为组织提供了保护性缓冲。保护性的疼痛提供的缓冲可以随着一系列变量的变化而变化，包括炎症、认知和社会因素。随着时间的推移，疼痛系统可以学会变得更具保护性和过度敏感，重新训练这种保护性疼痛系统的最佳方法是学习疼痛相关知识，采取积极的管理策略，通过积极的运动提高对疼痛的耐受能力。同样，疼痛可以作为神经系统的警报系统向患者反馈。由于各种社会和心理因素，如压力、焦虑或抑郁，神经系统可能会变得敏感，从而使警报系统对通常不会被解释为痛苦的活动做出反应。你可以问患者，如果房子里有火警报警，但没有火灾的迹象，那重点应该停止寻找火灾，而去注意警报的问题（即敏感的神经系统）。因此，需要下调神经系统的治疗（如锻炼和手法治疗）来降低触发疼痛警报系统的阈值。最好的治疗方法是了解这种情况的发生（即疼痛神经科学教育），并通过运动、锻炼、温和的手法治疗技术和逐渐的活动来努力使神经系统脱敏。

与患者进行对话，以确认患者理解疼痛、行为、想法，在开始一项旨在逐步引导患者克服对运动引起的疼痛的恐惧的锻炼计划之前，情绪相互影响和保持是至关重要的。当患者被引导进行专门针对独立肌肉收缩或特定运动方向的锻炼时，必须向患者保证，所感知的疼痛与肌肉或运动本身无关，而是大脑和增强的中枢伤害性处理的产物。最终，可以通过重新定义疼痛和指导规定的运动来抑制增强的中枢伤害性处理。

最好将患者的心理暗示改为"生活是一段旅程"，而不是试图"修复一台坏掉的机器"，手法治疗的重点应该是帮助患者控制病情并继续生活，这样慢性疼痛就可以在他们生活的状态下得到控制，而不会占据主导，分散他们的注意力。最终，一旦筛选出危险信号，治疗师的工作就是减轻患者的恐惧，这将减少感知到的威胁，并将疼痛感知降至最低。这可以通过疼痛神经科学教育、手法治疗、锻炼和整个康复过程中的强化来实现。

四、可听见的关节"啪"的一声

Roston 和 Haines，Unsworth、Dowson 和 Wright，以及 Kawchuk 等 3 项主要研究对与关节操作相关的可听见的关节爆裂音或"打开"现象的生理学进行了探索。通过增加第三指掌指骨关节处的张力，并通过间歇性 X 线检查监测关节分离量，Roston 和 Haines 发现，随着关节张力的增加，关节分离量以线性方式逐渐增加。然而，当达到临界张力产生爆裂音时，会注意到关节分离量的突然增加。Roston 和 Haines 将打开的空间解释为"在减压下被水蒸气和血液中气体占据的部分真空"。已经"打开"的关节在 20 分钟内不能再打开，这种现象被称为不应期；有观点认为，在关节再次打开之前，必须重新吸收气体。

Unsworth、Dowson 和 Wright 进行了类似的研究，并描述了由于空化作用而在关节中形成充满蒸汽的气泡，空化作用是流体从临界压力降低转化为气体的过程。在关节内，滑膜液在压力达到 − 2.5 个大气压时就会气化。Unsworth、Dowson 和 Wright 进一步解释了"打开"现象，由于负压在关节腔内形成气泡，这些气泡的破裂导致声音。当气泡与压力更高的剩余滑液接触时，便会破裂。Unsworth、Dowson 和 Wright 还发现，就在"打开"后，关节分离度突然增加，并指出打开后的比未打开的关节的分离度更平缓。

关节表面必须接近，以提供发生空化的前提条件，Unsworth、Dowson 和 Wright 发现关节分离需要 15 分钟才能恢复到其预"打开"值。他们计算出，这种主要是二氧化碳的气体的再吸收可能需要 30 分钟。这些因素可能有助于解释不应期。Unsworth、Dowson 和 Wright 指出，研究中未"打开"关节的关节间距比打开的关节大 25%。在张力作用下，未打开的关节以与不应期"打开"的关节相似的方式分离，共同点似乎是施加荷载前的关节分离量。

Kawchuk 等以每秒 3.2 帧方式可视化记录 10 个掌指关节的可听见的关节声音，该声音是通过将手指插入围绕电缆长度拧紧的柔性管中而施加长轴牵引引起的。随着牵引力的增加，实时 MRI 显示关节间隙逐渐增加，直到在产生声音的同时出现快速的关节腔分离，之后产生的腔仍然可见，但随着力的释放而恢复正常。这些结果提供了直接的实验证据，表明关节打开与关节空腔的产生有关，而不是与预先存在的气泡的破裂有关。这些观察结果与摩擦成核一致，摩擦成核是一种相对表面抵抗分离的过程，直到达到临界点，然后它们迅速分离，形成持续的气腔。

Flynn 等比较了腰痛手法治疗对出现关节声音（即"爆裂音"）的患者和没有出现关节声音的患者的即时效果。在比较两组之间的反应时，Flynn 等报道称，在有操作声组和没有操作声组之间，结果（活动受限、疼痛、腰椎屈曲活动度）没有差异。在对 40 名接受腿部和背部热疼痛敏感性测试的参与者进行的二次分析中，Bialosky 等发现，在进行腰痛冲击技术治疗后，背部和下肢的痛觉减退程度相同，与是否听到"爆裂音"无关。然而，在感知到爆裂音的个体中，对下肢（神经元）时间累积的抑制更明显。

Silevis 和 Cleland 发现，对于接受干预的 50 名慢性颈部疼痛患者，无论手法操作是否导致一声爆裂音、多次爆裂音或无爆裂音，$T_3 \sim T_4$ 冲击技术治疗对疼痛减轻和自主神经系统活动的直接影响是相同的。同样，一项研究表明，在 54 名无症状参与者中，进行

$C_5 \sim C_6$ 手法操作后，双侧肱二头肌静息肌电图活动增加，该研究发现，无论操作是否出现爆裂音，都会出现这种情况。

根据这些研究，手法治疗的有益效果似乎并不取决于关节声音的产生。因此，关节声音的产生不应该是手法技术的主要目标。获得关节音可能会产生一些与安慰剂相关的治疗效果，特别是如果这是患者对积极治疗体验的期望的一个组成部分时，但还需要进一步的研究来更好地理解关节音造成的心理影响。除了产生关节音之外，结果测量似乎更加重要，包括疼痛减轻、感知的活动障碍减少，以及行为能力和功能的改善。

五、脊柱手法应用的临床决策

肌肉骨骼和手法治疗的临床决策需要建立一个模式，通过填写的表格、医学筛查表格资料和患者访谈记录来获得详细的患者病史。最初的患者访谈是与患者建立治疗联盟的重要组成部分，通过积极的倾听技能，治疗师可以与患者建立融洽的关系，从而转化为积极的临床结果。治疗师将解读表格和访谈中的数据，以作出多种诊断假设，并筛选风险因素与危险信号（红色和黄色信号）。根据现有数据制定并实施医学筛查。专业物理治疗师将在临床推论过程中使用假设、演绎、推理和模式识别来得出初步诊断。应根据病史和访谈中获得的信息来进行体格检查，以支持或排除这些假设。

体格检查应包括具有良好可靠性和有效性的测试与测量，治疗师将考虑阳性和阴性结果的模式与集群，以检验假设。对这些数据进行进一步评估，以得出基于病损的分类 /诊断，并与患者合作制订治疗计划。

治疗师必须在每次治疗过程中继续对患者进行评估和重新评估，以相应地推进或修改治疗，从而达到最佳的临床结果。手法治疗师有能力根据患者对手法治疗的反馈进一步验证诊断。在疗程中，疼痛强度和活动度的变化更有可能发生在那些在疗程内表现出同一参数变化的患者身上。因此，在每次治疗中对关键的主观和客观结果进行评估和重新评估，应用于指导临床决定哪些治疗最有效，并将产生最积极的结果。手法治疗不是被动干预。如果应用得当，手法治疗干预措施会使患者积极参与治疗，以确定对治疗的有效反应。通常，手法治疗干预将与治疗练习相结合，可用于加强和进一步评估手法治疗的效果。

（一）基于病损的生物力学方法以制定临床决策

生物力学方法是一种基于病损的脊柱疾病管理方法，其中临床决策基于分析主动和被动运动的临床测试和测量的结果。关于手法操作的深度、位置和方向的临床决策是基于脊柱力学的知识来解释这些临床发现。以类似的方式评估疼痛刺激和组织反应性，并将这些临床信息纳入手法治疗技术选择的决策中。例如，如果关节是低活动性和高反应性的，则选择具有适当的深度和力量的技术来拉伸关节，使用力度较小的技术（Ⅰ级和Ⅱ级操作技术）可能会在拉伸操作程序之前首先尝试抑制疼痛，特别是当患者反射性地抵抗操作施加力时。在这种情况下，冲击技术治疗技术通常是成功的，因为该技术的速度可以先于肌肉保护反应，如果成功，还可以减轻疼痛和抑制肌肉在目标脊柱节段处产生抵抗。如果发现脊柱节段是高活动性的，则通过运动控制练习进行治疗，可以在高移动性脊柱节段上方或下方的低移动区域使用Ⅲ级或Ⅳ级操作技术。

Cleland 和 Childs 对使用生物力学模型作为临床决策手法治疗基础的有效性产生了质疑。从历史上看，生物力学模型一直是大多数手法治疗临床决策的基础，临床医师用生物力学模型显示出临床试验中应用手法治疗干预措施的积极结果。因此，可以说生物力学模型在临床上运行良好，但这种有效性的理由现在正受到质疑。

反对使用生物力学模型的一个论点与使用动态 MRI 的证据有关，即指向脊柱的辅助矢状位压力的局限性比最初想象的要小。Kulig、Landel 和 Powers 使用腰椎矢状位松动术（IV 级）评估了脊柱动力学，结果表明使用该技术在所有腰椎层面都会发生矢状面运动。

Kulig、Landel 和 Powers 的研究结果显示，在矢状位施力过程中，腰椎运动模式一致。在施加矢状方向力的目标脊柱节段运动量最大，并且矢状方向力产生指向伸展的运动。此外，在非目标节段观察到两种运动模式。在 L_5、L_4 或 L_3 处施加力时，所有腰椎节段通常向伸展方向移动（图 3-13 和图 3-14）。在 L_2 或 L_1 处施加力后，最靠近头部的 3 个腰椎节段（$L_1 \sim L_2$、$L_2 \sim L_3$ 和 $L_3 \sim L_4$）向伸展方向移动，最尾部的两个节段（$L_4 \sim L_5$ 和 $L_5 \sim S_1$）向屈曲方向移动（图 3-13 和图 3-14）。目标节段的伸展运动幅度最大。

尽管动态 MRI 研究表明脊柱节段随着矢状方向力的施加而移动，腰椎被动运动的诱导模式在每个靶向节段应用中都是独特的。作为一种评估工具，通过评估每个脊柱水平的矢状位活动性来获得独特的信息，临床决策仍然可以基于这些信息。此外，如果施加矢状方向力会使特定的脊柱水平疼痛，则可以将手法技术应用于相邻的脊柱水平，以在疼痛节段诱导一些运动。同样，如果需要产生机械效果，则可以通过在目标低运动节段实施松动来施加最大的伸展运动。如果在脊柱水平上禁止被动运动（如腰椎融合术后），则不应在相邻的脊柱节段使用矢状位施力技术。因此，手法物理治疗师可以利用这些知识来增强生物力学方法，但同时必须理解，这些方法因节段而异，并且治疗方法是有限的。

施加在特定椎体上的力可以产生多节段运动而非单独目标节段的运动。同时，运动的模式和幅度因施力部位而异。通过在每个椎体上施加力来评估其活动性和反应性，可以获得临床有用的信息。这些结果必须用脊柱区域特异性与脊柱节段特异性来解释。然

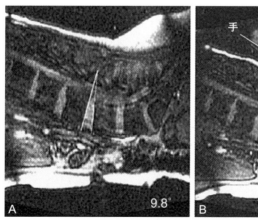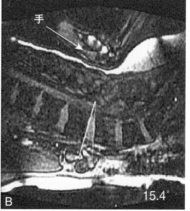

图 3-13　以邻近椎骨终板线的夹角作为椎间角来测量。节段性腰椎运动被定义为静止位置（A）和末端范围图像（B）的椎间角之间的差异。箭头表示检查者的手

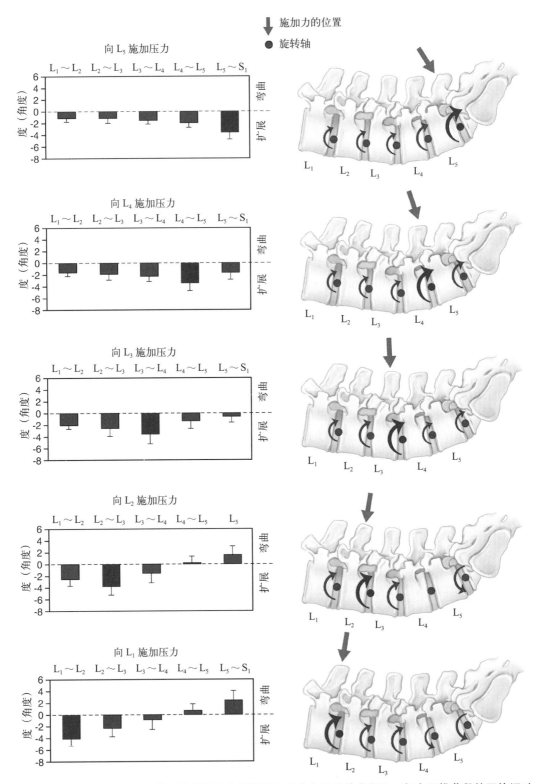

施加力的位置

旋转轴

向 L_5 施加压力

向 L_4 施加压力

向 L_3 施加压力

向 L_2 施加压力

向 L_1 施加压力

图 3-14　左图表示在应用于单个椎骨的棘突的脊柱矢状方向手法技术期间，每个腰椎节段的平均运动。误差条表示 1 个标准偏差。右列以图形的方式表示运动。箭头指示施加力的椎体。弯曲箭头表示运动方向，弯曲箭头的厚度表示相对旋转量 [引自 J Orthop Sports Phys Ther. 2004;34(2):60.]

而，出于记录的目的，以及为了找到未来重新应用该技术的位置，对施加力的节段的记录仍然是可以接受的。最后，需要研究结果的相关性来确定最佳干预措施。临床医师永远不应该依靠一次评估的结果来做出临床决定。在矢状位椎间关节被动附加运动（PAIVM）测试的情况下，该检查结果应与症状行为、AROM、组织触诊、肌肉力量／长度测试和其他椎间关节被动运动（PIVM）测试相关。

Tuttle 等证明，只有当将矢状位施力手法技术应用于先前确定的有症状的脊柱节段时，颈痛患者的颈椎手法治疗技术才能积极改变颈椎 AROM 和脊柱硬度，但如果将手法治疗技术应用于其他随机脊柱节段，则不会发生改善 AROM 和硬度的这些积极影响。在一篇后续综述中，Tuttle 使用计算机建模与脊柱硬度的生物力学测量研究相结合，强调脊柱矢状位硬度的差异在 10～20N 的力水平下最为明显，这低于手法治疗技术中常用的力。因此，更温和的矢状方向施力往往能更有效地检测脊柱后前向活动能力缺陷。这些研究进一步强调了培养熟练的、特定的温和的手法技能的重要性，以最大限度地提高治疗效果。

反对使用生物力学的第二个论点，该模型证明，随机选择手法治疗技术可能和基于结合生物力学模型的临床评估选择的技术一样有效。McCarthy 等对 60 名腰痛患者进行了随机对照试验，这些患者被随机分为两组：一组在 3 个治疗疗程中接受了有针对性的冲击技术治疗（$n=29$），另一组接受了对腰椎的一般冲击技术治疗（$n=31$），前者是定位在临床症状脊柱节段，后者是使用类似的侧卧腰椎旋转冲击技术，将力均匀地施加到整个腰骶部区域。方差分析的重复测量显示，所研究的腰部肌肉的自觉疼痛或受压疼痛阈值在组间没有差异，但在试验组中有更大的表面肌电反射反应。

Chiradejnant 等完成了一项随机对照试验，以确定在治疗师选择的水平或随机选择的水平上，用矢状位腰椎松动术治疗腰痛患者的疼痛水平和活动度的即时影响。这项研究发现，这两组患者的短期疗效没有差异，两组患者都表现出疼痛程度和腰椎活动度的改善。进一步的数据分析显示，与上腰椎水平相比，下腰椎水平往往更僵硬，接受下腰椎松动术的患者的疗效更好。这项研究的结果证实了腰椎松动术治疗对缓解疼痛有立竿见影的效果，但也表明所使用的特定技术可能并不重要。Kulig，Landel 和 Powers 应用 MRI 技术，验证了 Chiradejnant 的研究结果。MRI 研究表明矢状位手法松动术可以移动多个节段，矢状位腰椎松动术应被视为一种通用的腰椎手法松动术。

Haas 等发现，随机选择给予颈椎手法治疗，与基于 PIVM 测试结果而选择的技术的短期效果相比，结果相似。两组患者在疼痛和僵硬的减轻时间进度上一致。尚未研究随机方法选择的长期影响。数据表明，疼痛调节可能不局限于与运动受限的关节操作相关的机制。此外，有证据表明，各种脊柱手法都会导致全身和区域性痛觉减退，这在本章的手法治疗的神经生理学效应部分有更详细的介绍。

反对使用生物力学模型的第三个论点是，有证据表明手法治疗技术没有节段针对性。研究指出脊柱冲击技术治疗的准确度和精密度由关节声音的位置决定。Ross、Bereznick 和 McGill 研究了针对腰椎和胸椎的手法冲击治疗的准确性，使用皮肤传感器来检测可闻及的关节声音，并使用工程原理来确定可听见来自目标脊柱节段的关节声音的距离。结果表明，胸椎手法治疗有 53% 的准确度（即可听见的关节声音发生在目标节段），腰椎手法操作有 46% 的准确度。大多数手法操作都会产生多个的可听见的关节声音，通常包括了目标节段，但作者也表示，这些计算在内的可听见的关节声音，并不意味着特定的节段，因为这不是特定的节段。事实上，其他研究发现，通过手法操作产生多个关节声音（3～5个）是常态。这项研究假设，可听见的联合声音对力量的定位和手法操作的成功至关重要。但这两个前提都没有得到证实。事实上，多项研究表明，手法治疗的有益效果与操纵过程中产生的可听见的关节声音几乎没有关系。此外，在任何一次治疗过程中通常使用多种技术，这进一步增加了治疗目标节段的概率。

总之，证据表明，手法治疗师在分段手法治疗评估和操作技术方面无法像过去那样具体，尤其是腰椎治疗。在临床上教育和实践手法治疗过程时，必须考虑这些限制因素。然而，是否可以完善手法治疗技能并成功地应用，以产生临床疗效，取决于操作者的努力和是否足够专业。过度要求超自然的触诊技术是不合理的。证据强调，临床患者通过手法治疗获得的疗效与娴熟的手法检查和实施全面的治疗步骤密不可分。

有初步证据显示，对有症状的、僵硬的脊柱节段进行手法治疗可以提高灵活度和减轻疼痛，但缺乏可靠的测量整个脊柱节僵硬程度的技术。Fritz、Whitman 和 Childs 表示，在进行核心矢状位 PAIVM 测试的被动腰椎活动度降低的患者与对脊柱冲击技术治疗反应良好的患者之间存在相关性。换言之，腰椎活动度不足的患者更有可能对脊柱手法治疗做出积极反应。此外，对脊柱稳定运动计划的积极反应与腰椎核心矢状位 PAIVM 测试中发现的高活动性相关。这种相关性为治疗方法提供了进一步的证据，并验证了 PAIVM 测试作为物理治疗师检查计划的重要组成部分，以确定对脊柱疾病最有效的干预措施。

手法治疗的临床决策是一种基于证据的方法，综合考虑患者的偏好、临床医师的经验和模式识别。基于关键身体损伤、患者特征和症状识别的研究证据支持分组治疗脊柱疾病的有效性。基于生物力学损伤的方法的使用，是肌肉骨骼疾病物理治疗的基础，包括教育、锻炼和手法治疗技术在内的具体干预措施必须量身定制，以满足每位患者的个体需求。损伤机制可以指导临床决策，通过临床检查确定特定的身体损伤（如关节活动障碍、关节过度活动、肌肉无力或紧绷），并根据检查结果进行适当的干预。当检查显示有损伤时，如恐惧和焦虑加剧或中枢敏化，患者教育应侧重于疼痛科学教育、应对和积极锻炼的自我治疗策略。如果在这些情况下使用手法治疗，过度强调对患者状况的生物力学解释可能会影响疗效。

本书提供了临床决策的证据，其中包括脊柱疾病评估和治疗中基于生物力学的方法。基于病损的分类有助于常见体征和症状的治疗。同样，APTA 骨科学院将其腰痛和颈部疼痛的临床实践指南与世界卫生组织提倡的使用基于病损的分类来治疗肌肉骨骼疾病国际项目相关联。

（二）脊柱手法治疗的不良反应、安全性和禁忌证

脊柱手法治疗后的不良事件极为少见，但也可能发生，治疗师必须保持警惕，通过应用适当的技术来确保安全，并通过全面检查来筛查患者的禁忌证和手法预防措施。不良事件被定义为治疗后导致的中重度症状，其性质是严重的、令人痛苦的、不可接受的，是需要治疗的。手法治疗的副作用更多见，并定义为短暂的，轻微的，不严重的，可逆的，例如疼痛的加重、头痛、不适和疲劳。

1. 腰椎

腰椎手法治疗的严重不良事件极为罕见。腰椎手法治疗最严重的潜在不良事件是马尾综合征。马尾综合征是一种医疗紧急情况，应尽快通过手术进行马尾减压治疗。马尾综合征的体征和症状可能包括尿潴留、粪便失禁，以及下肢广泛的神经系统体征和症状，包括步态异常、鞍区麻木和肛门括约肌松弛。

Haldeman 和 Rubenstei 回顾了 77 年来的文献，仅发现 10 例腰椎手法治疗后出现马尾综合征的报告。据估计，腰椎手法治疗导致马尾综合征的风险不到一亿分之一。相对于腰痛的其他常见干预措施，这种严重伤害的风险水平应该被正确看待。使用非甾体抗炎药（NSAID）导致严重胃肠道出血的概率为 1%～3%；美国每年有 7600 例死亡和 76 000 例住院是非甾体抗炎药所致。如果非甾体抗炎药使用超过 4 周，发生胃肠道出血的概率为 1/1000。与运动相比，脊柱手法更安全，据估计，剧烈运动导致猝死的风险为 1：150 万次。腰椎手法治疗严重并发症的风险与用于治疗腰痛的其他常见干预措施相比也是较小的。

腰椎手法治疗的轻微短暂副作用更为常见。Senstad、Leboeuf Yde 和 Borchgrevink 调查了 1058 名患者，他们接受了挪威脊柱手法治疗医师 4712 次治疗，75% 的治疗包括腰椎手法治疗，没有发现严重并发症，但 55% 的患者报告至少有一个轻微副作用。最常见的副作用包括局部不适（53%）、头痛（12%）、疲劳（11%）和放射痛（10%）。85% 的病例反应为轻度或中度。约 64% 的反应在治疗后 4 小时内出现，74% 的反应在 24 小时内消失。不常见的不良反应是头晕、恶心、皮肤发热或其他症状，每种症状都占比 5% 或更少。在治疗当天或治疗后第 2 天开始的症状或导致日常生活活动减少的症状都是不常见的。

Leboeuf-Yde 等调查了瑞典 625 名接受脊柱手法治疗师共 1856 次脊柱手法治疗的患者，没有发现严重的并发症或损伤，但 44% 的患者报告至少有一种副作用，如局部不适、疲劳或头痛。在 81% 的病例中，症状在不到 48 小时内缓解。这两项关于手法治疗轻微副作用的研究都调查了接受脊柱按摩治疗的患者。目前还没有收集到其他从业者的类似数据，比如定期练习脊柱手法的物理治疗师。

2. 胸椎

关于应用于胸椎的手法治疗操作安全性的研究文献很少。Puentedura 和 O'Grady 对有关胸椎手法治疗后出现严重不良事件的病例文献进行了系统性回顾分析。研究检索了 1950 年 1 月至 2015 年 2 月发表在同行评审期刊上的个案报告。在 7 篇个案报告中分析了 10 例患者，其中女性（8 例）多于男性（2 例），平均年龄 43.5 岁 [SD=18.73（17～71）]。报告最常见的不良事件是脊髓损伤（机械性或血管性）（7/10）、肺气肿和血胸（2/10），以及继发于硬膜损伤的脑脊液漏（1/10）。所描述的最常见的术后症状是下肢进行性无力 / 感觉异常（n=7）、胸痛（n=6）、恶心（n=2），以及休息时呼吸急促 / 呼吸困难、颈部僵硬、畏光、严重头痛，需要仰卧位平躺才能缓解。10 例患者中的 7 例是由脊柱按摩师治疗，1 例是正骨师、1 例非专业人士、1 例物理治疗师。作者认为，脊柱操作可能会在胸椎发生严重的不良事件，包括脊髓创伤和肺气肿，这表明在这些不良事件中，可能存在对胸椎施加了过大的压力。

与腰椎冲击技术相比，胸椎冲击技术涉及更大的最大峰值负荷。在该项研究中，胸椎的最大峰值载荷范围为在矢状方向手法治疗技术中记录的 212.30 ～ 562.68N，侧卧腰椎旋转手法治疗技术中力大小范围为 105.84 ～ 441.11N。Sran 等进行了一项生物力学研究，以量化矢状位载荷下胸椎棘突的载荷，并发现体外平均最大可承受载荷为 479N（范围为 200 ～ 728N）。Sran 等发现，物理治疗师在使用矢状位非冲击技术治疗施加的负荷范围为 106 ～ 223N，平均为 145N。非冲击和冲击矢状位胸椎手法治疗可能使用的力的范围的上限与胸棘突骨折所需力的范围的下限之间存在重叠。

为了确保患者的安全并最大限度地减少潜在的副作用，临床医师必须尝试通过胸部手法将其技术应用中的峰值力降至最低，密切监测患者对施力的反应，并筛查禁忌证。

3. 颈椎

颈椎手法治疗有副作用和不良事件的风险，从轻度疼痛到严重的神经血管损伤。颈椎手法治疗的副作用可能包括颈部疼痛、手臂放射痛、头痛、头晕、视力受损或耳鸣的暂时加重。Hurwitz 等调查了 280 名脊椎按摩颈椎手法治疗临床参与者，试验开始后 2 周，25% 的参与者报告颈部疼痛或僵硬/酸痛加剧，最常见的是在操作后持续不到 24 小时发作。接受非冲击技术治疗的患者报告的副作用较少。有框 3-3 中疾病史的参与者比其他人更有可能报告副作用，如脊椎按摩不适。

框 3-3　影响颈椎冲击技术治疗副作用可能性增加的因素	
● 颈部外伤史	● 颈部功能障碍指数得分为 16 分或以上
● 疼痛持续不足 1 年	● 中度或重度头痛
● 发病后疼痛加剧	● 连续 1 个月恶心
● 疼痛评分（0 ～ 10 分）为 8 分及以上	● 对治疗缺乏信心

引自 Hurwitz EL，Morgenstern H，Vassilaki M，et al. Frequency and clinical predictors of adverse reactions to chiropractic care in the UCLA neck pain study. Spine. 2005；30（13）：1477-1484.

基于这些结果，Hurwitz 等认为，当患者出现与急性颈部疼痛相关的高水平疼痛和功能障碍时，非冲击技术治疗可能更可取。Cagnie 等对 59 位手法治疗师的 465 名患者进行了随访，其中 60% 的患者报告至少有一次操作后副作用。最常见的副作用是头痛（19%）、僵硬（19.5%）、局部不适（15.2%）、放射性不适（12.1%）和疲劳（12.1%）。这些反应大多在 4 小时内开始，通常在 24 小时内消失。女性比男性更有可能报告副作用。上颈椎手法治疗和药物的使用、性别和年龄是手法治疗后头痛的独立预测因素。上颈椎手法治疗引起头痛的可能性是下颈椎手法治疗的 3.17 倍，年龄每增加 1 岁，手法治疗后头痛的风险就会降低 2.4%。

尽管颈椎手法治疗的轻微临时副作用相当常见，但颈椎松动术或手法的灾难性不良事件极为罕见。最严重的不良事件是椎基底动脉或颈内动脉夹层，可能导致椎基底动脉供血不足（VBI）、卒中，甚至死亡。VBI 是一种以椎动脉闭塞或损伤为特征的疾病，会导致后脑血流量减少。椎基底动脉系统为大脑和许多重要神经结构的分支提供了 10% ～ 20% 的血液供应，包括脑干、小脑、脊髓、第Ⅲ～Ⅻ对脑神经及其细胞核和部分大脑皮质。

VBI 可能导致头晕、眩晕、头痛、复视、失明、共济失调、恶心或麻木，还可能导致口齿不清、眼球震颤或视物模糊。更严重的 VBI 病例可能表现为脑血管意外，甚至会导致死亡。通常报告的 VBI 并发症的体征包括头晕、复视、跌倒发作、吞咽困难和恶心。

椎动脉被认为特别容易在寰椎处损伤，这与寰椎的位置、运动方向有关。颈部剧烈旋转被认为可能会使椎动脉沿着其路线"扭结"，这可能会导致动脉夹层或创伤，从而可能导致血栓形成，这被认为是这部分椎动脉最有可能受伤的原因。同样需要注意的是，椎动脉夹层患者最初可能只有颈部疼痛的症状。

DiFabio 通过对文献进行回顾，在共涉及 177 名患者（1925 ～ 1997 年）的文献中发现了操作不良事件的报告，主要诊断为动脉夹层 / 痉挛和脑干病变，32 例（18%）死亡。物理治疗师参与的病例不到 2%，没有死亡归因于物理治疗师提供的颈椎手法治疗。46% 的病例没有描述手法类型，但报告该技术的病例中，旋转的比例最大（23%）。只有 10% 的病例报告损伤发生在第一次操作期间。

Puentedura 等在 1950 ～ 2010 年文献中记载的颈椎手法治疗的事件中，确定了 134 份严重不良反应报告。再对病例报告进行进一步分析，以确定是否有合适的操作指征，以及由于识别危险信号和进行临床推论，不良事件是否可以预防后，作者得出结论，44.8% 的病例是可以预防的，10.4% 是无法预防的。80.6% 的病例因适当的原因进行了颈椎手术。5.2% 的病例死于动脉夹层或脑血管意外。在这篇综述中，严重不良事件最常见的预先存在的严重病理因素是骨病理（70%），包括严重的骨质疏松症和类风湿关节炎。这些情况是颈椎手法的禁忌证，其中一些可以通过详细的患者访谈和临床检查来识别。

Kerry 等建议在风险评估中同时考虑颈内动脉和椎动脉，因为颈部的动脉血流动力学作为一个整体涉及椎动脉和颈内动脉。颈部血管的血流量通常显示随着颈端区旋转而椎动脉血流量减少，并且随着颈端段延伸而颈内动脉血流量减小。当颈内动脉血流量可以补偿旋转时椎动脉血流量的减少时，就会出现正常的血流动力学，反之亦然，当颈动脉血流量随着颈部伸展而减少时，椎动脉和颈内动脉系统中的血流通过大脑动脉环（Willis 环）错综复杂地联系在一起。因此，在预处理风险评估中应同时考虑椎动脉和颈内动脉的血流和病理状况。

Cassidy 等进行的一项病例对照研究（$n=188$）发现，与就诊于普通医生相比，就诊脊柱手法治疗师进行颈椎手法操作后，头痛和颈部疼痛患者患椎基底动脉卒中的风险水平相当。潜在的假设是，患者存在或即将发生血管病变，随后可能会因治疗而加重。这表明，在那些"健康"的人中，手法治疗不会导致血管病理学改变，而在健康人中进行的生物力学研究表明，如果在适度活动范围内进行颈部手法治疗，则不会产生足够的血管应力或血流动力学变化以引起夹层事件。

当其中一条或多条血管剥离或凝固，正常血流动力学中断时，就会发生颈部血管病理改变。椎动脉和颈内动脉的剥离是由血管内壁撕裂引起的，动脉压下的血液可以进入血管的深层，形成壁内血肿，从而改变血流。这种血流的改变可能会触发凝血级联反应或栓子破裂，最终可能转移到大脑，导致缺血性卒中。这个过程可能需要几天时间才能在最初的创伤事件后完全出现。局部的感染，如喉咙感染，也会削弱血管功能，使这一过程更容易发生。颈部血管损伤通常分为血管直接损伤引起的剥离，或内皮损伤引起的局部血栓形成和栓塞形成。任何一种病理状态都可能导致卒中。动脉夹层可能发生在轻微的血管创伤后或自发发生。这也可能与先前存在的先天性血管壁薄弱，或后天性血管病理状况有关，如动脉粥样硬化。

动脉粥样硬化是一种炎症过程，与许多因素包括高血压、高胆固醇血症、高脂血症、糖尿病、感染和吸烟有关。动脉粥样硬化的危险因素通常存在于老年人中，动脉粥样硬化可能导致血栓性卒中，这通常是发生于老年人的一种疾病。由于担心可能会发生非夹层事件，即操作可能会破坏与动脉粥样硬化相关的斑块，对于老年人来说，重要的是要根据表 3-7 在患者访谈中解决所有动脉粥样硬化相关因素，表 3-7 概述了非夹层事件的风险因素，尤其在没有得到适当医疗治疗的情况下，这些风险因素可能是手法治疗的禁忌证。

颈椎严重并发症的确切风险操作尚不清楚。Rivet 和 Milburn 报道：据估计，严重神经血管损伤的发生率在 1 ∶ 50 000 次操作至 1 ∶ 5 000 000 次操作的范围内。据估计，颈椎手法治疗引起 VBI 的风险为 6/10 000 000 次治疗或 0.000 06%，死亡风险为 3/10 000 000。Haldeman、Kohlbeck、McGregor 发现，1966 ～ 1993 年文献中报道了 367 例椎动脉夹层或闭塞，无法查询损伤机制，并且报告称这些病例中 43% 是自发事件（如突然站立），31% 来自颈椎手法，16% 来自轻微创伤（如头部突然移动），10% 来自严重创伤（如机动车事故）。Haldeman 和 Rubinstein 回顾了 64 例颈椎手法治疗后 VBI 病例（2 例死亡），但无法确定患者病史或体检中的风险因素，从而预测 VBI 事件的可能性。Haldeman、Kohlbeck 和 McGregor 得出结论，椎动脉夹层应被视为一种罕见、随机的和不可预测的与活动相关的并发症，如颈部运动、创伤和手法治疗。

与通常用于治疗颈部疼痛的其他干预措施的严重并发症相比，颈椎手法治疗造成严重损伤的风险水平非常低。例如，非甾体抗炎药导致严重胃肠道出血的可能性为 1/1000，而颈椎手法治疗操作的可能性为 6/10 000 000。在接受非甾体抗炎药治疗的骨关节炎患者中，非甾体抗炎药相关胃肠道问题的死亡率估计为每年 0.04%，每年有 3200 人死亡。同样，颈椎手术后并发症的风险为 16/10 000 000。因此，如果将风险水平放在这种情况下，与颈椎操作相关的风险是非常低的，成功的可能性相当高。

鉴于在预测与颈椎手法治疗相关的风险方面缺乏确定性，IFOMPT 开发了一个在骨科手法物理治疗干预之前检查颈部潜在血管病变的框架，并正在审查更新的框架。该框架的前提是，由于无法确定每位患者的确切风险，必须使用风险 / 收益分析和健全的临床推论框架来最大限度地减少风险和实现收益最大化。不良事件非常罕见，临床医师不能只依赖一项测试或测量的结果，而是应该考虑患者的病史以及颈部血管病变和上颈椎结构不稳定的血管和神经风险因素；他们必须考虑在开始治疗可能涉及全程主动或被动运动的颈部之前，表现为颈内动脉疾病、椎基底动脉疾病和上颈部结构不稳定的症状和风险因素。Hutting 等进一步说明了颈椎手法治疗前风险评估的临床决策。临床决策过程中有三个重要步骤：①确定可能的血管病理因素或其他严重病理改变；②确定是否存在手法治疗的适应证或禁忌证；③评估是否存在与颈椎手法治疗后发生的潜在严重不良事件相关的任何潜在风险因素。

头痛和颈部疼痛是颈部血管病变患者常见的早期症状（图 3-15 和图 3-16）。治疗师必须识别正在进行的颈动脉夹层和易感个体。因为患者可能会带着尚未检测到的颈部血管病变的早期体征和症状到治疗师诊所就诊，治疗师在评估伴或不伴有头痛的颈部疼痛患者时，必须考虑这些体征和症状（图 3-15 和图 3-16），并高度怀疑患者颈部疼痛和头痛的原因可能是血管性的。考虑颈动脉系统，以及该系统内明显的血管病变范围，可以提高临床医师的推理能力。主观上，患者可能会报告与典型疼痛不同的颈部疼痛和头痛特征，并可能使用症状描述，如搏动或悸动来描述症状的性质。

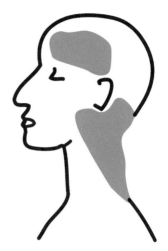

图 3-15　颈动脉功能障碍的疼痛分布。与颈内动脉夹层相关的典型疼痛分布：同侧前部颞部头痛和上颈 / 中颈部疼痛 [引自 Kerry R，Taylor AJ. Cervical artery dysfunction assessment and manual therapy，Man Ther. 2006；11（4）：243-253，with permission from Elsevier.]

　　颈部血管病理学的变化可能随着急性 / 近期发作的异常中度 / 重度颈部疼痛或头痛，以及近期暴露于轻微创伤或感染并伴有任何缺血性特征而加剧，即使是短暂的和轻微的。因此，大部分临床推论都可以通过对患者进行详细的访谈来进行，当患者出现颈部血管病变的潜在症状时，治疗师应该询问后续问题，以确定缺血的迹象，如五个"D"[头晕（dizziness）、复视（diplopia）、构音障碍（dysarthria）、吞咽困难（dysphagia）、跌倒发作（dropattacks）]，以及其他神经系统症状，如肢体感觉异常或无力或霍纳综合征。IFOMPT 颈部血管病理学工作组在表 3-2 ～表 3-8 中对于动脉夹层与否的危险因素、体征、症状进行了描述。具有颈部血管病理的患者的临床特征是多变的，这些表中的信息旨在帮助临床医师识别足够支持血管病理假设的临床表现，从而有可能保证转诊进行进一步的血管诊断测试。一旦筛选出颈部血管病理的体征和症状，就应该从框架中考虑未来血管病理状况潜在发展的风险因素（表 3-7、表 3-8）。

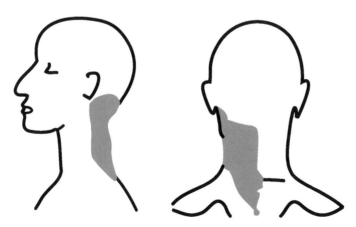

图 3-16　与颅外椎动脉夹层相关的典型疼痛分布：同侧后上颈椎疼痛和枕部头痛 [引自 Kerry R，Taylor AJ. Cervical artery dysfunction assessment and manual therapy，Man Ther. 2006；11（4）：243-253，with permission from Elsevier.]

表 3-2   夹层血管事件的症状

症状 （按发生率由高到低的顺序）	发生率（%）	症状 （按发生率由高到低的顺序）	发生率（%）
头痛	81	头晕	32
颈部疼痛	57～80	感觉异常（面部）	30
视觉障碍	34	感觉异常（下肢）	19
感觉异常（上肢）	34		

引自 Thomas LC，Rivett DA，Attia JR，et al. Risk factors and clinical features of craniocervical arterial dissection. Man Ther. 2011；16（4）：351-356；Kranenburg HAR，Tyer R，Schmitt M，et al. Effects of head and neck positions on blood flow in the vertebral，internal carotid，and intracranial arteries：a systematic review. J Orthop Sports Phys Ther. 2019；49（10）：688-697；and modified from Rushton A，Carlesso LC，Flynn T，et al. International Framework for Examination of the Cervical Region for potential of vascular pathologies of the neck prior to Orthopaedic Manual Therapy Intervention：International IFOMPT Cervical Framework，2020.

表 3-3   颈内动脉夹层的体征

体征 （按发生率由高到低的顺序）	发生率（%）	体征 （按发生率由高到低的顺序）	发生率（%）
眼睑下垂	60～80	恶心／呕吐	30
虚弱（上肢）	65	嗜睡	20
面瘫	60	意识丧失	20
虚弱（下肢）	50	混乱	15
构音障碍／失语症	45	吞咽困难	0.5
不稳定／共济失调	40		

引自 Thomas 等的回顾性和前瞻性研究数据 Thomas JS，France CR. Pain-related fear is associated with avoidance of spinal motion during recovery from low back pain. Spine 2007；32（16）：E460-E466；Thomas L. Cervical arterial dissection：an overview and implications for manipulative therapy practice. Man Ther. 2016；21：2-9；Thomas LC，Rivett DA，Attia JR，et al. Risk factors and clinical features of craniocervical arterial dissection. Man Ther. 2011；16（4）：351-356；Thomas LC，Makaroff AP，Oldmeadow C，et al. Seasonal variation in cervical artery dissection in the Hunter New England region，New South Wales，Australia：a retrospective cohort study. Musculoskelet Sci Pract. 2017；27：106-111；Rubenstein et al. [Rubinstein SM，Peerdeman SM，Van Tulder MW，et al. A systematic review of the risk factors for cervical artery dissection. Stroke. 2005；36（7）：1575-1580]；and contemporary reviews （Selwaness M，van den Bouwhuijsen Q.J，Verwoert G.C，et al. Blood pressure parameters and carotid intraplaque hemorrhage as measured by magnetic resonance imaging：The Rotterdam Study. Hypertension. 2013；61（1）：76-81. https：//pubmed.ncbi.nlm.nih. gov/23213192/；Chauhan G，Debette S. Genetic risk factors for ischemic and hemorrhagic stroke. Curr Cardiol Rep. 2016；18（12）：124 https：//pubmed.ncbi.nlm. nih.gov/27796860/；Isabel C，Calvet D，Mas JL. Stroke prevention. La Presse Med. 2016；45（12）：e457-e471. https：//pubmed.ncbi.nlm.nih.gov/27816341/；Selwaness M，Hameeteman R，Van't Klooster R，et al. Determinants of carotid atherosclerotic plaque burden in a stroke-free population. Atherosclerosis. 2016；255：186-192. https：//pubmed.ncbi.nlm.nih.gov/27806835/）；and modified from Rushton A，Carlesso LC，Flynn T，et al. International Framework for Examination of the Cervical Region for potential of vascular pathologies of the neck prior to Orthopaedic Manual Therapy Intervention：International IFOMPT Cervical Framework，2020.

表 3-4   椎基底动脉夹层的体征

体征 （按发生率由高到低）	发生率（%）	体征 （按发生率由高到低）	发生率（%）
不稳定／共济失调	67	虚弱（上肢）	33
构音障碍／失语症	44	吞咽困难	26
虚弱（下肢）	41	恶心／呕吐	26

续表

体征 （按发生率由高到低）	发生率（%）	体征 （按发生率由高到低）	发生率（%）
面瘫	22	意识丧失	15
头晕 / 不平衡	20	混乱	7
上睑下垂	19	嗜睡	4

引自 Thomas JS，France CR. Painrelated fear is associated with avoidance of spinal motion during recovery from low back pain. Spine 2007；32（16）：E460-E466；Thomas L. Cervical arterial dissection：an overview and implications for manipulative therapy practice. Man Ther. 2016；21：2-9；Thomas LC，Rivett DA，Attia JR，et al. Risk factors and clinical features of craniocervical arterial dissection. Man Ther. 2011；16（4）：351-356；Thomas LC，Makaroff AP，Oldmeadow C，et al. Seasonal variation in cervical artery dissection in the Hunter New England region，New South Wales，Australia：a retrospective cohort study. Musculoskelet Sci Pract. 2017；27：106-111；Rubinstein SM，Peerdeman SM，Van Tulder MW，et al. A systematic review of the risk factors for cervical artery dissection. Stroke. 2005；36（7）：1575-1580；and modified from Rushton A，Carlesso LC，Flynn T，et al. International Framework for Examination of the Cervical Region for potential of vascular pathologies of the neck prior to Orthopaedic Manual Therapy Intervention：International IFOMPT Cervical Framework，2020.

表 3-5　颈部非夹层血管事件的症状

症状 （按最常见到最不常见）	发生率（%）	症状 （按最常见到最不常见）	发生率（%）
头痛	51	感觉异常（面部）	19
感觉异常（上肢）	47	颈部疼痛	14
感觉异常（下肢）	33	头晕	7
视觉障碍	28		

引自 Thomas LC，Rivett DA，Attia JR，et al. Risk factors and clinical features of craniocervical arterial dissection. Man Ther. 2011；16（4）：351-356；Kranenburg HAR，Tyer R，Schmitt M，et al. Effects of head and neck positions on blood flow in the vertebral，internal carotid，and intracranial arteries：a systematic review. J Orthop Sports Phys Ther. 2019；49（10）：688-697；and modified from Rushton A，Carlesso LC，Flynn T，et al. International Framework for Examination of the Cervical Region show for potential of vascular pathologies of the neck prior to Orthopaedic Manual Therapy Intervention：International IFOMPT Cervical Framework，2020.

表 3-6　颈部非夹层血管事件的体征

体征 （按发生率由高到低）	发生率（%）	体征 （按发生率由高到低）	发生率（%）
虚弱（上肢）	74	混乱	14
构音障碍 / 失语症	70	恶心 / 呕吐	14
虚弱（下肢）	60	吞咽困难	5
眼睑下垂	5 ～ 50	意识丧失	5
面瘫	47	嗜睡	2
不稳定 / 共济失调	35		

引自 Thomas LC，Rivett DA，Attia JR，et al. Risk factors and clinical features of craniocervical arterial dissection. Man Ther. 2011；16（4）：351-356；Kranenburg HAR，Tyer R，Schmitt M，et al. Effects of head and neck positions on blood flow in the vertebral，internal carotid，and intracranial arteries：a systematic review. J Orthop Sports Phys Ther. 2019；49（10）：688-697；and modified from Rushton A，Carlesso LC，Flynn T，et al. International Framework for Examination of the Cervical Region for potential of vascular pathologies of the neck prior to Orthopaedic Manual Therapy Intervention：International IFOMPT Cervical Framework，2020.

表 3-7　颈部非夹层血管病变的危险因素

危险因素 （按发生率由高到低）	发生率（%）	危险因素 （按发生率由高到低）	发生率（%）
当前或过去是吸烟者	65～74	卒中家族史	14
高血压	53～74	口服避孕药	9
高胆固醇	53	近期感染	9
偏头痛	19	近期创伤（轻度-中度，可能包括近期骨科手法治疗）	7
血管异常	16		

引自 Thomas JS，France CR. Pain-related fear is associated with avoidance of spinal motion during recovery from low back pain. Spine 2007；32（16）：E460-E466；Thomas L. Cervical arterial dissection：an overview and implications for manipulative therapy practice. Man Ther. 2016；21：2-9；Thomas LC，Rivett DA，Attia JR，et al. Risk factors and clinical features of craniocervical arterial dissection. Man Ther. 2011；16（4）：351-356；Thomas LC，Makaroff AP，Oldmeadow C，et al. Seasonal variation in cervical artery dissection in the Hunter New England region，New South Wales，Australia：a retrospective cohort study. Musculoskelet Sci Pract. 2017；27：106-111；Rubinstein SM，Peerdeman SM，Van Tulder MW，et al. A systematic review of the risk factors for cervical artery dissection. Stroke. 2005；36（7）：1575-1580；and modified from Rushton A，Carlesso LC，Flynn T，et al. International Framework for Examination of the Cervical Region for potential of vascular pathologies of the neck prior to Orthopaedic Manual Therapy Intervention：International IFOMPT Cervical Framework，2020.

表 3-8　颈动脉夹层血管病变的危险因素

危险因素 （按发病率由高到低的顺序）	夹层事件（%）	危险因素 （按发病率由高到低的顺序）	夹层事件（%）
近期创伤（轻度-中度，可能包括最近的整形外科手法治疗）	40～64	近期感染	22
血管异常	39	高血压	19
当前或过去是吸烟者	30	口服避孕药	11
偏头痛	23	卒中家族史	9
高胆固醇	23		

引自 Thomas JS，France CR. Pain-related fear is associated with avoidance of spinal motion during recovery from low back pain. Spine 2007；32（16）：E460-E466；Thomas L. Cervical arterial dissection：an overview and implications for manipulative therapy practice. Man Ther. 2016；21：2-9；Thomas LC，Rivett DA，Attia JR，et al. Risk factors and clinical features of craniocervical arterial dissection. Man Ther. 2011；16（4）：351-356；Thomas LC，Makaroff AP，Oldmeadow C，et al. Seasonal variation in cervical artery dissection in the Hunter New England region，New South Wales，Australia：a retrospective cohort study. Musculoskelet Sci Pract. 2017；27：106-111；Rubinstein SM，Peerdeman SM，Van Tulder MW，et al. A systematic review of the risk factors for cervical artery dissection. Stroke. 2005；36（7）：1575-1580；and modified from Rushton A，Carlesso LC，Flynn T，et al. International Framework for Examination of the Cervical Region for potential of vascular pathologies of the neck prior to Orthopaedic Manual Therapy Intervention：International IFOMPT Cervical Framework，2020.

　　由于筛查程序旨在包括椎动脉检测 VBI 的潜在风险，临床医师必须认识到检测中假阴性的可能性很大。Cote 等研究称，延伸旋转测试的灵敏度约为 0，这表明这种常见的筛查程序很可能出现假阴性结果（见第 6 章）。在一项包括四项研究的系统综述中，Hutting 等得出结论，这种操作前检测不是一种有效的筛查程序。IFOMPT 的颈部血管病理学工作小组建议，在颈椎手法治疗之前，不要将这种类型的检测纳入筛查颈部血管病理的临床推论框架。

体检应根据每位患者的表现进行个性化，并应包括血压评估。高血压被认为是与颈动脉粥样硬化相关的颈动脉和椎动脉疾病的危险因素，尤其是在老年人群中（图 3-17）。此外，血压升高可能与急性动脉创伤有关。在经历过颈部血管病变的年轻患者（< 38 岁）中，心血管危险因素和高血压似乎不是一个危险因素，因此，当治疗师试图确定严重不良事件的风险时，对年轻人的血压进行常规评估可能不是特别有用。然而，在中老年患者（< 60 岁）中，测量血压应始终包括在检查中，并将其作为颈部潜在血管病变的风险因素，因为高血压是卒中和心血管疾病的公认风险因素。

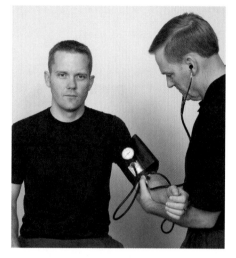

图 3-17　血压评估是在颈椎的手法治疗或运动治疗程序之前推荐的血管筛查检查的重要组成部分。高血压和颈部疼痛只是影响血管病理概率的众多因素中的两个。收缩压和舒张压升高与卒中风险呈正相关；因此压力越高，风险就越大。这意味着 190mmHg/100mmHg 的患者比 160mmHg/95mmHg 患者面临更大的风险。因此，尽管他们都患有高血压，但风险是不同的，这一发现的相对风险需要与患者的其他风险因素一起考虑

与具有多种动脉粥样硬化心血管危险因素的老年人相比，年轻人（< 45 岁）发生颅颈动脉夹层的风险似乎更高。一项对 134 例颈椎手法治疗后严重不良事件报告的回顾显示，患者平均年龄为 44 岁（范围 23 ~ 86 岁），只有 26.1% 的人年龄在 50 岁以上。在这篇综述中，在颈椎手法治疗后发生严重不良事件的人群中，血管病变作为一种预先存在的疾病仅占 13.3%。另一组研究人员发现，与非夹层对照组相比，夹层组中通常与卒中相关的心血管风险因素没有很强的代表性，平均每个夹层患者有 1.4 个心血管风险因素，而非夹层组为 3.2 个。总的来说，风险因素似乎与遗传成分有很强的相关性，而环境因素的相关性很弱，除了轻微的头部或颈部创伤。

用于评估关节硬化导致的颈动脉狭窄的主要身体评估之一，是听诊是否存在颈动脉杂音。颈动脉杂音是在颈总动脉分叉处听到的一种低沉的、特有的血管声音，分为颈内动脉和颈外动脉。颈动脉杂音是动脉狭窄的动脉粥样硬化区域远端血流紊乱的结果。斑块的一部分可以栓塞并从颈内动脉近端向颅内移动，导致短暂的缺血性发作或卒中。Framingham 研究报告称，经年龄调整后，有颈动脉杂音的患者卒中的发生率是无杂音者的 2.6 倍。颈动脉杂音评估指南见图 3-18。听诊到颈动脉杂音预示存在更大的严重动脉粥样硬化病变的可能性，但没有杂音（尤其是有动脉粥样硬化危险因素的患者）并不排除颈动脉狭窄。颈动脉杂音如果存在，也不能预测颈动脉狭窄的严重程度。通过双相超声进行进一步的诊断测试，适合评估颈动脉无症状患者的动脉粥样硬化程度。

由于颈动脉扩张可能压迫下颅部神经，颅神经检查（表 3-9）也应包括在颈部血管病理的筛查中。颅神经麻痹是罕见的，在大型医院统计的颈动脉夹层病例中不到 7%。舌下（Ⅻ）神经是最常受影响的，其次是第Ⅸ和第Ⅹ对颅神经，它们在解剖学上靠近颈动脉。因此，在颈痛和头痛患者的检查中，应包括对舌头运动控制（Ⅻ）、吞咽（Ⅸ）和发声（Ⅹ）

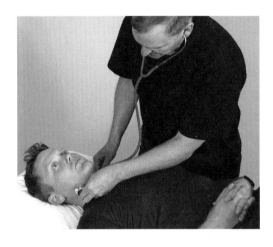

图 3-18　颈动脉杂音的评估。在评估颈动脉杂音时，了解颈动脉解剖结构很重要。颈总动脉在颈部两侧向上和向后延伸，从胸锁关节到甲状软骨的上缘，在那里分别分为颈外动脉和颈内动脉。患者可以坐着或躺着，并在安静的房间里，以尽量减少外来噪声。患者的头部应稍微旋转，远离被检查的一侧。要听诊的区域位于从甲状软骨的上缘到下颌角的下方。目标区域上至下颌骨角，下至甲状软骨的上缘、后至胸锁乳突肌。要听诊右颈动脉，将听诊器放置在甲状软骨的右上缘，并让患者屏住呼吸约 15 秒。屏住呼吸可以消除任何可能掩盖杂音的肺部和（或）上呼吸道声音。在听诊器听头上施加足够的压力，以确保与皮肤良好接触。听诊时，将听诊器向上移动到下颌角下方，记录脉搏并评估是否有杂音。对另一侧颈动脉重复此过程 [引自 Rich K. Carotid Bruit: a review. J Vasc Nurs. 2015; 33(1): 26-27.]

的评估在内的脑神经检查，尤其是在创伤和（或）感染之后（图 3-19）。

表 3-9　评估颅神经

神经	功能	位置	检查	阳性表现
Ⅰ. 嗅神经	气味	嗅球和嗅束	气味识别（单侧）	单侧或双侧缺乏气味感知
Ⅱ. 视神经	视力	视神经、视交叉和视束	视力；周边视觉；瞳孔对光反射	视力下降
Ⅲ. 动眼神经	眼球运动；瞳孔收缩和调节；眼睑抬高	中脑	眼外眼球运动；瞳孔对光反射	单侧或双侧眼球运动受损或不良共轭凝视，瞳孔扩大；上睑下垂
Ⅳ. 滑车神经	眼球运动	中脑	眼外眼球运动	单侧或双侧眼球运动受损或不良共轭凝视
Ⅴ. 三叉神经	面部感觉；咀嚼肌	桥脑	眼睛上方、眼睛和嘴巴之间、嘴巴下方到下颌角的感觉；咬肌和颞肌收缩的触诊	第Ⅴ神经的一个或多个分布区感觉减退；下颌反射受损；咬肌和颞肌力量下降
Ⅵ. 展神经	眼球运动	桥脑	眼外眼球运动	眼球外展减少
Ⅶ. 面神经	面部表情；腺体分泌；味觉；内脏和皮肤感觉	桥脑	面部表情；舌前 2/3 的味觉	面部上部或下部无力或闭眼无力；味觉下降（咸、甜、苦和酸）
Ⅷ. 听神经	听力、平衡感	桥脑	听觉和前庭	听力下降；平衡能力受损
Ⅸ. 舌咽神经	味觉、腺体分泌；吞咽，内脏感觉（咽、舌和扁桃体）	延髓	咽反射；言语（发声）；吞咽	反射受损；构音障碍；吞咽困难

续表

神经	功能	位置	检查	阳性表现
Ⅹ.迷走神经	非自主肌肉和腺体控制（咽、喉、气管、支气管、肺、消化道和心脏）；吞咽和发声；内脏和皮肤感觉；味觉	延髓	发声；咳嗽、咽反射	声音嘶哑；咳嗽无力；反射受损
Ⅺ.副神经	头部和肩部的运动	颈部	头部阻抗；耸肩	斜方肌和胸锁乳突肌无力
Ⅻ.舌下神经	舌部运动	延髓	伸舌	伸舌偏斜、萎缩或震颤

修改自 Boissonnault WG. Primary Care for the Physical Therapist：Examination and Triage，ed 2. St. Louis：Elsevier/ Saunders；2011.

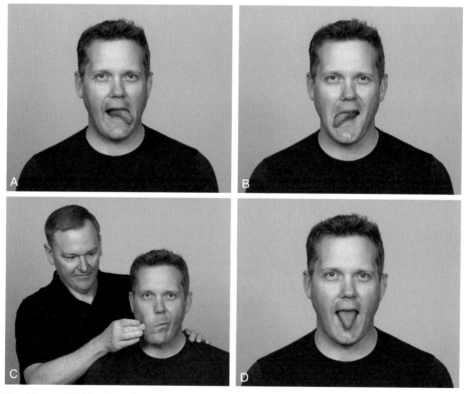

图 3-19　第 Ⅻ 对颅神经的评估。为了评估舌下神经，我们测试了舌的运动控制，包括舌的前伸（D）和侧偏（A、B）。舌的力量也可以通过让患者将舌压入脸颊，同时治疗师施加阻力（C）来评估。如果舌失去运动控制，舌会倾向于向健侧偏移，并可能在患侧出现突出和萎缩

　　上颈椎解剖结构的骨质或韧带损伤引起的上颈椎结构不稳患者，如 C₂ 骨折或者韧带复合体损伤将表现为严重的颈部疼痛和肌肉痉挛，这也可能与神经血管综合征有关（框 3-4）。因此，当存在上颈椎结构不稳定的风险因素时，建议筛查相关因素。可以进行主动和被动的上颈椎活动度评估和上颈椎韧带稳定性测试，以评估不稳定的迹象。上颈椎韧带稳定性测试中结构不稳定的迹象可能包括活动度增加或末端感觉空虚，不稳定症

状的再现（如面部或四肢感觉异常），以及随着颈部运动而产生的侧眼球震颤和恶心。对于每个患者，治疗师需要通过评估特定测试程序的风险和益处来决定上颈椎不稳定测试的价值。在一项系统综述中，Hutting 等汇集了 3 项研究的数据，并报告称，特异性足以排除不稳定，但敏感性不足以排除不稳定性的筛查程序，如 Sharp-Purser 试验，这是一种基于当前数据的不充分的筛查工具。当怀疑上颈椎结构不稳定时，应将患者转诊进行诊断成像和整形外科手术治疗。

以下风险因素与上颈椎骨质或韧带损伤的可能有关：

- 创伤史（如颈部挥鞭伤及冲撞损伤）。
- 喉咙感染。
- 先天性胶原损害（如唐氏综合征、埃勒斯 - 当洛斯综合征、格里塞尔综合征和莫基奥综合征）。
- 炎症性关节炎（如类风湿关节炎和强直性脊柱炎）。
- 最近的颈部 / 头部 / 牙科手术。

框 3-4 中介绍了上颈椎结构不稳定的体征和症状，如果存在，可能需要进一步的医学评估和成像，尤其是在创伤后。

框 3-4　颈椎结构不稳定的症状和体征

- 颈部和头部疼痛
- 不稳定的感觉
- 颈部肌肉过度紧张
- 头部需要持续支撑
- 症状恶化
- 面部感觉异常，主动或被动颈部运动可再现
- 与头部运动有关的明显平衡丧失
- 双侧或四肢肢体感觉异常，持续或通过颈部运动可再现
- 主动或被动颈部运动引起的眼球震颤
- 喉咙肿块的感觉
- 口中的金属味（第Ⅶ对颅神经）
- 手臂和腿部无力
- 缺乏双侧协调

修改自 Gibbons P，Tehan P. Manipulation of the spine，thorax and pelvis：an osteopathic perspective, ed 2. London：Churchill Livingstone；2005；and Rushton A，Rivett D，Carlesso L，et al. International framework for examination of the cervical region for potential of cervical arterial dysfunction prior to orthopaedic manual therapy intervention. Man Ther. 2014；19：222-228.

一旦评估了颈部严重血管病变的可能性和手法治疗的其他禁忌证，并且已经确定了颈椎手法治疗的适应证，风险 / 收益比应纳入临床决策。在考虑治疗过程中神经血管受损的风险之前，必须权衡该过程的潜在获益后继续进行干预。提示颈椎操作适应证的典型临床表现包括：一个颈部疼痛的主诉；一个本质上是机械的问题，符合规则和可识别的生物力学模式；受限的活动范围（特定方向）；疼痛具有明显的机械性加重和减轻的位置或动作；产生可识别症状的局部激发测试。

如果根据患者的体征和症状，并考虑到手法治疗积极结果的证据，风险较低，获益的可能性较高，那么临床医师应该继续进行干预。然而，如果风险很高，受益潜力很低，则不应提供手动治疗，应将患者转诊进行进一步的医学诊断测试和管理。若有中度风险和中度潜在益处，只要对风险因素进行适当的管理和监测，治疗就可以进行。

在整个颈椎手法治疗技术应用过程中，需要对患者进行持续评估。评估应包括在

施加冲击技术治疗前保持操作位置（10 秒），同时监测是否出现眼球震颤、口齿不清、恶心或头晕。如果患者能够很好地耐受颈部位置，则可以使用该技术。如果患者不能很好地耐受，或者担心使用手法，则应使用其他治疗手段。此外，应将安全性纳入所有患者的技术选择和应用中。Haldeman、Kohlbeck 和 Mc-Gregor 报告称，115 例因手法治疗导致的椎动脉损伤中，84% 涉及颈椎极度旋转作为技术的一部分。使用多个运动平面可以帮助找到手法治疗的阻力点，同时避免操作过程中的极度范围的旋转。此外，通过应用颈椎手法保持轻微的颈椎前屈，可以避免极度的颈椎伸展，从而提高安全性。胸椎手法治疗也可用于缓解颈椎疼痛，而胸椎手法通常是安全的。更温和的非冲击颈椎手法治疗是良好的选择，尤其是在有冲击技术不良反应危险因素的患者中，包括创伤史、较高的疼痛评分（8+）、较高的 NDI 评分（＞30%）、女性和上颈椎治疗。对颈椎使用最温和的力量来实现治疗目标，有助于患者的舒适感受和安全。建议临床医师在手法治疗技术中始终使用最少的力，以实现增强运动和减轻疼痛的治疗目标，并且由于使用手法物理治疗技术需确保患者的安全反应，因此不存在用于对患者进行持续评估的替代品。

总之，严重的颈椎松动／挤压不良反应极为罕见。为了在整个检查和治疗过程中识别颈部血管病变或上颈椎结构不稳定的迹象，需要进行彻底的持续患者评估，当在筛查检查或治疗过程中发现颈部血管病变或上颈椎结构不稳定的阳性迹象时，不得使用对颈椎的冲击操作技术。当有疑问或患者对冲击技术的使用感到担忧时，治疗应从温和的颈椎手法开始，治疗师也可以使用胸部手法来帮助治疗颈部疼痛。

（三）禁忌证

脊柱手法的禁忌证可以分为两类：相对禁忌证和绝对禁忌证。首先要考虑的禁忌证是缺乏适应证。如果其他干预措施有证据表明对特定疾病更有效，则不应使用手法治疗。此外，必须根据第 2 章中的讨论对患者进行危险信号筛查，见框 3-5。绝对禁忌证涉及的情况是，无论技术如何修改，用于操作的力都可能造成伤害（框 3-6）。相对禁忌证或预防措施是指操作可能造成伤害，但需要适当的技术修改、技能和特殊护理的情况，该技术可能仍然有效并且不会造成伤害（框 3-7）。

框 3-5 危险信号	
以下被认为是危险信号，应提高治疗师对潜在严重疾病的警惕程度：	● 静脉用药
	● 类固醇的使用
● 严重创伤	● 患者年龄 ＞50 岁
● 体重减轻	● 夜间持续剧烈疼痛
● 癌症史	● 平躺时疼痛加剧
● 发热	

引自 Kendall NAS，Linton SJ，Main CJ. Guide to Assessing Psychosocial Yellow Flags in Acute Low Back Pain：Risk Factors for Long-Term Disability and Work Loss. Wellington，New Zealand：Accident Rehabilitation and Compensation Insurance Corporation of New Zealand and the National Health Committee；2002.

框 3-6	手法治疗的绝对禁忌证

- 缺乏指征
- 最近的损伤或疾病导致韧带或骨结构完整性差
- 不稳定骨折
- 骨肿瘤
- 传染病
- 骨髓炎
- 上颈椎不稳定

- 颈动脉功能障碍
- 多节段神经根病理改变
- 神经功能恶化
- 持续性、严重、非机械性疼痛
- 持续的夜间疼痛
- 上运动神经元病变
- 脊髓损伤缺乏临床治疗手段
- 缺乏患者的同意

框 3-7	手法治疗的相对禁忌证

- 轻度骨质疏松 / 骨量减少
- 椎间盘突出伴神经根病
- 脊柱不稳和韧带松弛的现象
- 类风湿关节炎伴上颈椎不稳
- 孕期
- 局部感染
- 炎性疾病
- 活动性肿瘤
- 肿瘤病史
- 长期激素使用史
- 全身不适

- 多动症
- 结缔组织病
- 首次发作小于 18 岁或大于 55 岁
- 颈椎异常
- 儿童咽喉感染
- 近期手法治疗史
- 多次手法治疗后无改善或加重
- 心理疾病
- 前期手法治疗产生不良反应
- 眩晕
- 系统性感染

六、手法治疗指导原则

　　患者必须处于放松且支撑良好的姿势。治疗师必须学会有效地利用整个身体来实施手法治疗。对角线姿势通常最有利于建立稳定的支撑基础，治疗师必须使用运动员式的姿势（就像棒球运动员或网球运动员对球的方向做出反应一样），膝盖和臀部稍微弯曲，脊椎保持中立，重心向前放在脚掌上。触诊是一种确切的专业接触，向患者传递信任与关怀。前臂应当适当地与要施加的操作力的方向一致。施加力时，应该通过脊柱和肩胛肌群的积极参与来保持躯干的稳定。手指 / 手应尽可能放松，以使患者感到舒适。

　　使用冲击技术治疗时，为了使关节及周围软组织松弛，可以运用主杠杆和次级杠杆来实施。首先通过主杠杆施力，然后使用次级杠杆进一步放松，最后手法施力还是在主杠杆上。脊柱操作中使用的多个矢量或力杠杆的应用遵循相同的基本原理。一旦治疗师和患者的位置确定，治疗师就应开始应用主矢量（施力方向）来放松软组织，然后使用次级矢量进一步松弛，以形成稳定的关节屏障。当施加每个次级力矢量时，重新测试一次主矢量，以确定是否达到了稳定的关节屏障（末端感觉）。一旦达到稳定的关节屏障，就用手法治疗施加主力矢量（或杠杆），以产生治疗效果。

　　通过冲击操作使用多个力矢量或力杠杆的优点在于，可以获得组织张力屏障，在没有目标关节的强制运动的情况下拉伸关节。这被认为提供了一种更安全的技术，特别是在避免颈椎极度旋转方面，后者被认为是颈椎冲击技术操作损伤椎动脉的风险因素。使用多个杠杆臂／力的方向会产生牢固的末端感觉或障碍，在这一点上，主要技术杠杆用于诱导最终的手法施加力。许多手法操作技术不使用多个运动杆的大量锁定，而是只使用一个方向的力来诱导运动，这往往会使该技术对目标脊柱节段的特异性降低。使用冲击技术，建立牢固的末端屏障，对于有效手法治疗目标脊柱节段是必要的。

　　在整个操作过程中，需要鼓励患者放松。如果患者主动抵触操作前的准备姿势，最好使用力度较小的技术来获得患者更大的信心，或者使用等长操作技术。对于等长操作技术（MET），患者的体位形成一个关节屏障，施以轻微的手动压力，然后随着患者主动抵抗身体移动，造成相对抗部位的肌肉等长收缩。保持 10 秒，组织已通过脊柱的被动或主动运动被放松到合适的活动范围。这种屏障可能是组织的阻力或疼痛感。在新的屏障或短期的原有疼痛屏障中，进行另一个 10 秒的等长收缩。这个动作重复 3～4 次，重新评估运动。如果有改善，该阶段的治疗就足够了；如果关节的僵硬仍然明显，则此部位还需进一步手法治疗。

　　在手法治疗前，建议通过运动对组织和身体进行加温。通常使用常规热身，如上身测力计、NuStep（NuStep Inc., Ann Arbor, MI）、椭圆机或跑步机。热身之后是针对受损区域的特定运动，如颈椎或腰椎运动控制或活动性运动或肩带松紧带运动。通过锻炼开始治疗，也向患者强调了家庭锻炼计划的重要性，并允许治疗师通过观察运动模式和活动度来重新对患者进行评估。在应用手法治疗技术之前，应重新检查关键的损伤发现。然后，手法治疗技术可以应用于受损区域，对于有早期 LBP 症状的患者，可能包括髋关节、腰背部区域、腰椎或胸椎的操作。

　　手法治疗后，应立即重新评估关键发现，如肌肉组织张力和主动或被动运动测试，以确定患者是否从手法中获得了积极效果。额外练习或功能活动应在操作后完成，以进一步评估患者的进展，提供关于运动模式训练或家庭锻炼计划的进一步教育，更大程度地改善运动状态。

七、手法治疗心理运动成分的教学策略

　　过去，物理治疗师的教育工作者认为，只有有经验的物理治疗师才有资格学习高速冲击技术治疗。然而，Cohen 等表明，用力板装置量化的脊柱操作技术的熟练表现，对于一组经验丰富的脊柱治疗师来说，与一组新培训的脊柱治疗学生相比没有什么不同。然而，在 15 名经验丰富的脊柱治疗师中，有 12 人承认没有使用定期测试的手法，尽管他们之前接受过该技术的培训。这项研究表明，通过培训和实践，新手治疗师在脊柱操作过程中可以拥有与经验丰富的治疗师同等水平的技能。对于新手和有经验的治疗师来说，进一步提高技能的关键是进一步的练习和反馈。Flynn、Fritz 和 Wainner 通过报告大学最后一年物理治疗学生的成功临床结果，进一步说明了物理治疗学生在操作训练方面的表现。物理治疗学生使用循证方法，展示了对有 LBP 症状的患者使用手法治疗的成功结果。与过去对物理治疗师的调查相比，物理治疗师学生的实践模式更符合临床实践指南。

学习手法治疗技能有三个阶段。首先是认知阶段，在这个阶段，学习者对一项任务是新手，主要关注的是了解要做什么，如何评估表现，以及如何最好地尝试前几项试验。需要大量的认知活动来确定适当的策略，但随着实践，技能会迅速提高。第二个阶段是关联阶段，在关联阶段，个人已经确定了完成任务的最有效方式，并开始对技能的执行方式进行更微妙的调整。操作技能的提高是微妙的，但技能的逐渐变化会使任务得到更有效的完成。最后一个阶段是自主阶段，在自主阶段，技能已经变得自动匹配。在这个阶段，学习者可以在没有太多思考的情况下高水平地执行任务，如果需要，还可以同时执行其他任务。为了毕业后在临床实践中能够完成规范的操作，学生需要建立足够的自信，需要将技能至少要提高到关联阶段。

Mann、Patriquin 和 Johnson 报道了使用"掌握学习"技术指导整骨学生进行肩部操作的情况。"掌握学习"的四个关键组成部分如下：第一，明确规定期望的学习目标；第二，精心编写与学习目标紧密匹配的详细学习材料；第三，自主学习，可能包括独立学习和基于小组的方法，以便学生学习和实践，直到有信心达到目标中规定的标准；第四，通过个性化的矫正反馈，展示学习目标实现的多次机会。共有 90 名二年级整骨学生获得了一份讲义，并被要求观看肩部操作技术的录像带。他们有 2 天的时间练习肩部操作流程，然后与导师预约进行演示该技术并接收反馈。没有对需要纠正反馈的学生进行处罚，但在反馈后，学生被要求正确演示该技术。只有 4 名学生被要求重复这项技术，他们的错误在反馈环节后很容易得到纠正。作者评论说，学生的焦虑程度较低，因为学生有不止一次机会正确演示这项技术。学生报告说，他们平均练习 67 分钟，练习时间从 5 分钟到 4 小时不等。收到了学生对这种教学方法的积极反馈；然而，从未进行过重新测试来确定操作程序的保留率，也没有将这种学习方法与其他传统的教学操作方法进行比较。

Watson 完成了一项试点研究，该研究对手法治疗学生使用了类似的胸椎冲击技术治疗技术的教学方法。在该研究中，23 名学生被分为三组。所有学生都接受了胸椎手法训练。第 1 组（$n=8$）由一名教练进行训练，该教练在练习后给出了延迟的（总结的）口头反馈。第 2 组（$n=8$）通过录像带观察进行训练，没有教练的反馈。第 3 组（$n=7$）由一名教练进行训练，该教练在学生练习时同时给予口头反馈。然后要求学生在一周内每天训练 10 分钟，之后根据技术表现对他们进行评分。接下来，学生们被要求停止练习，并在一周后返回进行保留测试。在第一次测试中，三种教学方法在获得运动技能方面没有差异，但与其他两组相比，第 3 组在 1 周后的测试中表现出明显更好的技能保留。尽管 Watson 的研究由于样本量较小而有些不确定，但它提供了一些初步数据来说明采用定性的和即刻的反馈，对于技能保留是很重要的。同样令人感兴趣的是，无论是通过录像带还是亲自演示，初级水平的操作学习结果都是相同的，但影响留存率的主要因素是反馈的质量和数量。

在运动学习文献中，练习和反馈被认为是学习运动技能的两个最重要的因素。首先，学生必须有学习任务的动力。为了促进动机，Schmidt 建议花时间让任务看起来很重要，并设定目标。接下来，必须向学习者提供任务的概念，可以通过指导、演示、教学视频和其他方式实现。指导可以作为学生的"错误检测机制"以及任务的注意事项。单次教学中需要提供的最佳指导数量，还需要进一步的研究，但 Schmidt 的意见是从任务的最基本元素开始，随着学生开始练习和完善任务，接下来是更多的指导和反馈。然而，对于复杂的任务，单凭指导是不足的。与单纯的口头教学相比，演示可以提高技能，练习期间的第二次演示可以进一步提高学习效果。

一旦任务得到指导和演示，学生就必须进行练习。练习中的可变性往往使学生能够更有效地完成学习任务，并使他们能够比练习时以更少的错误执行新的任务。因此，应鼓励学生在一次练习脊柱多个区域的操作技术，以掌握各节段不同的操作机理。这种做法有助于提高有效率和技能获取，但还需要在这一领域进行进一步的研究。实践中最重要的两个变量是实践尝试的数量和对结果的了解（即反馈）。

结果认知（KR）是指在操作完成后所获得的知识，即操作者在完成练习任务后所收到的信息，它是下一次练习中纠正的基础，使后续的练习更有效。尽管更多的实践往往会带来更多的学习，但在没有反馈知识的情况下，尽管提供了许多实践，学习效果可能会大打折扣（或毫无效果）。应向学生提供在手法治疗中使用的自我评估措施的基本指南，如操作者合适的体位，前臂的力线，以及斜向的站姿。学生还应寻求导师和同学对压力施加的深度和舒适度的反馈。

结果认知可以促进练习的动力，为练习环节提供理论指导，并有助于更好地设定更高的目标。但是，一旦 KR 被消除，这些影响就可能消失。通过增加无 KR 的次数来降低 KR 的相对次数，有助于增加练习的长期记忆。在最初的练习中，当指导和动机至关重要时，KR 的相对次数应该提高，但指导老师应该随着操作者的不断熟练而系统地降低 KR 次数。因此，最初老师和同学应该提供大量反馈，但随着实践的继续，学生需要不断培养自我审核和自我纠正的能力，以便在未来的临床环境中表现出色。

在运动学习文献中，反馈的一个未被充分重视的功能，是它对操作者的动机状态的影响。一系列研究表明，"良好"的反馈相较于"较差"的反馈，会带来更有效的学习。在这些研究中，关于操作表现的反馈是在试验封闭之后给出的，但每个试验中只有一半提供了反馈。操作者得到了关于他们在过程中最准确或最不准确的试验的反馈。收到更准确试验反馈的小组在保留测试中表现出更有效的学习，这表明强调成功表现，而忽视不太成功的尝试，这样的反馈，有利于学习。良好的试验后的反馈，也被发现可以增加对自我能力的认知和自我效能。

指导对技能习得也很有用，但由于缺乏试错和促进学习的自我纠正，会导致长期学习效果的丧失。然而，指导有助于防止潜在危险的运动技能（如体操中的某些动作）造成的伤害，但是，学生最终必须在没有指导的情况下练习手法操作，以充分发展自身技能。对于更复杂的操作程序（如腰椎旋转操作），课堂上的口头的循序渐进的指导通常有助于在第一次尝试时使学生安全地通过该程序。为了促进学习，必须允许学生在没有语言提示的情况下继续练习。然而，需要对表现错误进行反馈，以提高技能表现。

操作认识（KP）通常是教师向学生提供的关于纠正不当运动模式的反馈，而不仅仅是环境中运动的结果。一般来说，如果教师能够引导学习者专注于手法治疗的特定方面，那么这种类型的反馈是最好的。更一般的观看可能会提供太多的额外信息，而这些信息可能无法提高表现。KP 反馈可以在操作过程中由熟悉该程序的教练或教员口头提供。对熟练人员的运动模式进行详细分析也有助于培训计划。熟练的手法治疗教练可以观察学生的表现并提供反馈，以立即提高学生的技术表现。相反，KR 通常在手法治疗中由患者对治疗的反应提供，例如有利的重新评估结果，如 ROM 增加。

尽管有证据支持反馈对运动技能学习的重要性，向学习新的手法治疗技术的物理治疗学生提供的反馈往往缺乏。在许多学术实验室课程中，讲师演示一种技术，学生们相互练习这些技术，再由讲师提供反馈。然而，由于学生 / 教师的比例通常为15∶1（SD=4.9），所以教师无法为大多数学生提供每种技术的反馈。大多数导师都希望学生们能互相提供高质量的反馈。然而，Petty 和 Cheek 发现，即使是参加手法治疗住院项目的研究生，在学习手法治疗流程时，也会向同学提供不一致和不可靠的反馈。Petty 和 Cheek 指出，可能导致 PIVM 测试程序可靠性差的一个因素是技能学习不足。手法治疗流程学习不足的原因可能是教学、实践和反馈不足，而这些对复杂的技能获取和保留是必要的。

Keating 和 Bach 使用体重秤训练了一组（6 名）手法治疗实习生，学习特定水平的矢状位方向的力，并将这组学生在受试者腰椎上复制这些力的能力与未参加培训的实习生组进行了比较。与对照组相比，训练组能够更具体地施力，在腰椎施加矢状位方向的力。这项研究表明，如果治疗师得到特定的 KR（即反馈），技能水平就会提高。

Lee 和 Refshauge 使用类似的测力台装置向实验组 31 名物理治疗学生同时提供定量反馈，这些学生学习了第 3 腰椎水平的二级松解技术。另一组 22 名学生为对照组，以传统方式学习相同的程序。在使用该装置进行训练后，将学生的力量与专业教师施加的"理想力量"进行比较。实验组施力的准确性和一致性高于对照组。如果这种类型的装置更容易获得，那么手法操作技能会得到加强。然而，这种装置不能向学生提供关于组织张力、阻力或终末端感觉的反馈。因此，该装置不能取代熟练的临床教师在临床环境中为学生提供定性反馈。

Triano 等在不同的训练阶段（脊柱神经医学教育项目的第 2 年和第 4 年）使用机电训练辅助工具（Dynadjust）来模拟侧卧腰椎旋转技术的冲击技术操作技能。学习者分别被分配到有辅助工具组和无辅助工具组。通过记录高速、低振幅性能的力 - 时间曲线，在 6 周前和 6 周后对技能进行独立评估。重复测量方差分析（ANOVA）评估力的幅度和力的上升率的变化分数。在第 2 年使用时，辅助工具的使用与参与者的任何可衡量的收益无关。然而，后来在第 4 年的参与表明，力和峰值力的上升率均得到了提高，这表明，一旦学生达到了更高的自主技术水平，这种类型的反馈在完善高水平自主学习技能方面更有效。

需要进一步研究开发培训工具，以帮助治疗师学会更有效、准确地对 PIVM 和终端感觉阻力进行评分，并更一致地使用安全、达到治疗水平的力量。

研究表明，如果同时提供定性和定量反馈，可以更有效地学习和保留手法技能。积极反馈也可以促进积极的学习环境，增强学习者对未来自主技能掌握的信心。如果教师必须提供所有反馈，则需要具备较小的学生 / 教师比例，并且需要在教师在场的情况下进行额外的实验室练习，以提供高质量的反馈。

■ 第 4 章

腰椎、骨盆疾病的检查与治疗

概述

　　本章涵盖了腰椎、骨盆和髋部的运动学。应用一个指导临床决策和管理的诊断分类系统，对腰椎、骨盆和髋关节疾病的共同症状进行了描述，并详细介绍了腰椎、骨盆和髋关节的特殊检查、手法检查、手法治疗和锻炼步骤等。将疼痛科学教育和心理知情管理原则与腰痛（LBP）疾病的整体管理方法相结合。

目标

1. 描述腰椎、骨盆疾病的重要性和影响。
2. 描述腰椎、骨盆和髋关节的运动学。
3. 根据体征和症状，应用临床决策对腰椎、骨盆疾病进行分类。
4. 确定对腰椎、骨盆和髋关节疾病最有效的手法治疗和运动干预治疗。
5. 演示和解释腰椎、骨盆和髋关节检查程序。
6. 描述腰椎、骨盆运动疗法 / 手法治疗的禁忌证和注意事项。
7. 演示腰椎、骨盆和髋关节的手法治疗技术。
8. 指导腰椎、骨盆疾病的锻炼方法。
9. 在腰椎、骨盆疾病患者治疗过程中，结合心理学的教育和管理原则。

一、腰痛问题的重要性

　　约 80% 的美国人一生中都有 LBP 的症状。LBP 是 45 岁以下人群疼痛和功能障碍的主要原因，也是 45 岁及以上人群中的第三常见疾病。

　　LBP 的医疗花费在美国排名第三，仅次于糖尿病和心脏病，在过去的 10 年里，治疗 LBP 的费用高速增长，仅次于糖尿病。慢性 LBP 的患病率约为 23%，其中 11% ～ 12% 因 LBP 而导致功能障碍。

　　从国际角度来看，LBP 是引起全球范围内人口功能障碍的主要原因，全球人口患病率为 9.4%。在 2010 年全球疾病负担研究中，LBP 是导致功能障碍的头号原因，在总体负担方面排名第六。在西方人群中，LBP 与一系列负面后果有关，如生活质量下降，其他疾病合并症的风险增加，医疗费用显著增长。即使在中低收入国家，患有 LBP 成年人抑郁、焦虑、压力敏感和睡眠障碍的患病率高于正常水平。

腰椎管狭窄症（lumbar spinal stenosis，LSS）与大量医疗费用相关，估计有 13% ～ 14% 的患者向专科医师寻求帮助；在寻求帮助的 LBP 患者中，高达 4% 的人被诊断为 LSS。

2001 年，美国因退行性疾病进行了 122 316 例腰椎融合术，而 1990 年为 32 701 例，即 1990 年每 10 万成人中有 19.1 例接受手术，而 2001 年每 10 万人中有约 61.1 例接受了手术治疗，增幅为 220%。融合率上升最快的是椎间盘退行性疾病。腰椎融合术是所有主要外科手术中增长最快的手术之一，也是花费最高的手术之一，2001 年美国在脊柱融合术上花费了 48 亿美元。在 2002 年和 2003 年，美国的医疗保险参保者中不同区域的腰椎融合率可相差 20 倍，这可能是缺乏科学证据来指导手术决策、经济激励政策和专业意见不同的结果。换句话说，退行性脊柱疾病的患者接受融合手术的可能性更多地取决于他们居住的地方，而不是患者的临床表现。

手术率的快速增加和费用的不断上升并没有改善腰椎疾病的现状，也没有降低功能障碍的发生率。相反，与 LBP 相关的功能障碍导致的，如失业、提前退休和国家福利花费，随着成本和手术率的增加而上升。随着技术和放射学研究的进步，使用复杂检查仪器的比例增加。1996 ～ 2002 年，美国对受伤工人使用复杂检查仪器的比例上升了 57%。相比之下，在患有 LBP 的工人中，早期使用磁共振成像（MRI）检查会导致较差的健康检查结果，并可能导致更长时间和更严重的功能障碍。

治疗 LBP 患者的临床医师也应该记住，在无症状的个体中，影像学表现为退行性变的患病率很高。Brinjkji 等完成了对 33 篇报道 3110 名无症状患者的影像学检查，发现椎间盘膨出的患病率在 20 岁的人群中为 30%，在 80 岁的人群中增加到 84%（表 4-1）。椎间盘突出的患病率从 20 岁的 29% 上升到 80 岁的 43%。这些发现表明，脊柱退变的影像学发现在无症状个体中存在的比例很高，并且随着年龄的增长而增加。基于影像学的退行性改变是正常衰老的一部分，可能与疼痛无关。因此，影像学结果必须结合患者的临床情况进行评估。此外，在对 202 例腰椎减压手术患者的回顾中，研究磁共振上 LSS 的严重程度与患者的疼痛或功能障碍程度的相关性，结论是 LSS 的影像学严重程度与疼痛或功能障碍没有明确的临床相关性，在临床工作中不应过分强调。

需要一种基于证据的方法来管理腰椎疾病，以防止长期功能障碍，并赋予患者自我管理 LBP 复发的能力。尽早接受物理治疗往往会导致更快地恢复体力活动，并减少与检查和药物注射相关的费用。同样，另一项研究表明，早期转诊（在初级保健咨询后 14 天内）进行物理治疗与降低总体医疗保健成本和降低后续医疗保健支出相关，包括复杂的检查、额外的医师出诊、大手术、腰椎注射和阿片类药物。

许多临床实践指南推荐了对 LBP 进行评估和管理的类似方法，包括使用生物 - 心理 - 社会框架来指导管理，初步的非药物治疗包括支持自我管理和恢复正常活动的教育，以及针对那些有持续症状的患者的心理疗法程序。相关指南建议谨慎且有限度地使用药物、影像学检查和手术。然而，在全球范围内，证据和实践之间存在差距，所推荐一线治疗的应用有限，而影像学检查、休息、阿片类药物、脊髓注射和手术的使用不适当的较多。高水平的骨科手法物理治疗（OMPT）可能是遏制与腰椎疾病的诊断和治疗相关的高成本、高致残率增长的解决办法之一。

表 4-1　无症状患者按年龄排序的磁共振成像结果

图像发现	年龄（岁）						
	20	30	40	50	60	70	80
椎间盘退行性变	37%	52%	68%	80%	88%	93%	96%
椎间盘信号减低	17%	33%	54%	73%	86%	94%	97%
椎间盘高度损失	24%	34%	45%	56%	67%	76%	84%
椎间盘膨出	30%	40%	50%	60%	69%	77%	84%
椎间盘突出	29%	31%	33%	36%	38%	40%	43%
纤维环裂缝	19%	20%	22%	23%	25%	27%	29%
小关节退变	4%	9%	18%	32%	50%	69%	83%
脊柱滑脱	3%	5%	8%	14%	23%	35%	50%

注：采用广义线性混合效应模型对特定年龄的患病率进行估计（二项式结果），对研究进行分类，并对研究中每个报告年龄区间的中位数进行调整（引自 Brinjikji W，Luetmer PH，Comstock B，et al. Systematic literature review of imaging features of spinal degeneration in asymptomatic populations. *AJNR Am J Neuroradiol*. 2015；36：811-816.）

（一）腰椎骨盆运动学：功能解剖学和力学

了解腰椎、骨盆和髋部的功能解剖及力学特点，为这些部位的无创检查和治疗奠定了基础。据报道，腰椎主动活动范围（AROM）为前屈 60°，后伸 25°，左右侧弯 25°，左右旋转 30°。Troke 等确定了 405 名 16 ～ 90 岁受测者的腰椎活动度（ROM）的标准值。腰椎前屈的中位活动度为 73°（最小年龄组）至 40°（最大年龄组），后屈角度为 29°～ 6°，从最小年龄组到最大年龄组下降了 79%。侧弯从 28°下降到 16°，旋转保持在 7°。Troke 等发现，在较大的年龄范围内，男性和女性受测者的腰椎活动范围的中位值几乎没有差异（表 4-2）。

表 4-2　所有受试者腰椎活动度的最大和最小中位数（受试者总体年龄范围为 16 ～ 90 岁）

动作	男		女	
	最大值（值的中位数；°）	最小值	最大值（值的中位数；°）	最小值
前屈	73	40	68	40
后伸	29	7	28	6
右侧屈曲	28	15	27	14
左侧屈曲	28	16	28	18
右侧旋转	7	7	8	8
左侧旋转	7	7	6	6

引自 Troke M，Moore AP，Maillardet FJ，et al. A normative database of lumbar spine ranges of motion. Man Ther. 2005；10（3）：198-206.

　　腰椎 - 骨盆区域与髋关节协调运动，形成前后弯曲的腰椎 - 骨盆节律。在站立姿势下，伸展膝盖，通过屈髋、骨盆前倾和腰椎前屈来实现前屈。每种因素对前屈总量的相对贡献取决于肌肉长度（如腘绳肌）、关节活动度（如髋关节、小关节和骶髂关节）和神经肌肉控制。前屈运动期间的节段间协调或腰椎 - 骨盆节律被描述为平稳和连续的运动，前1/3 由腰椎运动主导，中 1/3 由腰椎和骨盆节段共同运动主导，而后 1/3 由骨盆运动主导。对前屈运动每个节段的控制应该包括一个平稳逐渐增加速度到前屈运动的中点，然后平稳逐渐降低速度到前屈运动的结束，腰椎 - 骨盆节律顺序的改变或节段加速（减速）的平稳协调（即抖动）中断被定义为异常运动，这是腰椎功能不稳定（即运动协调障碍）的常见表现。

　　随着腰椎前屈，椎间盘后环纤维紧张，前环纤维松弛、前凸。椎间盘的髓核向前受压，后表面的压力减轻。根据计算机断层扫描（CT）数据，前屈使中央椎管的大小增加 24mm（或 11%），后伸使椎管的大小减少 26mm² （或 11%），前屈时神经孔面积增加 13mm²（12%），后伸时减少 9mm²（15%）。在研究的 25 个活动段中，有 3 个受压神经根在前屈时得到缓解，而在后伸时有 5 个神经根受到压迫（图 4-1）。

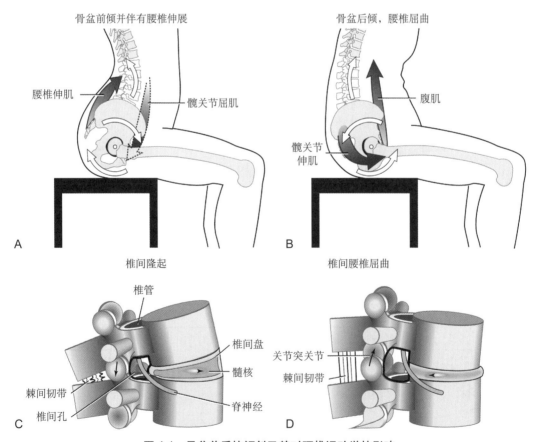

图 4-1　骨盆前后的倾斜及其对腰椎运动学的影响
A、C. 骨盆前倾伴伸展腰椎，增加脊柱前凸；B、D. 骨盆后倾，使腰椎屈曲，减少脊柱前凸。这种作用使髓核向后移动，增加椎间孔的直径。肌肉活动用红色表示（引自 Neumann DA. Kinesiology of the Musculoskeletal System. St. Louis；Elsevier；2017.）

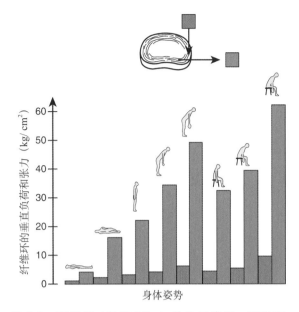

环状纤维层具有交替的倾斜方向，以允许在旋转时仅一半的纤维处于张力。前屈所产生的张力通过所有的后环纤维，因此旋转与前屈的结合可能会导致后环椎间盘纤维受到过度的应变。Nachemson测量了不同体位下 L_3 椎体的椎间盘内压力，发现当受测者坐姿前倾20°、手握重物时椎间盘内压力最大。站立位的椎间盘压力比坐位小，仰卧位的椎间盘压力负荷最小（图 4-2）。Nachemson 的工作为解释椎间盘源性症状患者的症状行为提供了临床决策的基础。例如，如果LBP 和腿痛的症状是由坐姿和身体前倾引起的，那么由椎间盘源性疾病引起的症状的可能性会增加。

图 4-2　受测者（体重 70kg）体位示意图，纤维环单位面积的垂直载荷和 L_3 椎间盘纤维环背侧的切向拉应力（引自 Nachemson A. In vivo discometry in lumbar discs with irregular nucleograms. Some differences in stress distribution between normal and moderately degenerated discs. Acta Orthop Scand. 1965；36；426.）

小关节有两个主要的运动：平移（滑动、倾斜或滑行）和牵张（拉开）。当从两侧同时发生上滑时，结果是前屈；同样地，当从两边同时向下滑行时，结果是向后弯曲。前屈涉及腰椎前凸变平，尤其是在腰椎上段，同时涉及双侧小关节的前矢状位旋转和上前移（即向上滑动）。

当一侧发生上升而另一侧发生下降时，结果是侧屈。当腰椎的一个关节突受到压迫并成为一个支点，且旋转侧的关节突受到牵拉时，腰椎轴向旋转就会发生牵拉（图 4-3）。表 4-3 和表 4-4 提供了文献中报道的节段腰椎前屈和后伸运动的列表。这些发现是基于健康的年轻成人受测者。

腰椎侧屈和轴向旋转倾向发生耦合运动，但耦合方向的确切模式似乎因个体和腰椎水平的不同而异。旋转时，对侧容易出现耦合侧屈；在没有 LBP 的受测者中，$L_1 \sim L_2$ 到 $L_3 \sim L_4$ 的水平更一致。这种耦合模式的下腰椎节段的结果不一致。Panjabi 等发现 $L_4 \sim L_5$ 和 $L_5 \sim S_1$ 旋转及耦合侧屈发生在同侧（表 4-5 和表 4-6）。其他研究结果表明，在慢性腰痛（chronic low back pain，CLBP）患者中，可能出现 3 种不同的耦合运动模式：对侧侧屈伴轴向旋转（"正常"），相同方向的侧屈伴旋转，或无耦合的侧屈伴旋转。在一项研究中，只有 14% 的患者具有与侧屈相反方向的轴向旋转的"正常"耦合模式。50% 的患者出现与侧屈相同方向的轴向旋转，其余患者在侧屈时无旋转。

Legaspi 和 Edmond 完成了一项关于测量腰椎节段耦合运动的广泛文献综述（$n=32$），并得出结论，在腰椎侧屈或旋转中没有观察到一致的耦合模式。在 29% 的研究中，首先执行侧向屈曲的动作，大多数受测者的侧向屈曲和旋转是向相反的一侧配合进行（这是对"正常"情况的经典描述）。然而，在将侧屈作为第一动作的研究中，33% 的研究发现，对于大多数受测者而言，耦合因脊柱水平而异。在以旋转为第一动作的研究中，约 45%

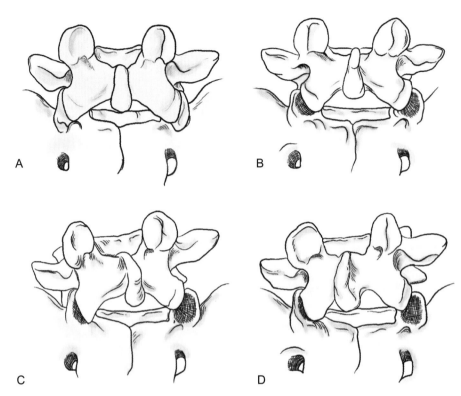

图 4-3　新鲜尸体被支架固定，阴影部分为关节突暴露的区域

A. 中立位时双侧关节突对称。B. 前屈时暴露了约 40% 的关节突关节面。C. 向左侧屈时比前屈更容易导致右侧关节突向上滑动。此外，还显示左侧关节突下极的角度牵张。左侧屈曲的上椎体也旋转到同侧。D. 向右侧旋转时，右关节突分散，左关节突压缩并向前滑动，椎体倾斜呈左侧屈曲 [修改自 Paris SV. Anatomy as related to function and pain. Orthop Clin North Am. 1983；14（3）：475-489.]

表 4-3　腰椎前屈节段活动度　　　　　　　　　　　　　　　（单位：°）

节段	PEARCY 等	PLAMONDON 等	PANJABI 等
$L_1 \sim L_2$	8.0±0.02	5.1±0.12	5.0±5.0
$L_2 \sim L_3$	10.0±10.0	8.8±0.80	7.0±7.0
$L_3 \sim L_4$	12.0±12.0	11.6±11.6	7.3±7.3
$L_4 \sim L_5$	13.0±13.0	13.1±13.1	9.1±9.1
$L_5 \sim S_1$	9.0±0.01	-	9.0±9.0

修改自 Pearcy MJ，Tibrewal SB. Axial rotation and lateral bending in the normal lumbar spine measured by three-dimensional radiography. *Spine*. 1984；9：582-587；Plamondon A，Gagnon M，Maurais G. Application of a stereoradiographic method for the study of intervertebral motion. *Spine*. 1988；13：1027-1032；and Panjabi MM，Oxland TR，Yamamoto I，et al. Mechanical behavior of the lumbar and lumbosacral spine as shown by three-dimensional load-displacement curves. *J Bone Joint Surg（Am）*. 1994；76：413-424.

表 4-4　腰椎后伸节段活动度　　　　　　　　　　　　　　（单位：°）

节段	PEARCY 等	PLAMONDON 等	PANJABI 等
$L_1 \sim L_2$	5.0 ± 5.0	3.0 ± 3.0	4.1 ± 4.1
$L_2 \sim L_3$	3.0 ± 3.0	3.9 ± 3.9	3.3 ± 3.3
$L_3 \sim L_4$	1.0 ± 1.0	2.1 ± 2.1	2.6 ± 2.6
$L_4 \sim L_5$	2.0 ± 2.0	1.2 ± 1.2	3.6 ± 3.6
$L_5 \sim S_1$	5.0 ± 5.0	-	5.3 ± 5.3

修改自 Pearcy MJ, Tibrewal SB. Axial rotation and lateral bending in the normal lumbar spine measured by three-dimensional radiography. *Spine*. 1984；9：582-587；Plamondon A, Gagnon M, Maurais G. Application of a stereoradiographic method for the study of intervertebral motion. *Spine*. 1988；13：1027-1032；and Panjabi MM, Oxland TR, Yamamoto I, et al. Mechanical behavior of the lumbar and lumbosacral spine as shown by three-dimensional load-displacement curves. *J Bone Joint Surg*（*Am*）. 1994；76：413-424.

表 4-5　腰椎轴向旋转节段的活动范围与耦合的侧屈角度　　　（单位：°）

节段	PEARCY 等		PANJABI 等	
	左旋转	右侧屈曲	左旋转	右侧屈曲
$L_1 \sim L_2$	1.0	3.0	2.3 ± 2.3	1.9 ± 1.9
$L_2 \sim L_3$	1.0	3.0	1.7 ± 1.7	2.2 ± 2.2
$L_3 \sim L_4$	2.0	3.0	2.3 ± 2.3	0.2 ± 0.2
$L_4 \sim L_5$	2.0	2.0	1.2 ± 1.2	-1.2 ± 1.21
$L_5 \sim S_1$	0.0	-0.0	1.0 ± 1.0	-1.0 ± 1.0

数据引自 Pearcy MJ, Tibrewal SB. Axial rotation and lateral bending in the normal lumbar spine measured by three-dimensional radiography. *Spine*. 1984；9：582-587；and Panjabi MM, Oxland TR, Yamamoto I, et al. Mechanical behavior of the lumbar and lumbosacral spine as shown by three-dimensional load-displacement curves. *J Bone Joint Surg*（*Am*）. 1994；76：413-424.

表 4-6　腰椎侧屈节段活动度与耦合轴向旋转的角度　　　（单位：°）

节段	PEARCY 等		PANJABI 等	
	右侧屈曲	左旋转	右侧屈曲	左旋转
$L_1 \sim L_2$	5.0	0.0	4.4 ± 4.4	0.0 ± 0.0
$L_2 \sim L_3$	5.0	1.0	5.8 ± 5.8	1.7 ± 1.7
$L_3 \sim L_4$	5.0	1.0	5.4 ± 5.4	0.9 ± 0.9
$L_4 \sim L_5$	3.0	1.0	5.3 ± 5.3	1.8 ± 1.8
$L_5 \sim S_1$	0.0	0.0	4.7 ± 4.7	1.7 ± 1.7

数据引自 Pearcy MJ, Tibrewal SB. Axial rotation and lateral bending in the normal lumbar spine measured by three-dimensional radiography. *Spine*. 1984；9：582-587；and Panjabi MM, Oxland TR, Yamamoto I, et al. Mechanical behavior of the lumbar and lumbosacral spine as shown by three-dimensional load-displacement curves. *J Bone Joint Surg*（*Am*）. 1994；76：413-424.

的研究发现侧屈和旋转之间的耦合是持续的，另外 45% 的研究发现，对大多数受测者而言，耦合取决于脊柱水平。

基于这些发现，手法治疗师不应该依赖于耦合模式的经典描述来发展和实施脊柱手法治疗技术。当需要恢复旋转或侧向屈曲的功能时，可以采用多平面手法治疗技术来调整和改善身体组织的状态，同时将治疗的焦点集中在特定的脊椎部位，但主要的方向性损伤应通过在手法治疗技术中使用的主要杠杆来解决。

背部的肌肉大体上可分为全身性肌肉和局部性肌肉。全身肌肉系统由产生扭转 - 屈伸的大肌肉组成，这些肌肉作用于躯干和脊柱，而不直接附着在椎骨。全身性肌肉包括腹直肌、腹外斜肌和胸段腰髂肋肌。局部肌肉系统由直接附着于腰椎并负责提供节段稳定性和直接控制腰椎节段的肌肉组成。腰部多裂肌、腰大肌、腰方肌、棘间肌、横突间肌、髂肋肌和最长肌的腰段，腹横肌、膈肌和腹内斜肌的后壁纤维均构成局部肌肉系统的一部分。局部性肌肉，如腹横肌和腰骶多裂肌，往往在伴有运动协调障碍的脊柱不稳障碍的康复中起重要作用。

腰椎多裂肌 (LMM) 在起始和止点均为双羽状。它起源于关节面侧下方的乳突腱附着处。从这一点，它向上、向中间在上 1/3 处分开走行。两条这样的肌肉与远处的肌肉组织连接在一起，止于一个插入到棘突后下方的腱附着处（图 4-4）。成簇的腰椎多裂肌有序排列，形成其起始椎体后方矢状位的回旋肌，同时棘突的长度提供了很大的机械力学优势。多裂肌对伸展时的后背部平移没有作用，但多裂肌会形成一个短杠杆的力臂来辅助椎体的轴向旋转。最适合轴向旋转的肌肉是腹斜肌，但它们同时也产生屈曲力矩。竖脊肌和多裂肌被认为在旋转时是活跃的，以对抗这种屈曲力矩。虽然多裂肌被认为是腰椎的侧屈肌，但它与活动轴的连接太近，无法对侧屈起到显著作用。多裂肌产生的任何明显的侧屈都会引起伸展与对侧轻微轴向旋转的组合，这可能是上腰椎侧屈与对侧旋转运动耦合更一致的部分原因，多裂肌通过维持节段平衡及增加节段稳定和强度来控制腰椎节段运动。

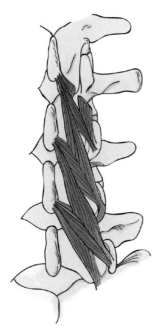

图 4-4　多裂肌情况复杂，既有双羽状起点又有双羽状止点，很难说明。该图显示了肌肉纤维走行 [引自 Paris SV. Anatomy as related to function and pain. Orthop Clin North Am. 1983；14（3）：475-489.]

腰椎的大部分结构至少由 2 条，通常是 3 条节段神经支配，这种多节段神经支配可能可以解释腰痛患者所报告的牵涉性疼痛和疼痛感知的变异性。在临床上，其结果是临床医师不能单纯根据患者报告的疼痛部位来诊断特定的解剖结构是患者症状的主要原因。

（二）骨盆力学

用功能性放射学分析骨盆运动的难度较大，主要是因为骶髂关节有倾斜，同时缺乏适用于运动测量的明确的水平或垂直标定线。Strüresson、Selvik 和 Uden 在 21 名女性和

4 名男性志愿者骨盆后方嵌入 4 颗钢球。通过 X 线立体摄影分析研究骨盆的运动，以受试者的倾斜角度为导向，用不同位置角度的 X 线摄影捕捉受测者的骨盆运动。这种技术测量的骨盆运动的平均值为 0.5mm 的平移和 1°～ 2°的旋转。旋转和平移的平均误差分别为 0.1°～ 0.2°和 0.1mm。

典型的骶髂关节运动平均值为前后旋转 0.2°～ 2°，平移 1 ～ 2 mm。骶髂关节的运动主要发生在矢状面，主要是关节软骨的压缩和关节面轻微运动的结果。通常用于描述骶髂关节运动的术语包括"章动、反章动和前 / 后旋转"。章动（即"点头"），被定义为骶骨基底（顶部）相对于髂骨的前倾，也称为骶前屈。反章动或骶伸展是反向运动，定义为骶骨基底相对于髂骨向后倾斜（图 4-5）。

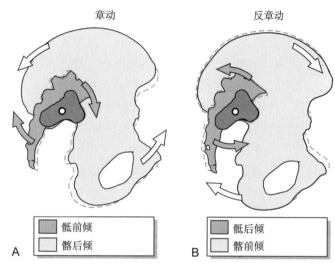

图 4-5　骶髂关节的运动学

A. 章动；B. 反章动。矢状面运动的旋转用小圆圈表示（修改自 Neumann DA. Kinesiology of the Musculoskeletal System. St. Louis：Elsevier；2017.）

前旋转是指髂骨相对于骶骨的前移和坐骨结节相对于骶骨的后移。后旋转是髂骨向后运动和坐骨结节相对于骶骨向前运动。髋关节伸展末期时髂骨易发生前旋转，髋关节屈曲末期时易发生后旋转。髂骨的髂嵴一般向前旋转时先移动，向后旋转时后移动。

在年轻人中，骶髂关节的关节面相对平坦，但随着年龄的增长，关节面的凸起与凹陷增加并相互交错，这些解剖学上的变化通过一种称为闭合的机制增加关节对剪切运动的阻力。理论上，如果两个相反的凸起相互交叉在一起，关节可能会发生"锁定"或"移位"，需要通过手法恢复骨盆的正常运动和位置。检测和测量骶髂关节移位的有效临床措施还有待开发。

骶髂关节的稳定性可通过肌肉协调运动来增强。腹横肌收缩已被证明可增强骶髂关节的稳定性，理论上，由身体一侧臀肌产生的张力可通过胸腰筋膜和对侧背阔肌协同工作，将关节面压得更紧，并通过一种称为"力闭合"的机制增加稳定性。因此，当怀疑骶髂关节过度活动时，训练臀肌、对侧背阔肌和腹横肌可形成"肌肉悬吊带"，从而增强骶髂关节的稳定性。

（三）髋关节力学

正常的腰椎 - 骨盆节律包括髋关节、骨盆和腰椎的协调运动。典型的腰椎 - 骨盆节律包括腰椎前屈约 40°和髋关节屈曲 70°。髋关节屈曲受限，如腘绳肌紧张或髋关节囊紧张，需要胸椎和腰椎更大的屈曲。由于腘绳肌长度过大导致的髋关节过度屈曲，为了达到完全前屈，需要较少的腰胸前屈。

在骨运动学中，髋关节的活动范围为屈曲（120°）、伸展（20°）、外展（40°）、内收（25°）、内旋（35°）和外旋（45°）。这些运动可能是股骨对骨盆的运动或骨盆对股骨的运动。髋关节由股骨头和髂骨的髋臼组成，是经典的球窝关节。髋臼窝被一组广泛的囊韧带包围，许多有力的肌肉提供推动和稳定身体所需的力量。关节运动学倾向遵循凹凸原理，也就是说，如果从骨盆上的股骨开始运动，关节的滑动运动倾向与股骨运动的方向相反（如股骨头向前滑动伴髋关节后伸）。如果骨盆在固定的股骨上运动（相当于凹形表面在一个凸形表面上移动，凹形表面的滑动方向与它的骨性运动方向是一致的），则关节的滑动运动与骨盆运动方向一致。

坐姿时，髋部弯曲约90°，骨盆前倾包括髋关节屈曲和腰椎后伸。坐位时的骨盆后倾包括髋关节的相对伸展和腰椎的前屈（伸直）。单腿负重位时，髋关节的外展和内收可伴随骨盆的冠状面运动发生。骨盆水平面旋转发生于负重腿的髋内、外旋转。

对于腰椎骨盆疾病患者，必须评估和治疗髋关节活动度（附加运动）及跨髋关节肌肉的长度和力量。腘绳肌、髋屈肌、梨状肌和髂胫束通常在该区域的功能障碍中起到保护和收紧的作用。臀肌（尤其是臀中肌）、多裂肌和腹横肌通常较弱，伴有髋部和腰椎骨盆功能障碍（图4-6）。

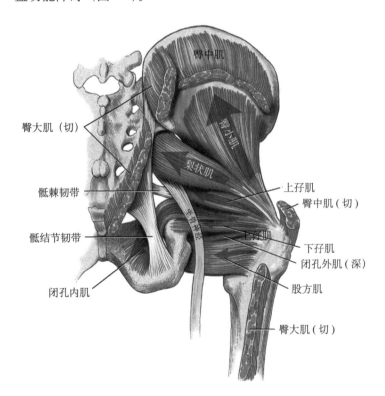

图4-6　臀部后部和外侧区域的深层肌肉。臀中肌和臀大肌去除后露出更深的肌肉（引自 Neumann DA. Kinesiology of the Musculoskeletal System. St Louis：Elsevier；2017.）

二、腰椎 - 骨盆疾病的诊断和治疗

急性LBP的循证治疗指南已得到许多国家的认可，对现有指南的回顾发现它们在几个方面达成了共识。在诊断方面，共识是诊断分诊应区分非特异性LBP、神经根综合征和特定病理状态。此外，病史采集和体格检查必须努力识别危险信号和筛查神经系统。在没有危险信号的情况下，不应将放射学检查用于急性LBP的初步诊断，应评估社会心

理因素，并将其作为保守治疗方法的一个组成部分。

急性 LBP 的循证治疗指南还为急性 LBP 的治疗提供了常见建议，包括早期和逐步地鼓励患者活动，不建议他们只是卧床休息，以及将社会心理因素识别为慢性 LBP 的危险因素。对于 CLBP，指南一致建议采取干预措施，包括监督锻炼、认知行为疗法和多学科治疗。大多数指南建议对急性和慢性 LBP 进行脊柱手法治疗，但也有少数指南没有提出这一建议。最近一篇关于国际 LBP 临床实践指南的综述推荐自我管理、物理和心理治疗，较少强调药物和手术治疗，并且在没有危险信号的情况下不建议常规使用影像学检查。

欧洲相关指南为 CLBP 的治疗提供了以下建议：认知行为疗法、监督下的运动疗法、简短的教育干预和多学科（生物 - 心理 - 社会）治疗，并短期使用非甾体抗炎药和弱阿片类药物。需要考虑的其他治疗包括治疗 LBP 的教育性方法、短期的手法治疗和松动术、抗抑郁药和肌肉松弛药。对于非特异性 LBP，不推荐被动治疗（如治疗性超声和热疗）和侵入性外科手术。值得注意的是，对于急性和慢性 LBP，大多数循证治疗指南的建议包括患者教育、手法治疗和锻炼，这些是物理治疗师提供的主要干预措施。

腰椎骨盆疾病不是一组同质的疾病，对腰痛患者进行亚组或分类已被证明可提高治疗效果。腰椎骨盆疾病分类应充分定义主要体征和症状，并指导治疗干预。在筛查出危险信号，并通过医学筛查程序确定患者适合接受物理治疗后，应进一步采集信息，以得出该疾病的诊断和损伤分类。

Delitto、Erhard 和 Bowling 首先描述了基于治疗的腰痛分类系统，该系统基于现有的证据、常规实践和腰痛患者治疗的专家意见。分类类别是根据将要提供的主要干预措施来命名的，而确定将患者分类的亚组是基于从检查中发现的一系列体征和症状。随着时间的推移，分类系统根据临床研究的结果进行了修改，并基于可靠性研究和随机对照临床试验的结果制定了手法治疗和稳定性的临床预测准则（CPR），具体的运动类别是基于用于治疗"紊乱"的 McKenzie 机械诊断和治疗方法（MDT），使用反复的腰椎运动，该方法已经由 Werneke 和 Hart，以及 Long 和 Donelson 进行了完善和测试。

基于治疗和基于病损的分类系统避免了试图识别患者症状的病理病因的陷阱。虽然临床医师经常将异常的主要解剖结构理论化，但研究估计，在不到 15% 的病例中可以确定引起 LBP 的真正病理解剖结构。本章提供了基于病损的分类，以协助指导腰痛的治疗，该分类纳入了基于治疗的分类的各个方面，以及其他资源，如美国物理治疗协会（APTA）、骨科物理治疗学会（AOPT），国际功能、残疾和健康分类（ICF）相关的 LBP 临床实践指南。在急性 LBP 的保守治疗中，根据基于治疗的分类，有证据表明治疗方法匹配的患者结局优于治疗方法不匹配的患者。与接受不匹配治疗的患者相比，接受匹配治疗的患者在功能障碍方面有更大的短期和长期降幅。Fritz、Delitto 和 Erhard 的早期研究表明，与低强度有氧运动和保持活动的建议相比，4 周基于分类的物理治疗的疗效显著。框 4-1 概述了基于病损的腰痛分类系统中使用的主要类别，并对每个分类进行了标注，试图突出该分类中需要解决的主要损害。

框 4-1	基于病损的腰痛分类系统概述

腰椎活动障碍

● ICF 分类：伴有活动障碍的腰痛

腰痛伴或不伴膝盖以外的腿部疼痛

腰椎活动受限

被动腰椎节段运动测试的低活动能力

肌筋膜受限，肌肉保护 / 持续收缩

腰椎不稳

● ICF 分类：伴有运动协调障碍的腰痛（急性或慢性）

持续体位使腰背部和（或）腰背部相关的下肢疼痛
　加重

前后节段活动度测试出现腰椎过度活动

俯卧不稳试验阳性

躯干和骨盆区域的肌力、耐力和神经肌肉控制减弱

腰椎主动运动测试的异常运动

随重复运动出现中心化的腰椎和相关腿部疼痛

● ICF 分类：腰痛伴相关（牵涉）下肢疼痛

可能蔓延到膝盖以外的腰痛和腿痛

后伸综合征

　腰椎后伸时出现症状中心化

　腰椎前屈时出现症状外周化

前屈综合征

　腰椎前屈时出现症状中心化

　腰椎后伸时出现症状外周化

　腰椎管狭窄症的影像学证据

　高龄（＞ 50 岁）

侧方位移

　可见肩相对于骨盆的冠状面偏移

　腰椎侧滑和后屈时出现症状中心化

不因重复运动而中心化的腰神经根病

● ICF 分类：急性或慢性腰痛伴放射痛

伴随放射性腿痛的腰痛，往往蔓延到膝盖以外

可能出现下肢感觉异常、麻木和无力

无腰椎活动的中心化症状

在病史或临床检查中未发现有缓解小腿疼痛的方向
　性偏好

伴腰椎后弯的腿痛外周化

髋关节屈曲＜ 45° 时出现直腿抬高试验阳性

髋关节屈曲＜ 45° 时出现交叉直腿抬高试验阳性

下肢神经体征（无力、麻木和深腱反射）

对负重姿势（即坐着或站着）的耐受性差

牵引后症状可缓解

骶髂关节相关疼痛（骨盆带疼痛）

● ICF 分类：伴有运动协调障碍的腰痛

● ICF 分类：伴有活动障碍的腰痛

骶髂关节相关疼痛 / 关节痛

　疼痛定位于骶髂关节和周围组织

　同侧胸腰椎椎旁肌肉保持

　骶髂关节疼痛诱发试验阳性

骶髂关节相关疼痛伴运动协调障碍

　在采取固定姿势（如长时间坐着）时，腰 -
　骨盆区域钝痛，可能涉及大腿后部

　急性疼痛的周期性发作

　骶髂关节过度活动，进行被动运动能力测试

　骶髂关节疼痛诱发试验阳性

　主动直腿抬高试验阳性

适用于产后患者

　后盆腔疼痛激惹试验、主动直腿抬高试验和
　Trendelenburg 试验阳性

　触诊长背侧骶髂韧带或耻骨联合诱发疼痛

骶髂关节相关疼痛伴活动缺陷

　髂骨抬高或降低（坐位和站立位时均可见）

　腰 - 骨盆活动障碍（主动和被动）

　骶髂关节疼痛诱发试验阳性

慢性腰痛

● ICF 分类：慢性腰痛伴相关全身性疼痛

症状持续时间超过 3 个月的腰痛和（或）腰痛
　相关的下肢疼痛

与其他基于病损的分类标准不一致的全身性疼
　痛

存在抑郁、恐惧 - 回避信念或疼痛灾难化

运动障碍，如胸、腰椎骨盆和髋关节的活动能
　力低下，伴有脊柱运动的神经肌肉控制和协
　调性差

● ICF 分类：具有相关认知或情感倾向的急性或
　亚急性腰痛

急性或亚急性腰痛和（或）腰痛相关的下肢疼
　痛

恐惧 - 回避信念问卷和行为过程的高得分与过
　度恐惧或焦虑的个体相一致

（一）腰椎活动障碍

ICF 分类：伴有活动障碍的腰痛

许多独立机构对文献进行了系统综述，根据证据的强度制定了临床实践指南，并得出结论，脊柱手法治疗术是一种安全的治疗方法，系统综述和治疗指南已将脊柱手法治疗术作为推荐，并有中等至强烈推荐的证据支持其不仅用于治疗急性 LBP，而且用于治疗亚急性 LBP 和 CLBP。一项系统综述和荟萃分析得出结论，有中等质量的证据表明冲击技术治疗和非冲击技术治疗是安全的，并且可能减轻疼痛和改善功能 CLBP 患者的症状。

美国物理治疗协会、骨科物理治疗学会制定的临床实践指南基于强有力的证据，建议临床医师应使用冲击技术治疗来减轻活动能力缺陷和急性腰背部及背部相关的臀部或大腿疼痛患者的疼痛和功能障碍；冲击技术治疗和非冲击技术治疗也可用于改善脊柱和髋关节活动度，并减轻亚急性和慢性腰背部及背部相关下肢疼痛患者的疼痛和功能障碍。Kuczynski 等研究了物理治疗师单独实施的脊柱冲击技术治疗的有效性，并报告有证据支持物理治疗师在临床实践中使用脊柱冲击技术治疗，并且物理治疗师实施的脊柱手法治疗是一种安全的干预措施，可改善 LBP 患者的临床结局。

绝大多数的临床研究已经证明了冲击技术治疗和非冲击技术治疗下腰痛的有效性，这些研究使用了一个包含基于病损的方法的临床决策框架。排除了危险信号和手法治疗禁忌证后，治疗师会考虑患者症状的部位和表现，以及患者对治疗的期望，从而建立一个假设，即基于腰椎损伤的分类最适合哪种分类。腰背部或臀部疼痛伴或不伴大腿疼痛是活动受限型腰痛的典型症状。

临床检查结果包括脊柱主动运动和椎间关节被动运动（PIVM）试验的活动能力缺陷，以及椎间关节被动附加运动（PAIVM）试验的疼痛激惹，指导治疗师确定手法治疗的重点部位、目标脊柱节段的移动方向、施加力量的强度和速度。触诊发现肌筋膜组织延展性受限，触发点或化学性肌肉握持可以指导决定是否将软组织松动术纳入治疗计划。软组织松动术是治疗亚急性和慢性活动能力低下的有效方法，可作为脊柱关节手法治疗的辅助手段。我们需要一个持续的主动检查和复查过程，以确定每一种手法治疗技术的效果，以及如何调整技术以达到改善脊柱主动、被动运动度和通过功能性运动减轻疼痛的预期结果。在手法治疗过程的随访中使用活动度和拉伸运动，以维持在治疗期间所获得的活动度，并将这些纳入家庭锻炼计划。因此，使用脊柱手法治疗术（冲击和非冲击）的主要指征是活动障碍伴疼痛。

Flynn 等开发了一种用于急性 LBP 冲击技术治疗的 CPR，该 CPR 包含 5 条标准，当至少有 4 条符合时，就预示着患者冲击技术治疗的成功。急性腰痛的按压手法治疗 CPR 概述见框 4-2。Childs 等发表了一项随机对照试验（RCT），验证了 CPR 用于冲击技术治疗急性 LBP。

Childs 等的研究包括转诊给物理治疗师的 131 例急性 LBP 患者（18 ～ 60 岁）。患者被随机分配接受物理治疗，包括两期高速冲击脊柱手法治疗加一项锻炼计划（手法治疗 + 锻炼组）或一项不含脊柱手法治疗的锻炼计划（仅锻炼组）。在前两个疗程中，手法治疗

+ 锻炼组患者接受高速冲击技术和 ROM 锻炼。单纯锻炼组患者接受低强度有氧运动和腰椎强化项目治疗。两组患者在第 1 周接受 2 次物理治疗，之后 3 周每周接受 1 次物理治疗，共 5 次治疗。

框 4-2　腰 - 骨盆手法治疗急性腰痛的临床预测准则（CPR）

- 症状持续时间＜ 16 天
- 至少有一侧髋关节内旋度＞ 35°
- 腰椎前后向 PAIVM 测试显示活动能力低下
- FABQ 工作分量表得分＜ 19
- 膝关节远端无症状

注：FABQ. 恐惧 - 回避信念问卷。

引自 Flynn T，Fritz J，Whitman J，et al. A clinical prediction rule for classifying patients with low back pain who demonstrate short-term improvement with spinal manipulation. Spine. 2002；27:2835-2843.

CPR 结果为阳性并接受冲击技术治疗干预的患者（手法治疗＋锻炼组）1 周和 4 周后在疼痛和功能障碍方面有显著改善。并在 6 个月随访检查时保持这种改善。CPR 结果阳性（至少 4/5 的结果）的患者接受了脊柱手法治疗，在 1 周结束时，成功率为 92%。在 6 个月的随访检查中，与手法治疗组相比，符合 CPR 但未接受脊柱手法治疗的患者显示出更多地使用药物和医疗服务，以及更多地因背部疼痛而失去工作时间。大多数受测者（72%）在腰椎手法治疗后表现出有意义的临床改善，这支持以下观点：无神经根受压体征的急性发作性 LBP 患者非常适合进行冲击技术治疗。

该研究的进一步分析表明，防止向病损发展需要使用脊柱手法治疗的数量，在 1 周是 9.9 次（95% CI，4.9 ～ 65.3）]；这个数目持续 4 周。研究表明，仅接受锻炼治疗的 LBP 患者在 1 周后功能障碍加重的可能性为接受冲击技术治疗患者的 8 倍。只需要 10 名患者接受冲击技术治疗，就可以防止 1 周后的功能障碍加重。

Fritz 等分析了两种不同干预措施（单独进行稳定训练或先行冲击技术治疗再进行稳定训练）后对 PAIVM 评估结果的判断与临床结局之间的关系。对于体格检查时被判定为腰椎活动能力低下的患者，冲击技术治疗和运动干预组比单独进行稳定训练组有更显著的改善。在接受冲击技术治疗的活动度减小的患者中，有 74% 获得了改善，而在接受冲击技术治疗的活动过度的患者中，只有 26% 获得了成功。这些研究结果提示，在无禁忌证的情况下，通过腰椎 PAIVM 检测发现的腰椎活动度下降，充分考虑将冲击技术作为 LBP 患者治疗的一部分。

虽然 Flynn 等和 Childs 等在研究中使用了仰卧位腰椎骨盆冲击技术治疗（图 4-61）来开发和验证 CPR，但 Cleland 等在一个包含 12 例适合腰椎手法 CPR 患者的病例系列中显示了不同的腰椎冲击技术治疗（侧卧位腰椎旋转）的良好疗效（图 4-62）。Cleland 等还完成了一项随机对照试验，该试验纳入了美国 4 家诊所的 112 例腰痛患者，这些患者适合接受腰推手法治疗的 CPR。受测者被随机分配接受连续 2 个疗程的仰卧位腰椎骨盆冲击技术治疗、侧卧位腰椎旋转冲击技术治疗或俯卧位中央后前位非冲击（下腰椎）技术，随后进行 3 个疗程的活动度和稳定训练，并分别在基线、1 周、4 周和 6 个月时进行评估。两两比较显示，仰卧位腰椎骨盆冲击技术治疗与侧卧位旋转冲击技术治疗在各随访期均无差异。在每次随访中，冲击技术组和非冲击技术组在 1 周和 4 周时均存在显著差异。6 个月时的功能障碍评分也有显著差异，冲击组的疗效较好。这些研究表明，对于急性 LBP 的治疗结果来说，选择正确的患者特征可能比选择正确的腰椎冲击技术技术更为重要。

与使用非冲击技术技术相比，对于适合腰椎冲击技术 CPR 的急性 LBP 患者使用冲击技术治疗技术似乎也有更显著的效果。Hancock 等检验了一项随机试验的结果，该试验纳入 240 例 LBP 患者，他们被随机分配到主动手法治疗组和安慰剂手法治疗组。主动手法治疗组 97% 的患者采用了非冲击技术。研究者报道，患者接受腰椎手法 CPR 时的状态不能预测治疗组之间的临床结局。Cleland 等研究的结果表明，CPR 不能推广到以非冲击技术代替冲击技术的治疗方案。

Cook 等在 149 例机械性 LBP 患者的样本中比较了物理治疗前两次访视期间早期使用冲击技术和非冲击技术的效果。在前两次访视后，治疗师被允许根据患者的体征和症状修改手法治疗和运动干预措施，患者平均接受了 35 天的护理。随着治疗的进行，两组患者均有改善，但在第二次随访或出院时，在任何疼痛或功能障碍结局方面，冲击技术和非冲击技术之间无显著差异。研究发现，物理治疗师对冲击技术与非冲击技术效果的个人偏好对患者的疼痛和功能障碍结局有显著影响。Cook 等的研究采用了实效性研究设计，在该研究中，物理治疗师根据患者对治疗的反应有更大的自由度来调整非冲击技术技术，而 Cleland 等的研究采用的是规范性研究设计，将非冲击技术标准化为中央后前向非冲击技术。此外，在 Cook 等的研究中，受测者接受治疗的纳入标准是物理治疗师必须定位并复现患者的疼痛，并在治疗期间使用中央或单侧后前位 PAIVM 减轻疼痛或改善活动能力。研究者认为这是必要的，以确保手法治疗干预措施适用于研究中的每一位患者。

Roenz 等进行了一项系统综述和荟萃分析，以确定非冲击技术与冲击技术治疗颈部或 LBP 的有效性差异，并将实用性研究设计与指标性研究设计进行了比较。该项研究符合纳入 / 排除标准，其中 8 项符合规范性研究设计，5 项符合实用性研究设计。13 项研究共 1313 例患者被纳入系统评价，12 项研究共 977 例患者被纳入荟萃分析。对于大多数时间点，规范性研究发现，在疼痛和功能障碍方面，冲击技术优于非冲击技术。在任何时间点，实用性的设计都没有发现非冲击技术和冲击技术之间的疼痛或功能障碍的差异。荟萃分析发现，当采用实用性设计时，非冲击技术和冲击技术之间的结局无差异，但当采用规范性研究设计时，在疼痛和功能障碍方面，冲击技术的结局优于非冲击技术。

这些研究表明，基于病损的方法可以产生成功的结果，冲击和非冲击技术结合特定的运动治疗可能会产生最好的结果。在治疗计划中，用于脊柱手法治疗的方向、位置和力量是基于主、被动运动能力和终末端感觉检测的腰椎 - 骨盆活动度低下。由于主动 ROM 测试，如下躯干旋转（图 2-41）是一种可靠的损伤测量方法，建议在治疗前和治疗后对伴有下躯干旋转运动缺陷的腰痛患者进行评估。例如，如果通过 AROM 测试结合 $L_4 \sim L_5$ 脊柱节段的后侧 PAIVM 限制左下躯干旋转，以及通过 PIVM 测试限制同一脊柱节段的左旋转，则使用针对 $L_4 \sim L_5$ 脊柱节段的左旋转手法。在手法治疗后重新评估主被动运动度，以确定干预后是否发生了正向的变化，如更好的运动自由度或更少的运动疼痛。如果使用了非冲击技术，但未能达到预期的活动改善和疼痛减轻，则应在技术的方向、强度和速度方面做出调整，以发挥最佳疗效，包括考虑使用冲击技术治疗。同样，如果最初采用冲击技术治疗，但没有达到预期的治疗效果，则可能需要对治疗方法进行调整，包括非冲击技术。需要对患者进行持续的检查和复查，以有效地修改治疗方案。包括腰椎活动度锻炼在内的锻炼方案可增强腰椎手法治疗后的临床效果（框 4-3，图 4-7）。随着症状消退和活动能力的改善，患者也可能从腰椎运动控制（稳定）和条件反射训练的进展中获益（框 4-4，图 4-8）。

还必须考虑恐惧 - 回避信念等社会心理问题，因为有证据表明，对于恐惧 - 回避信念问卷评分高的患者，脊柱稳定性训练项目比手法治疗更有效。此外，如中央敏化量表（图 2-6）或 STarT Back 筛查工具（图 2-3）的高分提示，运动控制训练结合包含认知行为治疗元素的心理干预方法，可能比强调手法治疗更有效。充分地向患者解释与疼痛感知相关的神

框 4-3	腰 - 骨盆活动度锻炼 *

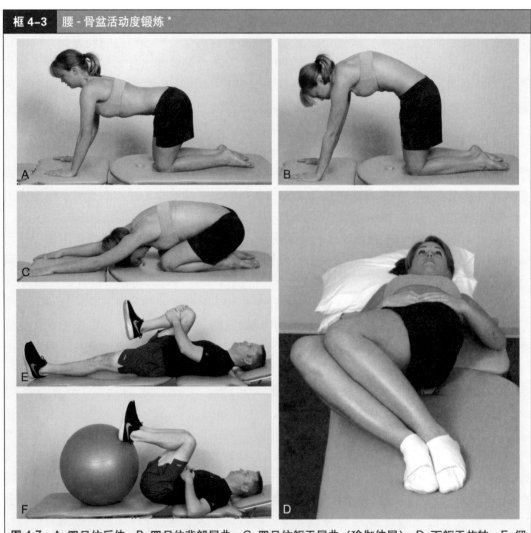

图 4-7   A. 四足位后伸；B. 四足位背部屈曲；C. 四足位躯干屈曲（瑜伽伸展）；D. 下躯干旋转；E. 仰卧单膝至胸部；F. 瑜伽球双侧膝至胸部

注：* 腰椎骨盆手法治疗后，进行腰椎骨盆活动度锻炼有助于维持手法治疗所获得的活动度。

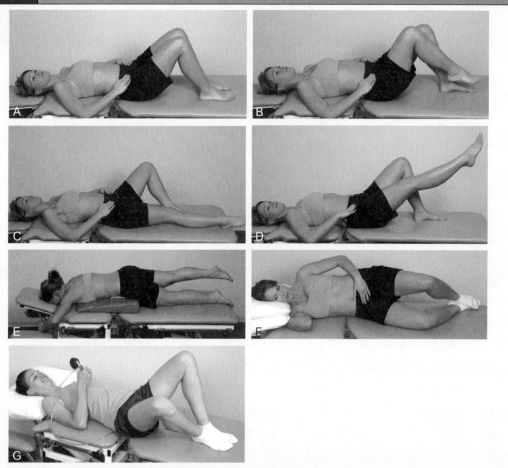

框 4-4　腰 - 骨盆运动控制第一阶段

图 4-8　A. 在屈髋卧位做收腹动作分离腹横肌，双手触于髂前上棘内侧的触觉反馈可更好地进行等长收缩。坚持 10 秒，每天至少 4 次，重复 10 次，然后每天进行多个不同姿势的腹横肌等长训练。B. 屈髋卧位，腹横肌收缩时行腿部踏步运动，并控制身体维持腰 - 骨盆脊柱中立位。C. 屈膝卧位，腹横肌收缩配合单腿伸直，控制维持腰 - 骨盆脊柱中立位。D. 直腿抬高配合腹横肌收缩，控制腰 - 骨盆脊柱中立位。E. 俯卧位，臀部后伸，腹横肌收缩，以控制维持腰 - 骨盆脊柱中立位。气囊生物反馈装置可用于在此训练过程中提供与躯干稳定相关的稳定性反馈。F. 侧卧位"翻盖式"髋关节外展、外旋、腹横肌收缩，并维持腰 - 骨盆脊柱中立位。必须提示患者确保骨盆不能随髋关节移动而发生偏转。B ～ F. 在整个腿部运动中，必须维持腹横肌收缩。G. 在屈膝髋外展运动的腹横肌运动控制训练中，使用气囊生物反馈进行主动髋关节活动训练

经生理机制，以及心理社会因素（如压力、焦虑和抑郁）对疼痛感知的影响，可以帮助患者更好地应对和管理腰痛症状。在这些情况下，手法治疗仍然可以作为治疗的一个辅助手段，但不应该强调和注意使用带有心理信息的语言来解释手法治疗技术的潜在积极效果，而应该在所有情况下使用（第 3 章）。

（二）腰椎不稳（lumbar spine instability）

ICF 分类：腰痛伴有运动协调障碍

Panjabi 将临床不稳定定义如下：脊柱在生理负荷下无法维持正常的运动模式，并未产生神经损伤或刺激，产生畸形，也不会发生功能障碍性的疼痛。脊柱节段总的活动范围可分为中性区和弹性区。当抵抗较小的外力时，脊柱节段在中心区域或邻近中心区域产生运动（即中性区运动部分）；为抵抗进一步增加的外力，脊柱节段在接近活动范围末端时产生进一步的运动（即弹性区运动部分）。临床不稳定被认为是中性区运动增加和对抗阻力的弹性区运动减退的结果，可以进一步细分为结构不稳定和功能不稳定。在中间范围内失去控制节段运动的神经运动能力被定义为功能不稳定或运动协调障碍。用来限制脊柱节段超出终末端 ROM 活动的稳定结构遭到破坏，被定义为结构不稳定。结构不稳定可以通过测量终末端屈伸范围放射学图像上的过度前后平移来诊断和量化。然而，除了临床表现（如异常运动）外，没有诊断标准来量化功能不稳定以辅助诊断。伴有功能不稳定的异常运动是由缺乏运动控制引起的，潜在的结构不稳定也可能是一个诱发因素，但并非在所有情况下都是如此。

Panjabi 将脊柱稳定的组成部分概念化为脊柱稳定系统的 3 个功能完整的子系统。根据 Panjabi 的说法，脊柱的稳定系统由被动、主动和神经控制子系统组成。

被动子系统包括椎体、小关节和关节囊、脊柱韧带，以及来自脊柱肌肉和肌腱的被动张力。被动子系统提供了弹性区显著的稳定性，并限制了中性区的大小。被动子系统的组成部分也充当传感器，并向神经控制子系统提供关于椎体位置和运动的信息。

主动子系统由脊柱肌肉和肌腱组成，产生稳定脊柱所需的力量，以应对不断变化的负荷。主动子系统主要负责控制在中性区内发生的运动，并有助于维持中性区的大小。脊柱肌肉也充当传感器，向神经控制子系统提供每一块肌肉产生的力的信息。

神经控制子系统通过周围神经和中枢神经系统从被动和主动子系统的传感器接收关于椎体位置、椎体运动和脊柱肌肉产生的力的信息。根据这些信息，神经控制子系统决定脊柱稳定性的要求，并作用于脊柱肌肉，产生所需的力。

当中性区相对于总活动度增加时，临床脊柱不稳定就会发生，稳定子系统无法补偿这一增加，中性区的运动质量变差，最终造成临床脊柱不稳。退变（尤其是退变早期）和脊柱稳定部件的机械性损伤是中立区大小增加的主要原因。导致稳定部件退变或机械性损伤的因素包括姿势不良、重复的职业创伤、急性创伤和局部腰椎肌肉无力。

运动质量差是功能性临床不稳定的一个关键因素，因此一些研究者提出主动运动期间出现异常运动是临床不稳定的主要标志。异常运动是神经肌肉控制不良的迹象，可以表现为运动突然加速或减速、不稳定、屈曲时的运动弧度疼痛、屈曲后返回时的运动弧度疼痛、大腿攀爬（Gowers 征）、腰椎骨盆节律逆转、脊柱运动时的抖动或震颤，或者发生在预期运动平面之外的运动（表 4-7）。在通过腰椎主动运动测试观察到的异常运动模式方面，物理治疗师表现出中等到良好的评估者间可靠性（Kappa 值 =0.60，84% 的一致性和 Kappa 值 =0.79，97% 的一致性）。Biely 等报道，在判断腰椎骨盆节律改变方面，检查者间的可靠性极好（Kappa 值 =0.89），但在判断偏离中线（Kappa 值 =0.68）或摆动（Kappa 值 =0.35）方面，可靠性仅中等。此外，与无症状的患者相比，LBP 患者具有腰椎前屈的异常运动模式的发生率更高。临床功能性不稳定的其他症状包括腰椎区域的压痛、臀部或大腿区域的牵涉性疼痛、脊椎旁肌肉保护及持续姿势引起的疼痛。此外，PIVM 和联合运动测试可能揭示了过度活动和对 PIVM 终末端范围运动的被动限制减少（即终末端松动感）。影像学检查可显示被动子系统各组成部分的变化（即不稳定的结构性原因），如韧带损伤、骨赘、椎体骨折、椎间盘退变和与脊椎滑脱相关的椎体移位。

表 4-7　异常运动模式的手法治疗定义

异常运动模式	手法治疗定义
改变腰 - 骨盆节律	前屈运动的前 1/3 中，髋部的活动度大于腰椎和（或）腰椎的活动度大于髋部的活动度
Gowers 征	恢复直立姿势时，运动的前 1/3，腰椎的活动度大于髋关节和（或）在最后 1/3 的运动中，髋关节的活动度大于腰椎的活动度
偏离矢状面	从弯腰恢复直立姿势，用手由下往上爬上大腿，这被认为是一种改变的腰 - 骨盆节律
不稳定的抓、摇或震颤	突然加速、停止或减速；在椎旁肌肉中观察到短暂的颤动或震颤；或短暂的平面外运动
疼痛运动弧度	在总运动弧中的一部分出现疼痛加重；而不是运动弧全程出现疼痛

引自 Biely SA，Silfies SP，Smith SS，et al. Clinical observation of standing trunk movements：what do the aberrant movement patterns tell us? J Orthop Sport Phys. 2014；44（4）：262-272.

在分析过度平移与端部屈伸 X 线片诊断脊柱结构不稳定方面，已经建立了客观的标准。Fritz 等发现，腰椎屈曲至少 53°，方可使用双测斜仪测量，或活动不足时使用矢状位 PAIVM 检测，预测影像学结构不稳定的阳性似然比为 4.3（95% CI，1.8 ～ 10.6），当两项检测均为阳性时，阳性似然比为 12.8（95% CI，0.79 ～ 211.6）。Kasai 等将俯卧位腰椎伸展试验（见后文图 4-24）的结果，与腰椎不稳的屈伸 X 线证据进行了比较，发现敏感度为 0.84，特异度为 0.90，阳性似然比（+LR）为 8.84（4.51，17.33），阴性似然比（− LR）为 0.2（0.1，0.4）。Abbott 等以 138 例 LBP 患者的腰椎屈 / 伸位 X 线片作为参考标准，报道了使用腰椎前屈、后屈 PIVM 测试和后前屈 PAIVM 测试检测腰椎不稳（LSI）的有效性。PAIVM 诊断转化 LSI 的特异度为 0.89（CI，0.83 ～ 0.93），敏感度为 0.29（CI，0.14 ～ 0.50）。PAIVM 检测阳性的 +LR 为 2.52（95% CI，1.15 ～ 5.53）。这项研究表明，PAIVM 测试程序在检测节段运动异常方面具有中等效度，但在排除结构不稳定方面能力较差。因此，应怀疑腰椎结构不稳定的阳性检查结果包括：

- 被动腰椎后伸试验（图 4-24）或
- 用双测斜仪测量腰椎前屈 AROM 大于 53°（图 2-34）或
- 矢状位 PAIVM 测试显示腰椎活动度不足（图 4-60）

当阳性检测结果合并在一起时，怀疑结构不稳定的程度增加，但当检测结果为阴性时，这些检查程序不能完全排除任何程度的结构不稳定。

LBP 患者可能表现为结构和功能不稳定，但在其他情况下，可能存在功能性不稳定的迹象，但没有已知的结构不稳定的证据。影像学检查结果往往与症状严重程度无关。

无症状的个体在屈伸位 X 线片上也可能有结构不稳定的征象，出现过度平移，这可以解释为缺乏组织敏感性和足够的神经肌肉控制来控制潜在的不稳定。

X 线片不能提供中性区（即中间范围）运动质量的信息，这限制了 X 线证据在功能性不稳定诊断中的价值。视频透视作为一种分析脊柱中段运动质量的手段体现出一些前景，但其用于这一目的仍处于试验阶段。Teyhan 等开发了一个具有数字透视拷贝功能的运动学模型，以说明在有临床不稳定体征的患者中，中间姿势周围的角度和线性位移达到的异常率。这些患者在腰椎活动时往往合并节段结构完整性改变、节段僵硬和神经肌肉控制改变。PIVM 和联合运动试验在评估中性区大小方面具有诊断价值，但评估者间信度较差，仅评估被动运动。由于尚未建立功能性不稳定的明确诊断工具，功能性不稳定的诊断仍然是基于一系列临床表现，包括病史、主观症状、主动运动质量的视觉分析（如异常运动）和手法治疗检查方法。

Hicks 等开发了一种 CPR（表 4-8），用于预测 LBP 患者腰椎稳定训练（LSE）项目完成的可能性。如果患者有 4 个变量中的 3 个或以上，则患者对脊柱稳定锻炼方案反应良好的成功率的 +LR 为 4.0（95% CI，$1.6 \sim 10.0$）。在 4 个变量中，年龄小于 41 岁是预测成功的最重要因素。

表 4-8　腰椎稳定锻炼项目成功和失败的重要预测因素（CPR）（腰椎功能不稳定的迹象）

	变量	统计数据准确性
成功预测因素	俯卧不稳试验阳性 出现异常运动 年龄 < 41 岁 直腿抬高 > 91°	如果存在 4 个变量中的 2 个 敏感度：0.83（$0.61 \sim 0.94$） 特异度：0.56（$0.40 \sim 0.71$）
失败预测因素	俯卧不稳试验阴性 PAIVM 测试提示可动性减少 无异常运动 FABQ 评分 ≤ 9 分（活动量表）	如果存在 4 个变量中的 2 个 敏感度：0.85（$0.70 \sim 0.93$） 特异度：0.87（$0.62 \sim 0.96$）
改良 LSE CPR	出现异常运动 俯卧不稳试验阳性	

注：CPR. 临床预测准则；FABQ. 恐惧 - 回避心理量表；PAIVM. 椎间关节被动附加运动测试。
引自 Hicks GE，Fritz JM，Delitto A，et al. Preliminary development of a clinical prediction rule for determining which patients with low back pain will respond to a stabilization exercise program. Arch Phys Med Rehabil. 2005；86；1753-1762；Rabin A，Shashua A，Pizem K，et al. A clinical prediction rule to identify patients with low back pain who are likely to experience short-term success following lumbar stabilization exercises—a randomized controlled validation study. J Orthop Sports Phys Ther. 2014；44（1）：6-18；Teyhan DS，Flynn FW，Childs JD，et al. Arthrokinematics in a subgroup of patients likely to benefit from lumbar stabilization exercise program. Phys Ther. 2007；87（3）：313-325.

Hicks 等的研究包括 8 周的物理治疗，并指导和监测脊柱稳定锻炼计划。8 周后对患者进行再次评估，如果 Oswestry 功能障碍指数（ODI）评分改善 50%，则认为治疗成功。如果 ODI 得 6 分或得到 49% 的改善，则认为患者病情改善；如果 ODI 得分小于 6 分，则认为治疗失败。研究发现共有 18 例成功，15 例失败，21 例改善。分析各组的特征，以确定初始评估时可预测成功或失败的临床结果。

最终发现，预测脊柱稳定锻炼项目失败的 4 个变量如下：俯卧位不稳测试结果为阴性（图 4-23）、无异常运动、FABQ 体力活动分量表评分 < 9 分，以及腰椎 PAIVM 测试中无过度活动。有趣的是，FABQ 评分较高的患者对稳定运动方案的反应较好。这一发现强调了基于积极运动的方法对于高度害怕活动的患者的重要性。

Rabin 等完成了一项关于 LSE 项目 CPR 的 RCT 验证研究。该研究对 105 例接受了 8 周 11 次治疗的 LBP 患者进行了 LSE 与手法治疗方案（腰椎冲击技术和非冲击技术加拉伸练习）的比较。无论接受何种治疗，在治疗结束时，与 CPR 阴性患者相比，腰椎稳定训练临床预测阳性患者的功能障碍率较低。进一步分析发现，当使用仅包含异常运动和阳性俯卧不稳试验的改良版 CPR（mCPR）时，治疗结束时的功能障碍与治疗存在显著交互作用。在 mCPR 阳性的患者中，与接受手法治疗的患者相比，接受 LSE 的患者在治疗结束时出现的功能障碍较少。这项研究不能完全驳斥或证实 LSE CPR 的有效性，但它确实提示 CPR 的修正可能可以预测那些对 LSE 方案有良好反应的患者。需要进一步研究验证 LSE CPR，并进一步评估改良 CPR 的有效性。腰椎异常运动仍被认为是功能不稳定的临床表现。因此，躯干肌肉的神经肌肉控制训练是功能不稳定的主要干预措施。

Bergmark 将躯干的肌肉分为两组：局部系统和整体系统。整体肌群包括更大更浅的肌肉，如竖脊肌、腹直肌和腹内 / 外斜肌。整体肌肉的主要功能是转移胸廓和骨盆之间的负荷，并改变胸廓相对于骨盆的位置。局部肌肉系统包括直接附着于椎体的更深的小肌肉。局部系统用于控制脊柱曲度，并给予矢状位和侧位刚度，以维持脊柱的机械稳定性。局部系统肌群包括腹横肌（因为它附着于腰筋膜）、腰多裂肌和横突间肌。腰方肌分为两个系统，外侧部分作为整体肌肉发挥作用，附着于腰椎横突的内侧部分作为局部肌肉在外侧方向稳定腰椎。

在功能性不稳定或运动协调障碍的患者中，经常存在整体性肌群和局部性肌群功能的不平衡。整体性肌群往往是强壮的、过度活跃的，处于肌肉维持的状态。而局部性肌群较为无力、萎缩，反应时间和协调性延迟。早期阶段的腰部、骨盆运动控制训练的主要目的是促进局部性肌群的控制、力量和协调，抑制整体性肌群的活动。针对胸椎的手法物理治疗技术可用于抑制竖脊肌（属于整体性肌群系统）张力的增加。运动再学习原理旨在训练局部性肌群系统的治疗性运动计划。对于这种方法，运动控制训练计划实际上比稳定性训练计划更好，因为最终的目标是更有效、更高效地控制和协调脊椎的运动，而非简单地稳定脊椎的运动。

肌电图（EMG）研究结果表明，与配对的健康受测者相比，有 LBP 病史的患者在进行上肢主动运动时，局部腰盆肌的放电延迟。一项细丝肌电图（fine-wire EMG）研究的结果表明，当脊柱稳定性测试中手臂运动时，多裂肌的深层和浅层纤维受到不同的控制，多裂肌的浅层纤维控制脊柱方向，而深层纤维控制节段间运动。手臂运动时多裂肌肌群会首先活跃起来，肩部做前屈动作时，相比后伸动作，多裂肌群更早被激活。这种方向特定的活动与由肢体运动引起的反应力的方向相匹配，并与控制脊柱方向及核心的位移有关。与浅表纤维相比，深层多裂肌和腹横肌纤维的肌电起始不受运动方向的影响。这些更深的肌群不会受手臂移动方向的影响。无论手臂的运动方向如何，它们都是处于活跃状态。深层肌纤维不受反作用力方向的影响，因此它们可以控制脊柱节段间的运动和稳定性。

也有证据表明，许多腰痛病史受测者的腰椎多裂肌存在过度的脂肪浸润。脂肪浸润似乎是肌肉变性的晚期阶段，可以用 MRI 以无创的方式测量。该研究的结果首次从大样本人群中提供了令人信服的证据，证明腰椎多裂肌中的脂肪浸润与成人 LBP 呈强相关。因此，这些患者缺乏多裂肌提供的动态节段间的运动控制。

Hides、Jull 和 Richardson 对对照组和在首次发生 LBP 后接受脊柱稳定训练组进行了 10 周的随访，发现患者最初有疼痛症状的那一侧和其脊柱水平对应的腰椎多裂肌出现了萎缩。两组患者均恢复到良好的功能水平，但在 2～3 年的随访检查中，未接受脊柱稳定锻炼计划的对照组患者的 LBP 复发率显著较高。在首次发生 LBP 后的 2～3 年，未接受运动方案指导的对照组患者的 LBP 复发率是特定运动训练组患者的 5.9 倍，1 年内复发率是特定运动训练组患者的 12.4 倍。这些研究支持以下观点：腰椎损伤后可发生永久性运动控制和生理性肌肉改变，需要特殊且娴熟的物理治疗干预来恢复肌肉功能，并预防未来 LBP 的复发。局部性肌群功能的恢复似乎是完全康复和预防 LBP 发作的关键因素。

Hodges 和 Richardson 研究了 15 例 LBP 患者和 15 例匹配的对照受测者，这些受测者在站立时对视觉刺激做出反应，进行快速的肩部前屈、外展和后伸。利用细丝肌电图和表面电极评估腹肌、腰多裂肌和对侧额叶的肌电活动并进行观测。这项研究的结果表明，在对照组中，肩关节在各个方向的运动导致躯干肌肉在三角肌收缩之前或之后不久发生收缩，腹横肌通常是第一个激活的肌肉，且不受运动方向的影响，这支持了腹横肌在脊柱刚性生成中的假设角色。对于所有的肩部运动，腹横肌的收缩在腰痛患者中明显延迟。腹横肌收缩的延迟发生表明存在运动控制的缺陷，推测这将导致脊柱肌肉稳定效率下降。

Hodges 和 Richardson 还通过另一项细丝肌电图研究表明，无论运动方向如何，腹横肌都会在下肢运动时发生放电，这支持腹横肌作为主要脊柱稳定肌发挥作用的假设。腹横肌的下部纤维，由于其水平的走行，可能通过其产生的腹内压力或者通过增加胸腰筋膜的张力来增强脊柱的稳定性，从而提高脊柱的刚度和稳定性。MRI 研究结果证实，在"收腹"动作的过程中，腹横肌向双侧收缩，形成一条肌筋膜带，看起来像束胸衣一样收紧，并改善了腰盆区域的稳定性。腹横肌也被证明可减轻骶髂松弛，并被认为在正常功能时对增强骨盆稳定性发挥重要作用。

利用重建超声成像技术研究腰椎多裂肌和腹横肌的横截面积（CSA），可以测量和比较肌肉在静息和等长收缩时的厚度，从而量化肌肉的运动控制能力。Hides 等利用超声成像测量了 CLBP 受测者和无症状受测者的腰椎多裂肌 CSA。在最低的两个椎骨水平，CLBP 患者的多裂肌 CSA 显著小于无症状的受测者。在单侧疼痛表现的患者中，最大的不对称性出现在 L_5 椎骨水平。在所有病例中，较小的多裂肌 CSA 都位于报告疼痛的一侧。这支持了临床假设，即锻炼治疗需要具有针对性，并需依人定制以解决 CLBP 患者中存在的特定局部损伤。

Wallwork 等运用超声成像技术测量多裂肌的收缩程度，通过对 34 名有或无 CLBP 的受测者在 4 个椎骨水平上进行测量，比较了多裂肌的 CSA 和进行等张收缩的主动能力。结果显示，与来自健康组的受测者相比，在 L_5 椎体水平，CLBP 组受测者的多裂肌 CSA 显著较小；另外，在相同椎体水平，CLBP 组受测者的厚度收缩百分比也显著较小（图 4-9）。

这一结果在其他椎体水平没有出现。该研究的结果支持之前的研究结果，即 CLBP 患者的多裂肌萎缩是局限性的，而不是全面性的，同时提供了相应的证据，证明萎缩肌肉自主收缩的能力下降。

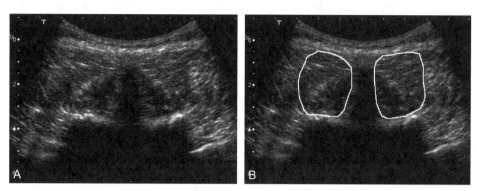

图 4-9　A. L$_4$ 椎体水平双侧横向超声图像，无 CSA 示踪；B. L$_4$ 椎体水平双侧横向超声图像及 CSA 示踪。用屏幕上的光标沿着肌肉边界跟踪测量多裂肌的 CSA（以 cm^2 为单位）（引自 Wallwork TL，Warren RS，Freke M，et al. The effect of chronic low back pain on size and contraction of the lumbar multifidus muscle. Man Ther. 2009；14；496-500.）

两项针对下腰痛患者不同亚组的随机对照试验报告了包括下腹部"收腹训练"在内的运动干预对疼痛和功能的改善。O'sullivan、Twomey 和 Allison 临床试验受测者的纳入标准是有脊椎裂或椎体滑脱的 X 线证据。44 例患者被随机分配到两个治疗组。第一组经历了一个为期 10 周的特定锻炼治疗程序，这个程序涉及深层腹部肌肉的特定训练，以及腰多裂肌的共同激活。这些肌肉的激活被融入之前加重症状的静态姿势和功能性任务中，以在这些场景下提高肌肉的控制能力。对照组则按照治疗医师的指示进行治疗。经过干预后，特定运动训练组的疼痛强度和功能障碍水平显著降低，具有统计学意义，锻炼组的疼痛强度和功能残疾水平在统计学上显著降低，在 30 个月的随访时同样如此。对于有慢性症状的脊椎裂或滑脱患者，特定的运动训练的治疗方法似乎比其他常用的保守治疗方案更有效。

早期腰椎骨盆部位运动控制训练（稳定性）的目标之一是腹横肌的独立收缩。一项肌电图研究已经证实，在仰卧位下，下腹壁的内收运动（即屏气收腹动作）是可以隔离较浅的腹肌（腹直肌、腹内斜肌和腹外斜肌）而使腹横肌独立收缩的最有效方法。相比之下，骨盆后倾和腹部支撑时，腹内斜肌的活动更大。骨盆后倾时记录到更多的腰部、骨盆运动，并注意到脊柱运动和腹横肌活动之间呈负相关。换句话说，当脊柱活动度降到最低时，腹横肌的活性会增加。

超声成像越来越多地用于物理治疗研究和临床实践，以评估局部深部躯干肌肉的特定运动控制。Koppenhaver 等报道，对于 LBP 患者的腹横肌和腰多裂肌厚度测量，检查者内可靠性的 ICC 值为 0.96 ~ 0.99，检查者间可靠性的 ICC 值为 0.96 ~ 0.98（图 4-10）。Teyhen 等报道，使用超声成像在休息状态和执行腹部收缩动作（ADIM）期间，单侧腰椎骨盆痛的个体在执行腹横肌等同的收缩时，腹横肌肌肉的厚度增加较小。然而，尽管症状组的症状为单侧，但两组都显示出腹横肌肌肉厚度的两侧对称变化。无论是在休息状态还是在执行 ADIM 时，症状的一侧和腹横肌的厚度减少之间没有关联。

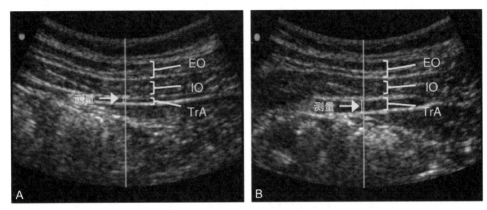

图 4-10　休息时腹横肌（TrA）、内斜肌（IO）和外斜肌（EO）的超声图像（A）和 ADIM 期间超声图像（B）。测量腹横肌的深浅边界之间的厚度（引自 Koppenhaver SL，Hebert JJ，Fritz JM，et al. Reliability of rehabilitative ultrasound imaging of transversus abdominis and lumbar multifidus muscles. Arch Phys Med Rehabil. 2009；90：87-94.）

　　Hebert 等研究了与稳定运动项目临床成功相关的预后因素（俯卧位不稳试验阳性、年龄小于 40 岁、异常运动、直腿抬高大于 91°和腰椎高活动度），以及这些因素与超声成像评估的腹横肌和腰椎多裂肌激活程度之间的关系。腰椎多裂肌活化降低与存在的预后因素数量显著相关。俯卧位不稳定试验阳性和节段性运动过度与腰椎多裂肌激活减少相关，但未观察到预后因素与腹横肌肌肉激活之间的显著关系。腰椎多裂肌激活降低与稳定性运动训练的临床成功预测因素相关，但在本研究中，腹横肌肌肉激活降低并不适用。这些发现为靶向腰椎多裂肌进行运动控制训练的临床重要性提供了证据。Costa 等证明，在 CLBP 患者中，运动控制训练在改善活动和总体恢复印象方面优于安慰剂。短期观察到的大多数效果在 6 个月和 12 个月随访时得以维持，但效果的程度较小。研究结果提示，对于 CLBP 患者，应考虑采用这种干预措施，以改善活动和总体康复情况，并改善长期疼痛程度。

　　共 20 名患单侧 LBP 的志愿者被随机分配为两组，一组在认知上独立于其他背部肌肉激活腰椎多裂肌（技巧训练组），另一组在不关注任何特定肌肉的情况下通过伸展训练激活所有椎旁肌肉。采用肌内细丝电极和体表电极记录双侧多裂肌的肌电活动。分别于训练前和训练后即刻进行运动协调性评估，包括手臂快速运动时躯干抖动肌电的起始值和躯干缓慢屈伸运动中点的肌电振幅。在两种训练方案后，手臂快速运动时，多裂肌的激活较早。然而，在缓慢的躯干运动中，只有技巧训练组表现出所需的多裂肌活动增加，而躯干浅表肌的肌电活动减少。这些发现表明，运动协调能力可以通过熟练的运动训练得到改善。

　　Grooms 等对 LBP 患者进行了超声成像，以确定 ADIM 期间腹横肌肌肉激活的比率，并将其与使用稳定性生物反馈气囊装置测量的腹部保持性能进行了比较（图 4-8）。研究者得出结论，压力生物反馈的成功完成并不意味着腹横肌的高活化。而生物压力反馈未完成却能表明腹横肌活化程度低，但相关系数和似然系数表明压力测试可能是检测腹横肌活化的最小值。治疗师需要用可视化和触诊的方法一对一地教患者激活腹横肌，以加强培训效果。一旦患者掌握了腹横肌的孤立的等长收缩，生物反馈气囊装置就可作为一种辅助手段用于神经肌肉的腰痛控制练习，并可提供结果反馈，以保持躯干更稳定，增强运动学习。

最好的方法是通过运动学习向患者传授脊柱运动控制（稳定性）训练项目，该项目从学习的认知阶段开始，在这个阶段需要高强度的精神集中来获得适当的肌肉收缩和受控的运动。最初使用适当的肌肉控制策略需要大量的认知活动，但随着练习，训练成绩可迅速提高。运动控制（稳定性）训练应从引导开始，在有支撑的姿势（如俯卧或仰卧屈髋位）下，对局部肌肉（特别是腹横肌和多裂肌）进行分离训练，并使用稳定性生物反馈气囊压力装置（框 4-4）。当患者继续练习并得到反馈时，患者可以进入运动学习的联想阶段，在这个阶段中，运动的质量和手法治疗的易用性都会有所提高。此时不再需要消耗太多精力。此阶段应在较不稳定的姿势（如四点跪位和站立位）中增加练习，以进一步挑战脊柱中立位的维持（框 4-5，图 4-11）。在运动学习的最后阶段，需要将自主、新情境和挑战更多难度融入训练计划中，使运动控制在表现上更加熟练、自然和自主。在这一阶段，学习者无须多想就能高水平地完成任务，甚至可同时完成多项任务。一旦达到这一阶段，技能的保留就会得到加强，并实现良好的长期临床结局。最后一个阶段包括功能层面更多的动态运动模式，需要以可控的方式控制脊柱运动结合肢体运动。例如，弓箭步练习需要在功能运动模式中控制动态稳定。使用一个加重的实心球帮助引导运动模式，并且用加重的球向前伸膝理论上有利于臀部肌肉偏心辅助控制运动模式（框 4-6）。工作特异性和运动特异性活动也可以纳入第三阶段动态稳定计划，可能包括举重训练或平衡／敏捷性活动（图 4-12）。

（三）腰部和腿部疼痛中心化（lumbar and leg pain that centralizes）

ICF 分类：与腰痛相关的（牵涉性的）下肢疼痛

McKenzie 根据症状的部位、对重复运动检查的反应和是否存在变形（腰椎的侧移或后凸姿势）描述了 7 种类型的紊乱。在使用 McKenzie MDT 方法时应注意的是，重复运动的方向应由患者的中心化／外周化现象来决定，不宜进行任何导致疼痛放射的重复运动或体位变化。

在重复的腰椎运动或体位变化中，当牵涉性或根性疼痛的最远端向腰椎中部靠近时，此临床现象被称为中心化。而外周化是症状从腰椎向足部的外侧或远端扩散，伴有腰椎反复运动或体位变化。McKenzie 推测，使疼痛中心化的弯曲方向与椎间盘核内容物通过机械刺激纤维环或神经根而产生相关症状的移动方向精确对应。一项 MRI 研究表明，一组患者（$n=20$）被分类为适合进行基于腰椎后伸的训练，并且在 10 分钟的腰椎后前向活动和俯卧锻炼后立刻产生积极的疗效（疼痛缓解 20%），并且影像中显示 $L_5 \sim S_1$ 椎间盘中间部分的水分扩散增加。没有报告的受试者疼痛缓解 20% 在弥散方面无变化。该研究对为何一些患者对这些干预有反应而另一些则没有反应进行了可能的生理学解释，但该研究只有 20 名受试者，需要进一步研究来得出结论。

框 4-5　腰椎 - 骨盆运动控制第二阶段

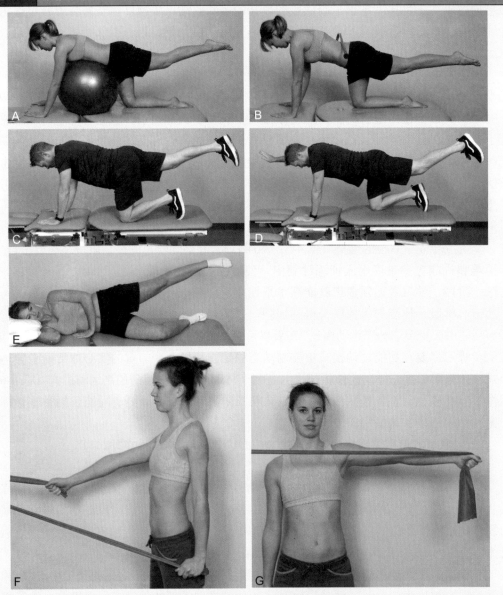

图 4-11　A. 四点位在健身球上进行腿部抬起运动，同时收缩腹横肌来控制腰骶部的位置保持中
立。B. 四点位保持腹横肌收缩以控制腰 - 骨盆脊柱在中立位。可将一根手杖放置在腰椎上，以反
馈患者保持腰骶部稳定位置的情况。C. 四点位抬腿。D. 四点位对侧抬臂抬腿。E. 侧卧位髋部外展
运动，同时收缩腹横肌来控制腰骶部的位置保持中立。需要提醒患者在髋部移动时确保骨盆不要旋
转。A ～ E. 在进行腿部动作时，需全程维持腹横肌收缩。F. 使用弹力带进行斜立位肩部伸展运动，
同时控制腰骶部的移动。G. 使用弹力带进行运动姿态肩部水平外展运动，同时控制腰骶部的移动

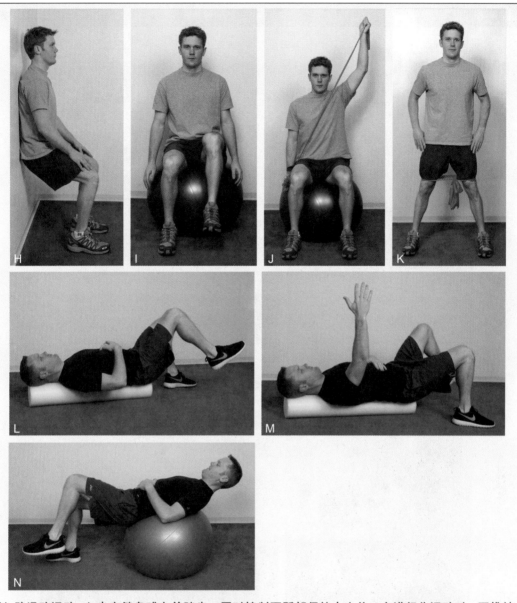

H. 壁滑动运动。I. 坐在健身球上并踏步，同时控制腰骶部保持中立位。在进行此运动时，腰椎神经根病患者要特别小心，因为坐姿可能会使疼痛向远端扩散。J. 使用弹力带进行斜向肩部屈曲运动，同时患者需要保持腰骶部中立位。同样，腰椎神经根病患者在进行此运动时要特别小心，坐姿可能会使疼痛向远端扩散。K. 使用弹力带进行侧向步行的阻力运动，同时患者需要控制腰骶部保持中立位。在髋外展肌疲劳时，可以在两个方向上继续进行这个运动。L. 在泡沫轴上进行踏步并保持稳定。M. 在泡沫轴上行肩部屈曲动作，并进行动态移动控制。N. 在健身球上进行仰卧位的踏步，并保持动态稳定

框 4-6   腰 - 骨盆运动控制第三阶段

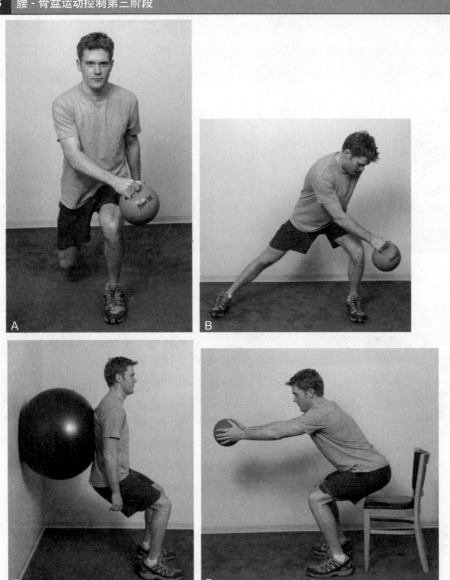

图 4-12 A. 前弓步，手持重量球向膝盖伸展；B. 侧弓步，手持重量球侧向伸至膝盖；A 和 B. 脊柱的
运动应以控制的方式进行旋转和前倾，当手向膝盖伸展时，同时应强调在髋部的铰链式屈曲动作，以
促进伸展动作的进行；C. 背靠健身球沿墙壁滑动做下蹲动作；D. 蹲坐，臀部弯曲，伸展身体以促进
臀部活动。双膝外展去对抗弹力带的阻力，以进一步激活臀中肌

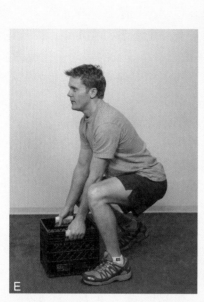
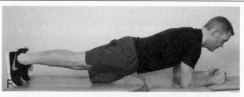
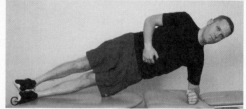
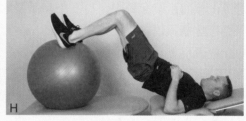

E. 使用重物箱做举重训练，身体呈对角线运动模式，同时保持动态的腰 - 盆稳定；F. 平板支撑；G. 侧平板支撑；F 和 G. 保持姿势，使脊柱保持中立位；H. 在健身球上做桥式运动并保持稳定。这个动作可以在球保持静止的情况下完成，也可以在做桥式运动的时候滚动球以增加难度

　　Wernecke 等将方向偏好定义如下：①在体格检查期间表现出的躯干运动或姿势的特定方向；②在主观病史中患者报告的特定的加重或缓解因素，这些因素缓解或减少了患者的疼痛，不管疼痛是否改变了位置或增加了患者的腰部活动范围。方向偏好与中心化有所区别，前者的特征是脊柱疼痛和牵涉性脊柱症状，在治疗性运动和定位策略的反应下从远端向近端逐渐消失，而且患者可能有方向偏好，但不满足中心化的定义。使用"方向偏好"治疗的患者，如果他们能够被分类为具有"中心化"现象的"方向偏好"，那么他们的预后往往会比那些没有"中心化"现象的"方向偏好"或者没有任何"方向偏好"的患者要好。

　　在 Donelson 等发表的一项研究中，物理治疗师使用反复的腰部运动（如前屈、后伸、侧向滑动、卧姿后伸、卧姿前屈、卧姿勾腿前弯 / 旋转加压等）来进行物理治疗，以此进行机械性诊断。然后应用椎间盘造影检查每个患者症状所在的椎间盘，并通过 CT 扫描评估椎间盘的完整性。该研究发现，在中心化患者中，有 74% 的椎间盘造影阳性。在外周化患者中，有 69% 阳性。在这些阳性患者中，中心化患者椎间盘外纤维环完整的比例（91%）显著高于外周化患者（54%）。因此，Donelson 等得出的结论是，大多数慢性下背痛的中心化患者可能存在源于椎间盘的疼痛，并且他们的椎间盘外纤维环功能完好。而外周化的患者也可能存在源于椎间盘的疼痛，但他们的椎间盘外纤维环破裂的概率更高。

　　尽管这些 CLBP 患者中有很高比例的阳性椎间盘源性表现，但相当一部分患者没有椎间盘造影阳性的结果，包括症状中心化（26%）或周围化（31%）。这说明椎间盘源性理论不能解释所有的这些情况，而反复运动的检查和治疗概念可能会影响到更多的解剖结构，而不仅仅是椎间盘。然而，当椎间盘是疼痛的源头时，如果纤维环保持完整，反复运动的治疗概念往往更有效。

Werneke 和 Hart 报道了 223 例腰痛患者的重复运动检查结果，并在首次检查后 1 年对这些患者进行随访。在初次诊断时被归为非中心化组的患者，在 1 年后的随访检查中预计将不能返回工作，将继续报告疼痛症状，并在家中有较长的活动干扰或停工时间，也将继续使用医疗资源。中心化现象似乎可以识别出一组对保守治疗有良好预后反应的脊柱患者。

无论对 MDT 重复运动检查和治疗方案的病理解剖学解释是否正确，这些治疗原则上均可使患者受益。在 Long 和 Donelson 的一项研究中，进行有针对性的康复运动处方的治疗组显示出比对照组更好的结果。在一项使用有针对性的康复运动管理方法治疗腰痛的随机对照试验的系统回顾中，有 5 个高质量的随机对照试验显示出有针对性的康复运动管理在治疗疼痛和改善功能障碍方面的一些证据。当有针对性的康复运动管理应用于在初次检查中表现出有特定运动可诱发的腰痛患者时，在短期和中期随访中的工作参与率也得到了提高。有几项研究将针对性的康复运动管理项目与其他物理治疗干预措施（如亚急性或 CLBP 患者的脊柱稳定锻炼或脊柱推拿）进行了比较，发现两组患者的疼痛和功能均有改善，但两组之间无显著性差异。相反，Browder 等完成了一项随机对照试验，纳入 48 名患有腰痛且症状至臀部的受测者，这些受测者符合额外的纳入标准，即方向性偏好和腰椎后伸运动的中心化。这些患者被随机分配接受伸展导向治疗组（$n=26$）或强化运动治疗组（$n=22$），除家庭运动项目外，还接受了 8 次物理治疗。伸展导向的治疗方法包括宣教能使症状中心化的伸展运动和持续的体位，对腰椎应用后前向非冲击技术，并教育患者避免一次坐 30 分钟以上。强化组的受测者接受了 LSE 项目的指导，但未接受进一步教育或手法治疗干预。在 1 周、4 周和 6 个月的随访评估中，伸展导向治疗组的受测者与接受躯干加强训练的受测者相比，在功能障碍方面有更大的改善。这项研究为 LBP 患者应用针对性的康复运动提供了支持。因此，针对性的康复运动管理项目获得最大成功的关键是完成全面检查，并为符合诊断标准的患者亚组提供方向偏好练习、非冲击技术和教育（框 4-1）。

Riddle 和 Rothstein 评估了 McKenzie 检查系统在新手使用时的可靠性，发现将患者分类时，评估者间的可靠性较差（Kappa 值 =0.26），报告错误的主要来源是治疗师在检查的患者中判断中心化和外周化的能力。相反，Fritz 报道物理治疗师（Kappa 值 =0.823）和物理治疗师学生（Kappa 值 =0.763）在解读 LBP 患者的重复运动检查录像时具有很好的评估者间信度。录像带检查消除了患者在不同时间点反应的变异性，允许检查者专注于解读检查程序。这项研究还表明，新培训的学生治疗师可以达到可接受水平的可靠性，而无须进行广泛的培训方案。在一项关于 MDT 检查和分类系统可靠性的系统综述中，研究者得出结论，当由完成资格考试的治疗师应用 MDT 系统将背痛患者分为主要症状和亚型症状时，似乎具有可接受的评估者间可靠性，但在其他治疗中，可靠性不可接受。MDT 重复运动检查方案大纲见表 4-9。框 4-7 概述了在 MDT 方法中对于"中心化"患者所使用的进展练习步骤（图 4-13）。

表 4-9　用于 McKenzie 主动关节活动度检查的测试动作

移动	定义
站立位侧屈	患者站立；检查者要求患者在冠状面内尽量向右或向左侧屈，然后回到起始位置
站立位前屈	患者站立；检查者要求患者尽量前屈而不屈膝，然后回到起始位置
站立位反复屈膝	站立时屈膝，重复 10 次
站立位后伸	患者站立；检查者要求患者尽量向后伸，不屈膝，然后回到起始位置
站立位反复后伸	站立位后伸动作重复 10 次
站立位持续后伸	站立位后伸动作保持 30 秒，然后回到起始位置
站立位骨盆移位	患者站立；在稳定肩部的同时，检查者被动地将患者的骨盆前移，然后让患者回到起始位置
俯卧位后伸	患者俯卧；检查者要求患者将双手置于检查体表，伸直肘部，同时保持骨盆在检查体表平面上，然后恢复到起始位置
俯卧位持续后伸	在俯卧位后伸保持 30 秒，然后回到起始位置
俯卧位持续后伸伴骨盆移位	患者俯卧；检查者被动地将患者的骨盆前移。要求患者进行俯卧位移位和肘部支撑，骨盆平放在检查面上。这个姿势保持 30 秒，然后回到起始位置
坐姿反复屈曲	患者坐位；检查者要求患者尽量前屈，然后回到坐位。这个动作重复 10 次
四点支撑位的屈曲	患者四点支撑位；检查者要求患者向后摇动足跟接近臀部，然后回到起始位置
四点支撑位的重复屈曲	四点支撑位进行屈曲运动，重复 10 次

引自 Fritz JM，Delitto A，Vignovic M，et al. Interrater reliability of judgments of the centralization phenomenon and status change during movement testing in patients with low back pain. Arch Phys Med Rehabil. 2000；81：57-61.

框 4-7　McKenzie 俯卧后伸训练演示

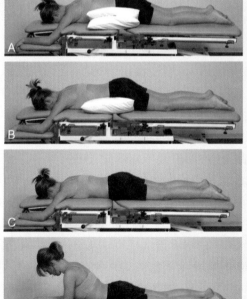
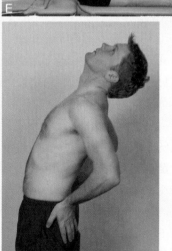

图 4-13　A. 俯卧在两个枕头上；B. 俯卧在一个枕头上；C. 俯卧；D. 肘部支撑俯卧；E. 俯卧撑；F. 站立后伸

总之，对于有方向偏好的 LBP 患者，方向偏好的专项训练，以及将这些训练结合到其他治疗方法中，往往会产生积极的临床结果。方向偏好练习应该通过手法治疗技术和定位指导来加强。一旦症状得到改善，这些患者可以通过一般的调理、脊柱运动（各个方向）和运动控制/加强训练来恢复功能和预防再次 LBP 发作。下肢疼痛呈外周分布的患者保守治疗预后较差；这些患者可能适合进行主动的调整、运动控制训练和脊柱牵引。有学者推测，腰椎伸展（反复后伸）运动时表现出方向偏好的患者可能存在导致症状的椎间盘病变，且纤维环完整，对腰椎前屈运动表现出方向偏好的患者可能有潜在的腰椎管狭窄。

（四）腰椎管狭窄（屈曲综合征）

ICF 分类：伴随下肢疼痛的腰痛

腰椎管狭窄（LSS）是老年人常见的退行性疾病，与关节突关节和椎间盘的退行性关节炎改变引起的椎管或神经根管狭窄有关；常与 CLBP 和腿部症状相关。腿部症状被认为是由多节段狭窄对椎静脉丛的压迫引起，造成静脉汇集和淤血，并在行走时导致下肢缺血性疼痛和疲劳。脊柱后伸通常受限。坐着或采取脊柱屈曲（前屈）的姿势通常可以减轻腿部症状。这种临床综合征被称为神经源性跛行，其定义为步行引起的下肢疼痛、麻痹和痉挛，坐位可缓解。

若老年人走路引起的腿部疼痛坐着可缓解，可能是其他几种情况的结果，如髋关节或膝关节骨关节炎，或周围血管疾病引起的血管性或间歇性跛行，在诊断椎管狭窄之前必须对这些情况进行筛查。椎管在前凸姿势下进一步狭窄，在更屈曲的姿势下趋于增宽，这解释了伴有神经源性跛行的椎管狭窄患者表现出的姿势依赖。

两阶段平板运动试验是一种可用于辅助鉴别神经源性跛行和血管性跛行的临床方法。下肢用力时脊柱体位对神经源性跛行的影响较大。血管性跛行仅受下肢用力程度和下肢肌肉血流需求的影响。

两阶段平板运动试验是指患者在水平跑步机上行走 10 分钟，然后坐着休息 10 分钟，然后再在 15°倾斜的跑步机上行走 10 分钟。速度设定为每小时 1 英里（1 英里 = 1609.34m），然后调整到患者舒适的速度。要求患者报告超过基线水平的任何症状，如果症状加重，可以提前停止测试。神经源性跛行的阳性测试结果表明，患者对倾斜姿势行走的耐受性更强，倾斜姿势使腰椎处于更屈曲（前屈）的位置。

Fritz 等发现，两阶段平板运动试验结果阳性的患者与 LSS 相关的特异度高（92.3%），但敏感度低（50%）。Fritz 等还发现，对椎管狭窄最准确的诊断发生在基于症状出现时间和恢复时间的变量中，在 26 例狭窄性受测者中识别出 20 例（敏感度为 76.9%），在 19 例非狭窄性受测者中正确分类了 18 例（特异度为 94.7%）。水平行走后恢复时间延长和症状较早出现的受测者发生狭窄的可能性是非狭窄的 14.5 倍（+LR，14.51）。此外，作为最佳体位的坐姿与狭窄诊断有显著相关性。对来自 29 个国家的 279 名临床医师进行了 3 个阶段的 Delphi 研究，形成了 7 个可用于帮助诊断 LSS 的病史条目的共识，包括：①走路时腿部或臀部疼痛；②前屈可以缓解症状；③使用购物车或自行车时感到轻松；④行走时感觉或运动障碍；⑤足部脉搏正常对称；⑥下肢无力；⑦ LBP。

一项基于前屈的运动物理疗法计划已被证明在老年人 LSS 的男性保守治疗中产生

了积极的结果。Whitman 等比较了两种物理治疗方案的长期效果，结果显示，治疗 6
周后，两组均有阳性结果。其中一组是前屈运动为主的运动疗法结合渐进性的步行训
练；另一组是对髋部、腰椎骨盆、胸椎进行手法治疗（冲击和非冲击技术），并结合渐进
性步行训练及减重运动平板步行训练（图 4-14）。在 6 周、1 年和长期（29 个月）随访检
查中，两组均显示出积极的结果，但在每个随访期间，手法物理治疗组的恢复情况甚至
更好（6 周时为 79% vs. 41%）。在这项临床试验中，近 25% 的患者被归类为多个节段的
重度椎管狭窄，55% 的患者有双侧腿部疼痛。这些结果说明了非手术治疗的重要性，尽
管 MRI 和影像学证据表明有严重的脊柱退行性变。该研究还表明了将体力物理治疗与主
动运动计划相结合的重要性，其可以最大限度地改善患者的症状。Whitman 等研究中的
手法物理治疗措施是由接受过专业手法治疗培训的物理治疗师（美国骨科手法物理治疗
师学会会员）提供的，针对整个脊柱和下肢出现的活动、灵活性和力量方面的明确的功
能障碍，选择特定的干预措施和运动训练（即障碍导向的措施）。对于关节活动受限、肌
肉短缩（尤其是髋屈肌）、肌肉乏力（通常是臀中肌）的患者，应更加重视髋关节的功能
训练。通过手法治疗技术、拉伸、特定的锻炼计划，纠正髋关节功能障碍，可以帮助获
得积极的临床效果。

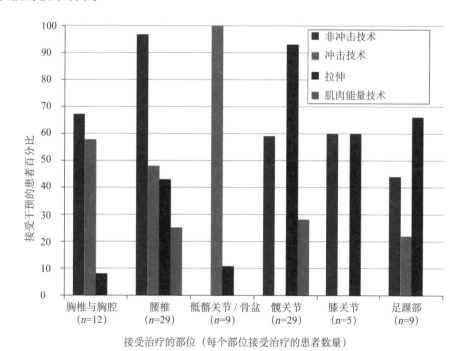

图 4-14　随机对照试验（RCT）中手法治疗的干预措施和区域（引自 Whitman JM，Flynn TW，Childs JD，
et al. A comparison between two physical therapy treatment proGrams for patients with lumbar spinal stenosis. Spine.
2006；31（22）：2541-2549；Backstrom KM，Whitman JM，Flynn TW. Lumbar spinal stenosis—diagnosis and
management of the aging spine. Man Ther. 2011；16：308-317.）

　　Lurie 在一项观察性队列研究中比较了椎板切除减压术和非手术治疗，发现在前 4 年，
手术组在疼痛和功能障碍方面略有优势，但在 6～8 年的长期随访中，手术组与非手术
治疗组的情况趋于持平。非手术治疗组尚未标准化，方法也多样化，如药物治疗、注射

治疗和物理治疗。Delitto 等对 LSS 患者进行了一项随机对照试验，这些患者在接受手术减压和基于证据的物理治疗方案（包括腰椎前屈锻炼、宣教和下肢强化）时，显示出相似的长期功能获益。两组获益的比例相似，在 2 年随访时未达到有临床意义水平改善的患者比例也相似。

在 2002～2007 年的美国老年医疗保险受助者中，因椎管狭窄接受复杂融合术的频率比之前增加了 15 倍，而减压手术和简单融合术的频率略有下降。与简单的融合和减压手术相比，复杂的多节段腰椎融合术与重大危及生命的并发症（5.6%）、30 天再住院（13%）和资源消耗（平均每个复杂融合术 80 888 美元）增加相关。威胁生命的并发症发生率为 3.1%，包括心肺复苏、重复气管插管和机械通气、心搏呼吸骤停、急性心肌梗死、肺炎、肺栓塞和卒中。在脊柱患者结局研究试验的一项亚分析中，研究人员的结论是，对于腰椎管狭窄患者来说，早期手术效果好，随着时间的推移，手术疗效下降。笔者建议，那些没有脊柱侧弯或退行性腰椎滑脱的患者，无论有多少个节段椎管狭窄，都应进行充分的非手术治疗。对于单节段退行性腰椎滑脱患者，狭窄局限于滑脱的水平时，手术效果优于合并其他节段狭窄的患者。在脊柱手术研究中所采用的非手术治疗方案大多缺乏高质量的综合物理治疗。而决定接受手术治疗的患者应充分了解相关信息，以权衡手术风险和长期疗效与自身功能障碍之间的关系。在一项前瞻性多中心队列研究中，相关 MRI 参数发现与 LSS 患者的疼痛严重程度之间没有相关性。Weber 等报道，即使在接受 LSS 减压手术的患者中，影像学狭窄严重程度也与术前功能障碍、疼痛或术后 1 年的临床结局无关。这些研究的结果清楚地表明，在关于 LSS 患者管理的临床推理中，不应过度强调 MRI 显示的 LSS 严重程度。

考虑到与复杂的腰椎融合术相关的成本和严重并发症的可能性，应充分使用无手术损伤的物理治疗方法。LSS 患者的管理方法应包括患者教育、手法物理治疗、运动和加强锻炼，以及有氧训练。手法物理治疗应包括基于病损的方法，以改善胸椎、腰椎、骨盆和髋关节区域的活动度，包括冲击技术和非冲击技术、软组织松动术和拉伸术。神经松动术与手法和锻炼相结合也被证明是治疗 LSS 的有效方法。前屈偏斜姿势管理可应用于患者教育、运动和加强锻炼，以及有氧训练中。有氧训练可包括无负重跑步机行走、爬坡跑步机行走、使用卧式踏步机或固定式自行车（动感单车）。建议在加强核心力量的同时加强下肢力量，以提高患者的功能性活动能力。

慢性 LBP 患者也可能有平衡障碍，应通过加强力量、移动能力、平衡练习和训练来解决。最近的一项随机对照试验表明，在减轻 CLBP 患者的功能障碍和提高生活质量方面，平衡训练联合灵活性训练比力量训练联合灵活性训练更有效。

（五）无中心化的腰椎神经根病

ICF 分类：腰痛伴放射痛

如何管理那些重复活动后腰椎神经根病症状未中心化的患者，这对于物理治疗师和医师来说是一个临床挑战。神经根病是神经病理性疼痛的一个例子，患者会出现远端延伸至膝关节的腿部疼痛，并伴有神经敏感的体征，如直腿抬高（SLR）试验阳性。Saal 和 Saal 在 90% 符合髓核突出（HNP）手术标准的患者中显示了良好的临床结果，包括 SLR 小于 60°、CT 扫描结果显示 HNP、阳性肌电图结果显示神经根病变的证据。这些患者接受了积极的稳定、调理运动和人体工程学程序的治疗，并在避免手术的情况下获得了良好的结果。

同样，Weber 将 126 例患者随机分为两组，两组患者符合 HNP 腰椎椎板切开手术的相似标准，一组接受手术，另一组接受非手术治疗，采用运动和人体工程学的"腰痛学校"治疗计划。Weber 对两组患者进行了 10 年的随访，并在 1 年时发现接受手术治疗的患者比非手术组患者有更好的结果。在 4 年和 10 年的随访检查中，手术组和非手术组之间无显著差异。

在另一项比较腰椎间盘突出伴神经根病的手术和非手术治疗的研究中，Thomas 等发现，在 6 个月和 12 个月的随访检查中，手术组和非手术组在疼痛、功能障碍或功能水平方面无差异。这些研究表明，在没有大小便功能障碍或进行性运动缺陷的情况下，在考虑手术治疗腰椎 HNP 之前，应充分利用非手术治疗干预。非手术治疗应包括物理治疗，并强调积极的运动和调理计划。

腰椎牵引是这类疾病的另一种常用治疗方法，可以帮助缓解疼痛，并允许进展到锻炼计划。腰椎牵引可以在俯卧位或仰卧位使用。屈曲体位容易打开神经孔，拉伸脊柱后部。在正常脊柱前凸的俯卧位进行牵引往往能更有效地为椎间盘减负。典型的牵引方案是使用相当于患者体重 50% 的力，并使用 20 ～ 30 秒启动、10 ～ 15 秒停止的间歇性牵引模式，总持续时间为 15 分钟。最近使用腰椎牵引方案获得了积极的临床结局，该方案包括在俯卧位进行 12 分钟的静态牵引，施加的力等于患者体重的 40% ～ 60%。牵引设置的变化也可以提供单侧牵拉，并使患者的体位变化为侧弯或屈（伸），以使患者在舒适的体位开始牵引。在后续治疗中，根据患者对治疗的反应，将牵引位逐渐恢复到更中立的脊柱位置。框 4-8 至框 4-10 提供了关于腰椎牵引的进一步信息。框 4-11 提供了腰椎牵引设置的例子（图 4-15）。

与其他基于病损的分类相比，接受牵引治疗的患者亚组尚未得到广泛研究。一项系统综述发现，关于腰椎牵引的有效性，缺乏高质量的研究和不确定的研究。从历史上看，腰椎牵引往往用于对其他手法治疗或基于运动的方法反应不佳的情况。这组患者也可以进行外科干预，最常见的是腰椎间盘切除术/椎板切除术。关于腰椎牵引对 LBP 患者的

框 4-8　脊柱牵引的理论效果

- 椎间孔增宽
- 暂时减少椎间盘突出或减轻突出的程度
- 在椎间盘中产生负压以"吸回"由脊柱韧带的松弛而引起的突出
- 疼痛抑制的神经生理学效应
- 使脊柱曲线变直
- 活动小关节（非特异性）
- 伸展脊柱肌肉

框 4-9　脊柱牵引的适应证

- 脊神经根撞击（深腱反射，麻木，无力，直腿抬高试验阳性）
- 腰椎后弯时下肢疼痛外周化
- 交叉直腿抬高试验阳性（45°）
- 腰椎牵引时下肢疼痛中心化

框 4-10	脊柱牵引的禁忌证和注意事项

- 禁止运动
- 急性拉伤 / 炎症
- 过度活动 / 失稳
- 类风湿关节炎
- 呼吸系统问题
- 结构完整性受损
  - 恶性疾病
  - 肿瘤
  - 骨质疏松症
- 感染
- 妊娠期
- 未得到控制的高血压
- 主动脉瘤
- 重度痔
- 心血管疾病
- 腹壁疝
- 食管裂孔疝

框 4-11	腰椎牵引

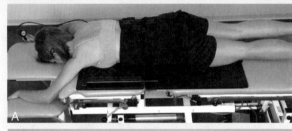
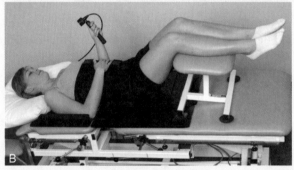

图 4-15　A. 俯卧位腰椎牵引设置与便携式液压腰椎牵引装置；B. 仰卧位腰椎牵引设有便携式液压腰椎牵引装置

疗效，有相互矛盾的证据。有中等程度的证据表明，临床医师不应使用间歇性或静态腰椎牵引来减轻急性或亚急性患者的症状。有初步证据表明，有神经根受压体征并伴有外周症状或交叉 SLR 阳性的患者亚组将从俯卧位间歇性腰椎牵引中获益。

　　Fritz 等报道了支持腰椎神经根病（腿部疼痛伴神经根受压征象）患者亚组良好结局的数据，这些患者有腰椎伸展时的周围神经症状或交叉直腿抬高试验阳性（45°）。腰痛和腿痛并有神经根受压征象（SLR 阳性或下肢神经体征）的患者被随机分配到 2 个治疗组之一。一个组进行为期 6 周的腰部后伸运动方案；另一个组则进行为期 2 周的腰部牵引治疗，然后进行同样的腰部后伸运动方案。在 2 周随访检查时，腰椎牵引组在功能障

碍和恐惧 - 回避信念方面有改善，但在 6 周随访期间未观察到组间差异。然而，对受测者基线检查结果的进一步分析显示，如果接受腰椎牵引，有周围神经症状或交叉直腿抬高试验阳性的患者亚组在 2 周和 6 周时的结局显著较好。

在另一项随机试验中，120 例有 LBP 和神经根受压迹象的患者或接受以伸展运动为主的治疗方法（EOTA），或接受同样的干预加腰椎牵引治疗，为期 6 周，最多 12 次治疗。在 6 周和 12 个月随访时，两组在疼痛和失能减轻方面均有相似的阳性结果。在这项研究中，机械牵引联合 EOTA 并没有提供优于单独 EOTA 的结果。因此，本研究不支持使用机械性腰椎牵引，即使是在先前确定的亚组中。

体位牵引（positional distraction）是腰椎牵引的一种替代方法，既可以在诊所进行，也可以在患者家中进行。框 4-12 显示了一种体位牵引（图 4-16）。体位牵引的优点是可

框 4-12　站位分步演示

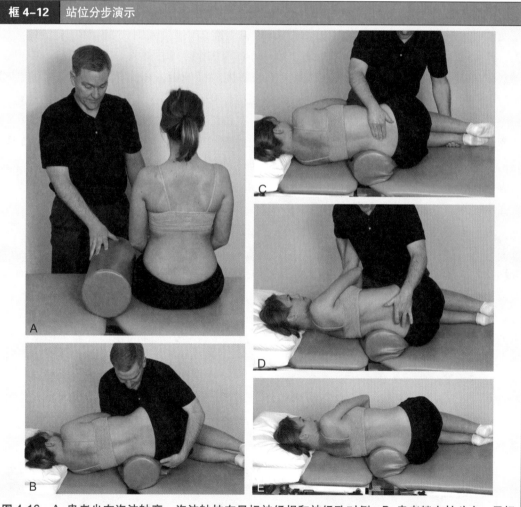

图 4-16　A. 患者坐在泡沫轴旁，泡沫轴枕在目标神经根和神经孔对侧；B. 患者躺在枕头上，目标神经孔位于上方，治疗师调整泡沫轴以创建一个支点，侧弯目标腰椎节段；C. 双髋屈曲，诱导目标腰椎节段前屈；D. 向上拉动患者的小臂，在目标腰椎节段诱导腰椎旋转；E. 患者处于位置性牵张，结合前屈，左侧弯曲和右侧旋转，隔离到目标脊柱节段，最大限度地开放神经孔和缓解神经根压迫

以在选定的脊柱节段最大限度地打开受影响的神经孔，它花费少（枕头可以在家里自制，将床单紧卷在枕头上），并且由患者自己控制。Creighton 用影像学证据表明，结合局部的腰椎前屈运动、远离目标神经孔的侧屈，以及通过手法治疗技术向患侧聚焦于脊柱节段的旋转的位置牵张可以最大限度地打开目标神经孔。一旦患者被体位牵引，他（她）应该被监测，以确保患者舒适。如果干预有效，患者应在放置该体位后不久报告腿部疼痛缓解。治疗过程通常持续 10 ～ 20 分钟，患者每天可以在家里进行 3 ～ 6 次。体位牵引可使受影响的神经根反复间断减压，被认为具有积极的临床效果。随着腿部症状的减轻，患者逐渐进入运动计划。然而，体位牵引的有效性尚未在高质量的临床试验中得到检验。

对于亚急性 CLBP 及放射性疼痛患者，临床医师还应考虑采用下肢神经松动术，以减轻疼痛和功能障碍。有一个亚组患者存在 LBP 伴相关的下肢症状，但这些症状通过屈伸为基础的锻炼不能改善。George 在一项病例系列研究中证明了积极的临床结果，该研究使用神经松动术结合运动与手法治疗 LBP 和臀部远端腿部症状的患者，下落试验阳性，排除了 SLR 阳性（45°）的患者。Cleland 等使用相同的纳入 / 排除标准，对 30 例有 LBP 和腿部疼痛的患者进行 RCT，这些患者被随机分组，一组接受腰椎非冲击技术和锻炼，另一组接受腰椎非冲击技术、锻炼和神经松动术（俯卧拉伸时神经松动锻炼）。俯卧拉伸练习（图 4-27D）由治疗师或患者诱发颈部被动屈曲运动，直至症状重现，保持 30 秒，重复 5 次。所有患者均接受每周 2 次的物理治疗，共治疗 6 次（3 周）。出院时，接受俯卧拉伸的患者在功能障碍、疼痛和症状集中方面表现出显著较大的改善。结果表明，俯卧拉伸有利于改善部分患者的短期功能障碍、疼痛和症状集中。未来的研究应探索这些益处是否能在较长期的随访中保持。

如果患者的 SLR 试验为阳性（45°），则俯卧拉伸运动可能过于激进，可能仍需要进行温和的下肢神经松动训练，如使用改良的直腿训练，在腿部有紧张感的点进行主动或被动的膝关节伸展运动。可以进一步保持膝关节末端伸直的姿势，同时增加踝关节的主动或被动背伸（图 4-18A）。神经松动术不会作为一种独立的治疗方法，而是将其纳入一种基于病损的方法，即结合手法治疗和治疗性锻炼。Basson 等完成了一项关于神经松动术的系统综述，并得出结论，神经松动术显示出减少神经内水肿的积极神经生理学效应，并且有高级别证据表明，在慢性 LBP 和相关腿部疼痛的患者亚组中，俯卧坐位和直腿抬高神经松动术可改善疼痛和功能障碍。

（六）腰椎术后康复

据报道，腰椎间盘突出症手术的成功率为 62% ～ 84%，具体取决于采用何种方法来确定手术成功率。长期随访研究表明，70% ～ 75% 的腰椎间盘切除 / 椎板切除手术患者将继续经历 LBP，13% ～ 23% 的患者将经历严重的、持续的 / 严重的 LBP。据报道，LBP 患者在椎间盘切除术后 12 个月时的重返工作岗位率为 70%，在腰椎融合术后为 45%。据报道，腰椎间盘突出症手术后再手术率为 7% ～ 14%。

一项关于术后腰椎间盘手术管理的文献系统综述得出的结论是，有强有力的证据表明，强化运动计划可以提高功能状态和更快地恢复工作，且没有证据表明这些计划会提高再次手术率。没有研究调查积极的康复计划应该在手术后立即开始还是在 4 ～ 6 周后开始。

在对术后 4 ～ 6 周开始的术后物理治疗项目进行的另一项系统综述中，几项研究的结果汇总后得出以下结论：参与运动项目的患者报告的短期疼痛和功能障碍略少于未接受治疗的患者，参与高强度运动项目的患者报告的短期疼痛和功能障碍略少于低强度项目的患者。纳入的研究中没有报告积极的运动增加了重复手术的发生率，也没有证据表明患者在腰椎间盘手术后应该限制他们的活动。

Scrimshaw 和 Maher 研究了腰椎间盘摘除、腰椎融合或椎板切除术后神经松动的效果。12 个月的随访结果表明，神经松动术对传统的术后护理没有额外的益处。需要指出的是，本研究中患者的 SLR 测试 ROM 在正常范围内，这提示对 SLR 正常的患者，进行神经松动术可能对减轻疼痛和功能障碍没有益处。然而，如果 SLR 测试受限，那么合理的临床推理将表明，反复将下肢移动到再现腿部张力的神经松动训练将是腰椎手术后患者管理的有用辅助方法，但需要进一步研究该干预措施对这一亚组患者的影响。

Yilmaz 等研究证明，在接受显微椎间盘切除术的患者中，8 周动态 LSE 训练与对照组相比改善了疼痛缓解、功能和躯干肌肉的力量。Kulig 等研究表明，与仅接受健康教育的对照组相比，接受单节段显微椎间盘切除术，并接受 12 周强化背部伸直和耐力训练（包括垫式训练和直立治疗训练）的患者，功能障碍程度有较大幅度减少，行走距离有较大幅度改善。术后 4 ～ 6 周开始运动，但在 12 周治疗期之后，这些患者没有长期随访报告。同样地，Dolan 等研究证明，与对照组相比，在参加腰椎显微椎间盘切除术后 6 周开始的 4 周运动计划患者的临床症状和功能障碍有所改善，运动计划旨在改善背部和腹部肌肉的力量和耐力，并且这些改善保持到术后 12 个月。

腰椎间盘手术后的临床假设是手术导致功能性不稳定伴核心肌群运动协调障碍，需要对患者进行脊柱运动控制和训练，重点是重新训练腹部深肌群和多裂肌群的运动控制。应对周围结构进行全面检查，包括胸椎、骨盆和髋部，以防止出现可能妨碍完全康复的损伤，以免妨碍完全康复；如果发现这些损伤，应在治疗计划中处理。在腰椎间盘手术后的 6 ～ 12 周，应提醒患者每次坐的时间不超过 15 ～ 20 分钟，以避免对椎间盘结构造成不必要的负荷。患者需要通过腰椎稳定 / 运动控制锻炼项目的进展进行指导（框 4-4 ～框 4-6，腰椎稳定性训练计划第一至第三阶段）。在大多数情况下，应行适当步行训练。

（七）骶髂关节相关性疼痛（骨盆带疼痛）

1. ICF 分类：伴运动协调障碍的腰痛

2. ICF 分类：运动受限的腰痛

非特异性 CLBP 患者中骶髂关节相关性疼痛的估计患病率为 13% ～ 30%。骶髂关节疼痛（SIJ）相关性功能障碍在女性中更常见，原因如下：女性骶髂关节的关节面较小，关节面更平坦、更光滑，女性骶髂关节在机械结构上处于劣势，因为髋轴远离重力线，较长的力臂对骶髂关节施加了更多扭矩。此外，激素变化、分娩和性生活的身体负荷也可促进女性发生 SIJ 相关的疼痛功能障碍。松弛性激素的释放导致组织的过度松弛和敏感，骶髂关节可能是女性妊娠期间和妊娠后症状的一个来源。约 20% 的妇女在妊娠期间会经历骨盆带疼痛。妊娠期间发生骨盆带疼痛的危险因素包括既往腰痛史和既往骨盆创伤。骨盆带疼痛通常与骶髂关节、耻骨联合关节和周围韧带的敏感性，以及腰 - 骨盆 / 髋部肌肉运动功能受损有关。

骶髂关节相关疼痛可通过疼痛诱发试验和疼痛触诊试验（如长背韧带试验和耻骨联合触诊）进行诊断。Laslett 等使用 5 项骶髂关节诱发试验中任意 3 项阳性的标准来诊断疼痛性骶髂关节，并对这一诊断与双骶髂关节麻醉和可的松注射的金标准进行了检验。5 项骶髂关节诱发试验分别为髂前上棘分离试验、大腿冲击试验、Gaenslen 试验、髂前上棘压迫试验和骶骨冲击试验。将 5 项上述诱发试验中的 3 项阳性结果与骶髂关节功能紊乱的排除性诊断（即通过重复运动试验后症状中心化或外周化）相结合时，它们在诊断骶髂关节功能紊乱中的正确率更高。根据这一临床推理，相较于诊断性骶髂关节注射结果阴性的患者，注射结果阳性的患者 3 个或 3 个以上骶髂关节诱发试验结果阳性且无中心化或外周化的可能性高 20 倍。Laslett 和 Williams 在之前的研究中发现，上述研究中使用的骶髂关节诱发试验具有良好至极好的可靠性。这些研究支持临床推理的概念，即骶髂关节可能是伤害性感受的来源，伤害性感受有助于患者感知腰椎骨盆疼痛，而一系列临床诱发试验可用于做出这一诊断。然而，SIJ 运动功能障碍并没有得到当代研究证据的良好支持，包括描述 SIJ 移位或不稳定的患者教育可能使患者产生恐惧和焦虑，这将使疼痛感知更加明显，可能不利于康复治疗。

许多临床推测过度松弛的骶髂关节可能发生移位，临床上可探及松弛及骶骨髂骨位置的变化。遗憾的是，旨在检测骨盆位置和活动度的触诊检查程序的可靠性评估研究显示其可靠性较差。在临床情况下，治疗师很少单独使用被动关节活动度检查。他们会综合评估单项检查的结果同其他多种检查方法的结果。Cibulka 和 Kolde hoff 在评估骶髂关节时使用四项检查项目，用四项检查项目中出现三项阳性来诊断骶髂关节功能障碍。他们的试验显示出良好的评估者间信度（Kappa 值 =0.88）。Cibulka 及其同事对骶髂关节的位置、活动度和激惹能力进行了测试。然而，Potter 和 Rothstein 在单独应用这四项检查程序中的任意一项时可靠性很低。Cibulka 的研究似乎更接近治疗师在诊所中评估患者的实际方式。同样，Arab 等报道了运动触诊和诱发试验结合的检查者内部和检查者间的可靠性，Kappa 值评分范围为 0.44 ～ 1.00 和 0.52 ～ 0.92。这证实了运动触诊联合诱发试验在骶髂关节的临床评估中具有足够的可靠性。

Lee 将骨盆的功能描述为将负荷从躯干转移到下肢，再从下肢转移到躯干。主动直腿抬高试验（ASLR）（图 4-30）已被证明是一种有效的功能性筛查，并提供了一种方法来鉴别骶髂关节症状，判断症状是否来自前（腹横肌）或后（多裂肌）肌肉组织病变所导致的骨盆运动失控。在骨盆带疼痛患者中，ASLR 观察到的腹部和盆底肌肉的使用效率似乎较低，导致直腿抬高和发力的能力下降。当抬高患肢，腹内压增高时，患者也可能表现为呼吸困难或呼吸方式的改变。通过手法压住髂骨，增强骨盆的稳定性，似乎可以改变上述情况。研究证实通过训练腹横肌来增强骨盆和骶髂关节的功能性运动控制是有必要的。

从临床治疗的角度，将骶髂关节的状况分为三类是有帮助的：关节痛、运动协调障碍和运动功能障碍。骶髂关节相关疼痛或关节痛的症状和体征往往包括骶髂关节部位的疼痛和敏感、同侧胸腰椎竖脊肌的保护、疼痛诱发试验结果阳性。治疗包括用骶髂关节带支撑、相对休息以避免相关结构的活动，以及手法治疗和锻炼以改善腰椎和髋部周围的任何功能障碍。腰椎骨盆区域的手法治疗将促进神经生理反应，包括通过中枢神经系统激活内源性下行抑制来调节疼痛，并以治疗方式影响肌肉活动。

运动协调障碍也可能是骶髂关节相关疼痛的原因之一，可能与反复的轻微创伤、分娩紧张、过度活动或创伤史（可能导致骨盆关节敏感和结缔组织炎）有关。体征和症状可能包括固定体位时的钝痛伴偶发大腿后方疼痛、与骶髂关节移位相关的周期性发作得更剧烈或更急性疼痛、被动运动能力评估显示活动过度、疼痛诱发试验结果为阳性。这些患者常表现为主动直腿试验阳性，表明稳定腰椎骨盆区域的能力较差。治疗可包括使用骨盆加压带（框 4-13，图 4-17），每天 24 小时佩戴，持续 6～12 周，并通过锻炼和手法治疗周围关节功能障碍和肌肉失衡。随着患者对局部腰盆肌肉的适当控制和症状减轻，骨盆压缩带可以撤除。一项针对多裂肌和腹横肌的运动控制训练已被证明对妊娠后骨盆带疼痛患者有积极的效果。

框 4-13　骨盆加压带

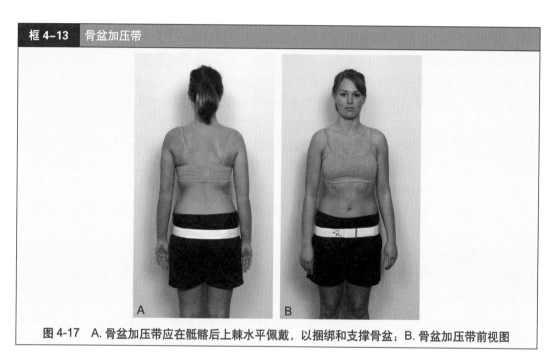

图 4-17　A. 骨盆加压带应在骶髂后上棘水平佩戴，以捆绑和支撑骨盆；B. 骨盆加压带前视图

在一篇关于骨盆加压带使用的系统综述中，Arumugam 等确定，有中等程度的证据支持骨盆外加压在以下方面的作用：减轻骶髂关节松弛度、改善腰椎骨盆运动学、改变稳定肌肉组织的选择性招募和减轻疼痛。关于骨盆外压迫对降低骶骨活动度和影响 SIJ 周围肌肉力量的影响，证据有限。必须密切监测患者对使用骨盆加压带的反应，因为并非所有骨盆带疼痛患者的反应都相同。例如，Beales 等发现，对慢性骨盆带疼痛患者应用 ASLR 测试进行骨盆压迫后，7 例患者显示躯干肌肉的肌电活动降低，另外 5 例患者显示肌电活动增加。临床上，部分患者对骨盆加压带的使用反应良好，骨盆加压带是治疗该病的有益辅助手段。但是，也有患者因过度的肌肉反应、紧张而加重症状。这通常可以在临床治疗中确定，让患者在进行功能性活动（如在跑步机上行走）时使用皮带来监测患者的反应是有用的。如果症状加重，证明患者不适合使用骨盆加压带，这可能是用力过大的迹象。

O'sullivan 和 Beales 描述了两种类型的"周围源性骨盆带疼痛障碍"：力闭合功能受限和力闭合功能过度。力闭合功能受限的特征是骶髂关节的疼痛过敏和周围结缔组织炎，伴有腰椎、骨盆和髋部肌肉运动控制不良及失稳的征象。不适应的运动控制导致通过骨盆的负荷转移受损，这是骶髂关节持续劳损和疼痛的机制。激素影响可能是导致这种情况的一个因素。这些患者的 ASLR 试验结果为阳性，骨盆力闭合的运动控制模式较差，包括局部腰盆肌的控制较差（盆底肌、腹横肌、多裂肌、髂腰肌和臀肌）和整体性脊柱肌群的过度激活。疼痛见于负重体位（如坐位、站立和行走）和负载活动，如脊柱和髋部的负载活动，诱发骨盆旋转应力。应用骨盆加压带、训练良好的脊柱和骨盆动态姿势对齐，以及通过抑制胸盆腔肌肉再训练局部腰盆腔肌肉，可以缓解疼痛。这些疾病可以通过手法治疗获得暂时缓解，但要长期改善，一个全面的运动控制训练计划是必要的。

力闭合过度的产生与局部和整体腰椎骨盆肌肉系统过度激活使相关骨盆结构产生过度、异常和持续负荷有关。该患者组的骶髂关节诱发试验结果为阳性，骶髂关节及周围韧带和肌筋膜组织局限性疼痛。这些患者 ASLR 检测结果为阴性（无沉重感），骨盆加压带和手法骨盆加压易使症状加重。患者通常保持习惯性直立前凸的腰椎骨盆体位，与各种肌肉，如腹壁肌、盆底肌、梨状肌和脊柱局部性肌群的高度协同收缩相关。这些患者通常已接受过密集的物理治疗，并对"骨盆排列"过于关注，认为自己"不稳"或"位移"。这些患者通常经历过高强度的稳定性训练，并且出现紧张及焦虑表现。该疾病的治疗重点是通过针对性的放松策略、呼吸控制、肌肉抑制技术、增强被动 / 放松脊柱姿势、定速步行方案、水疗、停止稳定运动训练及侧重心血管运动（如椭圆训练器）等，来减少骨盆结构的过度压力。

对于骶髂关节和骨盆疼痛的管理，手法治疗和运动干预应解决周围的损害，如髋关节僵硬，髋屈肌或髂胫束的紧张，或胸腰椎活动能力低下。大多数患者最终需要进行腰椎骨盆运动控制训练。

对盆底肌功能的评估和治疗也可能促进临床功能恢复。超声成像显示，与无 LBP 的女性相比，有 LBP 和骨盆带疼痛的女性往往盆底肌肉功能较差，可能需要采用阴道内手法治疗。

理论上，骶髂关节移位被认为是由过度活动的关节覆盖，关节突或关节严重创伤引起的。这纯粹是推测，不能将其作为 SIJ 相关疼痛的可行解释提供给患者，因为这可能导致对运动恐惧的增加和痛觉的增强。一个更好的患者解释是，为了应对骶髂关节相关的疼痛，腰盆肌肉通过紧张和紧张反应导致腰盆活动障碍。体征和症状可能包括髂嵴降低（坐位和站立位时）、被动运动受限和诱发试验阳性。如果较低的髂嵴是经诱发试验和活动受限评估的有症状骶髂关节，理论上认为有症状骶髂关节在后旋时发生移位。如果高髂嵴侧是有症状和受限的一侧，理论上认为该骶髂关节前旋移位。治疗应包括在疑似移位的相反方向进行骶髂关节松动术 / 手法治疗，然后在运动恢复后根据腰椎骨盆运动协调障碍进行治疗。患者对手法治疗效果的描述应该包括促进肌肉松弛和抑制疼痛，应该有助于进一步的运动和锻炼，这将进一步抑制疼痛并恢复正常的运动控制。

腰椎骨盆运动控制训练计划必须谨慎进行，以避免由于强迫髋部运动朝向诱发症状的方向而使敏感的骨盆结构紧张。例如，如果骨盆向前旋转引起了患者的症状，那么直到患者能够无痛和良好地控制该训练之前，不能进行俯卧位伸髋动作。相反，屈髋稳定训练（如仰卧屈髋位踏步稳定性训练）应尽早进行，多裂肌可以通过站立位加强的静态稳定性姿势训练，如肩部弹力带外展训练（图 4-11F）。

（八）慢性腰痛

ICF 分类：慢性腰痛伴全身疼痛和（或）急性或亚急性腰痛伴认知或情绪障碍

CLBP 通常被描述为症状持续时间超过 3 个月的 LBP 或与腰相关的下肢疼痛。CLBP 可能包括与其他基于病损的分类标准不一致的全身性疼痛，并可能与抑郁、恐惧 - 回避信念和疼痛灾难化行为相关。在没有抑郁、焦虑、过度恐惧 - 回避信念和疼痛灾难化行为的情况下，可以使用基于病损的方法，包括使用手法治疗、软组织松动术、活动和运动控制练习。患者下背痛的时间越长，身体状况似乎越不适应，出现的继发性损害似乎越多，包括运动障碍和肌肉失衡（框 4-14）。

框 4-14	复合慢性背痛的因素
● 慢性疼痛的社会心理成分	● 强直性脊柱炎
● 升高的恐惧 - 回避信念	● 纤维肌痛
● 抑郁	● 中枢敏化
● 焦虑症	● 运动障碍
● 睡眠障碍	● 肌肉失衡
● 潜在病理	● 多关节损伤
● 类风湿关节炎	● 去适应作用
● 骨关节炎	

Cecchi 等将 210 例慢性非特异性 LBP 患者随机分配至"腰痛学校"计划，包括成组练习和人体工程学教育；物理治疗，包括运动、被动非冲击技术治疗和软组织治疗；或脊椎冲击技术治疗，每次 20 分钟，4 ～ 6 次 / 周。所有 3 种干预措施均显示出疼痛和功能障碍的改善，但脊柱冲击技术治疗组显示出更佳的功能改善效果，以及更好的短期和长期（12 个月）疼痛缓解情况。手法治疗试验应与脊柱疾病的整体管理相结合，以解决在患者检查中发现的损伤。在 CLBP 情况下，RCT 支持在患者进入腰椎运动控制和适应阶段时应用松动术 / 手法治疗来增强胸椎和髋关节的活动度。

一项包括 51 项治疗 CLBP 临床试验的系统综述和荟萃分析得出结论，有中等质量的证据表明，与其他积极措施（如运动）相比，手法治疗可能轻度至中度地减轻疼痛强度和功能障碍。在 3 个月和 6 个月随访时，效果似乎随着时间的推移而增加。有中等质量的证据表明，在减轻疼痛强度或功能障碍方面，与其他积极的对照相比，非冲击技术治疗可能有较小的作用。研究存在异质性，关于最佳治疗持续时间和剂量，以及可能获益最多的患者特征仍存在疑问。该综述还得出结论：手法治疗似乎都是安全的，多模式方案可能是一个有希望的选择，如将手法治疗与锻炼相结合。

另一项系统综述和荟萃分析中纳入 47 项随机对照试验，包括 9211 名受测者，研究脊柱手法（SMT；冲击 / 非冲击技术治疗）治疗 CLBP。其中 199 名受测者结果显示 SMT

与其他指南推荐的 CLBP 疗法（如运动和药物治疗 CLBP）产生相似的效果，与非推荐疗法（无治疗、空白对照、轻度软组织按摩等）、安慰剂治疗或作为辅助治疗相比，SMT 在短期功能改善方面的临床效果更好。约有 50% 的研究评估了不良事件和严重不良事件，观察到的大多数不良事件为与肌肉骨骼相关的一过性不良事件，严重程度为轻度至中度。笔者建议临床医师应告知患者与 SMT 相关的轻度副作用的潜在风险。

Goldby 等对 CLBP 患者进行了一项随机对照研究，并比较了手法物理治疗、稳定性训练和教育的治疗效果。疼痛和失能指标的长期和短期随访结果显示，所有 3 个治疗组均有改善，但脊柱稳定训练组的改善幅度最大。在初始疼痛评分较高（＞ 50）的 CLBP 患者中，手法物理治疗组的疗效优于单纯教育组，这表明关节松动术 / 手法治疗可以帮助 CLBP 和高疼痛评分患者减轻疼痛。本研究支持积极的脊柱稳定训练（运动控制）对大多数 CLBP 患者有效的结论，但手法治疗技术可用于减轻疼痛，并协助患者过渡到积极的训练计划。

Cook 等进行了一项回顾性观察性研究，评估了一项针对 CLBP 患者（n=63）的随机对照试验的结果，干预组在 2 周内接受了 4 次非冲击技术，发现在 2 周内疼痛减轻 33% 或更高，患者在 6 个月时，总体变化评分改善 50% 的概率是对照组的 6.98 倍，ODI 评分改善 50% 的概率是对照组的 4.74 倍。因此，治疗师应该能够在治疗的前 2 周内确定对 CLBP 患者进行手法治疗试验的潜在疗效。如果患者反应不佳，则应将重点转移到其他干预措施，如运动控制训练和认知行为治疗。

除了睡眠障碍水平之外，通过填写接诊表进行的多维筛查（见第 2 章）和初次访视时的详细个人访谈可帮助识别高水平压力、焦虑、抑郁情绪和恐惧 - 回避信念。治疗师必须与患者合作，以确定哪些因素可以改变，哪些可能需要其他专业人员的干预。体格检查可通过运动模式的改变了解患者对运动和姿势的疼痛反应。手法检查和治疗可以辅助识别和改善肌肉的紧张与敏感。一旦建立了多维度的患者档案，治疗师必须向患者普及疼痛产生的机制并使患者努力减轻对治疗的恐惧。分级暴露也可以用来矫正可能增加组织敏感性的运动模式，正确生活方式的宣教可以帮助管理焦虑和睡眠。

在指导和推进运动控制训练方案时，还应通过活动和拉伸训练（框 4-15，图 4-18）、加强训练，以及使用肌筋膜技术来应对肌肉失衡，以解决躯干和下肢检查中注意到的肌筋膜紧张或无力。Janda 将脊柱综合征的发病机制描述为起源于相位肌和姿势肌之间的肌肉功能失衡。根据临床和肌电图观察，姿势肌在功能障碍时易出现紧绷、肌张力增高和短缩。姿势肌主要包括肱三头肌、股直肌、大腿内收肌、腘绳肌、髂腰肌、阔筋膜张肌、部分竖脊肌、腰方肌、胸大肌胸骨部分、斜方肌上部、肩胛提肌和上肢屈肌。

以相位性功能为主的肌肉具有肌张力低下、抑制、减弱的趋势；在大多数运动模式中不易被激活；当功能障碍时，更容易和更大程度地萎缩。Janda 指出，这两种肌肉系统之间的不平衡会造成关节之间的不平衡，并导致疼痛和退变。通过对特定运动模式激活顺序的评估来评价运动性能。例如，在俯卧位伸髋时，相对于同侧的多裂肌和竖脊肌，对侧的多裂肌应该是最早开始收缩且最有力的肌肉。如果竖脊肌最早开始收缩且最有力，则会出现竖脊肌（姿势肌）的保护性肌紧张，导致多裂肌（相位肌）变弱。

框 4–15　下肢拉伸练习和肌筋膜技术

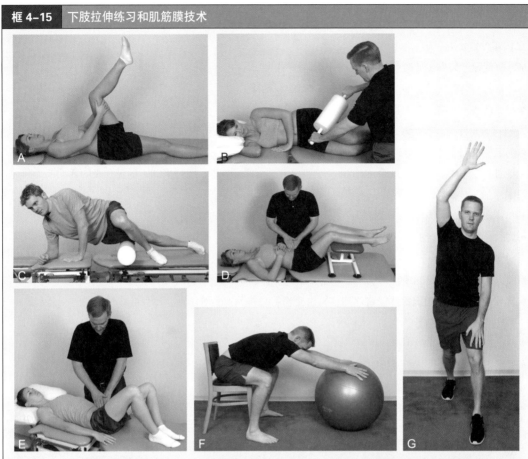

图 4-18　A. 持续拉伸腘绳肌 30 秒，坐骨神经滑动直至紧张，在未达到极限的状态下重复此练习。本动作可以加入踝关节背伸以增加难度。B. 泡沫肌筋膜滚动术，松解股四头肌外侧和髂胫束。C. 自体肌筋膜泡沫滚压术松解髂胫束。D. 腰大肌松解。慢慢下沉到下腹部，持续压迫腰大肌，直到紧张感消退。E. 屈膝坠髋动作可结合腰大肌松解技术，释放和拉伸腰大肌。F. 物理球躯干屈曲伸展。此动作适用于因膝盖或手腕不适而无法耐受四点位姿势的患者。G. 站立式髋屈肌拉伸

　　应使用标准化问卷，如四项患者健康问卷（PHQ-4）（表 7-4）、FABQ（图 2-4）、中枢敏化量表（图 2-6）和 STarT 腰部筛查工具（图 2-3）来筛查抑郁、焦虑障碍、恐惧 - 回避信念、中枢敏化和睡眠障碍。当发现这些情况时，需要将其作为物理治疗计划的一部分加以处理。有证据表明，与健康对照受测者相比，特发性 CLBP 和纤维肌痛患者可能出现中枢疼痛处理增强（中枢敏化），表现为在触觉压力水平较低的情况下报告的疼痛较高，以及在对压力性疼痛刺激做出反应时，功能 MRI 扫描发现的大脑激活区域较广泛。此外，心理社会问题和恐惧 - 回避信念更严重的患者更有可能发展成慢性背痛。当中枢敏化与高水平的恐惧 - 回避信念或心理困扰（如焦虑或抑郁）相结合时，需要使用心理上知情的疼痛管理物理治疗方法（框 4-16），并结合疼痛神经科学教育（第 3 章）。

框 4-16　心理干预

疼痛管理中的基本认知行为方法

1. 认知行为分析

- 观察问题行为发生的时间和地点及其对患者的影响。
- 识别与问题行为（例如，灾难化）相关的信念和期望。
- 建立这些因素之间的关系。

2. 制订认知行为改变计划（在患者参与下）

- 确定患者想要达到的具体（行为）目标（目标设定）。
- 把目标分解成具体的子目标（例如，步行时间），可以分步骤升级（例如，通过预设的活动或时间配额"加快步伐"）。
- 制订一个应对可能出现的障碍的计划（例如，在家里和工作中）。
- 按照计划加强执行的训练内容。

3. 计划实施

- 向患者解释和讨论问题行为及体验（包括疼痛）的制订，并获得患者的同意。
- 确保患者尝试先前因疼痛或对疼痛或再次受伤的恐惧而避免的活动，不仅在诊所中尝试，还在家中和工作中尝试（按照预定的活动量进行）。
- 帮助患者克服进步的障碍和挫折。
- 根据需要提供技能培训（例如，识别并挑战无益的想法和信念）。
- 通过图表或日记来监督和加强计划任务的执行。
- 达到治疗目标后终止治疗，并提供复发处理计划。

　　修改自 Nicholas MK，George SZ. Psychologically informed interventions for low back pain：an update for physical therapists. Phys Ther. 2011；91：765-776.

　　为了让物理治疗的疼痛管理更好地应用于临床，临床医师应该接受这样一个概念，即持续性腰痛与轻度功能障碍、较低的医疗保健之间存在因果关系。疼痛相关功能障碍的恐惧 - 回避模型（FAM）是一种慢性肌肉骨骼疼痛的心理学模型，已被建议用来帮助指导临床决策。FAM 应当纳入疼痛管理计划，因为当患者强烈地认为疼痛是受伤迹象，并且某些活动可能使疼痛（或者伤害）更严重时，患者可能会因为对疼痛的恐惧而避免这些活动，最终导致全身性功能障碍。肌肉骨骼疼痛的 FAM 表明，影响疼痛感知的主要情感和认知成分是焦虑和疼痛相关的恐惧，包括对运动和再损伤的恐惧，基于这种方法的干预包括鼓励患者通过进行以前避免的活动来面对及克服他们的恐惧和无益的信念。

　　虽然一些心理结构有可能影响患者对疼痛的反应，但与疼痛相关的恐惧已经在物理治疗文献中得到了很多关注。除了在患者的访谈和检查中发现对运动的恐惧之外，还可使用 FABQ，其是测量对身体活动和工作恐惧的有用工具。一个对急性腰痛患者进行为期 4 周的随访研究发现，在控制了初始疼痛强度、身体损伤、功能障碍和治疗类型后，FABQ 高分数可用于预测患者可能会出现哪些慢性功能障碍及能否长期工作。同样，在与工作无关的腰痛患者队列中，FABQ 工作量表评分大于 20 分表明 Oswestry 功能障碍指数

（ODI）在 6 个月内无改善的风险增加。

对于恐惧 - 回避信念的患者，可教育并鼓励其面对恐惧的活动，包括教育患者疼痛是一种常见的情况，而不是一种需要小心保护的严重疾病。FABQ 体力活动分量表得分超过 15/24 被认为是高分值。George、Bialosky 和 Fritz 描述了一个采用逐步分级监测的特定运动和教育方法，成功治疗 FABQ 高分值的腰痛病例，整个疗程均监测疼痛水平，但不影响训练量，随访 6 个月，患者的恐惧 - 回避心理得到部分减弱，但患者的功能障碍改善极少。

有研究表明，针对减少腰椎间盘突出症患者对运动的恐惧而量身定制的教育计划对恐惧 - 回避心理和高度恐惧患者的功能障碍自评有积极影响。在对 CLBP 患者进行的一项随机试验中，Moseley 等向一组患者提供了关于疼痛感知涉及的神经生理过程的解释，而向另一组患者提供了更偏向于解剖学的解释（如"腰痛学校"）。接受了疼痛神经生理学解释的患者表现出对疼痛、剧烈疼痛、抬腿和向前弯曲等的态度明显改善。类似地，Siemonsma 等的研究表明，在重点关注 CLBP 疾病认知的教育项目后 18 周，CLBP 患者的物理活动有统计学显著性差异和临床相关的改善。这些研究结果支持将此类教育纳入治疗性干预措施，但要实现有意义的功能获益（如重返工作或恢复家务），教育必须与其他干预措施（如治疗性锻炼）相结合。Pengel 等发现，在亚急性 LBP 患者中，教育（关于疼痛）和分级锻炼相结合的方法比单独使用或安慰剂治疗更有效。临床医师应解决患者的具体担忧，以及对疼痛和再损伤可能性的误解（框 4-17），并且在进行上述教育的同时应采取积极的方法，如分级活动和暴露（包括进行所害怕的活动）。

框 4-17　有效治疗腰痛的建议和教育

对腰痛患者的教育和咨询策略应强调以下几点：

1. 提高对人体脊柱内在结构强度的了解
2. 运用神经科学，解释疼痛的概念
3. 腰痛多具有良好的预后
4. 采用积极的疼痛应对策略，可降低恐惧感
5. 即使仍存在痛感，也建议尽早恢复正常生活及职业活动
6. 提高活动水平的重要性，不仅仅是缓解疼痛

临床上对患者的教育和咨询策略，不能直接或者间接地增加其对腰痛的恐惧和害怕。例如，下述的咨询和教育应避免：

1. 提倡仰卧休息
2. 对引起患者腰痛的具体原因，进行深入的、病理解剖学解释

引自 Delitto A，George SZ，Van Dillen L，et al. Low back pain. J Orthop Sports Phys Ther. 2012；42（4）：A1-A57.

通过使用特定的行为目标（定量），对患者的努力和达成的效果进行系统性的强化，可以采用分级运动方法，在该方法中，疼痛并不用于确定运动或活动水平的因素。运动训练量需遵循配额制度，在配额制度中，首先要确定患者的基础运动或活动水平，方法是让患者执行一项任务，直到疼痛出现并限制了其执行任务的能力。这一水平的运动或活动提供了最初的治疗训练量。随后的疗程以该配额为基础，如果患者达到了配额，就

会给予强化（如口头表扬）。治疗训练量在各个疗程中逐渐增加，这个过程被称为"逐步提升"。如果患者没有达到预定的治疗训练量，治疗师则不会提供强化，而是与患者讨论继续活动的重要性，并鼓励患者在下一次治疗中达到其训练量。

分级暴露是一种行为方法，可通过教育和活动执行相结合的方法来提高患者对恐惧活动的阈值。患者接受教育后会减少对腰痛相关的恐惧和威胁感，并在进行恐惧的活动和利用有益的应对策略后得到积极的强化。分级暴露是指在康复计划中提高从事感到恐惧的活动的能力。首先在低水平引起最小的恐惧反应。根据患者恐惧的活动决定治疗的重点。治疗强度遵循逐级暴露。首先，要求患者确定他们因为 LBP 而高度害怕的活动。其次，略微增加活动水平以增加恐惧水平，一直进行到恐惧评级下降，然后再次增加活动水平。分级暴露的一个关键方面是暴露也必须发生在临床环境之外。此处列举一个分级暴露的例子：一位害怕向前弯腰的患者。首先，前屈运动可以纳入仰卧运动计划。一旦患者对仰卧位的前屈不那么害怕，就可以增加四足（点）位前屈，然后是坐位前屈，最后是站立位前屈。下一步可以将其纳入功能性前屈活动中，如在诊所中举起箱子，然后过渡到家庭或工作环境中。在每个阶段，患者执行该活动并通过重复给予正强化；患者的恐惧减轻后再开始下一级动作。类似的概念也可以用于工作调节程序，其重点是提高患者的工作能力和对工作相关活动的耐受性，以达到让患者重返工作岗位的最终目标。Loisel 等的相关研究表明，与单纯进行临床干预相比，将工作场所纳入治疗计划可以使患者更好地重返工作岗位。

Macedo 等完成了一项 RCT 研究，在慢性非特异性 LBP 患者的治疗中，该 RCT 比较了旨在改善躯干肌肉控制和协调的运动控制训练，以及根据认知行为疗法原则进行的分级活动。两组患者均接受了 14 次个体化、有监督的运动疗法。结果表明，在任何时间点（干预后 2 个月、6 个月和 12 个月），治疗组之间的任何结局均无显著差异。本研究的结果提示，运动控制训练和分级活动对慢性非特异性 LBP 患者有相似的效果。未来的研究需要阐明是否有 CLBP 患者亚组可从每种基于训练的方法中获益。

还需要进一步研究以确定对于 CLBP 患者亚组而言，松动术 / 手法治疗、锻炼、教育或 3 种方法的组合是否会产生最佳应答。采用以基于病损的方法，包括对运动相关损害和心理社会损害的检查，可指导 CLBP 最佳治疗方法的临床决策。如果心理社会因素较低，治疗师可以重点治疗运动和运动控制障碍。如果患者的心理社会因素较高，则应在物理治疗方案中纳入一种基于心理因素的疼痛管理方法，并强调一种结合运动控制训练和分级暴露的积极治疗性训练方法，以及疼痛的神经生理学教育。此外，对于无全身疼痛的 CLBP 患者，应将中至高强度的运动纳入治疗方法，对于有全身疼痛的 CLBP 患者，应将渐进性低强度的体能和耐力活动纳入疼痛管理及健康促进策略。

有一些教育原则将有助于所有处理长期疼痛的患者，如与营养、压力管理和睡眠相关的健康原则的指导。Edwards 等发现每晚睡眠少于 6 小时或超过 9 小时与第二天慢性疼痛的频率和强度增加相关。

基于人群的纵向研究表明，睡眠障碍可能诱发新的疼痛，并且导致慢性疼痛的加重。与其说疼痛是由睡眠障碍造成的，不如说睡眠障碍是一个强烈的、显著相关的疼痛征兆。健康的睡眠有利于改善免疫功能，而睡眠质量和时间的不足可能导致低度的炎性反应，

继而引起白介素 -6、前列腺素 E2 和一氧化氮的水平增加。

焦虑、压力和抑郁通常与慢性疼痛和失眠相关。成人失眠的定义为睡眠潜伏期超过 30 分钟和（或）每周有 3 天以上的时间在入睡后醒来，如果患者持续 3 个月以上表示每晚睡眠时间少于建议的 7 ~ 8 小时，或者需要服用药物才能入睡，应使用睡眠问卷（如 Jenkins 睡眠问卷）进一步量化睡眠障碍的性质和程度（框 2-6）。如果患者的睡眠时长和质量均不足，则应采用睡眠卫生和认知行为治疗策略（框 4-18）。睡眠卫生教育已被证明可改善慢性疼痛和纤维肌痛患者的睡眠质量，减轻疼痛和疲劳。

认知行为疗法是一种社会心理干预，旨在改变无益的想法、信念和态度，以提高应对技能、自我调节和健康行为。被广泛用于治疗慢性疼痛和抑郁症。为了提高睡眠质量，我们建议使用认知行为疗法，而不是镇静剂或催眠药，因为认知行为疗法的变化更可持续，副作用风险更低，并且对疼痛和睡眠均有效。

失眠症患者入睡困难，夜间频繁醒来，导致每次在床上的睡眠比例低，即睡眠效率差，限制睡觉时间可以解决睡眠效率差的问题，包括在真正困倦的时候晚上床，坚持在相同的时间起床，以减少在床上的时间，增加睡觉时的睡眠驱动力。如果睡眠效率提高到 85% 或更多，则开始增加 15 分钟的卧床时间，最终达到每晚 7 ~ 8 小时高质量睡眠的目标。

框 4-18　提高睡眠质量的策略（睡眠卫生教育）	
1. 至少在睡前 3 小时完成剧烈运动	8. 床只用于睡觉和性活动
2. 日间适度至剧烈运动可提高夜间睡眠质量	9. 创造一个凉爽、黑暗、安静、舒适的睡眠环境，消除干扰
3. 睡前至少 3 ~ 4 小时不要饮酒或吸烟	10. 睡前至少 30 分钟不要使用明亮的蓝光设备
4. 睡前 2 ~ 3 小时不要吃大餐或辛辣食物	11. 身体调整——找到舒适的姿势，然后用枕头固定
5. 将白天的小睡时间限制在 30 分钟或更短，避免晚上小睡	12. 排除消极的想法，鼓励积极的睡眠想法
6. 睡前至少 6 小时不进食或饮用含咖啡因的食物和饮料	13. 如果可能的话，在自然光下醒来
7. 有规律的就寝时间，保持冷静，准备睡觉	

修改自 Teyhen DS，Boland DM，Silvernail JL，Rhon D. Sleep：the impact of sleep on pain, healing and wellness. CSM 2019，February 2019；and Siengsukon CF，Al-dughmi M，Stevens S. Sleep health promotion：practical information for physical therapists. Phys Ther. 2017；97；826-836.

认知行为疗法还包括改变对睡眠的消极想法，以消除对于失眠后果的灾难性想法。这种方法应以更积极的方式针对患者关于睡眠的消极想法和感受。Hall 等在一篇系统综述中确定，由经过适当培训的物理治疗师主导的认知行为干预可能是治疗 CLBP 的有效方法。

腰椎骨盆检查

腰椎骨盆检查相关的特殊试验

1. 腰椎后伸 / 侧屈 / 旋转联合运动

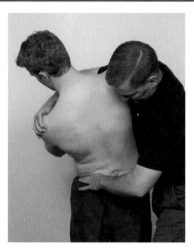

图 4-19　腰椎后伸 / 侧屈 / 旋转联合运动

目的	该运动试验的目的是评估后伸、侧屈和旋转联合运动时的活动量及疼痛诱发。
患者位置	患者站立位。
治疗师位置	治疗师站在与侧屈和旋转方向相反的一侧。
手部位置	将右手通过患者的胸前固定住患者的左肩。 左手第 2 指的桡侧放在下腰椎,为运动创造一个支点。
步骤	治疗师引导患者进行腰椎后伸、左侧屈曲和右臂向左旋转,因为治疗师的左手为该运动创建了一个支点(图 4-19)。
说明	理论上,腰痛的诱发可能是由于在联合运动的一侧加载腰椎小关节,而腿痛可能是由于加载和关闭腰椎神经孔。Haswell 报道了 35 例 LBP 患者联合运动试验疼痛诱发检查者间的一致性 Kappa 值为 0.29(0.06 ~ 0.52)。Laslet 等报道敏感度为 100%,特异度为 22%,+LR 为 1.3,−LR 为 0.00,这意味着该试验提供了一种筛查腰椎小关节疼痛的有效方法。

2. 腰椎侧滑（侧移矫正）

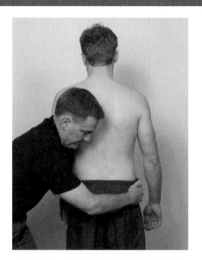

图 4-20　腰椎侧滑（侧移矫正）

目的	该运动测试的目的是评估手动侧移矫正对腰痛和腿痛强度及位置的影响。
患者位置	患者站立。
治疗师位置	治疗师将左肩放在侧移一侧的胸腔外侧，并将双手重叠在肩的对侧骨盆外。
步骤	治疗师通过左肩向右和双手向左，横向拉动骨盆，对患者进行侧移矫正。监测对患者症状的影响，并重复手法治疗 10 次，直到确定矫正是否无效、是否使症状外周化或集中（图 4-20）。
说明	如果侧移矫正使症状集中，则该矫正作为治疗方案的一部分，与其他可使患者症状集中的重复运动一起重复。如果这种手法使症状向下肢扩散，则需要进一步评估，以确定是否需要其他重复的动作、手法、锻炼或牵引，以更积极的方式影响症状。虽然侧移姿势通常与椎间盘突出相关，但其他损害（如脊柱小关节、骨盆和肌筋膜系统功能障碍）也可能导致患者采取这种姿势。我们需要对患者的病史进行全面分析，并对腰椎骨盆结构进行检查，以制订治疗计划，解决导致侧移姿势的损害。

3. 下腰椎台阶的触诊

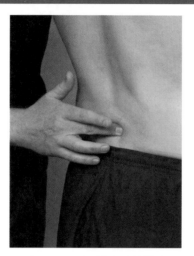

图 4-21 下腰椎台阶的触诊

患者位置	患者以自然的姿势站立，两侧手臂放松。
治疗师位置	治疗师站在患者的侧面，稍靠后。
步骤	用中指的指腹来触诊各腰椎的棘突。另一只手的手指分开，放在患者的上胸部，通过轻微按压患者的胸部提供反作用力（图 4-21）。
说明	注意相邻椎体之间是否存在"台阶样"。可触及的"台阶样"，被怀疑是腰椎不稳的征象，可伴有一束椎旁肌紧绷护卫着腰椎。阳性结果应继续进行进一步的不稳定和运动试验，以检测不稳定的其他征象。

Collaer 等报道了评估者间的可靠性，通过对 3 名治疗师触诊 30 名 LBP 患者的棘突结果进行两两比较来评估。通过将一位治疗师的研究结果与 44 例脊椎滑脱患者的 X 线平片参考标准进行比较，以评估其有效性。两两比较的 Kappa 值分别为 0.179、0.394 和 0.314。效度检验显示，敏感度为 0.60（95% CI，14.7 ～ 94.7），特异度为 0.87（95% CI，72.6% ～ 95.7%）+LR 为 4.68（95% CI，1.57 ～ 13.88），−LR 为 0.458（95% CI，0.155 ～ 1.35）。两种 LR 只在检验前后的概率中产生了很小的变化。基于这些结果，静态棘突触诊本身并不是一种检测脊椎滑脱的明确方法，在做出诊断之前，必须将这种检测结果与其他不稳定的体征和症状相关联。

4. 腰椎后向剪切试验

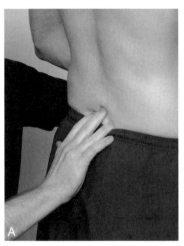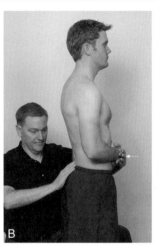

图 4-22　A. 手指放置进行腰椎后向剪切试验；B. 手部放置进行腰椎后向剪切试验

目的	该试验用于评估 $L_1 \sim L_2$ 至 $L_5 \sim S_1$ 节段的不稳定性。
患者位置	患者站立位，双手交叉放在腹部。
治疗师位置	治疗师跪在患者身后的一侧。
手部位置	左手：放在患者手上。 右手：用中指的指腹触摸指定的棘突，示指、环指放置于下一椎体以阻止其横向移动，手掌根部（大鱼际 / 小鱼际下隆起）固定骶骨。
步骤	用右手中指指腹来触诊 L_5 的棘突。右手的掌根固定骶骨。左手通过患者的手和前臂给予从前到后的推力，右手中指的指腹感受腰椎节段的后移。通过触诊 L_4、L_3、L_2 和 L_1 的棘突重复该手法治疗。比较每个节段的后移程度，阳性检测结果包括诱发熟悉的症状或检测到过度的前后移动（图 4-22）。
说明	患者放松（腹部肌肉）对于这项技术至关重要。一个节段的过度后移可能表明该节段不稳定。这项技术应与其他检查结合使用，以确认腰椎不稳的症状和体征。当 69 例 LBP 患者由三组检查者进行检查时，该程序的可靠性测试报告 Kappa 值为 0.35，一致性为 74%。Fritz、Piva 和 Child 对 49 例 LBP 患者进行了测试，发现检查者间的一致性为 64%，Kappa 值为 0.27（0.14，0.41），敏感度为 0.57（0.37，0.75），特异度为 0.48（0.26，0.7），+LR 为 1.1（0.7，1.8），－ LR 为 0.9（0.5，1.5）。

5. 俯卧不稳试验

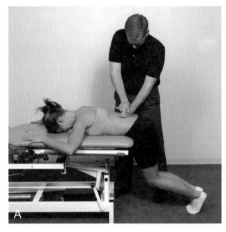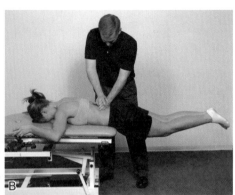

图 4-23   A. 俯卧不稳试验起始体位；B. 俯卧位不稳试验体位

目的	该试验用于评估 $L_1 \sim L_2$ 至 $L_5 \sim S_1$ 节段的不稳定性。
患者位置	患者俯卧，将身体放在检查台上，双腿置于检查台边缘，双脚置于地板上。
治疗师位置	治疗师站在患者腰椎的一侧。
手部位置	左手：小鱼际隆起的尺侧（豌豆骨远端）位于目标棘突处，手腕伸展，前臂垂直于腰椎轮廓的角度。 右手：左手示指和中指交叉，以固定左手位置。
步骤	检查者对每个目标腰椎施加由后向前的压力。如果报告疼痛激惹，则嘱患者将脚抬离地面，并对有症状的椎体重新施加压力。如果疼痛在第一种体位出现，但在第二种体位（即双脚离地）对有症状的椎体再次施加压力时，疼痛的严重程度不相同，则测试结果为阳性（图 4-23）。
说明	这项技术应与其他检查结合使用，以确认腰椎不稳的症状和体征。当69例LBP患者由3组检查者进行检查时,该测试是可靠的，Kappa 值为 0.87，一致性为 91%。Alyazedi 也报道了良好的检查者间可靠性，Kappa 值为 0.71，一致性为 90%。这项测试也被纳入 Hicks 为脊柱稳定训练项目反应良好的患者开发的 CPR中，因此，阳性检测结果与患者脊柱稳定训练反应良好相关，阴性检测结果与对脊柱稳定训练反应不良相关，该测试是 CPR（表 4-8）中确定和报告的 4 个变量之一，用于评估腰椎稳定锻炼项目是否有效。Fritz、Piva 和 Child 对 49 例 LBP 患者进行了测试，发现俯卧位不稳试验的敏感度为 0.61（0.41，0.78），特异度为 0.57（0.34，0.77），阳性似然比为 1.4（0.8，2.5），阴性似然比为 0.9（0.7，1.2）。

6. 俯卧位腰椎伸展试验

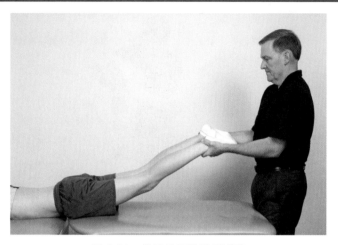

图 4-24　俯卧位腰椎伸展试验

目的	该试验用于判断腰椎不稳定，如果该试验引起 LBP，则为阳性。
患者位置	患者俯卧位。
治疗师位置	治疗师站在治疗台的尾端。
手部位置	治疗师用双手抓稳患者的双脚。
步骤	治疗师同时将患者两腿抬离治疗床，高度约 30cm，同时保持双膝伸直，并轻拉双腿。当被动抬腿引起腰部特征性疼痛时，腿放回治疗床后疼痛缓解。该试验为阳性（图 4-24）。
说明	Kasai 等将这项测试的结果与腰椎不稳的屈 / 伸 X 线证据进行了比较，发现敏感度为 0.84，特异度为 0.90，+LR 为 8.84（4.51，17.33），−LR 为 0.2（0.1，0.4）。Alquarni 等用诊断试验精确度质量评价方法（QUADAS）评分为 18/26 分，将 Kasai 等的研究评为高质量研究。Rabin 等报道评估者间的一致性 Kappa 值为 0.76；在另一项 26 例腰痛患者的研究中使用俯卧位腰椎伸展试验（95% CI，0.46 ～ 1.00）。Alyazedi 报道 Kappa 值为 0.46，符合率为 73%。

7. 股神经牵拉试验（Ely's 试验）

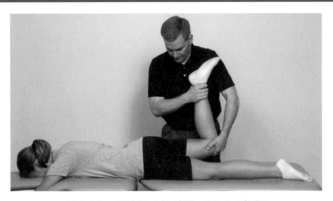

图 4-25　股神经牵拉试验（Ely's 试验）

目的	该试验用于评估股神经刺激情况。
患者位置	患者俯卧位。
治疗师位置	治疗师站在治疗床边。
手部位置	近端手：支撑测试小腿的末端。 远端手：支撑测试大腿的末端。
步骤	治疗师被动地将受测腿的膝关节弯曲到 90°，然后将髋关节抬高到完全伸展。拉伸体位诱发大腿前侧疼痛，试验结果呈阳性（图 4-25）。
说明	这种测试体位既可以作为股直肌的肌肉长度测试，也可以作为股神经的神经张力测试。该试验的结果应与其他神经系统检查程序相关联，以诊断股神经受累。

8. 髂胫束长度测试

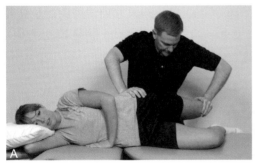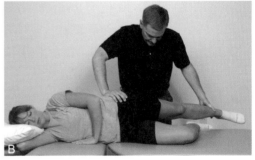

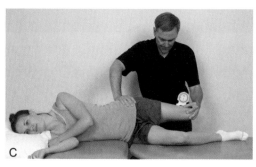
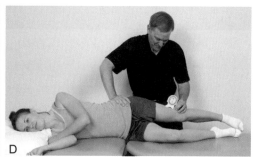

图 4-26　A. Ober 试验体位；B. 改良 Ober 试验体位；C. Ober 试验，使用测斜仪测量；D. 用测斜仪测量的改良 Ober 试验

目的	该试验用于评估髂胫束的长度。
患者位置	患者取侧卧位，受测腿置于上方，身体姿势置于靠近治疗床后缘的位置。
治疗师位置	治疗师站在患者身后的治疗床边上。
手部位置	近端手：放在髂骨的外侧。 远端手：在膝盖处支撑受测腿。
步骤	改良 Ober 试验：在受测腿完全伸展的情况下，治疗师以伸展 10°的方式将最上面的腿抬高到完全外展的位置；在保持这种腿与躯干对齐的情况下，受测腿向地面放低。整个试验过程中骨盆必须保持稳定。髋关节内收 10°被认为是正常的髂胫束长度。 Ober 试验：膝关节屈曲至 90°，治疗师抬起最上面的一条腿，使其达到完全外展的姿势，髋关节伸直 10°（图 4-26A 和 B）。保持这种腿与躯干的对齐，受测腿就会向地面放低。整个手术过程中骨盆必须保持稳定。髋关节内收 10°被认为是正常的髂胫束长度。
说明	在 Ober 测试期间，治疗师可以使用他的髋关节和骨盆的前部来支撑受测腿的脚。使用测斜仪测量髋关节内收程度提高了该测试的可靠性（图 4-26C 和 D）。Reese 和 Bandy 报道了 Ober 测试的检查者内可靠性，Kappa 值为 0.90，改良 Ober 试验的 Kappa 值为 0.91。Piva 等在评估 30 例髌骨疼痛综合征患者时，使用位于膝关节外侧远端的测斜仪来量化 Ober 测试，报告的 ICC 值为 0.97，95% CI 为 0.93 ～ 0.98，测量标准误差（SEM）为 2.1°。

9. Slump 试验

目的	该试验用于测定中央椎管和硬脑膜组织的易激惹性和延展性。
患者位置	患者坐于治疗床上，使膝关节后方位于治疗床边缘。
治疗师位置	治疗师站在患者的一边。
手部位置	左手：放在患者的背部上部、颈部和头部。
	右手：托住患者的一只脚。
步骤	（1）患者开始保持直立坐姿，并被询问是否有任何症状。

（2）要求患者尽可能做胸腰部的屈曲，同时防止头颈部屈曲。达到这个姿势后，缓慢对上胸椎区域施加额外压力，达到胸椎和腰椎最大屈曲（图 4-27A）。

（3）保持胸腰椎屈曲时，要求患者充分屈曲颈部，将下颌靠近胸骨。治疗师对完全屈曲的脊柱逐渐施加额外压力（图 4-27B）。

（4）加压保持脊柱的充分屈曲，患者被要求伸展单膝。记录范围和疼痛反应（图 4-27C）。

（5）保持上述体位，在膝关节伸直的基础上，增加主动踝关节背屈，并记录疼痛反应（图 4-27D）。

（6）治疗师加压保持腿部和胸部／腰椎的姿势，同时颈部回到中立位，要求患者报告症状的任何变化（如果患者在整个脊柱处于屈曲状态时，无法完全伸直膝关节），在新体位下观察膝关节伸直的范围和疼痛反应（图 4-27E）。

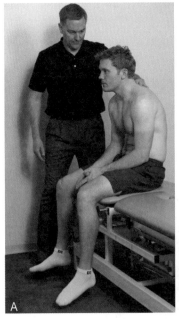
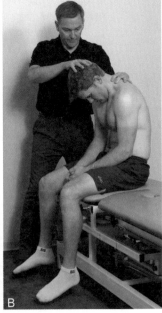

图 4-27　A 和 B. Slump 试验

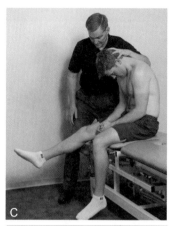
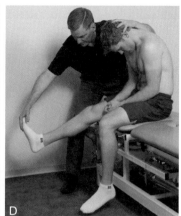
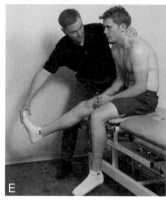

图 4-27　C ～ E. Slump 试验

说明　　该检查适用于有颈椎、胸椎或腰椎症状的患者。下肢症状重现且屈膝坐姿时膝关节伸直受限，当颈部恢复至中立位时症状缓解，且膝关节活动度改善时，即为阳性结果。改善神经和硬脊膜活动度的治疗方法包括改善脊柱小关节和软组织的限制。采用低垂坐位进行主动和被动 ROM，并进行持续的拉伸（如果不太容易刺激）练习。

Majlesi 等观察 75 例 MRI 阳性的腰椎间盘突出患者和 37 例无腰椎间盘突出影像学征象的对照患者，Slump 试验的敏感度为 0.84，特异度为 0.83。

Walsh 和 Hall 对 45 名患单侧腿痛的受测者进行了直腿试验和 Slump 试验，当症状重现时，踝关节进行背屈。由于踝关节背伸而加重的症状的出现被认为是阳性试验。在症状侧，SLR、Slump 试 验 基 本 一 致（Kappa 值 =0.69），两种测试之间的 ROM 相关性良好（r=0.64）。在结果为阳性的受测者中，与对侧的 ROM 和结果为阴性的受测者相比，两项试验的 ROM 均显著降低。该研究支持以下观点：Slump 试验和 SLR 试验主要测试腰骶神经组织的机械敏感性。

10. 直腿抬高

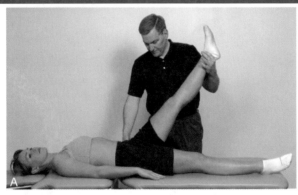

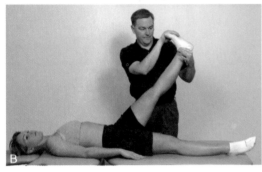
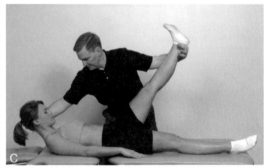

图 4-28 A.直腿抬高（SLR）试验体位；B.直腿抬高试验的同时踝关节背屈；C.直腿抬高试验的同时做颈部屈曲

目的	该试验用于确定腿部症状的原因是否为腰椎间盘突出压迫腰神经根，并被认为是检测腰骶神经组织机械敏感性的试验。
患者位置	患者仰卧在治疗台上。
治疗师位置	治疗师站在接受测试的一侧。
手部位置	近端手：手触诊患者的骨盆，以监测骨盆在测试期间的运动，或在膝后支撑受测腿。
	远端手：这只手支撑着待测腿的足踝部。
步骤	当膝关节保持完全伸展时，患者的髋部缓慢弯曲。要求患者配合该运动，并记录出现症状时髋部的屈曲程度，同时询问症状的部位和性质（图 4-28A）。为了区分腘绳肌的肌肉长度限制和神经刺激，我们进行了 3 个 10 秒的等长腘绳肌收缩，然后尝试进一步屈曲髋关节。如果使用这种手法可以增加 15°以上的髋关节屈曲，那么最初的测试可能存在肌肉紧张成分。进一步的神经张力敏感动作可以在 SLR 动作的基础上增加髋关节内收，或者在抬腿之前增加踝关节背伸（图 4-28B）。此外，在 SLR 测试期间，可以增加被动颈部屈曲来增加硬脑膜张力（图 4-28C）。

说明　如果在加用致敏动作后，在更小的活动范围时患者就出现症状，提示神经刺激加重了腿部症状。在髋关节屈曲 30° 或更低的情况下，小腿疼痛再现的 SLR 试验阳性，与下腰椎椎间盘突出的相关性更强。对侧腿部也应进行检查，如果对侧腿部的 SLR 在受累腿部引起症状（交叉直腿抬高试验阳性），则怀疑椎间盘突出是腿部疼痛的原因（即神经根刺激）。Deville 等汇总了关于 SLR 试验腰椎间盘突出的 11 项研究的结果，计算出的汇总敏感度为 0.91（0.82，0.94），特异度为 0.26（0.16，0.38），+LR 为 1.2，－LR 为 3.5。交叉直腿试验的合并敏感度为 0.29（0.24，0.34），合并特异度为 0.88（0.86，0.90），合并阳性预测值为 0.92，合并阴性预测值为 0.22。

Majlesi 等发现，在检测 75 例 MRI 阳性的腰椎 HNP 患者和 37 例无 HNP 影像学征象的对照患者时，SLR 试验的敏感度为 0.52，特异度为 0.89。Vroomen 等发现 SLR 试验是神经根受压的有用筛查方法，其敏感度为 0.97，特异度为 0.57，+LR 为 2.23，－LR 为 0.05。

11. 改良直腿抬高试验

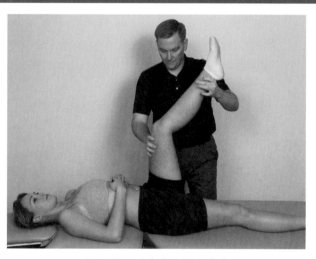

图 4-29　改良直腿抬高试验

目的	该试验用于测试腘绳肌的长度。
患者位置	患者仰卧位，另一侧腿伸直。
治疗师位置	治疗师站在治疗床边上。
手部位置	近端手：在股骨远端前部支撑受测腿。
	远端手：在踝关节后部支撑受测腿。
步骤	治疗师首先在膝关节完全屈曲的情况下将受测腿的髋关节屈曲到 90°，然后缓慢地将患者的膝关节延伸到末端 ROM。应保持腰椎骨盆中立位（图 4-29）。
说明	髋关节屈曲 90° 时，正常腘绳肌长度可使膝关节伸展到 − 10°。如果用测角仪测量会提高可靠性。这种测试体位可以作为患者的持续拉伸体位，也可以采用保持/放松拉伸来尝试延长腘绳肌。在存在坐骨神经根刺激的情况下，这种测试体位可能会引发腿部疼痛。Bandy 等报道，使用 ICC 为 0.97 的方法，对 20 名受测者的腘绳肌长度进行了测试。

12. 主动直腿抬高试验

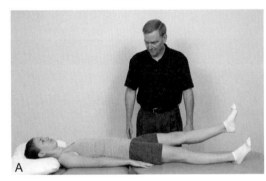
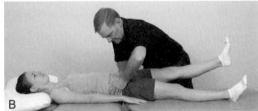
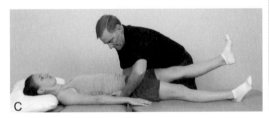
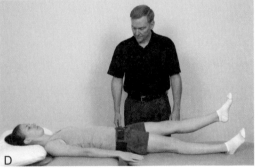

图 4-30　A. 主动直腿抬高（ASLR）；B. ASLR 伴骨盆前方挤压；C. ASLR 伴骨盆后方挤压；D. 骨盆加压带 ASLR 试验

目的	该试验用于评估腰椎骨盆区域接受来自下肢负荷的能力。当测试结果为阳性时，说明患者缺乏对骨盆动态稳定的运动控制。
患者位置	患者平卧，双腿伸直放在治疗台上。
治疗师位置	治疗师站在患者的一侧。
步骤	治疗师指导患者缓慢主动地将一侧伸直的腿抬离治疗台 20cm（8 英寸），暂停，然后缓慢地将腿放回到治疗台上（图 4-30A）。双腿交替重复这个动作。治疗师观察患者在主动抬腿和放下的过程中，腰椎骨盆区域的稳定能力，并同时询问患者抬腿时的困难程度和疼痛激惹程度。如果患者承认抬腿困难或 ASLR 引起症状，则由治疗师在耻骨联合水平对前骨盆进行挤压，以模拟盆底前方肌肉及腹横肌的收缩，嘱患者重复 ASLR（图 4-30B）。如果症状缓解或通过骨盆压迫改善了抬腿的难度，则试验结果为阳性。在骶髂后上棘（PSIS）水平对骨盆后部施加压力，重复 ASLR，以模拟骶骨多裂肌的活动（图 4-30C）。如果症状缓解或通过后路压迫改善了抬腿活动，则试验结果为阳性。使用骨盆加压带后重复进行 ASLR 测试。如果使用骨盆加压带后疼痛减轻，抬腿更容易（图 4-30D），试验也为阳性。
说明	前盆腔压迫的阳性结果表明缺乏前盆底肌和腹横肌提供的神经肌肉控制。骨盆后受压的阳性检测结果表明缺乏腰盆多裂肌提供的神经肌肉控制。

Mens 等报道，ASLR 测试在识别妊娠期后盆腔疼痛女性方面的重测信度的 Pearson 相关系数为 0.87。该试验的敏感度为 0.87，特异度为 0.94。

在 Mens 等对 ASLR 测试的最初描述中，要求产后患者在 6 分（0 ～ 5 分）量表上对执行测试时感知到的努力程度进行评分：完全不难、最小困难、有点困难、相当困难、非常困难或无法执行。并没有使用确证性的骨盆前后受压手法。Mens 等认为，如果患者感知的两条腿进行 ASLR 检查的努力程度分级为 1 分（最小难度）或以上，则认为 ASLR 检查呈阳性。Rabin 等报道了 25 例 LBP 患者的检查者间信度评分 Kappa 值 =0.53（95% CI，0.20 ～ 0.84），并使用 Mens 等的原始描述进行了测试。

Roussel 等报道 ASLR 用于评估 36 例慢性非特异性 LBP 患者时，检查者间的一致性 Kappa 值为 0.70。他们计算出 Trendelenberg 试验（图 4-34A）和 ASLR 试验的内部一致性 Cronbach 系数大于 0.73，这表明这些试验评估的是相同的动态神经肌肉控制维度。

13. 屈腿仰卧位腰椎骨盆控制试验

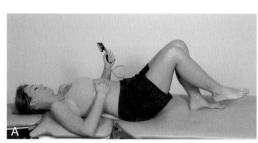
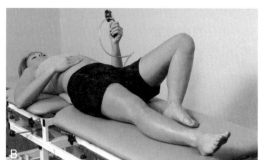
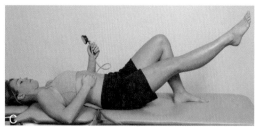
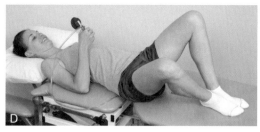

图 4-31　A. 屈腿仰卧位腰椎骨盆控制伴脚后跟前后交替运动；B. 屈腿仰卧位腰椎骨盆控制伴一侧屈膝下落，对侧髋关节保持中立位；C. 屈腿仰卧位腰椎骨盆控制伴下肢直腿抬高运动；D. 屈腿仰卧位腰椎骨盆控制伴下肢屈膝运动

目的	该试验用于评估下肢运动影响骨盆系统时，腹横肌控制骨盆运动的能力。
患者位置	患者取屈腿仰卧位，加压袋放置于腰骶区（S_2 底缘）。
治疗师位置	治疗师站在患者旁边提供指导，在髂前上棘的中间触诊腹横肌，以获得触觉反馈。
步骤	将压力反馈袋充气至 40mmHg，并指导患者通过执行腹部"收腹"动作收缩和抓住腹横肌，肌肉压力表会随着收缩增加 2～3mmHg，或保持不变。患者需要在这个姿势上练习 10 秒，维持等长收缩。为了进一步测试稳定腰椎骨盆的能力，可让患者进行腿部运动，并尝试在整个运动过程中保持压力表读数不变。腿部动作（增加难度）包括一侧的足后跟交替前后滑行 3 英寸距离（图 4-31A），屈膝下落（髋关节外展和外旋；图 4-31B 和 D），以及另一侧直腿抬高（8～10 英寸，图 4-31C）。
说明	如果患者无法通过腿部运动稳定腰椎骨盆脊柱，则家庭训练应侧重于单独的腹横肌持续等长（10 秒）收缩运动。一旦患者掌握了这一动作，随着腹横肌收缩的维持，可以在稳定的腰椎骨盆中立位上叠加逐步的腿部运动（进一步的腰椎骨盆稳定练习见框 4-4 至框 4-6）。

14. 俯卧腹横肌试验

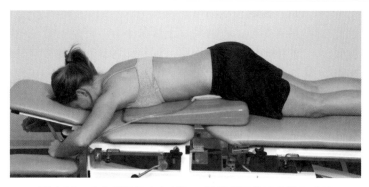

图 4-32　生物反馈压力包置于下腹部用于俯卧腹横肌试验

目的	该试验的目的是评估其他腹肌未收缩时腹横肌单独控制的能力。
患者位置	患者俯卧，双臂置于两侧，将压力生物反馈包置于腹部下方，肚脐位于囊包中心，包的远端边缘与左右髂前上棘（ASIS）一致。如果患者不能很好地耐受俯卧位，可以在骨盆下方放置泡沫楔形垫。
治疗师位置	治疗师站在患者的一侧，双手放在患者的下躯干两侧，以便于手法牵引。
步骤	将压力包充气至 70mmHg。嘱患者吸气、呼气，然后屏住呼吸，缓慢收腹压迫反馈包，保持脊柱位置稳定。一旦收缩完成，患者应该恢复放松的正常呼吸。一次成功的试验可使压力降低 6 ～ 10mmHg，这表明患者可以进行腹横肌的独立收缩。若患者能保持连续 10 次每次 10 秒的独立屏气收腹动作，提示腹横肌肌肉力量正常（图 4-32）。
说明	治疗师必须确保患者在达到压力改变时不能存在骨盆倾斜或脊柱弯曲。屏气收腹动作是成功进行腰椎骨盆稳定训练的基础，同时应用压力反馈包有利于顺利进行骨盆运动控制训练。

15. 俯卧位伸髋神经肌肉控制试验

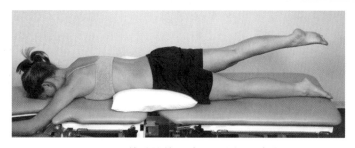

图 4-33　俯卧位伸髋神经肌肉控制试验

目的	该试验用于评估主动伸髋时腰椎骨盆稳定肌群和伸髋肌群的力量、控制和激活模式。
患者位置	患者俯卧，将枕头置于骨盆下方，以保持脊柱中立位。
治疗师位置	治疗师站在床的一侧，观察和触诊肌肉的激活动作。
步骤	嘱患者下肢单侧直抬腿，抬离床面上 8 ～ 10 英寸。治疗师观察患者在测试期间脊柱保持中立位置的能力，以及肌肉激活方式，进一步观察同侧臀大肌/腘绳肌、对侧多裂肌、同侧多裂肌、对侧竖脊肌和同侧竖脊肌的活动。同时注意患者疼痛的位置，当腰椎骨盆脊柱的稳定能力较差时容易发生疼痛（图 4-33）。
说明	当患者用这种方法稳定腰盆区域的能力较差时，常见的是整体竖脊肌的过度支配和深部局部肌肉（多裂肌和腹横肌）延迟激活或激活欠佳。当臀大肌薄弱和延迟激活时，髋关节的后伸度降低，骨盆前倾、脊柱过度前凸和脊柱腰椎节段的压力增加，这些都是常见的代偿现象。通过训练局部肌肉，患者通常可以更好地控制和以更少的疼痛来完成试验。屏气收缩可用于限制骨盆过度前倾，减少竖脊肌的过度活动，从而增强对俯卧位伸髋的控制。 Murphy 等确定了 42 例慢性腰痛患者在俯卧位伸髋时评估腰椎偏移的评估者间可靠性，将腰椎偏移分为 3 种模式：①腰椎旋转，使棘突向伸髋侧移动；②腰椎向伸髋侧移动；③腰椎后伸。两名临床医师同时观察并独立评估左侧和右侧俯卧髋伸展试验，左侧和右侧的 Kappa 值分别为 0.72 和 0.76。

16. Trendelenburg 试验

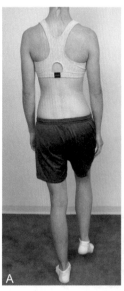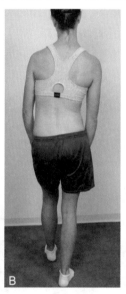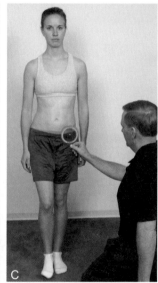

图 4-34   A. Trendelenburg 试验阴性；B. Trendelenburg 试验阳性；C. Trendelenburg 试验时用测角仪测量骨盆位置

目的	该试验用于确定髋、骨盆和躯干的神经肌肉控制，重点是臀中肌的力量、功能，以及在单腿站立时稳定骨盆的控制。
患者位置	患者处于站立位。
治疗师位置	治疗师站在患者身后。
手部位置	无须触诊。
步骤	要求患者将对侧髋关节弯曲30°，用一条腿保持平衡。这个姿势保持30秒，然后另一侧重复这个动作。治疗师从后面观察患者髂嵴间连线与地面垂线形成的角度。
说明	如果非站立侧的骨盆能抬高并且保持30秒，则试验为阴性。如果符合以下标准之一，则试验为阳性：①患者不能保持骨盆上抬30秒；②非站立侧的骨盆不能上抬；③站立位的髋内收时，非站立侧骨盆下降到站立侧骨盆的水平以下。允许患者用一根手指触摸治疗床以纠正潜在的平衡问题（图4-34A和B）。可以使用测角器来量化骨盆活动范围（图4-34C）。将测角器的轴心放在ASIS上，固定臂位于两侧ASIS连线，移动臂沿着股骨前正中线。Youdas等在90名健康受测者中测量了髋关节内收角的检查者内信度，报告的检查者内信度为0.58，SEM为2°。最小可检测的变化（MDC）是4°。 Bird等在24例患髋关节外侧疼痛的女性患者中检验了Trendelenburg试验，用于检测臀中肌肌腱撕裂的有效性，报告其中12例患者的敏感度为0.72，特异度为0.76，检查者内Kappa值为0.676（95% CI，0.270 ～ 1.08）。Roussel等在评估36例慢性非特异性腰痛患者后报告了检查者间的Kappa值，左侧为0.83，右侧为0.75。Trendelenburg和ASLR试验的内部一致性Cronbach系数大于0.73。这些数据为Trendelenburg和ASLR试验在慢性非特异性LBP患者中的重测信度和内部一致性（图4-30A）提供了证据，表明这些测试评估的是相似的维度。

17. 髋外展神经肌肉控制试验

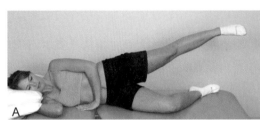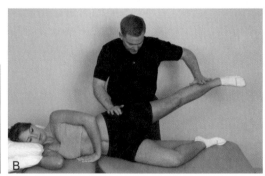

图4-35　A.主动髋关节外展神经肌肉控制试验；B.臀中肌独立收缩抗阻髋外展试验

目的	该试验的目的是评估髋外展肌群和骨盆稳定肌群的肌肉激活模式、力量及控制能力。
患者位置	患者侧卧位，下方的下肢屈髋、屈膝30°，上方的下肢伸直外展，并与躯干保持在同一平面。
治疗师位置	治疗师站在患者的背后，治疗床边缘。
步骤	嘱患者主动将上方腿抬离治疗床约24英寸，同时保持腿与躯干在同一直线（图4-35A）。治疗师观察整个动作完成的质量。一条腿在髋关节外展时屈髋是臀中肌无力和阔筋膜张肌过度支配或代偿的征象。患者也可能无法在这种体位下稳定骨盆，这可能是局部躯干稳定控制不良的表现。臀中肌等长（制动）力量试验是在髋关节外展35°、伸直10°、外旋10°的位置和内收制动试验的应用下完成的（图4-35B）。臀中肌力量正常的患者能够以中等强度的力量保持这个姿势。
说明	正常臀中肌的力量和控制力是维持腰椎骨盆动态稳定及下肢正常功能所必需的。阔筋膜张肌过度激活以代偿臀中肌无力常导致髂胫束紧绷，可导致腰椎骨盆、髋部和膝关节损伤。Bird等在24例髋关节外侧疼痛患者中比较了抵抗性髋关节外展对无力或疼痛激惹的结果，以及MRI对臀中肌肌腱完全或部分撕裂的结果，发现敏感度为0.72，特异度为0.46。Rabin报道了25例LBP患者髋关节主动外展试验的检查者间可靠性差，检查者评估运动质量和控制的Kappa值为 − 0.09（ − 0.035，0.27）。

18. Gillet 行军（跨步）试验

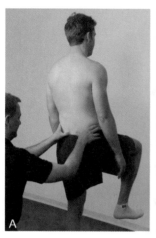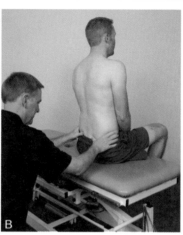

图 4-36　A. Gillet 行军试验；B. 坐位的 Gillet 行军试验

目的	该试验用于评估腰椎骨盆区域和骶髂关节的活动受限范围。
患者位置	患者站或坐在一个坚实的水平治疗台上，背对治疗师。
治疗师位置	治疗师跪着或坐在患者身后的低凳子上，眼睛与患者的 PSIS 平行。
步骤	治疗师用拇指触摸待测侧的 PSIS；另一个拇指放在 S_1 的棘突上。指导患者充分弯曲一侧髋关节，就像跨步一样。当髋关节屈曲时，治疗师应观察同侧 PSIS 向尾侧移动。另一种方法是用拇指触摸两个 PSIS，比较一个 PSIS 与另一个 PSIS 的相对运动（图 4-36）。
说明	如果 PSIS 在屈髋时不向尾侧移动，则认为测试结果为骶髂 / 腰椎骨盆活动缺陷的阳性。当患者单腿站立时，治疗师应观察 Trendelenburg 征。当患者有平衡障碍或力量不足而限制单腿平衡的能力时，可在坐位下进行该测试。虽然该检查被描述为 SIJ 活动度评估，但 $L_5 \sim S_1$/ 下腰椎活动度缺陷可能产生假阳性结果。因此，在诊断骶髂关节功能障碍之前，应评估 $L_5 \sim S_1$ PIVM。与下背痛患者骶髂关节阻滞的参考标准相比，Gillet 行军试验显示敏感度为 0.43，特异度为 0.68，－ LR 为 0.84，+LR 为 1.3。Flynn 等在 71 例下背痛患者的检查中发现检查间可靠性的 Kappa 值为 0.59。当该试验呈阳性时，通常可采用一些手法，如移动下腰椎和骨盆关节的腰盆上提手法，以恢复活动能力并抑制疼痛。这个测试可以作为一个很好的腰椎骨盆上提手法的治疗前后测试（图 4-66）。

19. 髂前上棘分离试验

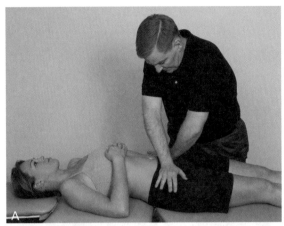

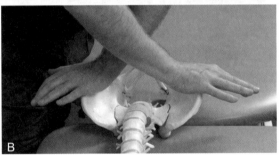

图 4-37　A. 髂前上棘（anterior superior iliac spine，ASIS）分离试验；B. 髂前上棘分离试验手法

目的	评估骶髂关节的反应水平并诱发骶髂关节疼痛（关节痛）。
患者位置	患者仰卧，头靠在枕头上。
治疗师位置	治疗师站在患者旁边。
步骤	治疗师交叉双臂，用每个手掌的柔软处接触 ASIS 的内侧。轻柔向后挤压分离，并且在 10 秒内逐渐增加。当诱发疼痛时患者应示意。如果没有不适感，在施力的末尾给出一个冲击力。同样，要求患者反馈试验引起的任何疼痛（图 4-37）。
说明	如果试验引起骶髂关节或耻骨联合疼痛，试验结果为阳性。如果在 ASIS 中由于治疗师放置双手而引起疼痛，则不认为测试结果是阳性的。这项技术可以隔着患者的衣服进行。Laslett 和 Williams 报道，对 51 例下肢有或无放射痛的 LBP 患者进行评估时，检查者间可靠性的 Kappa 值为 0.69。

20. 髂前上棘挤压激惹骶髂关节试验

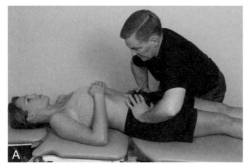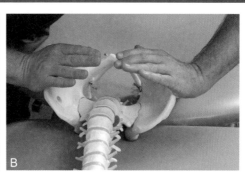

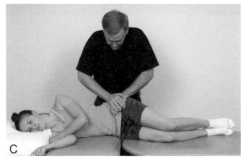

图 4-38 A.ASIS 挤压试验；B. ASIS 挤压试验的手部位置；C. 侧卧位 ASIS 挤压试验

目的	该试验用于评估骶髂关节的反应水平和引起骶髂关节相关的疼痛（关节痛）。
患者位置	患者仰卧，头靠在枕头上。
治疗师位置	治疗师站在患者旁边，身体倾斜，将胸部直接置于患者的骨盆上方。
步骤	治疗师用每个手掌的柔软部位接触 ASIS 的外侧面。轻柔地使 ASIS 向中线方向挤压，并在 10 秒内逐渐增加。引起疼痛时患者应示意。如果没有不适感，则在施力的末尾给出一个冲击力。同样，要求患者反馈引起的任何疼痛（图 4-38）。
说明	如果试验引起骶髂关节或耻骨联合疼痛，试验结果为阳性。如果在 ASIS 中由于治疗师放置双手而引起疼痛，则不认为试验结果是阳性的。这项技术可以在患者穿衣的情况下进行。Russell 等报道，以影像学确诊的强直性脊柱炎（AS）为参考标准，识别强直性脊柱炎患者的敏感度为 0.70，特异度为 0.90，+LR 为 7.0，－LR 为 0.33。Laslett 和 Williams 对 51 例下肢有或无放射的 LBP 患者进行评估时，报告的检查者间可靠性的 Kappa 值为 0.73。
可选择技术	ASIS 挤压激惹骶髂关节试验也可以在侧卧位下进行，双手放在顶部 ASIS 的侧面，通过骨盆施加挤压力（图 4-38C）。

21. 骶髂关节后间隙试验和大腿冲击诱发试验

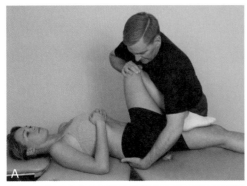
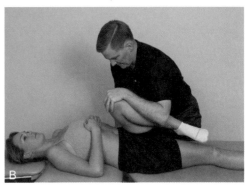
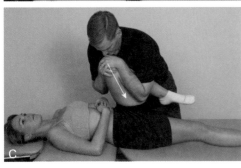

图 4-39　A. 受试者膝关节向对侧胸部移动，治疗师触诊（对侧）骶髂关节间隙；B. 受试者膝关节向对侧胸部移动，治疗师触诊（同侧）骶髂关节间隙；C. 骶髂关节疼痛诱发试验时在大腿施加额外压力的冲击技术

目的	该试验用来评估骶髂关节间隙的活动度和引起骶髂关节相关的疼痛（关节痛）。
患者位置	患者仰卧，头靠在枕头上。
治疗师位置	治疗师站在患者旁边。
手部位置	远端手：示指和中指的指腹用于触诊 PSIS 的内侧。
	近端手：用于固定待测膝关节。
步骤	治疗师站在患者左侧，将患者的右髋和右膝弯曲约 90°。患者的髋关节内收，使右侧骨盆抬离治疗床。用示指和中指指腹触诊患者右侧 PSIS 的内侧缘。患者的骨盆向左手方向旋转，右髋弯曲并向左肩部内收（图 4-39A）。治疗师触诊右侧 PSIS 是否向外侧移动，骶髂关节是否有间隙。注意间隙的大小和疼痛的诱发程度。
	重复该手法治疗以评估左侧骶髂关节。记录运动量/疼痛刺激量，并与右侧进行比较（图 4-39B）
	大腿冲击试验使用类似的手放置位置和患者体位，但不是通过触诊骶髂关节活动度，而是通过股骨以不同的外展/内收角度进行后向力，试图重现臀部后部疼痛（图 4-39C）。

说明　　　如果关节没有间隙或如果患者的症状在骶髂关节处再现，则认为试验结果为阳性。活动度应分为正常、活动度过低（活动减少）或活动度过高（活动增加）。Dreyfuss 等报道，以骶髂关节关节内注射阻滞作为参考标准，大腿冲击试验的敏感度为 0.36，特异度为 0.50，+LR 为 0.7，－LR 为 1.28。Laslett 和 Williams 报道对 51 例下肢有或无放射痛的 LBP 患者进行评估时，检查者间可靠性的 Kappa 值为 0.88。该试验也称为后骨盆疼痛诱发试验（P4）。

22. Gaenslen 骶髂关节诱发试验

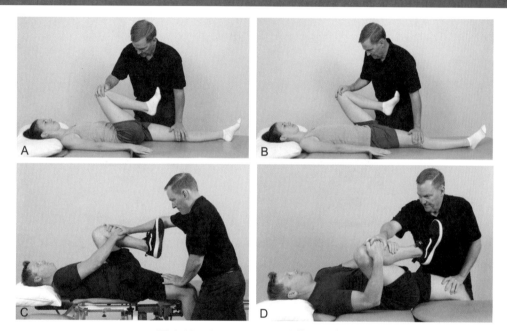

图 4-40　Gaenslen 骶髂关节诱发试验

目的　　　　该试验用于评估骶髂关节的反应水平和激惹骶髂关节相关疼痛。
患者位置　　患者仰卧，头部放在枕头上，双腿伸直。
治疗师位置　治疗师站在患者旁边。
步骤　　　　治疗师使患者的髋部充分屈曲，膝关节向胸部靠近，而对侧髋关节保持后伸。在髋关节屈曲和伸展的终末端范围内对双腿施加额外的压力（图 4-40A 和 B）。如果患者有良好的髋关节灵活性，可以将伸展的髋关节及下肢放置在治疗床边缘，对髋关节和骨盆施加更大的应力（图 4-40C 和 D）。任何一侧都可能产生症状。通过屈曲对侧髋关节进行重复测试。

说明   如果试验引起骶髂关节区域疼痛，则试验结果为阳性。为了
             保证对侧髋关节保持完全伸展，腿可以延伸到治疗床的边缘。
             Laslett 和 Williams 报道对 51 例下肢有或无放射痛的 LBP 患者
             进行评估时，检查者间可靠性的 Kappa 值为 0.72。Dreyfuss 等
             报道，以骶髂关节关节内注射阻滞为参考标准，Gaenslen 骶髂
             关节诱发试验的检查者间一致性为 82%，Kappa 值为 0.61，敏
             感度为 0.71，特异度为 0.26，+LR 为 1.0，－LR 为 1.12。

23. 骶骨冲击激惹骶髂关节试验

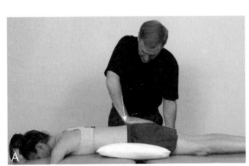
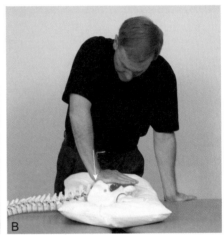

图 4-41　A. 骶骨冲击激惹骶髂关节试验时手的位置；B. 骶骨冲击激惹骶髂关节试验时手置于脊柱
模型上

目的   评估骶髂关节的反应水平，并诱发骶髂关节相关疼痛。
患者位置   患者俯卧，用枕头支撑骨盆。
治疗师位置   治疗师站在患者旁边。
步骤   治疗师接触骶骨的后基底和中间部分，在 10 秒内逐渐增加后
             前向的力量。嘱咐患者反馈任何出现的激惹痛。如果无不适，
             则在施力结束时给予一个冲动，并评估疼痛激惹（图 4-41）。
说明   如果测试在骶髂关节处引起疼痛，则测试结果为阳性。这项技
             术可以在患者穿衣时进行。另一种方法是使用第二只手来加
             强接触的初始力量和协助施力。Laslett 和 Williams 报道对 51
             例伴或不伴腿痛的 LBP 患者进行测试时，评估者间的可靠性
             Kappa 值为 0.56。

24. 屈曲、外展和外旋试验（Patrick 或 FABER）试验

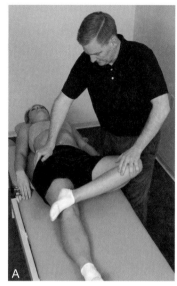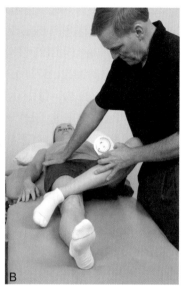

图 4-42　A. 屈曲、外展和外旋（FABER）试验；B. 使用测斜仪的 FABER 试验

目的	该试验既是骶髂关节相关疼痛和髋关节疼痛的激惹试验，也是髋关节的一般活动度筛查试验。
患者位置	患者仰卧，一条腿伸直，受测腿在伸直腿的膝盖上方交叉。受测腿髋关节呈屈曲、外展和外旋（屈曲、外展和外旋体位）。
手部位置	近端手：置于 ASIS 稳定对侧骨盆。 远端手：置于受测腿膝关节的内侧。
步骤	治疗师轻柔按压受测腿的膝关节至接近治疗床，使髋关节屈曲、外展、外旋，同时施力稳定对侧 ASIS（图 4-42）。
说明	出现臀部或腹股沟疼痛则为阳性结果，提示 SIJ 或髋关节受到刺激。受测腿的胫骨达到水平位置，即可认为关节活动范围正常。更重要的是，应该注意两侧活动度是否有显著差异，并且可以通过放置在膝关节远端、胫骨内侧的测斜仪进一步量化（图 4-42B）。Dreyfuss 等和 Flynn 等报道的检查者间可靠性的 Kappa 值分别为 0.62 和 0.60。

Sutlive 等报道 ICC 检查者间的可靠性值为 0.90（0.78～0.96），SEM 为 2.6°，MDC 为 7.2°，使用测斜仪对 72 例髋关节疼痛患者进行 Patrick 测试。Sutlive 等还报道，髋关节外旋小于 60°的 FABER 试验与髋关节骨关节炎的放射学图像证据相关，敏感度为 0.57（0.34～0.77），特异度为 0.71（0.56～0.82），+LR 为 1.9（1.1～3.4），−LR 为 0.61（0.36～1.00），表明 FABER 试验阳性不是髋关节骨关节炎的良好指标。Cliborne 报道对 35 名有下肢症状的受测者的关节活动度测量的 ICC 值为 0.87，95% CI 范围为 0.78～0.94，扫描电子角度为 2.9°时的 ICC 值为 0.96，95% CI 范围为 0.92～0.98。

Martin 在因关节内、非关节炎性髋关节疼痛就诊的患者中评估了 FABER 试验的检查者间可靠性。检查者的一致性为 84%，可靠性的 Kappa 值为 0.63（95% CI，0.43～0.83）。在另一项研究中，Martin 评估了 FABER 试验的诊断准确性。与诊断性注射缓解疼痛比较，FABER 试验的敏感度和特异度分别为 0.60（95% CI，0.41～0.77）和 0.18（95% CI，0.07～0.39）。+LR 为 0.73（95% CI，0.50～1.1），−LR 为 2.2（95% CI，0.8～6）。在检测髋关节内病变（包括骨关节炎）的研究中，Maslowski 还评估了 FABER 试验的诊断准确性。以疼痛缓解和诊断性注射作为比较，FABER 试验的敏感度和特异度分别为 0.82（95% CI，0.34～0.82）和 0.25（95% CI，0.09～0.48），阳性预测值为 0.46（95% CI，0.28～0.65），阴性预测值为 0.64（95% CI，0.27～0.91）。

25. 屈曲、内收、内旋（FADIR）撞击试验

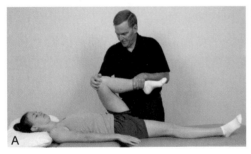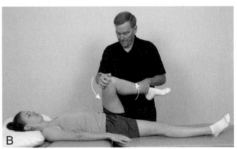

图 4-43　A. 屈曲、内收、内旋（FADIR）撞击试验的起始位置；B. 屈曲、内收、内旋，被动带动髋关节内收内旋

目的	用于评估股骨颈和髋臼前上区之间的撞击痛，以及评估髋臼唇的特异性病理。
患者位置	患者处于仰卧位。
手部位置	治疗师抓握患者的膝关节和踝关节。
步骤	髋和膝关节弯曲至 90°（图 4-43A）。保持髋关节 90° 屈曲，然后将髋关节尽可能内旋、内收（图 4-43B）。询问患者运动对症状的影响。如果患者报告腹股沟前部、后臀部或髋关节外侧疼痛产生或加重，与患者就诊主诉的疼痛一致，则认为试验阳性。如果试验为阴性，则在髋关节完全屈曲状态下重复试验。
说明	Martin 在因关节内、非关节炎性髋关节疼痛就诊的患者中评估了 FADIR 撞击试验的检查者间可靠性，报道的 Kappa 值为 0.58（95% CI，0.29～0.87），表明可靠性中等，这可能部分归因于所研究受测者中阳性结果的比例高。

两项研究报道了 FADIR 撞击试验在疼痛激惹方面的特征。受测者都是报告疼痛与关节内、非关节炎性髋关节疼痛一致的患者。Martin 比较了 FADIR 撞击试验和诊断性注射的结果，报道中 FADIR 撞击试验的敏感度和特异度分别为 0.78（95% CI，0.59～0.89）和 0.10（95% CI，0.03～0.29）。+LR 为 0.86（95% CI，0.67～1.1），−LR 为 2.3（95% CI，0.52～10.4）。

在检测髋关节内部病理状态（包括骨关节炎）的研究中，Maslowski 评估了一项类似于 FADIR 撞击试验的诊断准确性，命名为超负荷内旋（IROP）。使用诊断性注射缓冲疼痛作为对照，IROP 的敏感度和特异度分别为 0.91（95%CI，0.68～0.99）和 0.18（95%CI，0.05～0.40）。+LR 为 0.88（95%CI，0.67～0.98），−LR 为 0.17（95% CI，0.04～0.40）。

26. 髋关节扫查试验

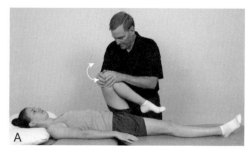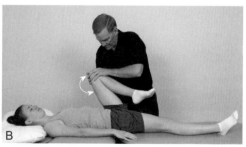

图 4-44　A. 髋关节扫查试验起始位置：髋关节屈曲内收；B. 在长轴方向挤压髋关节，完成从内收到外展的运动弧

目的	该试验用于检测髋关节和周围组织的激惹性。
患者位置	患者取仰卧位，双腿伸直。
手部位置	当髋关节移动到测试位置时，治疗师在膝关节和足部支撑患者。将双手置于膝关节前方施加轴向压力。
步骤	屈髋并内收，直到检测到对运动的阻力。然后治疗师保持髋关节最大屈曲位，将髋关节沿着弧形轨迹做外展运动，重复两个完整的弧形运动。如果没有疼痛报告，检查人员可重复进行测试，同时通过股骨施加长轴压力（图 4-44）。
说明	该试验不用于评估 ROM。如果患者报告在髋部、腹股沟、大腿或臀部重现原发症状，则该试验为阳性。Cliborne 等报道在 35 例有下肢症状的患者中进行的疼痛再现测试的检查者间 ICC 值为 0.87（0.76 ～ 0.93）。Sutlive 检测髋关节骨关节炎影像学证据的敏感度为 0.62（0.39 ～ 0.81），特异度为 0.75（0.60 ～ 0.85），+LR 为 2.4（1.4 ～ 4.3），− LR 为 0.51（0.29 ～ 0.89），Kappa 值为 0.52（0.08 ～ 0.96），在对 72 名患者进行测试时，86.7% 的患者再次出现髋关节症状。5 个变量构成了用于检测髋关节骨关节炎的 CPR，包括：①自述深蹲为加重因素；②冲击试验中内收引起腹股沟或侧方疼痛；③主动髋关节屈曲引起侧方疼痛；④主动髋关节伸直引起髋关节疼痛；⑤被动髋内旋 25° 以下。如果这 5 个变量中出现 4 个及以上，则 +LR 为 24.3（95% CI，4.4 ～ 142.1），髋关节骨关节炎的概率增加至 91%。

27. 托马斯试验

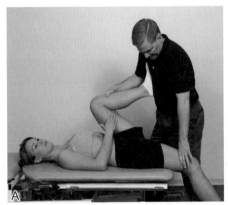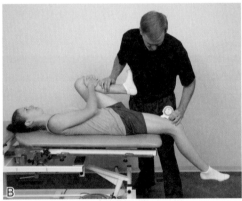

图 4-45　A. 托马斯试验终点位置；B. 用测斜仪测量托马斯试验

目的	评估髋屈肌的长度。
患者位置	患者仰卧在治疗床。
治疗师位置	治疗师站在治疗床的尾侧。
手部位置	在测试过程中，检查者的手和胸部用于控制患者的双腿。
步骤	患者开始坐在治疗床尾端的边缘。治疗师协助并指导患者处于仰卧位，双膝和髋关节充分屈曲。治疗师保持非受测下肢充分弯曲，引导受测腿向下伸髋（图 4-45A）。大腿应该与治疗床平行，以达到完整、正常的髋屈肌长度。然后治疗师用腿协助患者将受测腿的膝关节屈曲到 90°。如果在膝关节屈曲的同时屈曲髋关节，股直肌就会紧绷。可使用测斜仪或测角仪进一步量化阳性检测结果（图 4-45B）。
说明	测试体位下髋关节外展提示髂胫束紧张。测试体位可用于提供保持 / 放松拉伸技术或持续拉伸髋屈肌。Wang 等在 10 名受测者中报道了检查者信度中托马斯试验的 ICC 为 0.97。Clapis 等的报道认为对 42 名健康受测者使用托马斯试验进行的髋关节伸直角度测量和倾角测量有较高的检查者间可靠性，ICC 为 0.89 ～ 0.92。他们还报道了使用测角仪和使用测斜仪所得的结果之间高度相关，ICC 为 0.86 ～ 0.92，表明这两种测量设备可以互换用于本试验。

28. 髋关节被动旋转活动度试验（仰卧位）

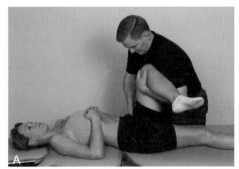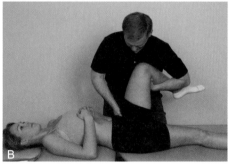

图 4-46　A. 髋关节外旋被动运动度试验；B. 髋关节内旋被动运动度试验

目的	评估髋关节的被动运动范围。
患者位置	患者仰卧，对侧腿伸直，受测腿由治疗师支撑。
治疗师位置	治疗师站在治疗床边缘。
手部位置	近端手：拇指和其他手指置于 ASIS 处，以监测和防止骨盆运动。 远端手：前臂置于患者小腿下方，手置于膝关节下方，以保持髋膝屈曲 90°。

步骤	治疗师用近端手触诊并稳定骨盆,用远端手臂诱发髋关节旋转。可在运动全范围末端给予加压以评估组织终末端感觉和评估疼痛激发（图 4-46）。
说明	测角仪可用于测量被动旋转量。这种测试体位的优点是,治疗师可以限制骨盆运动,后者可能会趋于补偿髋关节的活动受限,并且治疗师可以获得髋关节终末端感觉。

29. 髋关节被动旋转活动度试验（俯卧位）

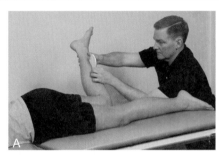 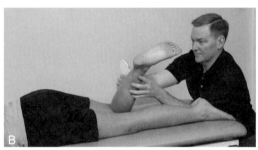

图 4-47　A. 使用测斜仪测量俯卧位髋关节内旋；B. 使用测斜仪测量俯卧位髋关节外旋

目的	测量俯卧位时髋关节旋转的关节活动度（ROM）。
患者位置	患者俯卧,受测腿（右）膝关节屈曲 90°,髋关节中立外展,对侧腿膝关节伸直,髋关节外展 30°。
治疗师位置	治疗师跪立在治疗床尾。
手部位置	持测斜仪手：这只手将重力测斜仪置于胫骨外侧远端 1/3 处测量外旋,置于胫骨内侧测量内旋。
	另一只手：放在胫骨的另一侧,引导髋关节运动。
步骤	治疗师引导胫骨从中立位到测试髋关节外旋,然后测量内旋。应用测斜仪测量运动全范围末期的角度,并记录（图 4-47）。
说明	在髋关节运动过程中,骨盆应保持平放在治疗床上。将骨盆从治疗床上抬起,表明髋关节的活动范围已经达到极限。髋关节内旋 35° 或以上是 CPR 治疗急性 LBP 操作成功的条件之一,Flynn 等在制定 CPR 时使用了这一测量方法。Bullock-Saxton 和 Bullock 报道,使用测斜仪测量这些髋关节运动时,外旋和内旋的检查者间可靠性的 Kappa 值分别为 0.99 和 0.98。
	Sutlive 等报道 72 例髋关节疼痛患者检测关节囊和非关节囊终末端感觉的 Kappa 值为 0.51（0.19 ~ 0.83）,测量者间 ICC 值为 0.88（0.74 ~ 0.94）,SEM 为 1.8°,MDC 为 5.0°。
	Sutlive 等也报道被动内旋小于 25° 是髋关节骨关节炎的中等良好指标,其敏感度为 0.76（0.52 ~ 0.91）,特异度为 0.61（0.46 ~ 0.74）,+LR 为 1.9（1.3 ~ 3.0）,－LR 为 0.39（0.18 ~ 0.86）。

5 个变量构成了用于检测髋关节骨关节炎的 CPR，包括：①自述下蹲是加重因素；②髋关节扫查试验内收引起腹股沟或侧方疼痛；③主动髋关节屈曲引起侧方疼痛；④主动髋关节伸展引起髋关节疼痛；⑤被动髋关节内旋小于或等于 25°。如果 5 个变量中至少有 4 个存在，则 +LR 等于 24.3（95% CI，4.4 ~ 142.1），髋关节骨关节炎的概率将增加至 91%。

在髋关节骨关节炎患者中，Pua 报道的内外旋转的 ICC 为 0.93（95% CI，0.83 ~ 0.97；SEM，3.4°）和 0.96（95% CI，0.91 ~ 0.99；SEM，3.1°）。Ellison 报道的健康个体髋关节内旋和外旋的 ICC 范围为 0.96 ~ 0.99，LBP 患者为 0.95 ~ 0.97。

30. 髌骨耻骨敲击试验

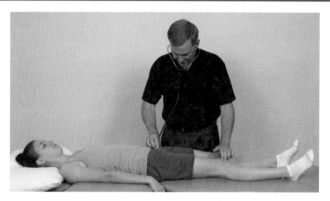

图 4-48　髌骨耻骨敲击试验

目的	检测是否存在髋部或股骨骨折，以确定是否需要行进一步影像学检查来确认诊断。
患者位置	患者取仰卧位，双腿伸直置于治疗台上。
治疗师位置	治疗师站在患者的一侧，将听诊器置于患者的耻骨联合前部。
步骤	治疗师在听诊耻骨联合的同时，用力拍打（叩击）一侧膝关节的髌骨。每个髌骨都要重复敲击一次（图 4-48）。
说明	阳性结果是有症状的一侧敲击音减弱，阴性结果则为双侧对称。音叉可以用来代替叩诊锤。Tiru 等对 290 例疑似隐匿性髋部骨折患者进行了测试，以 X 线片、核素骨显像、MRI 和 CT 扫描为参考标准进行了诊断，报道的敏感度为 0.96（0.87 ~ 0.99），特异度为 0.86（0.49 ~ 0.98），+LR 为 6.73， − LR 为 0.14，表明该试验是一种很好的髋部骨折筛查工具。

髋关节附加运动测试和操作

1. 髋关节长轴牵张试验和操作

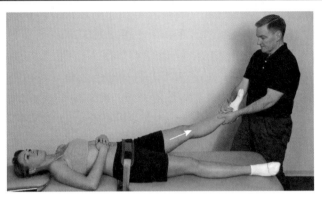

图 4-49　髋长轴牵张试验和操作

目的	测试髋关节的关节囊活动度，松动存在活动缺陷的关节囊。
患者位置	患者仰卧，由腰带或助手稳定骨盆。
治疗师位置	治疗师站在床尾。
手部位置	双手紧握胫骨远端踝关节的近端。
步骤	治疗师将患者的受测腿髋关节置于 30°外展和 30°屈曲的放松体位。治疗师在受测腿的平面内将腿拉向身体，慢慢地向髋关节施力。将该关节的活动量与另一个髋关节进行比较（图 4-49）。
说明	如果在髋关节看到肌肉僵硬，牵拉腿部，骨盆就会立即移动，患者可能难以放松腿部。这种手法通常可以减轻髋骨关节炎患者的疼痛。当注意到髋关节活动受限时，通过在可用 ROM 的终末端持续牵拉或施加冲击力，转变为手法操作。

2. 髋关节下滑附加运动试验和操作

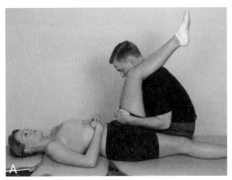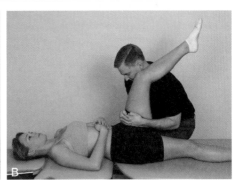
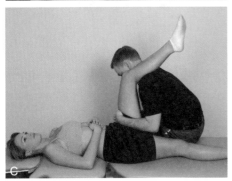

图 4-50　A. 髋关节下滑附加运动试验和操作；B. 髋关节下外滑附加运动试验；C. 髋关节下内滑附加运动试验

目的　　　评估髋关节的关节囊活动度，松动存在活动障碍的关节囊。

患者位置　患者仰卧，受测腿放在治疗师的肩膀上。

治疗师位置　治疗师坐在治疗床尾，患者的受测腿靠在治疗师的肩膀上。

手部位置　治疗师将双手重叠置于受试大腿近端前部，双手第 5 指放在屈髋位形成的折痕处。

步骤　　　通过股骨施加向下的力，使髋关节囊向下滑动。治疗师将双手向外侧移动，同时身体和前臂向内侧移动，使髋关节囊向下内侧滑动。治疗师将双手向内侧移动，前臂和身体向外侧移动，使髋关节囊向下外侧滑动。对比双侧髋关节的滑动幅度（图4-50）。

说明　　　如果髋关节存在肌肉紧绷或关节囊紧绷，对大腿施加滑动力时，骨盆就会一同移动，患者可能难以放松腿部。在患骨关节炎的髋关节中，这种手法通常可以减轻患者髋部的疼痛。当注意到髋关节活动受限时，可通过维持终末端持续牵拉或冲击力，将该手法转变为关节手法操作。

椎间关节被动运动技术

1. 腰椎前屈椎间关节被动运动试验：侧卧单腿屈曲

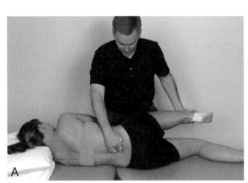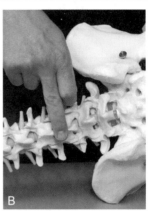

图 4-51　A. 腰椎前屈椎间关节被动运动（PIVM）试验；B. 腰椎前屈 PIVM 试验的手指位置

目的	评估 $L_5 \sim S_1$ 到 $T_{12} \sim L_1$ 腰椎节段被动前屈运动。
患者位置	面对治疗师的侧卧位。
治疗师位置	治疗师站在患者旁边，双足与治疗床平行，髋和膝弯曲约 30°，重心放在前足。
手部位置	远端手：在患者踝关节的近端，抬起上方的腿。 近端手：用中指的指腹触摸腰椎的棘突间隙。
步骤	患者的下方腿置于髋、膝关节屈曲约 30°，上方腿处于髋和膝关节屈曲约 90° 的位置。上方腿的胫骨结节放置于治疗师的髋前侧，远端手抬起患者脚踝的近端。治疗师用前髋部轻微对抗上方腿，防止骨盆旋转。治疗师在弯曲患者髋部的同时，将身体重心移向患者头部，诱导腰椎前屈。屈髋以小幅度运动，用近端手中指的指腹触诊目标腰椎节段的棘突间隙。当腰椎前屈时，由于脊柱节段的下椎体棘突与上椎体棘突的相对移动，治疗师触诊棘突间隙。注意并比较每个腰椎节段的被动前屈运动量（图 4-51）。
说明	PIVM 的评估从 $L_5 \sim S_1$ 开始，并向头侧逐个节段进行检查。随着评估的进行，髋关节屈曲的量增加，但髋关节在每个相邻节段转向伸展的距离减少。鉴于患者身高的问题，这项操作可允许上方的髋关节内收，但不允许患者的骨盆/躯干旋转。对于宽臀窄腰的患者，可以在患者腰部下放置一个毛巾卷，以防止腰椎侧弯。

2. 腰椎前屈椎间关节被动运动试验：侧卧双腿屈曲

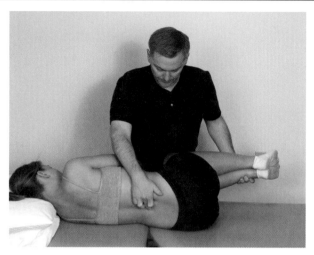

图 4-52　腰椎前屈椎间关节被动运动试验：侧卧双腿屈曲

目的	评估腰椎 $L_1 \sim S_1$ 到 $T_{12} \sim L_1$ 节段的被动前屈运动。
患者位置	患者面对治疗师侧卧，靠近治疗床边缘，髋和膝弯曲。
治疗师位置	治疗师站在患者前面，双脚与床平行，重心放在脚掌上。
手部位置	远端手：置于患者下方腿的踝关节近端。
	近端手：中指指腹触摸腰椎棘突间隙。
步骤	患者两腿并拢，髋关节和膝关节屈曲约90°，下方腿的胫骨结节应靠在治疗师的髋前侧。治疗师远端手置于踝关节近端抬起下方腿。通过治疗师的前髋部，轻微对抗下方腿，重心向上半身移动，同时弯曲患者的髋部、双腿来引导腰椎前屈。用近端手的中指指腹触诊目标腰椎节段的棘突间隙。当腰椎前屈时，棘突移动，治疗师触诊棘突间隙。记录并比较每个腰椎节段被动前屈运动的量（图 4-52）。
说明	PIVM 的评估从 $L_5 \sim S_1$ 开始，逐渐向头端进行。髋关节屈曲的量增加，但髋关节在每个连续节段中向后伸展的距离减少。对于宽臀窄腰的患者，可以在患者腰部下放置一个毛巾卷，以防止腰椎侧弯。

3. 腰椎后伸椎间关节被动运动试验的修正

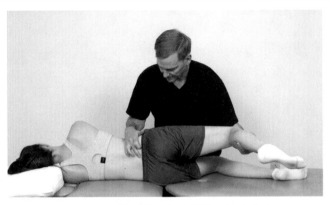

图 4-53 腰椎后伸椎间关节被动运动试验

操作调整 治疗师触诊和患者体位同前，方法是将患者的髋关节从 90°髋关节屈曲起始位向后伸移动。当患者的髋关节进入后伸位时，治疗师的远端手和手臂支撑患者的上方腿，以诱导被动节段性的后伸。触诊从 L_5～S_1 开始，随着双腿进一步向后伸方向移动，触诊向近端方向进行（图 4-53）。

说明 Abbott 等报道了在 138 例 LBP 患者中，以腰椎屈 / 伸位 X 线片作为参考标准，使用腰椎前后屈 PPIVM 试验和腰椎后前屈 PAIVM 试验检测 LSI 的有效性。屈曲 PPIVM 试验诊断平移性 LSI 的特异度较高（0.99；CI，0.97～1.00），但敏感度极低（0.05；CI，0.01～0.22）。屈曲 PPIVM 试验的 LR 统计数据在统计学上并不显著。后伸 PPIVM 试验的表现优于屈曲 PPIVM 试验，其敏感度略高（0.16；CI，0.06～0.38），导致移位 LSI 的 +LR 为 7.1（95% CI，1.7～29.2）。这项研究表明，PIVM 试验程序在检测节段运动异常方面具有中等有效性。Alqarni 等将 Abbott 等的研究评为中等质量的研究，QUADAS 评分为 19/26。

4. 俯卧位腰椎侧屈椎间关节被动运动试验

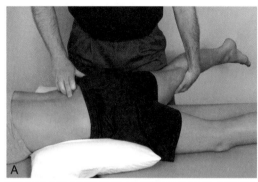
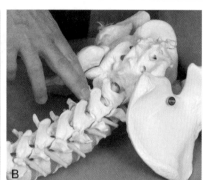
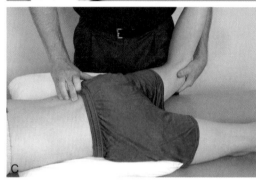

图 4-54　A. 腰椎侧屈椎间关节被动运动（PIVM），俯卧位髋外展；B. 腰椎侧屈 PIVM 试验中手的位置；C. 腰椎侧屈的 PIVM，俯卧，髋外展，膝关节屈曲

目的	评估腰椎 $L_5 \sim S_1$ 至 $T_{12} \sim L_1$ 节段被动侧屈运动。
患者位置	患者俯卧，在腹部和骨盆下垫一枕头。
治疗师位置	站在患者旁边。
手部位置	远端手：抬起患者右膝，同时避免压迫患者髌骨。
	近端手：用中指的指腹触摸腰椎节段棘突间隙的侧面。
步骤	治疗师站在患者右侧，用远端手外展患者右髋部，引导腰向右侧屈曲。将髋关节进行外展，用近端中指的指腹触摸指定腰椎节段棘突间隙的右侧侧面。通过触诊上、下棘突的外侧缘间隙，记录并比较每个节段的被动侧屈活动度。引导腰椎向左侧屈，治疗师站在患者左侧，并重复上述操作，外展左髋。对每个节段和每个方向的被动侧屈运动量进行了记录和比较（图 4-54 A 和 B）。
操作调整	这种技术也可以在患者膝关节轻微弯曲的情况下进行（图 4-54C）。但是，治疗师应避免过度的膝屈曲和紧绷的股直肌。
说明	PIVM 的评估从 $L_5 \sim S_1$ 开始，随着评估向头侧方向进行，髋关节外展的幅度也逐渐增大，但髋关节内收的范围随着每个相邻节段的增加而减少。在患者腿部的支撑下，应避免髋部后伸和压迫髌骨。

5. 使用可动式治疗床的俯卧腰椎侧屈椎间关节被动运动试验

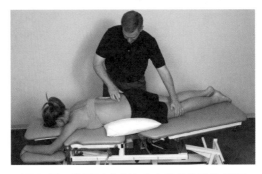

图 4-55 使用可动式治疗床评估俯卧位侧屈

操作调整	这种技术可以使用可动式治疗床进行修改。近端触诊手保持不变，患者的腿放在治疗床上，脊柱侧屈运动通过向外侧移动治疗床的下半部分而产生（图 4-55）。

6. 腰椎侧屈椎间关节被动运动试验：侧卧位骨盆摇摆

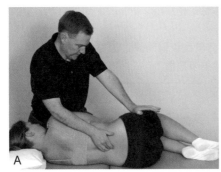 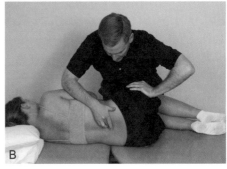

图 4-56 A. 腰椎左侧侧屈椎间关节被动运动（PIVM），侧卧摆动骨盆；B. 腰椎右侧侧屈 PIVM，侧卧摆动骨盆

目的	评估 $L_5 \sim S_1$ 至 $T_{12} \sim L_1$ 腰椎节段的被动侧屈节段运动。
患者位置	患者面对治疗师采取侧卧姿势，臀部和膝盖弯曲至 90°。
治疗师位置	治疗师站在患者前面，面对患者的骨盆。
手部位置	远端手：手掌置于患者股骨大转子。
	近端手：用中指的指腹触摸腰椎节段棘突间隙的侧面。
步骤	患者左侧卧位时，双下肢处于髋膝关节屈曲 90°。远端手根部放在大转子上。用远端手向尾端推患者大转子，引导腰椎向左侧侧屈（图 4-56A）。用近端手中指的指腹触摸指定腰椎节段棘突间隙的外侧。治疗师通过触诊来检查侧屈运动形成的凹面上的椎间隙是否向触摸的手指方向变窄或闭合。记录并比较每个节段的被动侧屈运动量。

用远端手推动患者的大转子向右侧侧屈（图 4-56B）。用近端中指的指腹触摸指定腰椎节段棘突间隙的右侧侧面。治疗师在侧弯运动形成的凹陷处触诊，记录并比较每个节段在两个方向上的被动侧屈运动量。

说明　　PIVM 试验从 $L_5 \sim S_1$ 开始，逐渐向头端进行。前臂的位置应与通过大转子施加的力的方向平行。该手法可以在患者右侧卧位下进行，骨盆向尾端运动形成右侧侧屈，骨盆向头的方向运动，诱发左侧侧屈。使用该技术评估腰椎侧屈（如摇晃骨盆）对于髋关节病变（需要保护髋关节）的患者是有用的。

7. 腰椎旋转椎间关节被动运动试验：俯卧位旋转腿

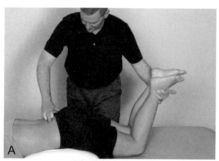
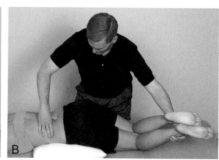
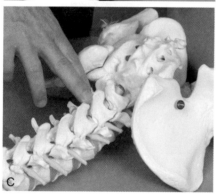

图 4-57　A. 腰椎右侧旋转椎间关节被动运动（PIVM），俯卧时滚动双腿；B. 腰椎左侧旋转 PIVM，俯卧时滚动双腿；C. 触诊腰椎旋转 PIVM 的手指位置

目的　　　该试验用于评估腰椎 $L_5 \sim S_1$ 至 $T_{12} \sim L_1$ 节段的被动旋转。
患者位置　患者俯卧，在腹部和盆腔下垫一个枕头。
治疗师位置　治疗师站在患者旁边。
手部位置　远端手：在脚踝处支撑患者的双腿。
　　　　　近端手：用中指的指腹触诊腰椎节段棘突间隙的侧面。

步骤   患者双膝弯曲45°～60°，治疗师用远端手及其前臂在脚踝处支撑患者的双腿。通过将腿向患者右侧滚动，使腰椎向右旋转（图4-57A）。用近端手中指触摸特定节段的棘突间隙的右侧面。治疗师对该节段下一棘突进行触诊，以在棘突间隙中旋转或按压该节段棘突上部的触诊手指。记录并比较每个节段右旋的量。通过将腿向患者左侧旋转来形成左侧旋转（图4-57B）。用拇指触摸指定节段棘突间隙的左外侧。治疗师触诊节段下部的棘突并在棘突间隙中旋转或压入触诊手指（图4-57C）。记录并比较每个节段中有效的左旋量，比较每个方向上有效的旋转量。

说明   PIVM的评估从 $L_5 \sim S_1$ 开始，向头端进行。随着评估向头部方向进行，腿部的旋转幅度也会随之增加，但随着每个相邻节段向中线方向的旋转量而减少。此技术遵循以下规则：腿部运动的方向与腰椎旋转的方向相同（即向右滚动腿部诱导腰椎向右旋转）。旋转的方向是基于脊柱节段的上位椎体相对于该节段下位椎体的旋转方向。

8.腰椎旋转椎间关节被动运动试验：俯卧位抬高骨盆

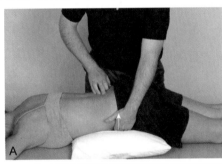
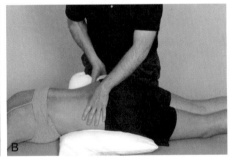
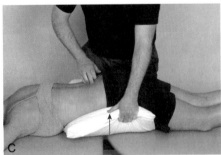

图4-58   A.腰椎右侧旋转，俯卧位时抬高骨盆；B.腰椎左侧旋转，俯卧位时抬高骨盆；C.腰椎右侧旋转，俯卧位在枕头的辅助下抬高骨盆

目的	用于评估腰椎 $L_5 \sim S_1$ 至 $T_{12} \sim L_1$ 节段的被动旋转。
患者位置	患者俯卧位，在腹部和盆腔下垫一个枕头。
治疗师位置	治疗师站在患者旁边。
手部位置	远端手：手指在 ASIS 下固定患者骨盆。
	近端手：中指触诊棘突间隙的外侧。
步骤	治疗师站在患者右侧，用远端手手指固定患者左侧 ASIS（即骨盆）。以旋转的方式轻柔地提起骨盆，形成右侧腰椎旋转。近端手的中指触碰指定腰椎节段棘突间隙的右侧侧面。治疗师触诊节段下方节段的棘突，使其旋转或压入触诊手指。记录并比较每个节段的被动旋转量。左侧腰椎旋转是通过抓住右侧 ASIS，以旋转的方式轻轻提起骨盆。用远端手的中指或拇指触碰特定腰椎节段棘突间隙的左外侧。治疗师触诊节段下方节段的棘突，使其旋转或压入触诊手指。记录并比较每个节段的被动旋转量。比较每个方向上的旋转量。
说明	评估从 $L_5 \sim S_1$ 开始，并向头端进行。每向头端评估一个节段，骨盆的抬升量都会增加。这种技术可以由治疗师站在患者的同侧来评估左右旋转，或者治疗师可以切换另一侧来评估每个方向的旋转。在进行这项技术时，治疗师应该意识到，只要将手放在患者的骨盆下，就可以带来足够的运动来旋转 $L_5 \sim S_1$。为了防止这种情况发生，治疗师应将手推入枕头或治疗床中，使患者的骨盆保持在中立位。使用这项技术时，也可以用枕头来抬高骨盆（图 4-58C）。使用该技术（如抬高骨盆）评估腰椎旋转对髋关节病变（需要保护髋关节）患者有用。

9. 腰椎旋转被动辅助椎间运动试验：经横突弹性试验

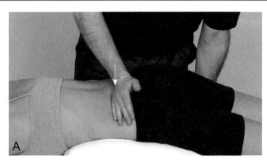
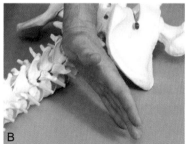

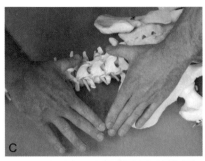
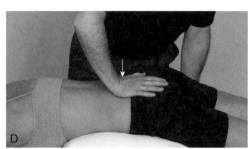
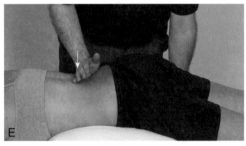

图 4-59　A. 腰椎旋转，通过左侧 L_3 横突进行弹性试验；B. 左侧 L_3 横突的徒手旋转及弹性试验；C. 所形成的 "V" 形是由触诊的第十二肋骨的延长线和沿髂嵴角延长线共同组成，用来定位 $L_2 \sim L_4$ 横突；D. 腰椎旋转，经右侧髂后上棘和骶沟的弹力试验以实现右侧 $L_5 \sim S_1$ 运动；E. 腰椎旋转，弹性试验，通过右侧 L_2 横突

目的	评估 $L_5 \sim S_1$ 至 $L_2 \sim L_3$ 节段的被动旋转及反应性（疼痛激发试验）。
患者位置	俯卧位，在腹部和盆腔下垫一个枕头。
治疗师位置	治疗师站在患者一侧。
手部位置	远端手：在治疗床的边缘支撑治疗师的身体。
	近端手：第五掌骨尺侧近端掌面与横突接触（图 4-59A 和 B）。
步骤	当治疗师站在患者右侧时，远端手第五掌骨的尺侧放于患者左侧髂骨。近端手第五掌骨的尺侧位于患者左侧的第十二根肋骨。双手形成 "V" 形（图 4-59C）。
	L_3 横突位于 "V" 形的顶点，近端手第五掌骨尺侧沉入 "V" 形中间即定位 L_3 横突位置（见图 4-59A、B）。治疗师应拉紧松弛组织，并按压 L_3 横突（即中等推力）。按压 L_3 横突可以评估 $L_3 \sim L_4$ 节段的活动度，亦可评估疼痛。这个步骤也可以重复用于 L_2 横突（低于第十二肋骨水平，$L_2 \sim L_3$ 段）和 L_4 横突（高于髂骨水平，$L_4 \sim L_5$ 段）。$L_5 \sim S_1$ 的测试是将近端手大鱼际放在患者髂后上棘的骶骨隆起处，手的中间皱褶处即为 $L_5 \sim S_1$（图 4-59D）。治疗师拉紧松弛组织后，从后前向按压 $L_5 \sim S_1$，可以检查此节段右侧被动旋转的情况。也应注意疼痛激发。在对侧脊柱节段进行评估时重复上述操作（图 4-59E）。比较每个节段、每个方向上的可用旋转量和反应性水平。

説明　　　建议治疗师统一用近端手进行弹性测试，以保持该技术的特异性和一致性。在 $L_2 \sim L_3$ 的弹性测试中，左侧挤推 $L_4 \sim L_5$ 节段，引起右侧旋转；在 $L_5 \sim S_1$ 节段弹性测试中，（通过 PSIS 和骶骨基底）引起左侧旋转。产生冲击力的手臂的前臂应该接近平行于所施加力的方向。旋转评估测试同侧小关节的间隙能力（即右旋转测试右关节突关节间隙的能力）。$L_5 \sim S_1$ 节段弹性试验疼痛激发可提示该节段或骶髂关节的组织敏感性。

10. 中央后前向椎间关节被动附加运动试验

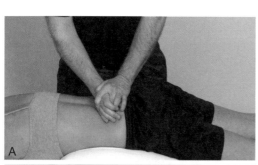
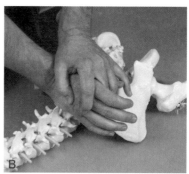
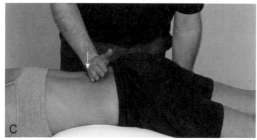

图 4-60　A. 中央后前向椎间关节被动附加运动（PAIVM）试验，双手操作；B. 中央后前向 PAIVM 试验的手定位；C. 中央后前向 PAIVM 试验，单手法，常用于弹性试验

目的　　　用于腰椎节段的 PAIVM 或疼痛激发。可使用适当的活动等级（Ⅰ～Ⅳ）来治疗疼痛或活动度减少的患者。

患者位置　患者俯卧在枕头上，双臂靠在身体两侧或悬在治疗床边缘。可以在小腿下面放一个枕头。

治疗师位置　治疗师站在患者的一侧。

手部位置　右手：将右手放在患者背部，使豌豆骨远端的手尺侧与待移动的椎体的棘突接触。肩部位于患者上方。右腕完全伸直，前臂处于旋前和旋后之间。

左手：用左手加固右手，使左手的第 2 指和第 3 指包住右手的第二掌骨指骨关节。肘部可以稍微弯曲。

步骤	治疗师对检查的每个棘突施加一个由后向前的力，并进行总共 3 次缓慢的重复。先轻轻按压；如果没有疼痛反应，则增加运动的幅度和深度。治疗师通过幅度和终末端感觉来评估运动的质量，并将其与上下水平进行比较（图 4-60A 和 B）。
说明	中间范围的被动运动冲击技术（弹性试验）也可用于该技术，以评估组织阻力和疼痛激发。 阳性反应是指再现类似征兆的运动（疼痛或阻力或肌肉保护）。该 PAIVM 试验可修改为分级振荡 I ～IV 级的非冲击技术治疗技术。
操作调整	该技术也可以单手操作，即近端手豌豆骨远端接触棘突，屈肘，前臂垂直于脊柱表面轮廓的角度（图 4-60C）。治疗师的远端手放在治疗床的边缘以支撑自己的上半身，俯身在患者身上。
说明	双手后前向 PAIVM 试验被认为是临床决策的重要依据之一。若患者活动度增加，则给予稳定的手法治疗；若活动度降低，则给予放松手法治疗。Fritz 等报道了检查者间的一致性（49 例 LBP 患者），活动度降低的一致性为 77%，Kappa 值为 0.38（0.22，0.54），活动度增加的一致性为 77%，Kappa 值为 0.48（0.35，0.61），疼痛激发的一致性为 85%，Kappa 值为 0.57（0.43，0.71）。中央后前向 PAIVM 试验显示活动度不足，同时腰椎屈曲超过 53°，与腰椎不稳的放射学证据的相关性 +LR 为 12.8。Alqarni 等认为 Fritz 等的研究是一项质量非常高的研究，QUADAS 评分为 25/26。 Abbott 等以 138 例 LBP 患者的腰椎屈 / 伸位 X 线片作为参考标准，报道了使用腰椎前屈和后屈 PIVM 试验和后前屈 PAIVM 试验用于检测 LSI 的有效性。PAIVM 诊断 LSI 的特异度为 0.89（CI，0.83 ～ 0.93），敏感度为 0.29（CI，0.14 ～ 0.50）。阳性检测的 +LR 为 2.52（95% CI，1.15 ～ 5.53）。这项研究表明，PIVM 试验程序在检测节段运动异常方面具有中等有效性。Alqarni 等将 Abbott 等的研究评为中等质量的研究，QUADAS 评分为 19/26。

腰椎、骨盆和髋关节的手法操作技术

1. 仰卧位的腰椎骨盆手法操作

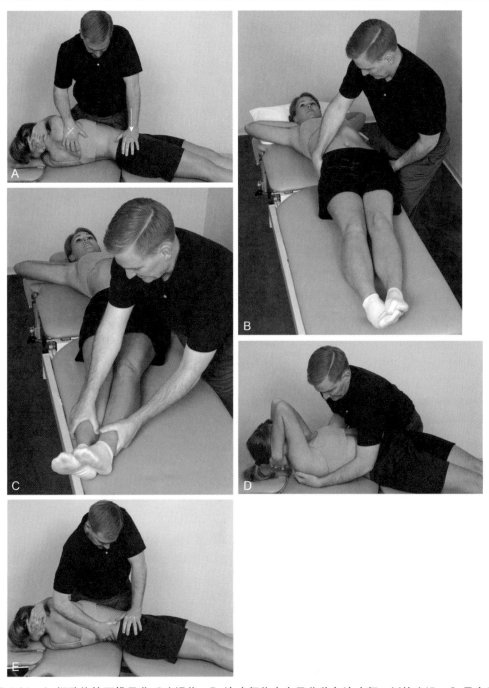

图 4-61　A. 仰卧位的腰椎骨盆手法操作；B. 治疗师将患者骨盆移向治疗师一侧的床沿；C. 最大程度向右侧弯患者的下肢和躯干；D. 抬高并旋转患者的上半身；E. 腰椎骨盆手法治疗技术的替代：近端手放置位置

目的	恢复腰椎骨盆活动度，减少疼痛。
患者位置	患者仰卧在治疗床上。
治疗师位置	治疗师站在操作部位的对侧（图 4-61A）。
步骤	骨盆被平移到靠近治疗师的一侧（图 4-61B）。治疗师最大限度地将患者的下肢和躯干向右侧弯曲（图 4-61C）。在不失去右侧弯曲的情况下，治疗师抬起患者的上半身并向左旋转，使患者靠左肩膀支撑身体（图 4-61D）。 患者的右侧 ASIS 和髂骨以舒适的方式与治疗师的左上肢接触。治疗师的右手固定患者的肩峰和肩胛骨，将躯干旋转到左侧，并维持住躯干的右侧。一旦右侧 ASIS 开始抬高，则通过 ASIS 施加反向作用力，进一步收紧松弛的组织，一旦达到阻碍运动的屏障感时，则通过骨盆施加前后向高速、低振幅的冲击治疗。
操作调整	另一种方法是将近端侧前臂和手置于患者肩胛骨、胸椎和腰椎来维持锁定的脊柱位置（图 4-61E）。
操作调整	辅助维持腰椎侧弯的另一种方法是将患者同侧的足跟勾在治疗台的另一侧。
说明	Flynn 等将这一技术作为治疗急性 LBP 的 CPR 手法。Childs 等也在不同的患者和临床医师样本中使用了这一技术，并验证了这一 CPR。该技术可用于治疗目标侧下腰椎、腰骶结合部和骶髂关节的活动受限。

2. 侧卧腰椎旋转手法治疗

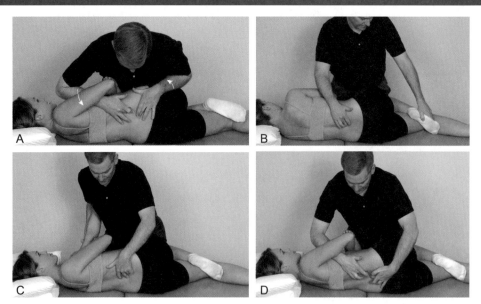

图 4-62　A. 侧卧位的腰部旋转操作；B. 达到前屈姿势后，将上方腿勾起，并进行腰部旋转手法治疗；C. 旋转脊柱，包括目标水平以上的节段；D. 侧卧腰椎旋转手法治疗时手和手臂的摆放

目的	可将特定的腰椎节段（$L_1 \sim L_2$ 至 $L_5 \sim S_1$）进行旋转。
患者位置	患者面对治疗师侧卧，髋和膝关节屈曲约 30°。
治疗师位置	治疗师站在患者面前，双脚与治疗床平行，重心放在双脚之间，髋和膝微微弯曲，呈运动员站立姿势。患者的上方膝关节置于治疗师由髋膝微屈形成的"髋关节窝"处，治疗师用髋对患者上方的膝关节施力以提供支撑（图 4-62A）。
手部位置	远端手：开始时抓握住患者上方腿的足踝处，使髋关节屈曲和腰椎前屈。
	近端手：中指指腹触诊目标脊柱节段的棘间隙，以评估手法治疗前的前屈状态。
步骤	单腿前屈的 PIVM 技术可将腰椎前屈至需要操作的节段，然后稍微伸展髋关节和脊柱,使目标节段的下一个脊柱节段保持前屈，并使目标节段保持中立位。一旦达到这一点，上方腿就会"勾挂"在下方腿上（即上方腿的脚放在下方腿的膝后）（图 4-62B）。
	接下来变换手的位置，治疗师远端手中指指腹置于目标节段的棘突间隙，示指放在上一节段的棘突间隙；近端手将患者下方的手臂向远端牵拉，完成向前上方的旋转，使目标节段的近段脊柱发生旋转，单目标节段仍保持中立位（图 4-62C）。接下来，让患者在放松的状态下将双上肢抱于胸前（图 4-62D）。

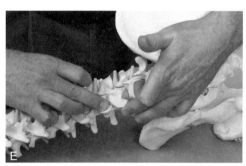
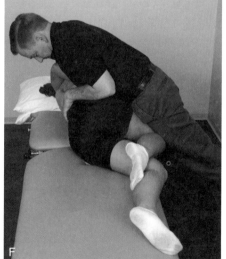

图 4-62　E. 腰椎旋转手法中的手指放置位置；F. 腰椎旋转手法治疗，治疗师体位演示

治疗师的近端手臂从患者上方手臂穿过，中指指腹位于目标节段棘突的右侧，而远端手中指指腹放在目标节段远端棘突的左侧（图 4-62E）。

治疗师右腿向前迈步紧贴治疗床，左腿抬离地面，使患者上方腿向前滑动，导致其膝关节与治疗师的左大腿相接触（图 4-62F）。治疗师在患者的肩部、胸部右前方、臀部和骨盆的右后方同时施加大小相等、方向相反的力，拉紧松弛的组织，造成相应脊柱节段向右旋转。操作时需要患者配合呼吸，让旋转更充分。

可以在 3 个呼吸周期内重复进行。一旦感觉到终末阻力，即可施加一个快速、小幅度的冲击治疗。手法完成后，将脊柱旋转至中立位，可重新测试指定节段的 PIVM。为了使腰椎节段向左旋转，在患者右侧卧位时重复上述操作。

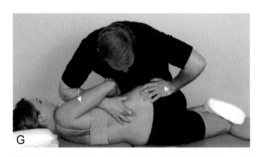

图 4-62   G.腰椎旋转手法的另一种，远端手/手臂位置，以 $L_5 \sim S_1$ 为目标

操作调整   另一种使用远端手或手臂的位置，可以帮助创造更大的杠杆作用，并可以进一步锁定脊柱，从而产生有效的推力操作，特别是在 $L_5 \sim S_1$ 节段（图 4-62G）。

说明   当发现 PIVM 或 PAIVM 测试右旋活动受限及腰椎活动范围受限时，可以采用右旋操作技术。同样，如果左旋活动受限及腰椎活动范围受限，那么应该采用左旋操作技术。操作时最好使用逐渐的振动技术，并与深呼吸相结合以达到更好的机械效果。急性椎间盘问题、椎弓根峡部裂或脊柱滑脱，被视为禁忌证。

为了提高高速冲击技术治疗的成功率，可以进一步调整操作技巧。冲击技术的方式与前相同，但应特别强调使用治疗师的前臂作为接触点。如前所述，一旦目标节段与锁定的上下节段出现分离，将患者向治疗师的方向滚动，让患者骨盆与治疗床之间形成 45° 角，以便更好地利用重力完成操作。治疗师利用远端前臂和身体的重量，使患者的骨盆和腰椎向地面方向旋转，而近端前臂同时在胸部施加相反的力。

如果患者在直接手法治疗过程中难以放松，可试着使用等长收缩手法技术。如前所述，一旦目标节段与锁定的上下节段出现分离，可以嘱患者主动后移骨盆，抵抗治疗师的手臂。嘱患者用 50% 的最大自主收缩力的力量抵抗阻力并持续 10 秒后放松，此时治疗师拉紧松弛的部位完成更大范围的牵引并维持 10 秒。在这个新的阻力点，重复进行等长旋转后进一步拉伸。这个序列重复 3 ～ 4 次后，治疗师进一步应用终末端范围的振荡、持续的拉伸或冲击技术治疗。

在手法治疗完成后，轻轻地将患者重新定位到中立侧卧位，并重新评估肌肉张力和被动腰椎活动性，以确定手法治疗的有效性。如果注意到客观或主观的改进，患者将进展到主动腰椎 ROM 练习、脊柱稳定练习或功能性活动，如在跑步机上行走。总体上，建议患者在手法治疗后，功能性地使用所获得的新活动性。后续活动也让治疗师有更多的机会评估手工治疗干预的有效性。

3. 操作改良：从远端开始的腰椎旋转手法治疗

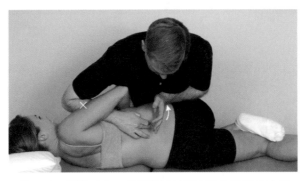

图 4-63　操作改良：从远端开始的腰椎旋转手法治疗

操作调整　该术式与侧卧位腰椎旋转操作时相同，不同的是，治疗师不采用双上肢大小相等、方向相反的力，而是使用近端手稳定患者，远端前臂发力操作。当目标节段的近端处于高反应性或不稳定时，应使用这种变式（图 4-63）。

4. 操作改良：从近端开始的腰椎旋转手法治疗

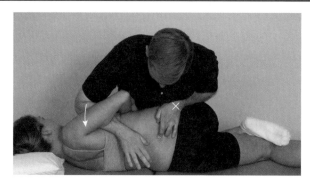

图 4-64   变式：从近端开始进行腰椎旋转手法治疗

操作改良   其摆位和手的位置与侧卧位腰椎旋转手法时相同，但不是用两臂施加大小相等和方向相反的力，而是用远端手臂稳定骨盆和下脊柱节段，由近端手的前臂提供操作力（图 4-64）。当目标节段远端的脊柱节段处于高反应性或不稳定时，应使用这种变式。

5. 操作改良：侧屈腰椎旋转手法治疗

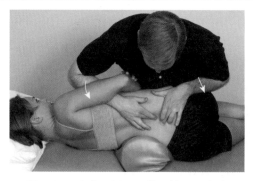

图 4-65   变式：侧屈腰椎旋转手法治疗

操作改良   摆位及手的放置与侧卧腰椎旋转手法相同，但患者在操作开始时躺在垫子上，向与旋转相反的方向形成侧屈（图 4-65）。远端手的前臂还可以向下和向内摇摆骨盆的侧面（上部），以进一步引导侧屈。侧屈可以作为该技术的主要或次要杠杆来使用。如果作为主要杠杆，操作力量则来自远端的手臂。如果侧屈作为次要杠杆用来协助收紧松弛的组织，其操作的力量则来自两个手臂同时施予大小相等和方向相反的力，或者强调远端或近端手臂的力量。当侧屈被用作主要或次要杠杆时，必须小心保持目标段的腰椎在中立或轻微的后伸位置。

6. 腰骶部提升手法治疗

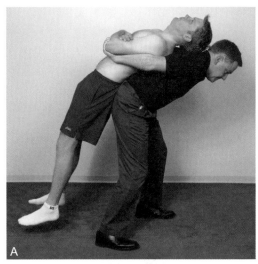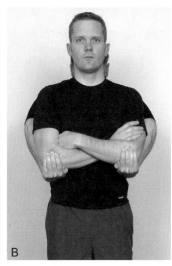

图 4-66　A. 腰骶部抬高动作；B. 患者手臂位置和治疗师手部位置

目的	该技术用于通过牵张力操作腰骶结合部（$L_5 \sim S_1$）。
患者位置	患者站立，双臂紧紧交叉于胸前（图 4-66）。
治疗师位置	治疗师站立，背部对着患者。
手部位置	两只手在患者肘部的下方呈杯状。
步骤	治疗师以髋关节为轴，躯干向前倾，腰椎稳定保持在中立位，使患者的腰骶部后倾，并将患者的双脚抬离地面。治疗师可以通过踮起脚尖并突然将脚跟落地或者跳起后无缓冲地落地，来对患者骶髂部施加冲击，利用地面的反作用力产生治疗所需的冲击力（图 4-66）。
说明	如果患者身高比治疗师高，患者可能需要张开双腿，以确保治疗师的臀部与患者的腰骶部处于同一高度。如果患者身高比治疗师低很多，治疗师需要更大程度地屈髋屈膝，以保证需要的体位关系。骶髂关节的牵拉在上提动作启动时即开始，整个过程中都需要均匀施力。建议治疗师首先在不施加冲击的情况下抬起患者，并在施加冲击之前重新评估患者对体位的容忍度。除了恢复腰骶关节的活动度以外，此技术还可用于纠正骶髂关节功能障碍。

7. 腰椎侧屈手法治疗：俯卧位腿外展，用拇指或其他手指于腰部施力

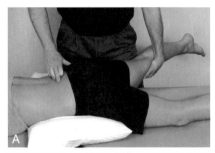
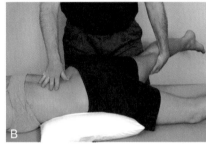
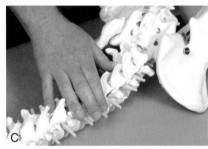
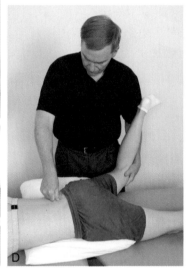

图 4-67　A. 腰椎侧屈手法，俯卧位腿外展配合手指阻抗；B. 腰椎侧屈手法，俯卧位腿外展，用拇指阻抗；C. 在模型上演示拇指放置位置创造支点，为腰椎侧屈手法产生阻抗；D. 腰椎侧屈手法治疗：俯卧位腿外展配合屈膝

目的	用于操作特定的腰椎节段（$L_1 \sim L_2$ 至 $L_5 \sim S_1$）侧屈。
患者位置	患者俯卧位，在腹部和骨盆下垫一个枕头。
治疗师位置	治疗师站在患者一侧。
手部位置	远端手：在膝关节处支撑患者的右腿，避免压迫患者的髌骨。
	近端手：拇指或中指腹支撑相应节段的近端棘突侧面。
步骤	治疗师站在患者的右侧，用近端手的拇指或中指指腹支撑相应节段棘突右侧，远端手外展患者右髋关节，导致腰椎侧屈，并保持腿部与治疗床面平行来使腰椎向右屈曲，以避免过度的髋部后伸／腰椎前凸（图 4-67）。治疗师使用手法收紧患者松弛的软组织，然后进行摆动。操作完成后，再次测试腰椎侧屈。将脊柱节段操作成向左侧屈曲，治疗师站在患者左侧，并重复上述操作，外展左髋。

操作调整 这种技术也可以在患者膝关节轻微弯曲的情况下进行（图4-67D）。

说明 基于病损的右侧屈曲手法适应证是特定腰椎节段（$L_1 \sim L_2$ 到 $L_5 \sim S_1$）的腰椎 AROM 和 PIVM 测试的右侧屈曲减少。使用左侧屈曲操作技术的适应证是腰椎 AROM 的减少和特定腰椎段（$L_1 \sim L_2$ 至 $L_5 \sim S_1$）PIVM 测试的左侧屈曲减少。通过适当地控制体位，避免过度的髋关节伸展和髌骨的压迫，应避免膝关节过度屈曲造成股直肌紧张。此技术通常用作Ⅲ级（非冲击）松动术。使用此技术时，髋关节的病理状况是一个需要注意的因素。

8. 利用可动式治疗床和拇指阻抗进行腰椎侧屈手法治疗

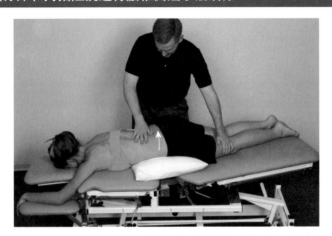

图 4-68　利用可动式治疗床和拇指阻抗进行腰椎侧屈手法治疗

操作调整 俯卧位腰椎侧屈手法在使用可动式治疗床时效果更好。近端手的功能保持不变；但不是外展髋关节来形成侧屈，而是利用活动床的侧屈功能来摆动双腿和腰椎，使其处于侧屈被动运动状态（图 4-68）。

9. 侧屈肌筋膜拉伸

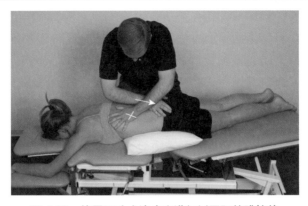

图 4-69　使用可动式治疗床进行侧屈肌筋膜拉伸

步骤　　　也可以使用可动式治疗床进行侧屈肌筋膜拉伸，在拉伸时治疗师将双手放在患者上、下腰椎上（图 4-69）。这个动作应该持续至少 30 秒，重复 3 ～ 4 次。

10. 腰椎侧屈手法治疗：侧卧位抬高双腿和放低双腿

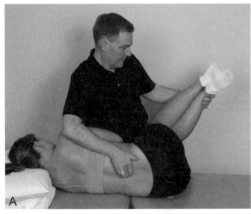

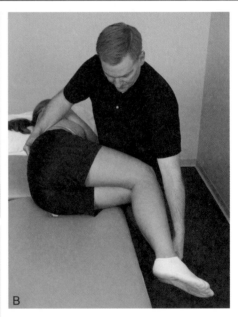

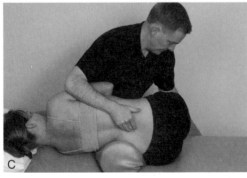

图 4-70　A.腰椎侧屈手法治疗，侧卧位抬高双腿；B.腰椎侧屈手法治疗，侧卧位将双腿放低；C.进一步的伸展可以让患者躺在一个泡沫轴上，放低下肢

目的	用于在侧屈位活动特定的腰椎节段（$L_1 \sim L_2$ 到 $L_5 \sim S_1$）。
患者位置	面对治疗师侧卧，髋和膝弯曲至 90°。
治疗师位置	站在患者前方，面对患者的大腿，远端下肢向前，屈曲，并从下方支撑患者的大腿。
手部位置	远端手：握住患者小腿的近端脚踝。
	近端手：用中指的指腹阻挡特定节段的近端腰椎棘突的侧面。
步骤	患者左侧卧位时，双腿同时髋、膝关节屈曲呈 90°。将该节段呈右侧屈，治疗师使用近端手的中指指腹来阻抗该节段近端腰椎棘突的右侧面（图 4-72D）。抬高患者的双腿，直到在目标节段形成侧屈（图 4-70A）。治疗师收紧松弛的组织，来回摆动双腿。完成操作后，重新测试向右侧屈曲。对于该技术的下肢降低变化，近端手中指指腹用于阻抗该节段的近端椎体棘突的左外侧（图 4-72B）。在目标节段形成侧屈之前将腿放低。治疗师收紧松弛的肌肉，来回摆动双腿。完成操作后，重新测试侧屈到左侧（图 4-70B）。
操作调整	在患者腰椎垫一个泡沫轴，泡沫轴的位置使目标节段发生侧屈（图 4-70C），可以进一步促进放低腿部手法治疗的效果。
说明	基于病损的右侧屈手法治疗技术的使用指征是，特定腰椎节段（$L_1 \sim L_2$ 至 $L_5 \sim S_1$）的腰椎 AROM 和 PIVM 右侧屈曲减少。左侧屈曲手法的适应证是特定腰椎节段（$L_1 \sim L_2$ 至 $L_5 \sim S_1$）的腰椎 AROM 和 PIVM 左侧屈曲减少。

11. 下肢放低腰椎等长收缩手法治疗

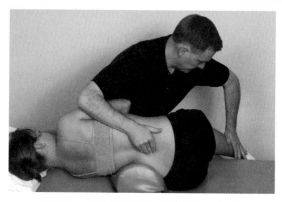

图 4-71　下肢放低腰椎等长收缩手法治疗

操作调整	等长收缩手法治疗可以与侧屈放腿手法一起使用，在抬腿方向施加阻力，然后进一步向放腿方向牵伸（图 4-71）。等长收缩保持 10 秒，然后进行 10 秒的拉伸。这个操作重复 3 ~ 4 次。

12. 腰椎侧屈手法治疗：侧卧位摇动骨盆

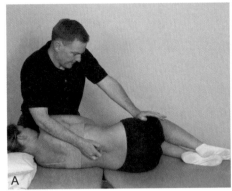
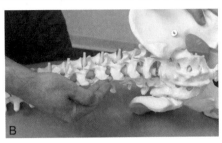
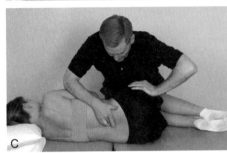
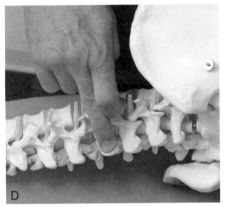

图 4-72　A. 腰椎侧屈手法治疗，侧卧位摇动骨盆；B. 手指在模型上的放置位置，以阻抗腰椎棘突；C. 腰椎侧屈手法治疗，侧卧位摇动骨盆；D. 腰椎右侧屈时手指阻抗棘突的手部位置

目的	控制特定的腰椎节段（$L_1 \sim L_2$ 至 $L_5 \sim S_1$），使其侧屈。
患者位置	面对治疗师的侧卧位。
治疗师位置	治疗师站在患者旁边。
手部位置	远端手：手掌置于患者股骨大转子上。
	近端手：用中指的指腹来阻挡相应节段近端椎体的棘突侧面。
步骤	患者左侧卧位，两条腿屈曲使髋和膝关节呈 90°。近端手的中指指腹用于阻抗近端椎体棘突的左外侧（图 4-72B）。远端手的掌根放在大转子上，肘关节伸直，手臂与力的方向一致。远端手向尾部推患者的大转子，产生腰椎左侧屈（图 4-72A）。治疗师收紧目标部位松弛的组织，并且进行摆动。完成操作后，重新测试左侧屈曲。
	为了将该节段操作成右侧屈曲，使用近端手的中指指腹来阻抗相应节段近端椎体棘突的右侧面（图 4-72D）。远端手向患者头部的方向推动大转子，前臂在冠状面水平与力的方向平行（图 4-72C）。治疗师收紧松弛的软组织，然后摆动。完成操作后，重新测试向右侧屈。

说明　　　由于杠杆力臂较小，使用Ⅰ级和Ⅱ级振荡是最适合这种技术的。
　　　　　前臂的位置应与通过大转子施加的力的方向平行。该技术可以
　　　　　在患者右侧卧位下进行，骨盆向尾部移动引起右侧屈，骨盆向
　　　　　头部移动引起左侧屈。使用该技术进行腰椎侧屈松动（如摇晃
　　　　　骨盆），对于髋关节病变的患者是有用的（未压迫髋关节）。

13. 腰椎旋转手法治疗：横突振动

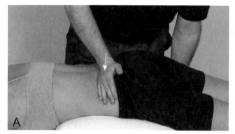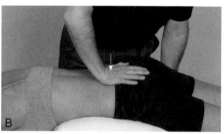

图 4-73　腰椎旋转手法治疗
A. 对左侧 L_3 横突进行振动手法治疗；B. 后前向 $L_5 \sim S_1$ 松动术

目的　　　　可将特定的腰椎节段（$L_1 \sim L_2$ 至 $L_5 \sim S_1$）旋转。
患者位置　　俯卧位，在腹部和骨盆下垫一个枕头。
治疗师位置　站在患者旁边。
手部位置　　远端手：在治疗台上的边缘支撑治疗师的身体。
　　　　　　近端手：第五掌骨尺侧近端通过横突施力。
步骤　　　　治疗师站在患者右侧，远端手第五掌骨的尺侧用来定位患者左
　　　　　　侧的髂嵴，近端手第五掌骨的尺侧位于患者左侧的第十二肋骨
　　　　　　表面。双手在患者背部呈"V"形。L_3 横突位于"V"形的交
　　　　　　叉点（图 4-59C）。近端手的第五掌骨尺侧近端陷入"V"形的
　　　　　　中部，即 L_3 横突的位置。为了向右旋转的移动，治疗师收紧
　　　　　　松弛的软组织，摆动 L_3 的左侧横突（图 4-73A）。完成松动术
　　　　　　后，重新测试右旋。这个步骤可以重复，通过 L_2 的横突（位
　　　　　　于第十二肋下方，$L_2 \sim L_3$ 段）和 L_4 的横突（位于髂嵴上方，
　　　　　　$L_4 \sim L_5$ 段）。治疗师通过将近端手的中央褶皱放在患者右侧的
　　　　　　PSIS 处，大鱼际放在骶窝上，来操作 $L_5 \sim S_1$。同样，治疗师
　　　　　　收紧松弛软组织，并通过给予后前向的力来摆动 $L_5 \sim S_1$ 段（图
　　　　　　4-73B）。为了使腰段向左旋转，重复该步骤，通过 $L_2 \sim L_4$ 的
　　　　　　右侧横突和左侧 PSIS/ 骶窝摆动。
说明　　　　这种技术通常用于诱导Ⅰ级和Ⅱ级振动，以抑制疼痛。因此，
　　　　　　反应性小关节或周围软组织的疼痛是这种技术的适应证。

14. 俯卧腰椎等长收缩手法治疗

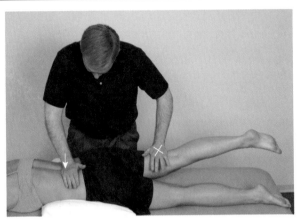

图 4-74　腰椎等长收缩手法治疗，经横突后前向施力实现目标节段直接松动

目的	通过疼痛性关节突关节分离，进行腰椎节段（L$_1$～L$_2$ 至 L$_5$～S$_1$）的松动。
患者位置	俯卧位，在腹部和骨盆下垫一个枕头。
治疗师位置	站在患者旁边。
手部位置	远端手：置于患者大腿后部。 近端手：第五掌骨的尺侧近端，用来接触目标节段的上位横突。
步骤	首先，使用近端手在横突处应用后前向的力，来确定反应性或僵硬的关节突关节。一旦确定目标的横突，继续在其上保持后前向的力度，并要求患者对侧的髋关节后伸。然后对髋关节后伸做等长收缩，持续 10 秒。当患者将腿放回治疗床后，对目标部位施加10秒的后前向摆动，然后重复髋关节后伸等长收缩。这一系列动作重复3～4次，直到再次对横突行后前向施力时，观察到活动度得到改善或关节反应性的减少（图 4-74）。
说明	对侧髋关节做后伸用于促进目标关节突关节侧多裂肌的等长收缩。患者在最初的1～2次等长收缩时可能难以主动髋关节后伸。通常，患者在随后的每次收缩中都能产生更大的力量。通过治疗节段的侧屈动作，该节段得到进一步分离。

15. 使髂骨旋后的骶髂关节（SIJ）手法治疗

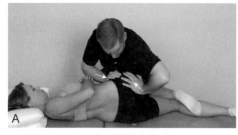
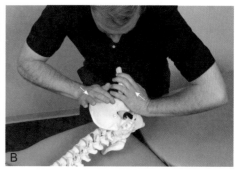
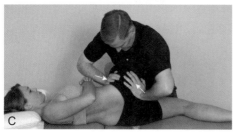

图 4-75　A. 使髂骨旋后的骶髂关节手法治疗；B. 使髂骨旋后的骶髂关节手法治疗的手部位置；C. 使髂骨旋后的骶髂关节手法治疗，配合腿部等长收缩

目的	用于处理髂骨旋前造成的骶髂关节功能障碍，并恢复髂骨的旋后位。该技术也可用于骶髂关节相关的疼痛激发试验。
患者位置	侧卧，面对治疗师。
治疗师位置	站在患者面前。
手部位置	远端手：手掌置于患者的坐骨结节。 近端手：手掌置于患者的 ASIS。
步骤	患者侧卧位，下方腿的髋关节和膝关节屈曲约 30°，上方腿髋关节屈曲约 90°，足勾住下方腿的膝关节。治疗师将患者下方的上肢（从手到肘）向上向前拉到胸前，这样可以旋转包括 $L_5 \sim S_1$ 在内的脊柱节段。患者双臂松弛地交叉于胸前。 治疗师用近端手掌接触患者上方的 ASIS，用远端手掌接触患者上方的坐骨结节。通过将髂前上棘向后推和将坐骨结节向前推来创建一个力偶。该力量在 10 ～ 30 秒逐渐增加。可以使用终末端振荡或冲击技术（图 4-75）。
操作调整	为了获得更大的机械优势和进行等长手法治疗，治疗师应按前述步骤进行，但在应用力偶之前，治疗师可以站在患者上方腿的内侧，交替使用直接手法（利用力偶）和等长手法（利用上腿的等长髋关节后伸）。治疗师会指导患者将大腿推向治疗师的前髋部。治疗师收紧松弛的软组织并要求保持 10 秒，然后指导患者髋关节后伸等长收缩 10 秒。在执行等长手法时，需维持直接手法的力偶。此步骤重复 3 ～ 4 次。一旦完全收紧松弛的组织，还可以使用小幅度、高速冲击技术治疗。

说明　　　那些在治疗间隔期间趋向于失去活动性或骶髂关节重新进入旋前的患者，可以将此技术转化为自身的等长手法：在仰卧位，同侧髋关节屈曲，并用两只手抱住大腿后面，保持大腿在屈曲位置。将髋关节等长地后伸，并保持 10 秒；重复 3～4 次。

16. 髂骨旋前的骶髂关节手法治疗

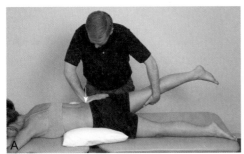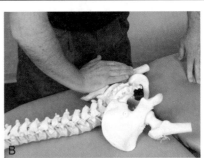

图 4-76　A. 髂骨旋前骶髂关节手法治疗；B. 髂骨旋前骶髂关节手法治疗的手部位置

目的　　　治疗髂骨旋后造成的骶髂关节功能障碍，并恢复髂骨的旋前位。该技术也可作为骶髂关节相关疼痛激发试验。

患者位置　俯卧位，在骨盆下垫一个枕头。

治疗师位置　站在患者旁边。

手部位置　远端手：抓住膝关节近端的大腿前侧（图 4-76A）。

　　　　　近端手：用小鱼际接触 PSIS，手指指向患者的大腿（使手远离腰椎）（图 4-76B）。

步骤　　　以近端手的鱼际触诊 PSIS，远端手用来尽量伸展髋部，以收紧松弛软组织。近端手压迫 PSIS，向治疗床方向倾斜 10°～20°。此时同样可以加入等长收缩的手法；即在直接手法治疗之前，治疗师远端手固定患者膝关节，指导患者等长屈髋，保持 10 秒。在等长髋关节屈曲保持之后，治疗师进一步伸展患者的髋关节，并逐渐用远端手振荡，以收紧松弛的部分，重复 3～4 次。在最大活动范围的终末端，可以用近端手向骨盆施加冲击技术。

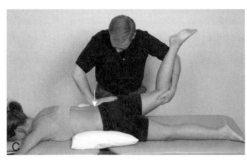
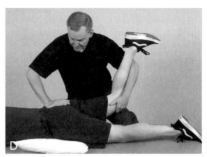

图 4-76　C. 髂骨旋前骶髂关节手法治疗，配合屈膝；D. 在治疗床上屈膝进行髂骨旋前骶髂关节手法治疗，协助扶住患者的腿

操作调整　在实施该技术时，患者的膝关节可以弯曲（图 4-76C）。在这个过程中，治疗师可将自己的膝盖屈膝放在患者大腿下方，以帮助患者保持髋后伸（图 4-76D）。

说明　这种方法可以变成一种自我练习的等长收缩操作：俯卧位，将枕头放在骨盆下，不受影响的腿放在床的外侧，脚放在地板上。患侧臀部行屈曲等长收缩，将膝盖推入床上，保持 10 秒，该过程重复 3～4 次。对于在治疗期间有腰椎骨盆活动度松动倾向的患者，可进行这种自我训练的操作指导，作为居家训练项目的一部分。

17. 骶骨松动术和肌筋膜拉伸

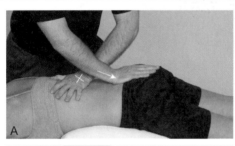
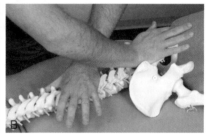
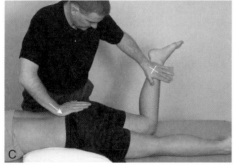

图 4-77　A. 骶骨松动术和肌筋膜拉伸；B. 骶骨松动术和肌筋膜拉伸的手部位置；C. 骶骨等长手法配合髋关节外旋

目的	抑制腰骶交界处的肌张力，理论上可纠正可疑的骶骨扭转移位。
患者位置	俯卧位，用枕头支撑骨盆。
治疗师位置	站在治疗床的边缘。
手部位置	近端手：将手掌根部放于患者骶骨底部。
	远端手：手掌放置于上腰椎和竖脊肌上。
步骤	近端手逐渐下沉到骶骨基底的肌筋膜组织中，当组织张力降低后，施加向尾端方向的前向力。远端手向前方和上方逐渐施加反作用力。开始时使用温和的力量，随着肌肉张力的放松而逐渐增加力量（图 4-77A 和 B）。为了进一步使骶骨松动，远端手可以使髋关节内旋，同时近端手在骶骨底部维持压力，从而等长地抵抗外旋（图 4-77C）。理论上，髋关节外旋肌的等长收缩可以将同侧骶骨向前牵拉，从而使骶髂关节松动，抑制该区域的肌张力。这种等长收缩的力量应该持续 10 秒，重复 3～4 次，每次收缩之间休息 10 秒。再次等长收缩期间，近端手应在骶骨持续施力。

18. 使用可动式治疗床的腰骶部手法牵引

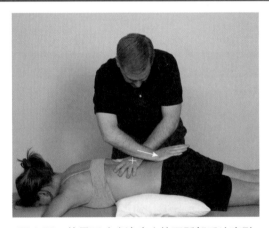

图 4-78　使用可动式治疗床的腰骶部手法牵引

| 步骤 | 直接骶骨松动术可以改良为使用可动式治疗床对下腰椎施加牵引。治疗床的下半部分可以松开并与主体分离，并在骶骨上施加牵引力，同时在上腰椎上施加反作用力，以达到治疗效果（图 4-78）。 |

19. 尾骨的直接内部手法治疗

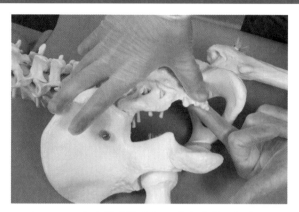

图 4-79 尾骨的直接内部手法治疗的手部位置

目的	恢复尾骨活动度,纠正尾骨错位,并抑制盆底肌张力。
患者位置	俯卧在 2 ~ 3 个枕头上,髋部外展并内旋。
治疗师位置	站在患者的一侧。
手部位置	远端手:戴上涂有润滑凝胶的乳胶手套,中指通过肛门进入直肠,指腹面向患者背侧,以触诊尾骨的前表面。
	近端手:拇指置于尾骨的外背表面(图 4-79)。
步骤	手指置于准确位置后,沿尾骨长轴施加一个牵张力。如果感到侧屈或旋转偏移,可以在应用牵张力期间尝试矫正。牵张力持续 30 秒,重复 3 ~ 4 次。
说明	尾骨手法治疗的主要适应证为坐位时尾骨疼痛,臀大肌收缩时疼痛,以及直接压迫尾骨引起的疼痛。盆底肌功能障碍可导致尾骨疼痛,应作为治疗计划的一部分加以处理。应用减少压力的策略,如使用一个在坐垫后缘上切出方形切口的尾骨枕,让患者在坐位时持续使用,以减轻尾骨的应力。

20. 尾骨的等长收缩手法治疗(侧屈)

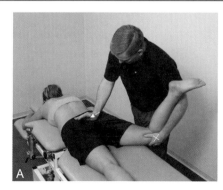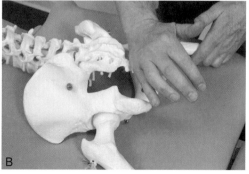

图 4-80 A. 尾骨的等长收缩手法治疗(侧屈);B. 尾骨等长收缩手法治疗手部位置

目的	该技术用于操作骶尾部关节侧向活动，以恢复骶尾部关节的活动度。
患者位置	采取俯卧位，躺在枕头上，膝关节向待操作的一侧弯曲。
治疗师位置	站在患者的一边。
手部位置	近端手：小鱼际位于治疗师一侧骶尾关节末端尾骨边缘。 远端手：握住患者靠近治疗师一侧膝关节的前内侧。
步骤	治疗师远端手使患者髋关节外展，近端手在骶尾关节施加一个朝向中线的力。一旦达到充分外展，指导其对髋关节内收施加等长收缩的阻力并维持 10 秒。患者休息 10 秒，然后再做进一步的髋关节外展，再次维持该等长姿势。这个过程重复 3 ～ 4 次，在整个髋部收缩 / 放松的过程中，近端手保持持续施力（图 4-80）。
说明	从理论上讲，因为构成骶尾关节面的尾骨近端是凸面，而骶骨关节面是凹面，所以从右向左指向中线的滑动骶尾关节能够使尾骨右侧屈。盆底肌肉功能障碍可能导致尾骨疼痛，并应作为治疗计划的一部分进行解决。应用减压策略，如使用一个在坐垫后缘上切出方形切口的尾骨枕，让患者在坐位时持续使用，以减轻尾骨的应力。

21. 尾骨的等长收缩手法治疗（旋转位）

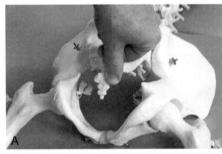
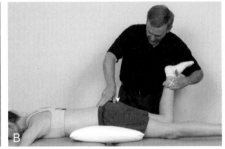
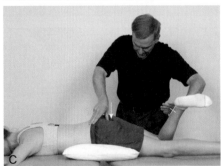

图 4-81　A. 尾骨旋转位的等长收缩治疗的拇指位置；B. 抵抗髋关节外旋的尾骨等长旋转治疗；C. 抵抗髋关节内旋的尾骨等长旋转治疗

目的	用于在旋转方向上进行骶尾关节治疗，以恢复骶尾骨的活动度。
患者位置	采取俯卧位，趴在枕头上，膝关节一侧弯曲。
治疗师位置	站在患者的一侧。
手部位置	近端手：拇指指腹放置在治疗师一侧的骶尾关节末端，尾骨边缘（图4-81A）。
	远端手：握住患者靠近治疗师一侧下肢的踝关节近端。
步骤	治疗师用远端手内旋患者髋关节，用近端手对骶尾关节施加单侧后前方的力。髋关节充分内旋后，进行等长外旋抗阻并保持10秒（图4-81B）。患者休息10秒，重复3～4次，直到髋关节内旋和单侧后前向施力时髋关节活动范围达到最大。在整个过程中，近端手保持施力的状态。这项技术也可以通过将髋关节移动到外旋和抵抗髋关节内旋来实现（图4-81C）。髋关节旋转到哪个方向应基于对运动障碍的评估，并找到一个坚实的阻力来阻止髋关节运动，因为前后向的力主要位于尾骨。
说明	理论上，在骶尾关节施加一个单侧后前方的力，将使尾骨向对侧旋转。负责髋部旋转的肌肉和臀肌的等长收缩可使旋转更容易。盆底肌功能障碍会导致尾骨疼痛，应作为治疗计划的一部分。

22. 髋关节外展 / 内收等长收缩手法治疗

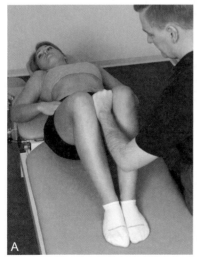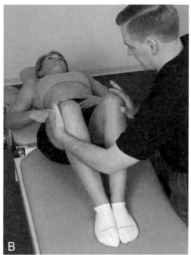

图 4-82　A. 髋关节内收等长手法治疗；B. 髋关节外展等长手法治疗

目的	常规的骨盆等长收缩手法用于降低肌肉张力、平衡骨盆的排列及缓解疼痛。
患者位置	屈膝仰卧位。
治疗师位置	站在治疗床旁。
步骤	髋关节等长内收时，治疗师将拳头放在患者的两膝之间，嘱患者夹腿挤压拳头。每次等长收缩保持 10 秒，重复 3 ～ 4 次，每次休息 10 秒。
	髋关节等长外展收缩时，治疗师将双手放在患者双膝外侧，嘱患者将双膝分开。收缩保持 10 秒，重复 3 ～ 4 次，休息 10 秒（图 4-82）。
说明	如果治疗结束时骨盆区域的肌张力有所下降，则视为一次有效的操作。理论上，耻骨联合和骶髂关节都可以通过这些等长技术进行松动。交替使用外展和内收等长技术通常是有帮助的。这些等长手法技巧可以作为一种自我训练的松动术，可使用一个绑带来抵抗髋外展，使用一个小的软球来抵抗髋内收。

23. 使用松动带进行髋关节手法治疗

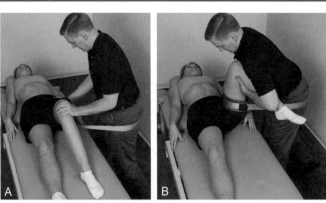

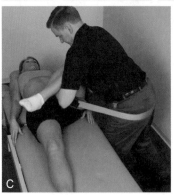

图 4-83　A. 使用松动带进行髋关节手法治疗；B. 松动带髋关节外侧牵张手法联合被动髋关节内旋；C. 松动带髋关节外侧牵张手法联合被动髋关节外旋

目的	拉伸髋关节囊和恢复全髋关节活动度。
患者位置	仰卧位，待治疗的髋关节靠近治疗床边缘。
治疗师位置	站在患者的患侧，远端脚在后。
步骤	患者屈髋30°，松动带一端放在患者大腿根部，一端绕在治疗师臀部。治疗师与患者股骨颈呈120°，稳定患者的骨盆和股骨远端（图 4-83A）。
	松动活动：牵引技术可以通过屈髋至90°来调整。治疗师用胸部稳定股骨远端，用近端手稳定骨盆，用远端手或手臂将髋关节旋转为内旋或外旋。当髋关节被反复拉伸到髋关节内旋或外旋运动的终末端范围时，需维持牵引力（图 4-83B 和 C）。
说明	在髋关节活动技术之后，治疗师应让患者进行主动关节活动练习，如屈膝下蹲训练运动，以加强关节活动度训练效果。许多LBP 患者都有髋关节囊活动度受限的问题，可以从这种技术中获益。

24. 髋关节前滑手法治疗

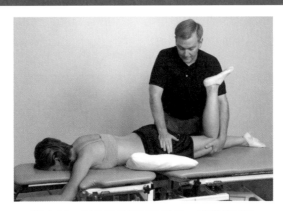

图 4-84　髋关节前滑手法治疗、髋关节后伸

目的	拉伸前部髋关节囊，以改善髋关节后伸活动度。
患者位置	俯卧位，趴在枕头上。
治疗师位置	站在被治疗者的髋关节对侧的床旁。
步骤	治疗师用远端手抬起并固定住患者的髋关节，并在股骨近端大转子附近的后侧施加与髋臼角度平行的前外侧力（图 4-84）。
说明	通常情况下，可使用渐进式振荡法或Ⅲ级松动术来改善髋关节后伸角度。如果腿太重以至于治疗师无法握住，可以用枕头或毛巾卷垫在下方支撑股骨，以维持髋关节后伸姿势。CLBP 疾病（如椎管狭窄）的患者通常有髋关节伸展受限的问题，使用前滑手法治疗可能可以改善髋关节活动度。

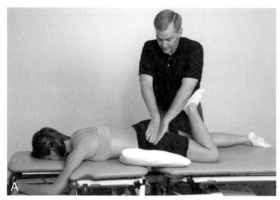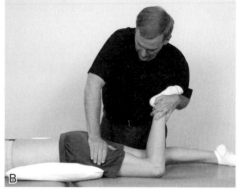

图 4-85　A. 髋关节外旋时进行髋关节前滑动手法治疗的替代技术；B. 髋关节前滑动手法也可以在一只手保持腿部外旋，另一只手进行髋关节前滑动的情况下进行

操作调整　　　　在进行前滑手法治疗时，可将目标髋关节置于外旋的终末端角度，患者的胫骨以蛙腿姿势放在对侧腿上（图 4-85A）。此体位允许治疗师利用双手虎口在股骨近端后方施加前外侧力。图 4-85B 展示了另一种变式，即用远端手支撑腿部进行外旋，近端手进行前滑的手法。理论上，这种操作技术应有助于恢复髋关节伸展和外旋。

案例研究和问题解决

　　以下案例研究可为物理治疗专业的学生提供以病损为基础的循证方法，是进行临床推理练习的一种方式。本书提供了基本的客观和主观信息，并要求学生制订物理治疗诊断、问题清单和治疗计划。学生还应考虑以下问题：

　　1. 您还想了解哪些其他的历史 / 主观信息？

　　2. 如果有的话，需要进行哪些额外的诊断检查？

　　3. 还有哪些额外的检查和措施有助于诊断？

　　4. 患者最可能属于哪种基于病损的分类？你还考虑过其他基于病损的分类吗？

　　5. 应该解决的主要问题有哪些？

　　6. 你将运用本书中学到的哪些治疗技术来解决这些发现的问题？

　　7. 随着患者病情的发展，你们计划如何推进和修改干预措施？

一、一位急性背痛的男性患者

（一）病史

一名 30 岁的工厂工人，在初次评估前 2 周弯腰放下犬的食盘时扭伤了腰。疼痛集中在右侧腰骶交界处，并放射到右侧臀部和大腿后侧（图 4-86）。坐着、前屈、扭转和行走会加重疼痛，仰卧屈髋 90°/屈膝 90° 可缓解疼痛。患者烟瘾很大，过去也曾有腰痛发作，但从未如此剧烈和持续。2 年前的 MRI 扫描显示 $L_5 \sim S_1$ 椎间盘退行性变。FABQ 工作分量表得分为 16 分。

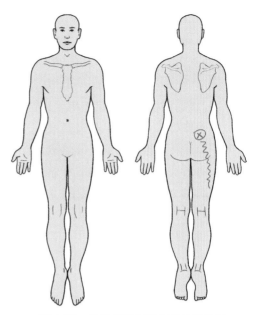

图 4-86　急性背痛男性患者的身体图

（二）检查与测量

1. 结构检查显示患者下肢存在 1/2 英寸差异，左腿较短，患者站立时容易向左移动，以避免右下肢完全负重。

2. 主动活动测试：前屈 50% 出现激惹痛，左侧弯 25%，右侧弯 50%，右旋 25%，左旋 50% 和 15% 后伸均出现激惹痛。

3. 神经测试结果为阴性。

4. 触诊：右侧 $L_5 \sim S_1$ 区出现肌肉保护/紧绷/触痛。

5. PIVM：$L_5 \sim S_1$ 前屈、左右旋转明显受限。

6. PAIVM（弹簧）试验：右侧 $L_5 \sim S_1$ 小关节激惹痛阳性，$L_5 \sim S_1$ 后前向测试时活动受限。

7. 肌力：多裂肌、腹部和臀部肌肉 4 级。

8. 肌肉长度：右臀大肌和双侧腘绳肌中度紧张。

9. 髋关节 AROM：外旋 65°，双侧内旋 38°。

（三）评估

诊断

问题列表

目标

治疗计划/干预措施

二、慢性腰痛的男性患者

（一）病史

55 岁男性，腰痛和坐骨神经痛病史 14 个月，接受 2 个月的物理治疗，坐骨神经痛缓解良好，但仍有腰痛。患者是一名机器操作员，他必须整天站在水泥地上，他想在退休前再工作 6 年。腰痛的情况始终存在，并集中在下腰椎区域的中心（图 4-87）。久坐、站着或弯腰会使疼痛加重。患者是在工作时摔倒在空调漏水留下的湿渍上受伤的。患者从事的是轻体力工作，负重限制为 25 磅。一天工作结束时疼痛更严重（7/10。译者注：依据简易的 0 ~ 10 分疼痛评分法，该患者的疼痛为 7 分）。

（二）检查与测量

1. 结构检查　整体对称良好，但 $L_3 \sim L_4$ 有台阶，伴有腰椎前凸加重和腹部膨隆。

2. AROM　所有平面均只有 75% 的主动活动度，下腰椎活动受限，支点位于 $L_3 \sim L_4$。

3. PIVM　$L_5 \sim S_1$ 和 $L_4 \sim L_5$ 的所有运动均受限；$L_3 \sim L_4$ 的所有方向均出现过度活动，$L_3 \sim L_4$ 疼痛激发弹簧测试结果呈阳性。

4. 俯卧位不稳定性试验　阴性。

5. 触诊　腰椎旁肌肌筋膜紧绷，伴轻度压痛。

6. 肌肉长度　双侧腘绳肌和髂腰肌中度紧张。

7. 肌肉力量　腹肌和多裂肌 3 级。

8. 耐力　较差。

（三）评估

诊断

问题列表

目标

治疗计划 / 干预措施

三、一位腰痛女士

（一）病史

一名在百货公司担任收银员的 25 岁女性，在长时间站立和工作活动时会感到右上腰部疼痛和左上胸部疼痛（图 4-88）。不工作时经常久坐。患者将疼痛描述为酸痛，持续姿势时疼痛加剧，躺下后疼痛缓解。

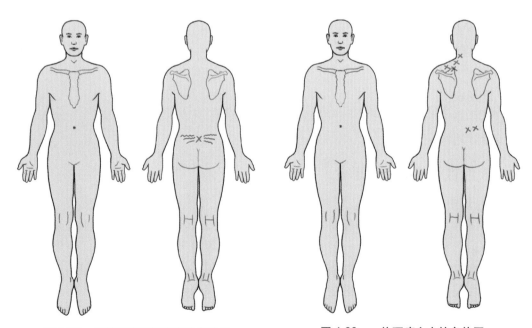

图 4-87　慢性腰痛男性患者的身体图　　　　图 4-88　一位腰痛女士的身体图

（二）检查与测量

1. 体位　头中度前倾，肩胛骨前伸，腰椎平直。

2. 颈椎 AROM　所有平面的活动度均为 75%，上胸椎有僵硬感，左旋时终末端有疼痛感。

3. 腰椎 AROM　所有平面的 AROM 均接近 100%，前屈时肌肉控制不佳（异常活动），下胸椎僵硬。

4. 直腿抬高试验　双侧 95°。

5. 俯卧位不稳定性试验　阳性。

6. PIVM　中颈椎活动过度；上胸廓右旋和前屈中度受限；上腰椎活动过度；$T_9 \sim T_{10}$ 和 $T_{10} \sim T_{11}$ 右旋中度受限。

7. 触诊　左上胸椎组织、右下胸椎组织轻度触痛和中度肌肉保护；左下颈椎面关节组织和右上腰椎组织中度触痛。

8. 肌力　肩胛骨稳定肌群、腰部和颈部多裂肌力量较差。

9. 其他　观察到患者手指、肘部和膝部存在系统性过度活动现象。

（三）评估

诊断

问题列表

目标

治疗计划／干预措施

■ **第5章**

胸椎疾病的检查与治疗

概述

本章涵盖了胸椎和胸腔的运动学，描述了常见的胸椎疾病，并详细描述了胸椎和胸腔的特殊检查、手法检查、手法治疗和锻炼步骤等。包含了大多数检查和手法治疗。

目标

1. 描述胸椎疾病的重要性和影响。
2. 描述胸椎和胸腔生物力学。
3. 利用临床决策，根据体征和症状对胸椎疾病进行分类。
4. 确定最有效的胸椎和胸腔疾病的手法治疗和运动干预治疗。
5. 演示和解释胸椎检查步骤。
6. 演示胸椎和胸腔的手法治疗技术。
7. 指导胸椎疾病的锻炼方法。
8. 在治疗胸椎和胸腔疾病患者的过程中，结合心理学的教育和管理原则。

一、胸椎疾病的现状

与颈椎和腰椎疾病相比，对胸椎疾病的研究要少很多，尽管胸椎疾病的全面影响尚未得到充分认识，但系统的文献回顾发现，胸椎疼痛的 1 年患病率在 3% ～ 55%，大多数职业人群的 1 年患病率约为 30%。一项针对挪威人群的研究发现，胸椎疼痛的 1 年患病率为 13%，而下背部和颈部疼痛的患病率分别为 43% 和 44%。在另一项调查法国工作人群的研究中，胸椎疼痛的发生率在男性工人中为 5.2%，在女性工人中为 10.0%。研究人员还发现，41% 的男性和 36% 的女性工人同时存在颈部和（或）腰部和胸椎疼痛。

二、胸椎和胸腔运动学：功能解剖学和力学

胸腔由胸椎、胸腔（肋骨）和胸骨组成。胸腔是一个相当坚硬的结构，其功能是为肌肉提供稳定的基础，以控制颅颈区和肩胛带，保护内脏器官，并为呼吸创造机械的风箱。该结构由 12 节胸椎和每侧 12 根相应的肋骨组成。每个椎体从后向前 3.8° 的骨斜度形成胸椎后凸，为整个胸椎形成了 45° 的后凸角。

从功能解剖学来说，胸椎通常分为上胸椎（$T_1 \sim T_4$）、中胸椎（$T_5 \sim T_9$）和下胸椎（$T_{10} \sim T_{12}$），上胸椎作为颈椎到胸椎的过渡区，下胸椎作为胸椎到腰椎的过渡区。由于肋骨关节的存在，胸部中间区域最为僵硬。T_{11}/T_{12} 处"浮肋"缺乏完整的前肋骨附着，因此 T_{11} 和 T_{12} 椎体更灵活。上胸椎与颈椎一起参与运动，其运动机制与颈椎相似。

胸椎关节突关节的关节面一般呈冠状位，与垂线呈 0° ～ 30° 不等。胸椎棘突向下倾斜并延伸到下一椎体横突水平。在通过触诊确定椎体水平时，在棘突最突出水平以上的侧面可以发现横突。这种趋势在整个胸椎上部和中部是一致的，但在胸椎下部不太一致（尤其是 T_{11} 和 T_{12}）。

肋横突关节和肋椎关节允许肋骨在通气过程中相对于脊柱移动。肋椎关节将 12 根肋骨头分别连接到胸椎体的侧面。肋横突关节由第 1 ～ 10 肋骨结节关节面与相应的胸椎横突肋凹构成。第 11 和第 12 肋通常缺乏肋横突关节。胸肋关节提供了肋骨从胸骨到胸椎的功能连接（图 5-1）。

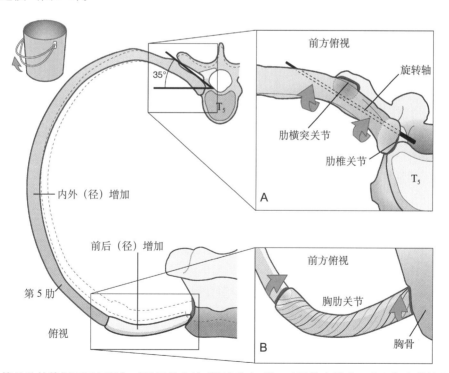

图 5-1　第 5 肋的俯视图显示吸气时肋骨抬高的"桶柄"机制。肋骨的虚线表示在吸气之前的位置。肋骨抬高会增加胸廓前后径（AP）和内外径（ML）。肋骨通过肋横突关节和肋椎关节（A）与脊柱连接，通过胸肋关节（B）与胸骨连接。在肋骨抬高过程中，肋骨颈部围绕肋横突关节和肋椎关节之间的旋转轴运动。肋骨抬高会造成胸肋关节软骨的扭转（引自 Neumann DA. *Kinesiology of the Musculoskeletal System*，ed 3. St Louis：Elsevier；2017.）

　　肋椎关节将肋骨头与相邻椎体和椎间盘相邻边缘的一对肋突相连。肋椎关节的关节面略呈卵圆形，由关节囊和韧带连接在一起。肋横突关节连接肋骨结节和相应胸椎横突上的肋凹。关节囊包绕该滑膜关节，肋横韧带将肋骨颈部牢固地锚定在相应横突的全长上。

　　整个胸椎区域可进行 30°～40° 的前屈和 15°～20° 的后伸活动范围。二维（2D）照片分析研究测量了 40 例年轻、无症状成人，其在站立位可有前屈 11.5° 和后伸 8.7° 的平均活动范围。在无负重体位（俯卧位或四足位），胸廓平均后屈度增加到约 14.5°，其中约 60% 的运动发生在胸廓上半部分，其余 40% 的运动发生在胸廓下半部分。胸椎前屈时，上位胸椎的下关节突在下位椎体上关节突的关节面上向上向前滑移（上滑）（图 5-2）。胸椎后伸时则与之相反，上位胸椎的下关节突在下位椎体上关节突关节面上向下向后滑移（下滑）（图 5-3）。

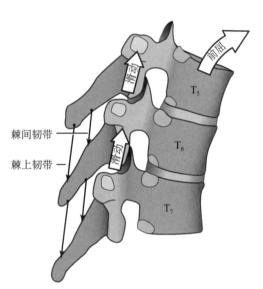

图 5-2　胸椎运动学。胸腰椎屈曲的运动通过 85° 弧线表示：35° 胸椎屈曲和 50° 腰椎屈曲之和（引自 Neumann DA. *Kinesiology of the Musculoskeletal System*，ed 3. St Louis：Elsevier；2017.）

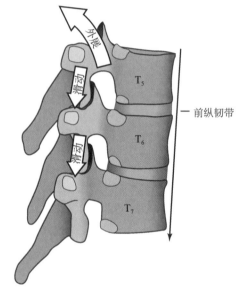

图 5-3　胸椎运动学。胸腰椎后伸运动通过 35°～40° 的弧度显示：20°～25° 胸椎后伸，15° 腰椎后伸（引自 Neumann DA. *Kinesiology of the Musculoskeletal System*，ed 3. St Louis：Elsevier；2017.）

　　胸椎有 25°～35° 的侧方轴向旋转。当脊柱节段上位椎体的下关节面相对于下位椎体的上关节面滑动一小段距离时，椎体则发生旋转。由于垂直方向的小关节在水平方向阻止其运动，从上胸椎到下胸椎轴向旋转角度逐渐减小（图 5-4）。

　　胸椎有 25°～30° 的侧屈。胸廓的运动受到肋骨的限制，使其在不同节段之间保持相当稳定。当脊柱节段上位椎体的下关节面在侧屈的相反方向向上滑动（即上滑），在侧屈的同侧向下滑动（即下滑）时，就会发生侧屈。在侧屈的同侧肋骨轻微下降，对侧肋骨轻微上升（图 5-5）。中胸椎及下胸椎侧屈和旋转模式是不一致的，而且在不同的个体和不同的研究中也有所不同。

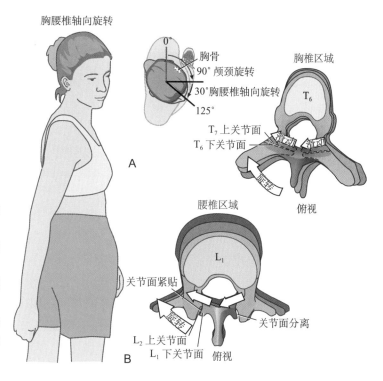

胸腰椎轴向旋转

图5-4　受试者面向右旋转125°时胸腰椎轴向旋转的运动学。胸腰椎轴向旋转通过35°弧线表示：30°的胸椎旋转和5°的腰椎旋转之和

A.胸椎区域的运动学；B.腰椎区域的运动学（引自Neumann DA. Kinesiology of the Musculoskeletal System, ed 3. St Louis: Elsevier; 2017.）

图5-5　胸腰椎侧屈的运动学通过约45°弧度显示：胸椎侧屈25°的总和

A.胸椎运动。B.腰椎运动。注意腰椎轴向旋转和侧屈之间轻微的对侧耦合模式。细长而紧张的组织由细长的黑色箭头所示（引自Neumann DA. *Kinesiology of the Musculoskeletal System*，ed 3. St Louis：Elsevier；2017.）

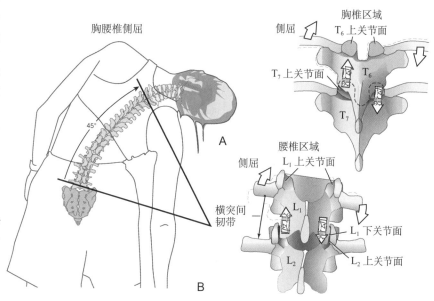

胸腰椎侧屈

在通气过程中，胸廓的形状随着以下 5 个关节的运动而改变：胸骨柄关节、胸骨肋关节、软骨间关节、肋横突关节和肋椎关节。在吸气时，肋骨轴沿垂直于肋横突关节和肋椎关节之间的旋转轴的路径上升。向下倾斜的肋骨轴向上和向外旋转，胸腔前后径和内外径均增大，从而增加其容积。呼气时，吸气的肌肉放松使肋骨和胸骨回到之前的位置。肋骨的降低与胸骨的下后运动相结合，使胸骨的前后径和内外径减小。

胸肌分为三层：浅层、中层和深层。浅层主要为肩胛带肌，包括斜方肌、背阔肌、菱形肌、肩胛提肌和前锯肌。双侧浅层肌肉的激活有助于胸部的伸展，单侧激活可以侧屈和旋转。例如，右侧中间的斜方肌有助于上胸椎向右外侧屈曲和向左侧轴向旋转。中层肌肉包括后上锯肌和后下锯肌。此类肌肉相对较薄，对躯干运动贡献不大，更可能参与通气过程。胸背部深层肌肉包括竖脊肌、横突棘肌和短节段肌群（图 5-6）。竖脊肌群由棘肌、最长肌和髂肋肌组成。大部分竖脊肌及其宽厚的总腱附着在骶骨区域。竖脊肌更适于产生横跨脊柱各区域的大幅度躯干运动，而不是控制椎间运动。双侧收缩可导致躯干向后弯曲。髂肋肌的单侧收缩产生外侧屈曲，最长肌上部单侧收缩协同髂肋肌可发生同侧轴向旋转。位于竖脊肌深处的是横突棘肌群：半棘肌、多裂肌和回旋肌。一般认为横突棘肌起源于横突，并向上方和内侧附着于棘突（图 5-7）。这些肌肉位置良好，可对脊柱运动进行精细的节段性控制。双侧收缩时，横突棘肌可使躯干向后弯曲，单侧收缩时，产生对侧轴向旋转。

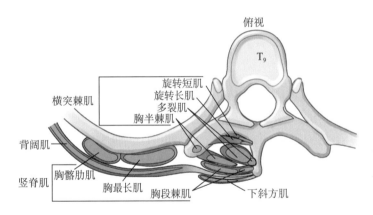

图 5-6　通过 T_9 的横切面显示竖脊肌和横突棘肌群组织。未显示短的节段肌群（引自 Neumann DA. *Kinesiology of the Musculoskeletal System*，ed 3. St Louis：Elsevier；2017.）

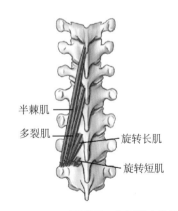

肌群	相对长度和深度	平均数 椎间连接
半棘肌	长；浅层	6～8
多裂肌	中层	2～4
回旋肌	短；深层	1～2

图 5-7　左侧横突棘肌肌群空间方位的简化描述。附加信息以表格形式列出

三、胸椎疾病的诊断、分类和管理

胸椎疼痛通常是由关节和软组织的机械性肌肉骨骼损伤引起的。基于病损的分类系统尚未完全开发和验证；总的来说，关于胸椎疼痛的常用干预措施的有效性的研究很少。同样，世界卫生组织（WHO）关于胸椎的国际功能、残疾和健康分类（ICF）尚未在文献中发表。胸椎疼痛的潜在原因包括其他身体结构的疾病，如颈椎疾病，内脏问题，骨质疏松或恶性肿瘤导致的骨折，脊髓感染，以及肌肉骨骼损伤等。表 5-1 概述了急性和亚急性胸椎肌肉骨骼疼痛的潜在原因分类。

表 5-1　急性胸椎疼痛原因分类

胸椎疼痛

严重情况	感染、骨折、肿瘤疾病、炎症性疾病、椎间盘突出
机制情况	椎间盘源性疼痛；关节突痛；肋骨功能障碍；肋横突关节和肋椎关节疼痛，肌肉失衡和肌筋膜疼痛，以及姿势偏差

胸椎疼痛的原因

身体条件	颈椎小关节、肌肉和椎间盘的紊乱
内脏条件	心肌缺血、夹层胸主动脉瘤、消化性溃疡；急性胆囊炎；胰腺炎；肾绞痛；急性肾盂肾炎

引自 National Health and Medical Research Council. Acute thoracic spinal pain. In: Australian Acute Musculoskeletal Pain Guidelines: Evidence-Based Management of Acute Musculoskeletal Pain. Brisbane: Australian Academic Press; 2003.

一些严重的疾病可能是急性胸椎疼痛的来源。表 5-2 概述了胸椎治疗开始前必须筛查的条件，关于红色信号筛查的其他细节可在第 2 章中找到。如果在急性胸椎疼痛患者中发现这些特征或危险因素，建议行进一步的医学检查。在筛查与这些严重疾病相关的危险信号后，使用基于病损的方法来处理（表 5-3）。

表 5-2　严重情况的红色信号与急性胸椎疼痛相关

特征或危险因素	条件
轻微创伤（50 岁以下，有骨质疏松史，使用皮质类固醇）	骨折
年轻人群有严重创伤	骨折
发热 盗汗 感染的危险因素（如基础病程、穿透性伤口、结核）	感染
恶性病史 年龄 > 50 岁 治疗后没有改善 无法解释的体重下降 多处疼痛 休息时疼痛 夜间痛	肿瘤
胸痛或胸闷 运动 / 姿势改变对疼痛无影响 腹部疼痛 呼吸短促；咳嗽	其他系列情况

引自 National Health and Medical Research Council. Acute thoracicspinal pain. In: Australian Acute Musculoskeletal Pain Guidelines: Evidence-Based Management of Acute Musculoskeletal Pain. Brisbane: Australian Academic Press; 2003.

表 5-3　胸椎疼痛障碍的损伤分类

分类	临床检查	干预措施
胸椎活动障碍	● 胸椎 AROM 受限 ● 胸椎和肋骨 PIVM 测试的活动障碍 ● 无上肢神经根性症状 ● 肌肉失衡 ● 姿势偏差	● 活动度训练 ● 胸椎和肋骨松动术 / 手法治疗 ● 自我松动术技巧 ● 姿势练习
胸椎活动障碍伴上肢疼痛	● 胸椎 AROM 受限 ● 上胸椎和肋骨 PIVM 测试的活动能力障碍 ● 上肢症状 ● 上肢神经动力学测试结果呈阳性 ● 肌肉不平衡 ● 姿势偏差	● 活动度训练 ● 胸椎和肋骨松动术 / 手法治疗 ● ULND 松动术 / 练习 ● 自我松动术技巧 ● 姿势练习
胸椎活动障碍伴颈部疼痛	● 胸椎活动障碍伴颈椎 AROM 受限 ● 胸椎和肋骨 PIVM 测试的活动能力障碍 ● 肩部远端无症状 ● 伴有颈椎损伤的颈部疼痛 ● 肌肉不平衡 ● 姿势偏差	● 胸椎和肋骨松动术 / 手法治疗 ● 活动度训练 ● 自我松动术技巧 ● 姿势练习 ● 治疗颈椎损伤
胸椎活动障碍伴肩部损伤	● 胸椎活动障碍伴肩关节 AROM 受限 ● 上胸椎和肋骨 PIVM 测试的活动能力障碍 ● 肩部撞击 / 肩袖征象 ● 肌肉不平衡 ● 姿势偏差	● 活动度训练 ● 胸椎和肋骨松动术 / 手法治疗 ● 自我松动术技巧 ● 姿势练习 ● 肩袖运动
胸椎活动障碍伴腰痛	● 胸椎活动障碍伴胸腰椎 AROM 受限及 PIVM 测试障碍 ● 腰椎损伤 ● 肌肉不平衡 ● 姿势偏差	● 活动度训练 ● 胸椎和肋骨松动术 / 手法治疗 ● 腰椎康复计划 ● 自我松动术技巧 ● 姿势训练
胸椎不稳	● 外伤史或胸椎手术史 ● 持续负重姿势引起的症状 ● 用非负重姿势缓解症状 ● 松弛的终末端感觉的过度活动 PIVM 测试 ● 胸椎多裂肌、竖脊肌和肩胛旁肌力量下降（2/5） ● 震颤 / 控制不良（异常）运动伴胸椎主动活动范围受限（即运动协调障碍）	● 姿势训练 ● 胸椎稳定运动计划 ● 肩胛旁肌强化练习 ● 胸环松动术伴运动 ● 过度活动节段上下的松动术 / 手法治疗 ● 符合人体工程学的矫正

注：AROM. 主动活动范围；PIVM. 椎间关节被动运动；ULND. 上肢神经动力学。

　　作为诱发胸椎疼痛的可能来源，必须对颈椎也进行检查。对健康志愿者和患者的实验研究表明，颈椎结构引起的疼痛可转移到上胸椎区。上胸椎区域的疼痛可由下颈椎小关节、颈椎肌肉或颈椎椎间盘引起。颈椎筛查检查应包括主动活动范围（AROM）试验、Spurling 试验、颈椎牵拉试验、触诊和椎间关节被动运动（PIVM）测试。如果存在上肢症状，上肢神经动力学（ULND）测试也应进行。第 6 章提供了这些颈椎检查步骤的详细描述。

（一）骨质疏松症

骨质疏松症是一种与骨密度下降有关的疾病，在绝经后的女性中最常见，可导致椎体骨折和过度的胸椎后凸畸形。骨质疏松症导致全球每年近 900 万例脆性骨折。脆性骨折是由通常不会导致骨折的机械力引起的骨折，称为低能量损伤。世界卫生组织将其量化为相当于从站立高度坠落或更小的力量。骨密度降低是脆性骨折的主要危险因素。其他可能影响脆性骨折风险的因素包括口服或全身性使用糖皮质激素、年龄、女性、既往骨折史和骨质疏松症家族史。

骨质疏松相关的椎体骨折在 65 岁及以上的女性中患病率显著增加，在 50 ～ 59 岁的女性中患病率为 6.5%，在 90 岁以上的女性中患病率为 77.8%。椎体骨折最常见的部位是 T_7、T_8、T_{11} 和 L_1 椎体。骨质疏松性骨折的触发事件通常不存在。在以医院为基础的 30 例急性胸腰椎压缩性骨折患者的病例系列中，46% 的患者为自发性骨折，36% 与轻微损伤有关，18% 伴有中度或重度损伤。椎体畸形的严重程度与更严重的背痛和功能障碍相关。畸形程度低于平均值 4 个标准差（SD）以上的女性患中度至重度背痛的风险高 1.9 倍，背部功能障碍的风险高 2.6 倍。

估计美国 30% 的绝经后白种人女性有骨质疏松症，1/4 的人至少有一处椎体畸形；然而，2/3 的椎体骨折仍未确诊。一个由 3000 名年龄在 65 ～ 70 岁的美国白种人女性的团体中，2/3 的人在过去的 12 个月中报告了背痛。60% 的女性至少发现一处椎体畸形，24% 的女性畸形低于平均值的 3 个标准差或更多。临床诊断为椎体骨折后，与无骨折预期生存率相比，生存率逐渐降低。患有严重椎体畸形的女性有较高的背痛和身高下降的风险。单椎体骨折的临床影响可能很小，但多椎体骨折的影响是累积的，通常会导致急性或慢性背痛、体力活动受限、进行性驼背和身高下降。随着功能的丧失，患者可产生抑郁和自卑，逐渐无法参加娱乐活动。疼痛和对意外骨折的恐惧会导致体力活动减少，从而加剧骨质疏松症，增加骨折的风险。

发生骨质疏松症的危险因素包括：50 岁及以上；女性；白种人或亚洲人种；更年期（特别是早期或与手术相关）；骨质疏松症或脆性骨折家族史；北欧血统；长时间不活动或静止不动；抑郁症；饮酒（每天超过 3 杯）、吸烟或摄入咖啡因（每天 4 杯以上）；闭经（月经不正常）；体形消瘦。有这些危险因素的人应该在骨折发生前进行骨密度测试以发现骨质疏松症。通过中心骨密度测定（DXA）测量髋部和脊柱的骨密度，由于在这些位置的骨密度损失最快，并根据健康 30 岁的成年人平均骨密度的标准差数提供 T 值。T 值≥ － 1.0 被认为是正常的；－ 2.5 ＜ T 值＜ － 1.0 为骨量减少，早期证据表明 T 值在 － 2.5 或以下定义为骨质疏松症。因此，T 值越低，骨密度越低，T 值＜ － 2.5 应考虑服用抗骨质疏松药物。

Roman 等评估了一个成人脊柱外科诊所 4 年多以来 1400 名患者的临床表现，并确定框 5-1 中列出的 5 个指标对筛查骨质疏松性骨折是有用的。5 项中的两项阳性或更少的阳性，可排除骨质疏松性 VCF，高敏感度 0.95（95% CI，0.83 ～ 0.99）和低阴性似然比（－ LR）0.16（95% CI，0.04 ～ 0.51），这为排除骨质疏松性 VCF 提供了适度的价值。4/5 的阳性似然比（+LR）为 9.6（95% CI，3.7 ～ 14.9），对骨质疏松性骨折的诊断有一定的指导价值。

框 5-1	筛选骨质疏松症及椎体压缩性骨折的诊断
1. 年龄 > 52 岁 2. 无腿痛 3. BMI < 22kg/m² 4. 未规律地运动 5. 女性	5 项中的两项阳性或更少的阳性，可排除骨质疏松性 VCF，敏感度更高，为 0.95 (95% CI, 0.83 ~ 0.99)，- LR 较低，为 0.16 (95% CI, 0.04 ~ 0.51)。5 项中 4 项阳性可中等强度诊断骨质疏松性 VCF，+LR 为 9.6 (95% CI, 3.7 ~ 14.9)

引自 CI, Confidence interval; LR, likelihood ratio; VCF, vertebral compression fracture. (Modified from Roman M, Brown C, Richardson W, et al. The development of a clinical decision making algorithm for detection of osteoporotic vertebral compression fracture and wedge deformity. J Man Manipulative The . 2010;18:45-50.)

骨质疏松症被认为是胸椎和胸腔冲击技术治疗的禁忌证，尤其是俯卧位或仰卧位的治疗技术。所有患者在俯卧位对胸椎进行手法治疗时，均应在胸椎下放置一个枕头，作为施加从后向前方向（PA）的力量时缓冲肋骨的预防措施。在患者侧卧情况下对胸腔进行温和的非冲击技术治疗通常对骨质疏松症患者是安全的，可以有效地恢复活动度，降低该区域的肌肉张力和减轻疼痛。此外，坐位胸椎手法可以安全地进行，因为这些技术涉及更多的提升牵拉力，而不是对脊椎和肋骨的压缩负荷。因此，骨质疏松症患者可使用侧卧和坐姿的非冲击技术治疗，但却是俯卧和仰卧位冲击技术治疗的禁忌证。

对骨质疏松症患者最有帮助的物理治疗干预，是一项有指导的负重和阻力运动计划。在物理治疗师的指导下进行锻炼，姿势、力量、平衡、耐力和骨密度也能得到改善，可以防止跌倒和骨折，从而降低与骨质疏松症相关的疼痛和功能障碍。

（二）胸椎活动障碍

胸椎在设计上是一个相对刚性的结构。由于体态的应力以及对应力、拉伸和损伤的反应，胸椎的某些区域往往进一步变得僵硬，成为机械性疼痛和活动障碍症状的源头。即使在年轻健康的成年人中，每天久坐超过 7 小时，每周参加适度体育锻炼少于 150 分钟的人，更有可能出现胸椎活动障碍。目前还没有关于胸椎疼痛治疗的系统综述，关于最常用的胸椎疼痛治疗方法的有效性的研究也很少。只有一个关于功能障碍手法物理治疗胸椎疼痛有效性的随机对照试验。Schiller 在一项包括 30 例机械性胸椎疼痛患者的随机对照试验中，比较了脊柱手法治疗和无功能超声安慰剂组的治疗效果。在 2 ~ 3 周的治疗期结束时，接受手法治疗的组别在数值疼痛评分和侧屈方面有明显的改善。这些变化在 1 个月后仍然维持，但结果不再比安慰剂组好。在整个研究过程中，Oswestry 功能障碍指数得分和麦吉尔（McGill）疼痛问卷对两组的结果是相同的。由于样本量小，该研究很难得出结论。然而，胸椎手法治疗至少可以在短期内缓解疼痛和改善活动能力。

一旦通过 AROM 和 PIVM 测试发现胸椎活动度不足，可以尝试进一步区分小关节与肋横突 / 肋椎骨关节活动障碍。最常见的情况是，肋骨和胸椎 PIVM 测试结果均显示受影响脊柱节段活动度不足。重叠的肌肉紧绷也常与这种情况有关，如姿势偏差、过度的胸椎后凸，肌肉不平衡如肩胛旁肌（下斜方肌 / 中斜方肌）无力和胸肌紧张，通常见于胸椎后凸和头部前倾姿势增加。

与肋骨功能障碍相关的疼痛通常由深呼吸和在胸椎稳定时用弹簧测试肋骨所引起

（图 5-25）。与肋骨功能障碍相关的疼痛位置通常略偏胸椎外侧，症状可沿肋骨角的长度横向出现。

手法物理治疗技术可改善胸椎的活动能力，然后进行活动能力、自我松动术和姿势练习的指导。一旦胸椎节段限制得到改善，可以使用肋骨手法技术进一步恢复该区域的活动能力。病例报告证据显示，胸椎非冲击技术可减轻触诊时的压痛，在松动术操作层面的胸竖脊肌和相关肋间间隙增加胸椎侧弯 AROM，并改善治疗前因疼痛而受限的胸部扩张。

框 5-2（图 5-8）说明了自我松动术和活动度练习，框 5-3（图 5-9）说明了姿势练习，以解决胸椎活动能力低下引起的常见肌肉失衡。胸椎 PIVM 测试肋骨和胸椎节段限制与肋骨和胸椎关节松动术 / 手法治疗技术将在本章后面作详细介绍。

（三）上肢疼痛引起的上胸椎活动功能障碍

上胸椎活动功能障碍伴上肢疼痛通常称为 T_4 综合征。T_4 综合征是胸椎疾病的一种，包括上肢感觉异常和疼痛，伴或不伴头颈部症状。最常见的是 $T_3 \sim T_4$ 或 $T_4 \sim T_5$ 脊柱节段的僵硬，且 ULND 1 测试阳性。在手法治疗（冲击或非冲击技术）受限节段后，上肢症状消退，且 ULND 1 测试立即改善，活动能力改善。增加体位和胸椎活动能力练习可以进一步促进恢复（框 5-2 和框 5-3）。

胸椎手法治疗对上肢症状的作用机制尚不完全清楚。根据交感神经纤维的解剖位置推测，上胸椎手法治疗可能会影响自主神经，交感神经纤维从 $T_1 \sim L_2$ 水平离开脊神经，通过白色交通支加入交感神经链。这些神经元在 4 ~ 20 个节后神经元的突触连接之前，在交感神经链中最多由 6 个节段组成。神经节后神经元通过灰色交通支输出，与分布到目标组织的周围神经连接。交感神经链上的一个节前神经元与许多节后神经元形成突触；因此，它与提供各种目标组织的体细胞神经纤维相互作用。头部和颈部由 $T_1 \sim T_4$ 神经供应，躯干上部和上肢由 $T_1 \sim T_9$ 神经供应。推测 T_4 交感神经系统功能障碍可能导致头部、颈部、上胸椎和上肢的疼痛。

虽然很少有研究证据指导 T_4 综合征的诊断和治疗，但有证据支持 T_4 对上肢和交感神经系统的神经生理学作用。在无症状且神经动力学活动能力受损的受试者中，在 $T_4 \sim T_7$ 节段，采用仰卧位技术，进行冲击式和非冲击式手法治疗，均可改善上肢神经动力学测试（ULND）和暴跌坐姿测试（slump sit test）活动能力的结果。此外，在 T_4 椎体上应用频率为 0.5Hz 的Ⅲ级后前旋转松动术，对正常受试者手部皮肤电导产生了侧面特异性交感兴奋性增加，大于安慰剂松动术。Evans 认为关节本身可能不是病因，但持续或极端的姿势可能导致该区域组织的相对缺血。交感神经在小动脉和毛细血管上形成血管收缩网，缺血时受到刺激。该手法治疗技术被认为可以激活下行抑制性疼痛通路，从而产生减轻疼痛的效果。疼痛减轻和交感神经兴奋之间存在密切的关系，T_4 综合征可以通过脊柱手法得到治疗。

T_4 综合征的手法治疗的有效性仅得到个案报道证据的支持，需要更广泛的 RCT 来证明手法和运动可以治疗这种疾病。作者回顾了 T_4 综合征的文献，发现没有关于 T_4 综合征的高质量证据；排除诊断（建议排除胸廓出口综合征、腕管综合征、下颈神经根病变和心脏问题）；因为缺乏高质量的证据，临床医生在考虑 T_4 综合征作为诊断分类时应谨慎。

框 5-2　胸椎自我松动术和活动度练习

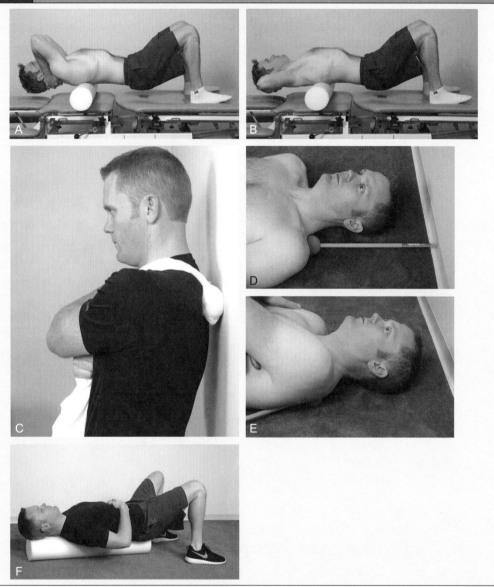

图 5-8　A. 利用泡沫滚筒行胸椎软组织自我松动术。作为一种自我软组织松动术，患者可以在泡沫滚筒上架桥和滑行 1～2 分钟。B. 泡沫滚筒胸椎自主关节活动。一旦患者在最初的滚动过程中确定了僵硬、压痛的区域，就可以对受限区域施加持续的压力，患者可以通过延伸泡沫滚聚焦于目标的胸部僵硬区域，自我活动该区域。有针对性的力量可以与深呼吸相结合。持续 20～30 秒的拉伸可以应用到 2～3 个目标僵硬区域。该技术最适合 T_3～T_4 到 T_7～T_8 节段。C. 网球放在枕套中，用于直接压迫上胸椎旁组织。这样可以使患者自主活动上胸椎组织，直接按压配合深呼吸可以增强活动效果。D. 可以用一根棍子上的橡胶球施加自我松动术来对第一肋骨和周围组织加压。深呼吸可以增强松动术效果。E. 可以在胸椎椎旁区放置一个橡胶球，对椎旁组织施加直接压力。深呼吸可以增强松动术效果。F. 患者可以仰卧在与脊柱平行的泡沫滚筒上。患者可以将体重稍微左右移动，将泡沫滚筒滚动到直接施加于椎旁组织的位置。深呼吸可以增强松动术效果

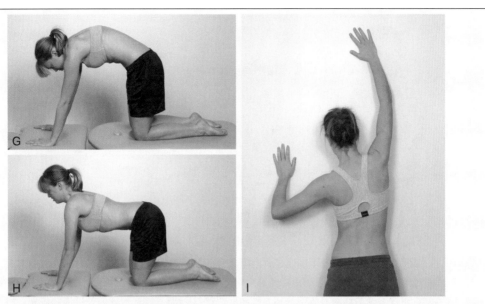

图 5-8　G. 猫背运动：四点跪位时将胸腰椎拱起至屈曲位，有助于维持和增强胸椎的活动能力。H. 猫背运动：四点跪位时将胸腰椎下垂至伸直位，有助于维持和增强胸椎的活动能力。I. 墙舞练习：患者交替伸出每只手臂，试图充分拉长和伸展侧胸。这个练习有助于胸部侧弯

框 5-3　通过姿势练习来解决与胸椎功能障碍相关的肌肉失衡

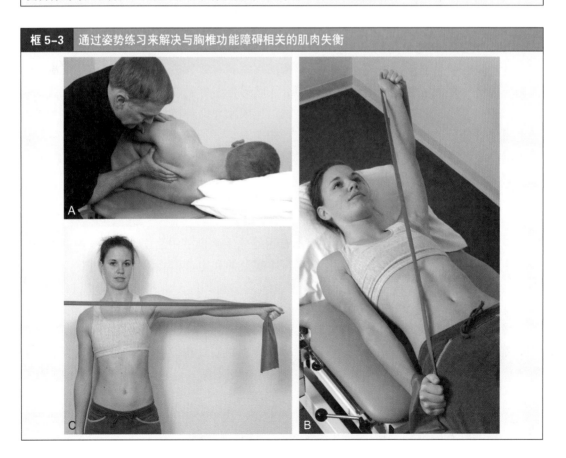

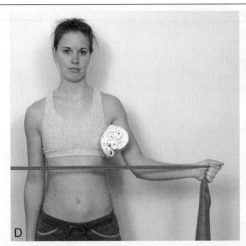
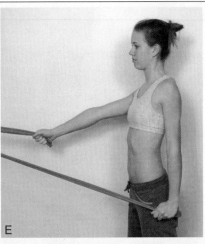

图 5-9　A. 治疗师徒手给予阻力可以促进肌肉再教育，加强肩部肌肉的收缩。B. 仰卧位肩前屈，将弹力带拉成斜对角（D2）。这个练习的目标是强化斜方肌下束，舒张斜方肌上束。C. 站立位，肩部水平外展。这项运动的目的是活动斜方肌中束和肩袖后部肌群。D. 站立位，拉弹力带使肩部外旋。这项运动的目的是加强肩袖的外侧旋转肌和肩胛骨稳定肌。E. 肩部反向收缩（肩带向后收缩）。在此练习中的反向运动来促进胸椎旋转运动，同时目标是加强肩胛旁肌和胸椎多裂肌

（四）伴有颈部疼痛的胸部活动障碍

针对胸椎的手法治疗也被证明是缓解颈部疼痛的有效方法。这是区域相互依赖理论临床应用的一个例子，该理论认为身体某个区域的损伤可以影响身体其他远端区域的肌肉骨骼和神经肌肉的功能和症状。虽然区域相互依赖理论最初是建立在生物力学和解剖学上身体各部分的相互联系的基础上的。一些作者扩展了区域相互依赖理论，认为胸椎手法治疗颈肩疼痛的主要有益效果最有可能通过干预局部神经生理学效应来解释。

Cleland 制定了一种临床预测准则（CPR），用于识别因胸椎手法治疗缓解颈部疼痛的患者。研究对 78 例颈痛患者进行 CPR，所有患者均接受上、中胸椎手法治疗。临床检查发现胸椎节段被动活动度受限，接受了治疗师的手法治疗。Cleand 等对 CPR 进行了一项验证性的 RCT 研究，以确定颈部疼痛患者是否受益于胸椎手法治疗。约 140 例以颈部疼痛为主诉的患者被随机分为两组，一组进行 5 次拉伸和力量训练，另一组进行 2 次胸椎手法治疗和颈椎活动度练习，然后进行 3 次拉伸和力量训练。研究结果并不支持 CPR 的有效性，但结果表明，与仅接受锻炼的患者相比，没有危险因素或禁忌证的机械性颈痛，接受胸椎手法治疗和锻炼的患者在长期和短期随访期间的生活受限得到改善，1 周随访时的疼痛改善更明显。Cleland 的另一项研究表明，在短期随访缓解颈部疼痛和减少生活受限方面，胸椎冲击技术治疗比胸椎非冲击技术治疗更有效。这项研究还发现，冲击和非冲击技术在频率、持续时间和副作用等方面没有差异。

Gonzalez-Iglesiaset 等在一项纳入 45 例机械性颈痛患者的研究中，比较了单独使用热加电刺激及结合胸椎冲击技术治疗 5 个疗程（3 周）的疗效。在 5 次治疗和 4 周的随访复查中，接受冲击技术组（中胸椎提拉手法）在疼痛、颈部活动度和减少生活受限方面

表现出更显著的改善。另一项随机对照试验比较了 60 例 T_4 水平慢性非特异性颈痛患者，仰卧位胸椎冲击技术和俯卧位胸椎冲击技术治疗的短期疗效。两种手法均改善了颈部活动度和机械敏感性，并在短期内减轻了疼痛，两组间无明显临床差异。Karas 等在 2 周的随访中发现，采用平卧位屈曲及后伸的胸椎手法治疗，患者的颈部疼痛和生活受限也有类似的缓解。在同一研究团队的另一项研究中，发现在进行仰卧位胸椎冲击技术治疗后，颈部前屈活动范围立即改善，并且运动时的颈痛减少，而坐姿位胸椎牵引手法治疗的效果则稍逊一筹。越来越多的证据表明，胸椎手法治疗技术至少在短期内有利于颈部活动，可以减少疼痛和功能障碍，并且有许多有效的方法（如坐位、仰卧位、俯卧位等）。

文献的系统回顾证实，有初步证据表明胸椎冲击技术可以改善急性和亚急性机械性颈痛患者的疼痛和生活受限。

在另一项评估和比较应用胸椎冲击技术和胸椎非冲击技术治疗颈痛患者证据的系统评价中发现，没有明确的证据支持使用胸椎非冲击技术治疗颈痛的临床疗效，并且已经发表的相关研究很少。相比之下，虽然文章的质量不同，但有大量的证据支持在颈部疼痛治疗中使用胸椎冲击技术具有改善颈部疼痛的短期疗效。不过需要进一步地研究来探索胸椎松动术 / 手法治疗在长期缓解颈部疼痛中的价值。

这些研究中大多数使用了基于病损的临床推理模型，包括使用胸椎冲击技术针对胸椎的活动度不足，以证明可以减少颈部疼痛和生活障碍。治疗方法还应包括胸椎的自我松动术和活动度训练（框 5-2），并根据损伤类型选择合适的姿势练习（框 5-3）。

治疗师应根据颈椎的损伤类型和症状，选择其他相应的干预措施来治疗颈部疾病。第 6 章概述了颈部疼痛疾病管理的分类系统。在一项随机对照试验中，比较了颈椎冲击技术和胸椎冲击技术加颈部活动度练习的疗效。对于以颈部疼痛为主诉的患者（两组），在 1 周、4 周和 6 个月时进行观察，发现接受颈椎冲击技术治疗组的疼痛和功能障碍改善更佳。除此之外，颈椎冲击技术组患者出现短暂副作用的发生率更低。这项研究提醒我们，虽然胸椎冲击技术可以作为颈痛患者治疗的有效辅助手段，但颈椎损伤必须采用颈椎手法和特定的康复训练相结合的方法进行治疗，以最大限度地提高临床疗效。

另一项随机对照研究将以颈部疼痛为主诉的患者随机分为两组，一组接受颈椎非冲击技术和颈部活动度训练，另一组接受颈椎非冲击技术治疗和胸椎冲击技术治疗。在 1 周的随访中，接受了后者治疗方式的颈部疼痛患者在疼痛、功能障碍和整体变化评分方面显示出更好的整体短期结果改善。这项研究进一步证实，对于以颈痛为主诉的患者，基于病损的治疗方法应包括针对颈椎和胸椎损伤的手法治疗和康复锻炼。

（五）伴有肩部损伤的胸部活动障碍

胸椎后伸和不同程度的胸椎旋转和侧屈，是完成单侧肩部屈曲和外展运动所必需的。Crawford 和 Jull 使用倾斜仪对 60 位女性测量了双肩抬高时的胸椎运动，并报告双肩抬高引起了 13°～ 15°的胸椎后伸，并且增大了胸椎后凸角度，与老年人上臂抬高幅度的减少有关。Edmondston 等证实，在年轻、健康的成年男性受试者中胸椎后伸时通常伴随双侧肩部抬高。胸部运动，采用摄影和 X 线技术测量，平均为 10.5°±4.4°和 12.8°±7.6°。在应用摄影技术测量的 10.5°胸椎伸展中，约 30% 的后伸运动发生在上胸椎区（6 个胸椎），约 70% 发生在下胸椎区。上胸椎和中胸椎活动能力的丧失会导致肩袖的压力增加和撞击，特别是在肩部运动的终末端，这可能导致撞击综合征、肌腱炎和肩袖撕裂。因此，在肩部 AROM 测试时应目视检查胸部活动能力（图 5-15）；如果发现肩关节活动受限，需要进一步检查胸椎，包括胸椎节段和肋骨的 PIVM 检查。如果肩部屈曲 AROM 在活动范围结束时引起疼痛，可应用手法操作定位肩带，并在 AROM 重新测试时保持更回缩的位置。如果这种手法治疗改善了 AROM 无痛程度，则考虑肩部疼痛状况与体位有关。为了改善姿势和增强全肩复杂的屈曲 / 外展运动，胸椎足够的灵活性是必要的。

Boyles 等对 56 名肩关节撞击综合征患者进行了一次性胸椎冲击技术治疗后，在 48 小时的随访检查中发现，通过肩关节阻力测试，证明了患者的肩部疼痛程度和功能障碍感都有所减轻。Bergman 等证明了在 150 名有肩部症状和肩带功能障碍的一组患者中，与接受常规医疗管理方法的对照组相比，接受冲击技术和非冲击技术的颈椎、上胸椎和邻近肋骨受损的患者获得了改善的治疗结果。其中物理治疗师根据脊柱或肋骨损伤的位置和自身技术偏好，选用不同的治疗技术。治疗结束后（12 周），干预组的 43% 和对照组的 21% 报告完全恢复。52 周后，康复率相差无几（17 个百分点）。这些研究均支持将脊柱手法治疗作为治疗肩部损伤的有效辅助手段。

Muth 等评估了有肩袖肌腱病证据的患者在使用胸椎冲击技术治疗前后的肩胛骨运动学和肩部肌肉肌电图，试图找出胸椎冲击技术对肩袖肌腱病变有积极作用的原因。在使用胸椎冲击技术治疗后，通过阻力试验可以立即发现肩部疼痛的改善，同时可以发现肩胛骨运动学或肩部肌肉活动的微小变化。这项研究进一步支持使用胸椎冲击技术治疗肩袖肌腱病，但无法验证这种治疗有效的机械或生理机制。

在一项系统综述中，3 项随机对照试验表明，胸椎手法治疗在 6 周、26 周和 52 周时与常规护理相比可以明显减轻疼痛和功能障碍。两项前瞻 - 回顾性研究发现，76% ～ 100% 的患者在胸椎手法治疗后立即出现了明显的疼痛缓解。另一项前瞻 - 回顾性研究和单臂试验显示，胸椎手法治疗 48 小时后疼痛和功能障碍评分降低。与非特异性肩部疼痛的常规治疗相比，胸椎手法治疗可加速恢复，减少疼痛和功能障碍，持续时间长达 52 周。该综述中除了胸椎手法治疗外，还提供了肩带手法治疗，这可能会混淆对结果的解释。

Mintken 等确定了 5 个预后变量，以确定主诉为肩痛的患者对颈椎和胸椎冲击技术有良好的反应。如果 5 个变量中有 3 个存在，那么实现成功结果的概率为 61% ～ 89%，+LR 为 5.3。

一项随访的 RCT 研究未能验证 CPR 的有效性，但结果表明，在 4 周和 6 个月时采用 2 次胸椎冲击技术 / 颈椎非冲击技术外加 6 次运动训练的治疗组，与在 4 周内单纯接受 8 次颈胸肩部运动训练的肩痛患者治疗组相比，在总体变化评分（global rating of change，GRC）方面取得了更好的临床疗效。

基于证据和临床决策，胸椎活动障碍应在肩痛患者中使用胸椎手法治疗（冲击和非冲击）技术进行治疗。如果胸椎手法治疗后胸椎和肋骨活动障碍仍然明显，应采用肋骨手法操作技术。在这些技术之后，可以进行姿势矫正训练、胸椎自我松动术和活动度练习，以及解决肩带复杂肌肉失衡的练习（框 5-2 和框 5-3）。此外，应该开始进行肩部康复计划，以解决肩部的特定损伤，如肩袖肌肉加强。

（六）伴有腰痛的胸部活动障碍

虽然在有关腰痛的文献中很少有关于这种情况的报道，但胸椎活动度低通常与腰痛情况相关。根据基于病损的生物力学模型，胸椎的活动性缺陷增加了腰椎的机械负荷。这种僵硬可能是由起源于中、下胸椎并连接到胸腰筋膜的竖脊肌群的肌肉持续收缩所引起的。由于这些背部肌肉反应性紧张以保护疼痛的腰部病症，或为了代偿腰椎较弱的深部局部肌肉，胸椎便会倾向于变得僵硬。因此，胸椎手法治疗可以使这些肌肉反射性放松，提高活动度，也可以减少腰椎的机械压力。通过应用区域相互依赖的原则，从上级原发性疼痛症状的节段手法操作中也可以看到痛觉减退效应。在针对慢性腰痛患者的 RCT 中，除了针对腰椎的特定运动控制练习和手法治疗外，将手法治疗应用到胸椎和髋关节的治疗计划中，临床结局同样有所改善。然而，在最近的一项随机对照试验中，对 90 名腰痛患者（72% 为慢性）进行了安慰剂胸椎手法和胸椎冲击技术治疗的比较，两组患者都接受了腰部锻炼和教育，共进行了 3 个疗程的治疗，最后发现两组具有十分接近的阳性结果。

一项随机对照研究评估了基于病损的手法物理治疗方法治疗腰椎管狭窄的患者的疗效，Whitman 等证明了通过髋部、胸椎和腰椎的手法治疗，结合以屈曲运动为主的训练项目和在具有体重支持悬吊系统的跑步机上进行行走训练，展现出了良好的治疗效果。在手法物理治疗组中，近 60% 的患者接受了冲击技术治疗，近 70% 的患者接受了胸椎非冲击技术治疗。这项研究提供了初步的证据，证明使用胸椎手法治疗作为辅助治疗慢性腰椎疾病的有效性。

因此，建议对腰椎疾病患者也要进行胸椎评估和治疗，作为治疗腰椎原发性损伤的辅助手段，需要进一步的研究来进一步验证这一临床建议。

（七）胸椎临床不稳定（运动协调障碍）

尽管胸椎临床不稳定这种情况被认为不像胸椎运动障碍那样常见，但其可能发生在以下一种或多种情况：全身性活动过度；严重的体位偏差，如过度的后凸和胸椎侧弯；创伤后，如机动车事故；胸外科手术后，如开胸或胸椎板切除术。胸椎板切除术已在尸体上被证明可以将节段活动范围增加 22% ～ 30%。其临床体征和症状与脊柱其他部位的不稳定相似，包括持续直立姿势时的疼痛，平卧姿势时的疼痛缓解，AROM 时的异常运动，以及 PIVM 检测时存在的过度活动。在测试胸段竖脊肌、多裂肌和中下斜方肌时也可发现力量不足。Lee 描述了一种中胸椎旋转不稳定综合征，其特征是中胸椎段的"固定"，而在通过手法治疗矫正"固定"后出现过度活动。

为了重新获得对胸廓的神经肌肉控制，可以在患者活动时通过手法治疗矫正胸廓的位置。一旦发现功能性运动导致胸腔处的紧张 / 限制感，就可以在侧肋骨上徒手施加压力，以矫正内侧和向头端的力。这种手法治疗技术本质上是提供一种运动来纠正胸廓"固定"。当患者被要求主动活动时，治疗师会将压力压在胸部。框 5-4（图 5-10）展示了胸椎中环的活动，结合颈胸旋转和躯干前屈运动。活动度应维持至少重复 10 次主动运动，随后应在没有矫正力的情况下重复 5 ～ 10 次相同的主动运动，以评估该技术的延续效果。

胸椎临床不稳定的其他治疗包括姿势教育和训练、胸椎和肩胛旁肌强化锻炼、针对脊柱过度活动区域上下受限节段的手法治疗技术，以及在家庭和工作中进行人体工程学矫正以尝试减少与胸椎后凸姿势相关的压力。

框 5-4　结合颈胸旋转和躯干前屈运动的中部胸廓松动术

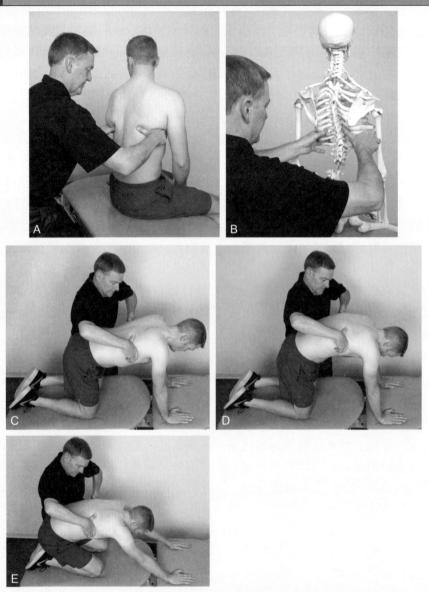

图 5-10　A. 坐位胸廓松动术：当患者向左旋转时，治疗师施加矫正的内侧和向头端的力，并随患者一起移动。在不增加患者疼痛的情况下施加力，这种松动术的力量应使胸廓进一步进入活动范围，并至少重复 10 次。B. 手放置于胸廓的骨骼上，于坐位时进行胸廓松动术。C. 四点跪位进行胸廓松动术的手法位置。D. 四点跪位胸廓松动术伴猫背活动。施加的力应在不增加患者疼痛的情况下使胸廓能够进一步进入活动范围，并至少重复 10 次。E. 四点跪位胸廓松动术，躯干主动屈曲运动。施加的力应在不增加疼痛的情况下使胸廓进入更大的活动范围，并至少重复 10 次

（八）胸廓出口综合征

当患者有放射性疼痛，并经神经动力学张力试验阳性证实时（第 6 章），治疗师必须进一步检查患者以确定压迫的位置。胸廓出口综合征（TOS）是一种常见的以臂丛和锁骨

下腋窝血管压迫为特征的临床综合征。胸廓出口综合征涉及臂丛的主要部分，从椎间孔远端开始，向外侧延伸到喙突和胸小肌的附着处。它也包括锁骨下 - 腋窝血管，因为它们从胸腔拱起穿过第一根肋骨并跟随臂丛。与胸廓出口综合征相关的症状最常见的原因是 C_8 和 T_1 的腹侧支（或臂丛的下干）和尺神经受累。

可能发生神经血管卡压的 3 个主要出口部位以及可能导致上肢症状的压迫结构包括：锁骨下动脉和臂丛下根，因为它们从胸腔出来后上升到第一肋骨上缘，并穿行在前斜角肌和中斜角肌之间。这被称为颈椎出口或斜角肌三角间隙。第二个出口是锁骨下动脉和静脉以及臂丛的下干，在锁骨下面，在第一根肋骨之上，被称为肋锁骨间隙。第三个出口是腋窝动脉和静脉以及臂丛束，在胸小肌和喙突下方穿过喙突下沟（图 5-11）。

图 5-11　胸廓出口解剖。3 种可能的压迫位置和结构

A. 锁骨下动脉和臂丛下根可能会受到压迫，因为它们自胸腔出来后上行到第一肋骨，并穿行在前斜角肌和中斜角肌之间；B. 锁骨下动脉和静脉和（或）臂丛的下干在锁骨下方的肋锁骨间隙；C. 腋窝动脉或腋窝静脉或喙突下沟的臂丛束之一（引自 Ho V，Reddy G. Cardiovascular Imaging. Philadelphia：Saunders；2011.）

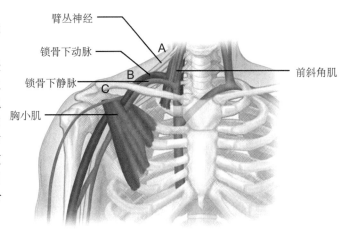

胸廓出口综合征可能表现为血管或神经源性疾病。血管性胸廓出口综合征可进一步细分为动脉性胸廓出口综合征或静脉性胸廓出口综合征（表 5-4）。动脉性胸廓出口综合征（aTOS）是由锁骨下动脉压迫引起的，患者主诉手臂运动和用力时出现手臂疲劳和感觉异常。早期症状可能包括手部冷敏感或雷诺综合征。手臂血压和桡动脉脉搏随着臂向外旋位和外展位的移动而降低。反复压迫会引起锁骨下动脉内膜损伤和狭窄，患者可能会出现狭窄后扩张或动脉瘤形成。患者可能出现动脉血栓形成或远端缺血和坏疽相关的栓子存在于手指血管。血管造影可以在手臂不同的位置进行，可视化的锁骨下动脉压迫可证实诊断。静脉性胸廓出口综合征（vTOS）是由锁骨下静脉压迫引起的，表现为静脉充血、上肢水肿、疼痛、发绀、疲劳和上肢僵硬感。肩关节外展和外旋时的静脉造影显示锁骨下静脉在第一肋骨水平的撞击，以确认诊断。如果使用保守治疗（如物理治疗）对血管性胸廓出口综合征不成功时，通常需进行手术切除第一肋骨或颈肋骨，给动脉或静脉解除压迫。其他干预措施包括溶栓、抗凝和血管内手术，如血管成形术加支架置入。

表 5-4　胸廓出口综合征分型与鉴别诊断

分型	症状	鉴别诊断	损伤
血管性胸廓出口综合征			
动脉性胸廓出口综合征（aTOS）	上肢疲劳 / 上肢感觉异常	肩关节外展时血压或脉搏下降	● 参照 aTOS ● 进行 Adson 试验，手臂过度外展动作时脉搏消失
静脉性胸廓出口综合征（vTOS）	静脉怒张 上肢水肿 疼痛 发绀 易疲劳 上肢感觉僵硬	肩关节外展和外旋时的静脉造影显示第一肋骨水平处锁骨下静脉的撞击	● 参照 aTOS ● 进行 Adson 试验，手臂过度外展动作时脉搏消失
神经性胸廓出口综合征			
真性神经性胸廓出口综合征（tn-TOS）	颈部、胸部和上肢疼痛和感觉异常	● 上肢神经衰弱或麻木，分布与臂丛神经受损部分相对应 ● 臂丛神经损伤的电诊断试验结果阳性	● 参照 aTOS ● 肌肉强直 ● 感觉丧失 ● 深部腱反射消失
症状性神经性胸廓出口综合征（sn-TOS）	感觉异常和疼痛最常见于手和前臂的尺侧分布，反复使用上肢和将手臂置于肩高以上会引起疼痛	● 无上肢客观神经功能受损 ● ULND 1 症状再现并于尺侧分布 ● 5 个 TOS 测试中有 3 个是阳性（Adson 试验，Roos 压力试验，过度外展试验，过度外展症状和锁骨上区域 Tinel 征）	● 头部前倾 / 肩胛骨前伸 ● 上胸部呼吸方式 ● 第一肋骨活动性减少 ● 上胸椎活动性减少 ● 紧绷 / 缩短 / 保护胸小肌、斜角肌和肩胛提肌 ● 深颈屈肌、深颈伸肌和肩胛骨稳定肌的神经肌肉控制弱 / 差

注：TOS. 胸廓出口综合征；ULND. 上肢神经动力学。

　　神经性胸廓出口综合征可进一步分为真性神经性胸廓出口综合征（tnTOS）和症状性神经性胸廓出口综合征（snTOS）。真性神经性胸廓出口综合征通常由重复性或严重创伤引起的臂丛牵拉或压迫引起，并导致上肢神经无力或麻木，上肢分布与臂丛受损部分相对应。颈部、胸部和上肢的疼痛和感觉异常也可能伴随真性神经性胸廓出口综合征。症状性神经性胸廓出口综合征约占胸廓出口综合征病例的 90%，同时却也具有最少的客观诊断指标。症状性神经性胸廓出口综合征的特征是感觉异常和疼痛，最常见于手和前臂的尺侧分布，反复使用上肢和将手臂置于肩高以上会引起疼痛。症状性神经性胸廓出口综合征通常不表现为上肢的客观神经损害。双重挤压综合征也可能发生在神经在整个上肢走行过程中的多个易卡压位点，如胸腔出口、肘部和腕部。

　　胸廓出口综合征通常与体位偏差相关，体位偏差会使胸廓出口变窄，比如头前倾位 / 肩胛骨外展和肌肉不平衡，类似胸肌、肩胛提肌和斜角肌的紧绷 / 缩短，以及深层颈屈肌、下斜方肌、前锯齿肌和肩袖肌无力。肩胛骨的生物力学通常是减弱的，患者可能出现肩部下垂的表现（肩胛骨凹陷、向下旋转或前倾）。颈源性头痛，以及上胸椎和颈椎疼痛和肌肉紧张，通常伴随胸廓出口综合征，这些损伤需要作为治疗方案的一部分加以解决。

　　胸廓出口综合征及其 4 种亚型的鉴别诊断，需要筛查其他可能引起症状的原因，包括但不限于颈椎神经根病、肘部和腕部尺神经和正中神经周围压迫性神经病，筛查手段如肘部和腕部的 Tinel 征和 Spurling 试验（压头试验）。其他诊断测试，如肌电图 / 神经状况研究和颈椎磁共振成像（MRI），可以进一步协助诊断。动脉性胸廓出口综合征和静脉性胸廓出口综合征通常通过磁共振血管造影术（MRA）和超声波多普勒诊断，但 MRA 的特异性和敏感性值得怀疑。Estilaei 和 Byl 的系统综述发现，支持 MRA 作为诊断动脉性胸廓出口综合征的有效测试证据不足。

　　ULND 1 测试（见图 6-29）可用于判断臂丛神经及周围结缔组织的应激程度。虽然 ULND 1 测试是为了偏置正中神经而设计的，但症状性胸廓出口综合征患者通常报告该测试的尺神经分布区域的症状。Ide 等在 150 例胸廓出口综合征患者中，将阳性神经源性胸廓出口综合征诱发试验与神经放射造影结果相关联，发现 92 例患者（61%）有臂丛神经牵拉动作引起的症状，并得出结论，臂丛神经牵拉是检测胸廓出口综合征相关神经刺激的重要因素。ULND 测试比传统测试更有效。在高度反应的情况下，必须注意不要过度拉伸神经组织，这可能会在检查中产生严重的不良事件。

　　传统胸廓出口综合征诱发试验包括 Adson 试验（图 5-12）、过度外展试验（图 5-13）和 Roos 压力试验 [抬臂加压试验（EAST），图 5-16]。据报道这些试验是不可靠的，因为在健康、无症状的参与者中，高达 90% 的人在进行这些试验时均出现桡动脉脉搏消失的现象。甚至在 1945 年首次描述了过度外展手法操作的 Wright，发现 150 名正常无症状志愿者中有 125 名（83%）在他们的手臂完全外展时出现桡动脉脉搏消失，这表明该测试并非病理实体的诊断，而只是手臂完全外展的正常生理反应。同样，Rayan 对 100 名无症状的正常志愿者的上肢进行了评估，使用锁骨上和锁骨下区域的 Tinel 征以及 Adson 试验、锁骨胸骨间隙试验（CCM）和过度外展试验来观察血管和神经源性反应。结果有 15 例（7.5%）实验者四肢 Tinel 征呈阳性。而在进行 Adson 试验时，有 27 例（13.5%）患者肢体出现桡动脉脉搏消失，行锁骨胸骨间隙试验有 94 例（47%）患者肢体出现桡动脉脉搏消失，进行过度外展试验时，则有 114 例（57%）患者肢体出现桡动脉脉搏消失。而出现神经源性症状反应的肢体在 Adson 试验中为 4 例（2%），在锁骨胸骨间隙试验中为 20 例（10%），在过度外展试验中为 33 例（16.5%）。Nord 等也对正常受试者进行了测试，发现有 20% 的 Adson 试验，16% 的锁骨胸骨间隙试验，47% 的 Roos 压力试验，以及 30% 的锁骨上区域压力测试均呈现假阳性。56% 的正常受试者至少有一次胸廓出口综合征诊断试验呈阳性。这说明胸廓出口综合征检测结果假阳性的可能性很高，特别是血管反应阳性。

　　当使用诱发试验评估桡动脉脉搏的闭塞，以诊断动脉性胸廓出口综合征和静脉性胸廓出口综合征时，治疗师还应评估远端缺血征象、水肿和上肢发绀；测量上肢的血压；并在诱发体位下，将双臂置于两侧，听诊双上肢是否有杂音。在真性神经性胸廓出口综合征和症状性胸廓出口综合征病例中，应进行诱发试验，不仅要消除桡动脉脉冲，而且要重现患者的症状，应包括 ULDN 1 测试。由于传统胸廓出口综合征检测的特异性较低，如果将这些检测用于胸廓出口综合征诊断，则在特定患者中至少有 3 项检测应呈阳性。Gillard 报道，联合使用几种检测提高了特异度，因此当 5 项检测为阳性时，敏感度和特异度均提高到 0.84，+LR 为 5.25，－LR 为 0.19，这意味着概率的中等变化，5 项胸廓出口综合征阳性检测（Adson 试验、Roos 压力试验、高举手臂检测脉搏、高举手臂检测症状和锁骨上区域的 Tinel 征）可以更准确地诊断或排除血管性胸廓出口综合征。然而，需要进一步地研究来开发更准确、更明确地诊断胸廓出口综合征的方法。

除了检查神经血管束的敏感度和功能外，详细检查颈、胸、肩带的主动和被动运动性、肌肉长度和力量 / 神经肌肉控制测试，也是制订综合治疗计划的重要考虑因素。评估第一肋骨的位置和活动度，也可以提供关于肋锁骨胸廓出口和周围组织的组织延展性、肌肉张力和症状再现的有用信息。

保守治疗包括使用手法治疗和自我松动术松解颈胸椎出口减压神经血管束（框 5-2，图 5-8D）。手法治疗颈椎、上胸椎和胸腔的活动能力低下，同时采用抑制肌肉张力和增强胸肌、斜角肌和上斜方肌 / 提肩胛肌的肌肉伸展的技术，将产生积极的治疗效果。应该结合训练深层颈屈肌、深层颈伸肌和肩胛稳定肌，以及姿势教育 / 训练。

一项针对 119 名症状性胸廓出口综合征患者的研究，采用了治疗性运动方案，旨在恢复颈椎和胸椎的活动能力，增强颈椎和肩胛骨稳定肌的力量，这些患者符合以下 4 项标准中的 3 项：手臂处于抬高位置时症状加重的病史；$C_8 \sim T_1$ 区有感觉异常史；臂丛锁骨上区域的压痛；Roos 压力试验阳性。88% 的患者对治疗表示满意，并表现出颈椎和胸椎活动能力的改善，73% 的患者在治疗后 2 年的随访中能够重返工作岗位，至少部分症状得到缓解。

Edgelow 提倡借助器械（如棍子上的橡皮球和泡沫卷）来增强第一肋骨和胸部的自我松动术松解效果以及相关肌肉群的放松（框 5-2，图 5-8D）。训练横膈膜呼吸是抑制习惯性过度使用上胸呼吸肌的另一个重要治疗方法（如斜角肌），横膈膜呼吸应与自我松动术和家庭锻炼计划相结合并加强。Watson 提倡采用手法辅助并结合贴扎的肩带强化训练，对肩胛骨稳定肌进行再训练，改变肩胛骨的休息位和功能位，治疗胸廓出口综合征。颈椎、胸椎和第一肋骨的松动术，按摩，斜角肌和胸肌拉伸以及神经活动治疗技术，也可以包括在胸廓出口综合征的治疗中。此外，还应解决工作场所的人体工程学问题，并作为治疗方法的一部分，因为姿势紧张会导致胸廓出口综合征的发展和恶化。由于已发表的高质量研究较少，因此需要进一步地研究来评估手法和运动治疗胸廓出口综合征的有效性。

胸椎检查技术

　　胸椎的检查从结构和体位检查开始，然后是第 2 章所述的颈椎和胸腰椎的 AROM 检查。肩部筛查也是胸部检查的重要组成部分，用于确定上肢体征和症状的存在，这些体征和症状可能是胸椎疾病的促成因素或持续因素。此外，原发性肩部损伤可能伴有胸椎活动能力低下的问题，这需要作为治疗计划的一部分来加以解决。

1. 在肩部抬高活动范围测试中检查胸椎的活动性

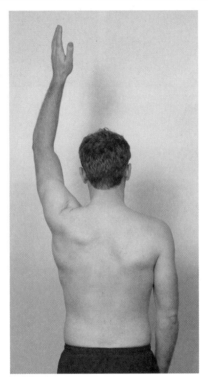

图 5-12　当患者主动前屈肩关节时，目测胸廓后伸、侧屈和旋转。比较左侧和右侧来判断胸廓运动的受限和不对称情况

　　首先应该测试肩胛周围的肌力，因为这些肌肉的无力可能是导致胸廓和肩部位置偏差的原因之一（框 5-5）。

　　除了用于诊断胸廓出口综合征的特殊检查外，很少有专门用于诊断胸椎疾病的特殊检查。胸椎手法检查的主要目的是测定胸椎和胸腔的低活动性、易激惹、压痛或不稳定的区域。这种测定最好通过触诊组织状况和 PIVM 测试来完成。

框 5-5　肩胛周围肌力的手法测试

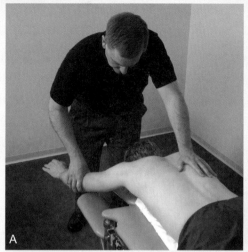
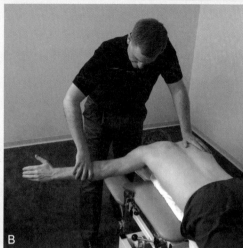
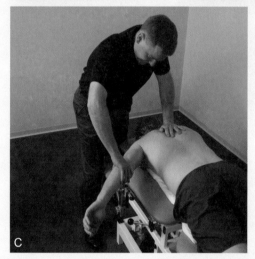

图 5-13　A. 下斜方肌等长手法肌力测试；B. 中斜方肌等长手法肌力测试；C. 背阔肌等长肌力测试

选择性的胸椎特殊试验

2. Adson 试验

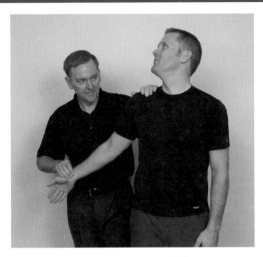

图 5-14 Adson 试验

目的	确定胸廓出口处是否存在血管受压或周围神经刺激。
患者体位	站立位，双臂放在身体两侧，保持中立姿势。
治疗师位置	站在患者身边，面对患者。
手部位置	治疗师用一只手托住患者的手臂，另一只手触诊桡动脉搏动。
步骤	当患者完全伸展颈部并将头部向被检查的一侧旋转时，要求患者深吸一口气。治疗师触诊桡动脉搏动并询问患者该手法是否再现了患者上肢症状。血管受压的阳性检测是桡动脉脉冲减少或消融。症状反复出现与神经源性胸廓出口综合征的 sTOS 有关（图 5-14）。
说明	Adson 试验是为了说明前斜角肌在肌肉完全拉长时消除脉搏的作用。在一项研究中，比较了 Adson 试验与多普勒超声、电生理检查和螺旋计算机断层血管造影诊断胸廓出口综合征的准确性，对 46 例疑似胸廓出口综合征患者进行了诊断，结果如下：敏感度为 0.79，特异度为 0.76，阳性预测值为 0.85，阴性预测值为 0.72；因此，+LR 可以计算为 3.29， − LR 为 0.27，这意味着使用这项测试，无论是纳入还是排除 TOS 的血管循环障碍，后续测试的变化很小。Gillard 报道，联合使用几种检查可提高特异度，因此当 5 项检查均为阳性时，敏感度和特异度均提高至 0.84，其中 +LR 为 5.25， − LR 为 0.19，这意味着有 5 项胸廓出口综合征检查（Adson 试验、Roos 压力试验、高举手臂检测脉搏、高举手臂检测症状和锁骨上区域 Tinel 征）阳性，可以准确地诊断或排除胸廓出口综合征。

3. 过度外展试验

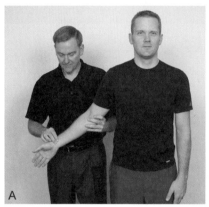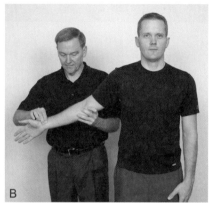

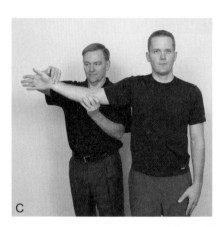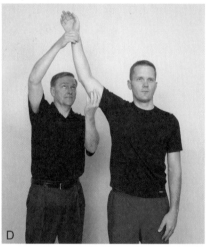

图 5-15　过度外展试验

A. 肩外展 30°；B. 肩外展 60°；C. 肩外展 90°；D. 全肩外展（目标 180°）

目的	确定胸廓出口处是否存在血管受压或臂丛神经刺激。
患者体位	患者站立位，双臂放在身体两侧，手掌向前。
治疗师位置	治疗师站在患者身边，面对患者。
手部位置	治疗师用一只手托住患者的手臂，另一只手触诊桡动脉搏动。
步骤	测试的手臂肘关节弯曲 30°～40°，被动外展至 30°、60°、90° 和 180°，记录桡动脉脉冲消失的角度和患者症状重现的角度。血管性胸廓出口综合征的阳性检测是桡动脉脉冲减少或消失。上肢感觉异常症状的再现可能与 sTOS 有关（图 5-15）。

说明　　　过度外展手法诊断 46 例疑似胸廓出口综合征患者，对于脉搏消失（n=47），敏感度 0.70，特异度 0.53，PPV 72%，NPV 50%，+LR 1.49，－ LR 0.56；对于症状再现（n=47），敏感度 0.90，特异度 0.29，PPV 69%，NPV 63%，+LR 0.69，－ LR 0.34；因此，使用该测试来判定或排除胸廓出口综合征的血管因素方面，其后续测试概率变化很小。Gillard 报道，联合使用几种检查可提高特异度，因此当 5 项检查均为阳性时，敏感度和特异度均提高至 0.84，其中 +LR 为 5.25，－ LR 为 0.19，这意味着有 5 项胸廓出口综合征检查阳性的概率有中等程度的变化，可以准确地诊断或排除胸廓出口综合征。

4. Roos 压力试验（抬臂加压试验）

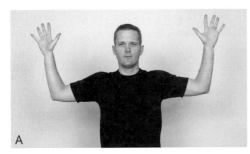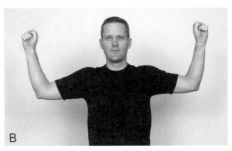

图 5-16　A. 双手张开的 Roos 压力试验 [抬臂加压试验（EAST）]；B. 手指弯曲的 Roos 压力试验（EAST）

目的　　　　确定胸廓出口处的压迫是否造成血管受压或臂丛神经刺激。
患者体位　　坐位或站位，头颈处于中立位。
治疗师位置　面对患者站立。
手部位置　　在本测试中，治疗师不触诊患者。
步骤　　　　患者将手臂置于肩外展 90°，肘部屈曲 90°，完全外旋。然后要求患者屈伸手指持续 3 分钟。如果患者不能保持试验体位 3 分钟，表现为上肢下垂，提示疲劳或动脉受压，则该试验为阳性。治疗师还应比较左、右远端肢体颜色，并监测症状的发作时间（图 5-16）。
说明　　　　48 例疑似胸廓出口综合征患者 Roos 压力试验诊断的敏感度 0.84，特异度 0.30；PPV 68%，NPV 50%；+LR 1.2，－ LR 0.53，表明患者有血管胸廓出口综合征为阳性或没有阴性的血管胸廓出口综合征的可能性发生了很小的变化。Gillard 报道，结合使用几种测试可以提高特异度，因此当 5 项测试为阳性时，敏感度和特异度都提高到 0.84，其中 +LR 为 5.25，－ LR 为 0.19，这意味着有 5 项胸廓出口综合征测试阳性的概率会适度变化，可以准确地判断或排除胸廓出口综合征。

胸椎椎间关节被动运动试验
5. 上胸椎前屈时椎间关节被动运动试验

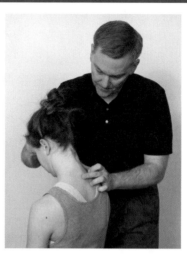

图 5-17   上胸椎前屈时椎间关节被动运动试验

目的	评估 $C_7 \sim T_1$ 至 $T_3 \sim T_4$ 胸椎节段前屈时被动节段运动。
患者体位	坐位，双手放在膝盖上。
治疗师位置	治疗师站在旁边，稍稍靠在患者后面。
手部位置	图 5-17 描绘了治疗师正确的手的放置位置。
	右手：右手支撑患者的前额。
	左手：用中指的指腹触诊目标节段棘突间隙。
步骤	左手中指的指腹用来触诊 $C_7 \sim T_1$ 节段的棘突间隙。右手被动地前屈患者的头部和颈部。治疗师通过触诊脊柱节段上棘突相对于下棘突的活动量，触诊 $C_7 \sim T_1$ 节段棘突间隙是否向前弯曲而扩大。注意到该段可用的被动前屈程度。每次重复一个节段，触诊 $T_1 \sim T_2$ 至 $T_3 \sim T_4$ 节段的棘间间隙。记录每个节段被动前屈的量并进行比较（图 5-17）。
说明	评估应从 $C_7 \sim T_1$ 开始，并沿尾端进行，以便从 C_7 开始轻松定位指定节段，C_7 往往有突出的棘突。随着评估的进行，头部和颈部向前弯曲的角度增加。而头部和颈部应以较小的振荡幅度运动，以避免患者颈部过度运动，大的被动运动可能会引起疼痛。Christensen 等报道了一组脊椎按摩师进行的坐位上胸椎 PIVM 技术的组内一致性（Kappa 值为 0.60）和组间一致性（Kappa 值为 0.22）。

6. 上胸椎旋转椎间关节被动运动试验

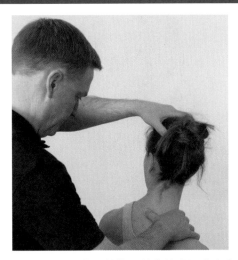

图 5-18　上胸椎旋转椎间关节被动运动试验

目的	评估胸椎 $C_7 \sim T_1$ 至 $T_3 \sim T_4$ 节段的被动旋转。
患者体位	患者坐在椅子或治疗台上，双手放在膝盖上。
治疗师位置	治疗师站在或跪在患者身后。
手部位置	图 5-18 描述了治疗师正确的手的放置位置。
	左手：左手轻轻扶住患者的头顶向左旋转。右手扶在患者的头顶，向右旋转。
	右手：用拇指的指腹触诊指定节段的外侧，手指放在患者肩胛带上。
步骤	用右手拇指的指腹触诊 $C_7 \sim T_1$ 节段棘突间隙的右外侧。左手被动地将患者的头部向左旋转。治疗师触诊节段上的棘突，拇指按压节段下位的棘突。注意到该段可用的被动旋转角度。重复该手法操作，触诊 $T_1 \sim T_2$ 至 $T_3 \sim T_4$ 节段棘突间隙的右侧侧面。交换手的位置，重复该过程，将患者的头部向右旋转。记录每个节段被动向右旋转角度，并比较每个方向的被动旋转角度（图 5-18）。
说明	评估应从 $C_7 \sim T_1$ 开始，并逐渐进行，这样可以方便地定位从 C_7 开始的指定节段。随着评估的进行，头部和颈部的旋转角度增加。然而，治疗师应尽量减少头部和颈部的活动，因为经常会引起患者颈部疼痛。在治疗过程中，治疗师站在患者的正后方，以便清晰地进行观察和完成触诊。如果颈椎出现活动过度，将颈椎定位在部分前屈的位置可以使组织放松；旋转应该发生在颈部前屈位置形成的新平面之内。

7. 中央后前位椎间关节被动附加运动试验：向后弯曲

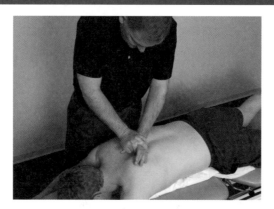

图 5-19   中央后前位椎间关节被动附加运动试验：双手技术

目的	用于胸椎节段的被动附加运动和疼痛诱发。对于干预，应该使用适当等级（Ⅰ～Ⅳ）的运动用以治疗疼痛或活动度低下。
患者体位	患者俯卧，胸腔下放置一或两个枕头，双臂沿身体侧卧，置于治疗床边缘，或支撑在可动式治疗床的可调节臂上。另一个枕头可以放在小腿下面，以保持患者舒适。
治疗师位置	治疗师站在患者身边。
手部位置	左手：将左手放在患者的背部，使手的尺侧缘刚好在远端的豌豆骨与待测椎体的棘突接触。肩膀正对着患者。手腕完全伸展，前臂置于旋后和旋前之间。 右手：用右手加强左手，使右手的第 2、第 3 指包住左手的第二掌骨指关节。允许肘部轻微弯曲。
步骤	治疗师在每个被检查的棘突上施加后前向的力，总共缓慢重复 3 次。最初的压力应该轻轻地施加；如果没有疼痛反应，可以增加运动的幅度和深度。治疗师通过 ROM 和终末端感觉来评估运动的质量，并将其与上下节段进行比较（图 5-19）。
说明	中等强度的运动冲击（弹簧试验）也可以与该技术一起用于评估组织阻力和疼痛诱发。阳性反应是复制类似迹象（疼痛或抵抗或肌肉保护）的运动。该技术评估了关节的活动性和反应性。使用直接的后前向的力，以产生目标椎体相对于下位椎体的向后弯曲运动。Christensen 等报道了俯卧椎间关节被动附加运动（PAIVM）测试的组内可靠性 Kappa 值为 0.68，组间可靠性 Kappa 值为 0.24；对于小关节触诊压痛的一致性，组内可靠性 Kappa 值为 0.94，组间可靠性 Kappa 值为 0.70。

操作调整　　　　该技术也可以采用单手技术，手的近端豌豆骨接触棘突，肘关节屈曲，前臂垂直于脊柱表面角度（图 5-20）。当治疗师俯身在患者身上时，手的远端放在治疗床边缘以支撑治疗师的上半身重量。力的施加可以作为渐进后前向的力或中等范围的弹簧测试来完成。

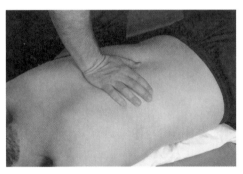

图 5-20　中央后前椎间关节被动附加运动试验：通常用于弹簧测试的单手技术

8. 后前位前屈椎间关节被动附加运动试验（同一椎体的横突）

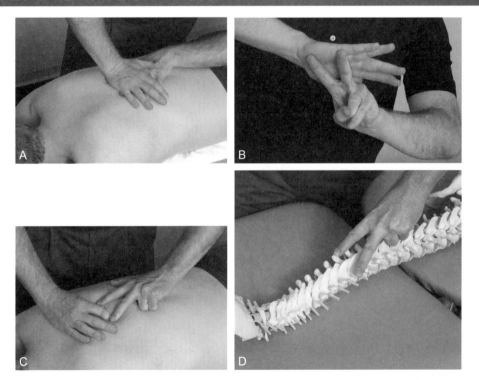

图 5-21　A. 后前位前屈椎间关节 PAIVM 试验；B. 双手位置，用于前屈 PAIVM 测试：同一椎体的两侧横突；C. 用靠近患者头侧的手松捏棘突，寻找目标横突进行 PAIVM 试验：同一椎体的两侧横突；D. 手指位置，前屈 PAIVM 试验：同一椎体的两侧横突

目的	评估胸段 $T_3 \sim T_4$ 至 $T_{11} \sim T_{12}$ 的被动前屈运动和反应性（疼痛刺激）水平。
患者体位	患者俯卧，在胸部 / 躯干下放一个枕头。
治疗师位置	治疗师站在患者旁边。
手部位置	远端手：用第 2、第 3 指作为"假"指，将第 2、第 3 指的指腹放在目标椎体的横突上。（假指：是指用于支持或定位，而不是直接施加压力或力量的手指。） 近端手：第五掌骨掌面置于"假"手指之上。
步骤	用近端手的示指和拇指轻捏 T_2 棘突外侧边缘。远端手的第 2 和第 3 指分别位于近端手的拇指和示指的侧面。这个位置将假指置于 T_3 横突上。治疗师的近端手的小指侧面被放置在远端手的第 2 和第 3 指上，然后近端手减少关节的松弛度（即移动到关节的中间范围），然后施加一个冲击力。记录 $T_3 \sim T_4$ 节段的被动前屈程度和疼痛诱发程度。这个过程的另一种变化是慢慢地将节段逐渐放松到一个终末端 ROM 的位置，重复 3 ~ 4 次，以感受对被动运动和疼痛刺激的抵抗程度。在 $T_3 \sim T_{11}$ 的横突（$T_3 \sim T_4$ 至 $T_{11} \sim T_{12}$ 节段）重复该步骤。比较每个部分被动前屈程度（图 5-21）。
说明	这项技术可以从 T_3 开始，向尾端推进，这样可以很容易地定位胸椎（从 C_7 开始倒数）。施加冲击力的前臂应该垂直于被检查的脊柱轮廓的角度。应该注意的是，横突通常是摸不到的，但在深入软组织时，"假指"（没有施加力的手指）应能感觉到深部较为坚实的触感，即为横突的位置。另外，一个胸椎的横突位于上位椎体棘突的外侧。阳性的疼痛诱发试验可能表明小关节和周围软组织的反应性。
操作调整	当患者俯卧在枕头上时，治疗师可以站在治疗床上方，将双鱼际下隆起置于同一椎体的横突处（图 5-22）。当治疗师保持双肘伸直时，可以在目标胸椎上逐渐施加后前向的力，以评估每个胸椎节段的 PAIVM。

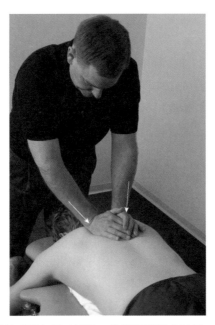

图 5-22　前屈位椎间关节被动附加运动试验：使用双手技术于同一椎体横突进行前后向检查

9. 椎间关节被动附加运动试验：后前位旋转（相邻椎体的横突）

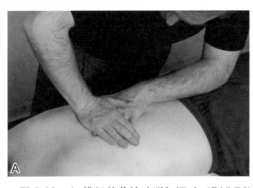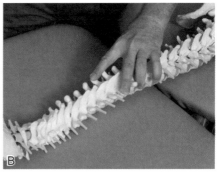

图 5-23　A. 椎间关节被动附加运动（PAIVM）试验：左旋邻椎前后横突；B. 手指位置

目的　　　评估胸段 $T_3 \sim T_4$ 至 $T_{11} \sim T_{12}$ 的被动旋转和反应性水平。

患者体位　患者俯卧，胸 / 躯干下垫枕头。

治疗师位置　治疗师以对角线的姿势站在患者旁边。

手部位置　远端手：用第 2、第 3 指作假指，将第 2、第 3 指的指腹置于指定相邻椎骨的横突上。

　　　　　近端手：第五掌骨掌面置于假指之上（图 5-23）。

步骤 　治疗师站在患者右侧，将远端手的第 2 指置于 T_4 棘突右侧约
一指宽处，使手指位于 T_5 右侧横突上方。远端手的第 3 指位
于 T_5 棘突左侧约一指宽处，位于 T_6 左横突上。治疗师将近端
手的第五掌骨的掌面置于假指的指腹上，并使用上方手让患者
的关节放松并移动到中间位置，接着施加冲击以产生左旋转。
另一种变化是渐进地、重复地移动到末端位置，以感知运动的
阻力。记录目标节段被动旋转的程度和疼痛激发的情况。将近
端假指放置在 T_5 的左侧横突上，将尾端假指放置在 T_6 的右侧
横突上，测试右旋转。使用头端让患者的关节放松并移动到中
间位置，然后施加一种快速的推动力或冲击。记录目标节段可
用的被动旋转程度和疼痛刺激。在 $T_3 \sim T_4$ 至 $T_{11} \sim T_{12}$ 的适
当横突重复该步骤，并比较每个方向上可用的被动旋转程度。

说明 　这项技术可以从 T_3 开始，向尾端进行，这样可以很容易地定
位胸椎（从 C_7 开始倒数）。用于产生冲击力的前臂应垂直于被
评估的脊柱区域轮廓的角度。这种手法遵循的原则是"脊柱
节段的旋转方向与位置较低的手指方向一致"（例如，如果位
置较低的手指在右侧，则诱导向右旋转）。横突通常是摸不到
的，但在减少软组织松弛度时，"假指"（没有施加力的手指）
应能感觉到一种坚实感；一个胸椎的横突位于上位椎体棘突的
外侧。活动能力和疼痛刺激都用这个评估来测试。

操作调整 　当患者俯卧在枕头上时，治疗师用每只手的鱼际下隆起接触目
标脊柱节的相邻横突。可以用双手均匀渐进地施加后前向的力
（图 5-24），也可以使用中等强度弹簧测试来评估 PAIVM 对目
标节段胸部旋转的影响。建议学生在尝试这种交替双手技术之
前掌握"假指"方法，因为双手技术需要更高级的触诊技能才
能安全有效地执行。

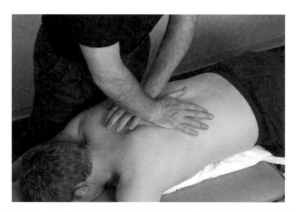

图 5-24　交替双手技术后前旋椎间关节被动附加运动试验

肋骨被动附加运动测试和操作技术

10. 肋骨后前向附加运动试验

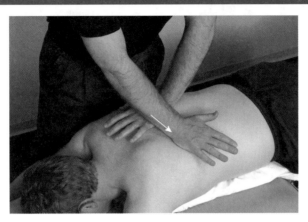

图 5-25　肋骨后前向附加运动试验

目的	评估目标肋骨肋横突关节及肋椎关节的活动性和反应性水平。如果注意到活动度较低，可以将该试验调整为手法治疗。
患者位置	患者俯卧，胸 / 躯干下垫枕头。
治疗师位置	治疗师站在患者旁边，目标肋骨的对侧。
手部位置	远端手：小鱼际位于相应椎体的相对横突上。
	近端手：手臂越过远端手的顶部，将小鱼际置于目标肋骨的肋后角。
步骤	当治疗师用远端手在横突上施加稳固的压力时，近端手对肋骨施加后前向的力。可以使用中等冲击力或逐渐增强的后前向的力（图 5-25）。记录目标节段的被动肋骨活动程度和疼痛诱发程度。从第三肋骨到第十二肋骨重复这一步骤，对比左、右肋。
说明	如果胸椎 PAIVM 试验未引起胸椎疼痛，那么所涉及部位更容易受刺激的关节很可能是肋骨关节（肋横突和肋椎突关节）。如果胸椎 PAIVM 和肋骨附加运动测试都引发疼痛，那么容易受刺激的关节可能是肋骨、椎骨小关节或两者均有。该技术可以通过改变振荡的深度和频率转换为松动术 / 手法治疗技术。

11. 肋骨被动前旋活动度测试与手法操作

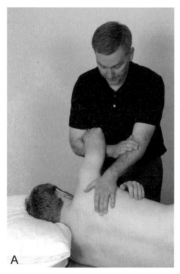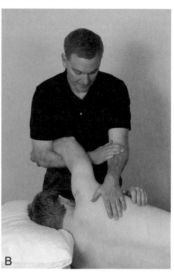

图 5-26　A. 中间肋骨被动前旋活动度评估；B. 下方肋骨被动前旋活动度评估

目的	评估肋骨和周围软组织的活动性。如果注意到其活动度较低，可以将该试验调整为治疗手法。
患者位置	患者侧卧，面向治疗师，患侧朝上。
治疗师位置	治疗师面对患者站立。
手部位置	远端手：第 2 和第 3 指的指腹接触目标肋骨的后角。 近端手：治疗师用前臂钩住患者的上臂，并握住前臂。
步骤	当接触目标肋骨时，治疗师将重心向后移动，使患者上臂 / 肩胛带复合体向前移动，并向前拉目标肋骨，以评估肋骨向前旋转的能力（图 5-26）。
说明	该技术可以很容易地转化为肋骨松动术，通过保持用力和拉动目标僵硬的肋骨使其向前（身体的前部）旋转。当治疗师进行下方肋骨的操作时，他们需要调整自己和患者的体位，如逐渐弯曲患者的上臂并向头侧方向移动自己的身体，以保持操作的力量方向与肋骨旋转的方向一致，从而更有效地进行操作。

12. 肋骨被动桶柄样活动测试与手法操作

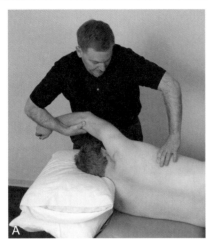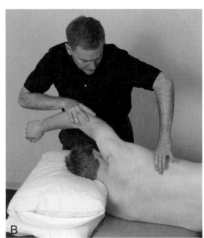

图 5-27　A. 肋骨被动桶柄样活动评估；B. 桶柄运动测试转化为特定目标肋骨的等长手法操作

目的	评估肋骨和周围软组织在桶柄式运动方向上的可移动性。如果注意到活动度较低，可以将该试验调整为手法治疗。
患者位置	患者侧躺，面对治疗师，患侧朝上。
治疗师位置	治疗师面对患者站立。
手部位置	远端手：将示指桡侧置于待测目标肋骨之间。 近端手：握住并支撑患者靠近肘部的上臂。
步骤	当治疗师触诊目标肋骨之间的间隙时，将患者的肩部外展至最大范围，并施加额外力量以诱导胸腔向目标节段侧屈。治疗师尝试触诊上肋相对于相邻下肋的桶柄运动（图 5-27A）。
说明	通过握住肋骨或手臂施加额外力量，该技术可以很容易地转化为肋骨松动术。该技术可以转换为等长手法治疗（图 5-27B），在对肋骨下部施加压力时，抵抗患者肩部内收。理论上，等长收缩的作用是拉动上位肋骨，并对目标肋相对应的关节和软组织施加拉伸。在 10 秒的等长收缩后，再进行 10 秒的被动拉伸。这个过程要重复 3 ～ 4 次。

13. 肋骨被动附加呼气运动测试与手法操作

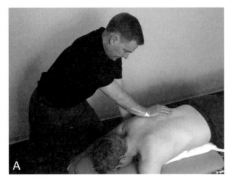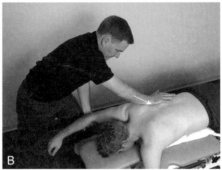

图 5-28　A. 肋骨被动附加呼气运动测试；B. 肋骨呼气手法操作，运用上肢提供额外的杠杆作用

目的	评估目标肋骨的肋横突关节及肋椎关节的活动性和反应性。如果注意到活动度较低，可以将该试验调整为手法治疗。
患者位置	患者俯卧，在胸 / 躯干下放置枕头，手臂远离治疗床一侧或支撑在可动式治疗床上的扶手上。
治疗师位置	治疗师站在患者头部位于目标肋骨的一侧。
手部位置	远端手：支撑治疗师自身的体重，手沿治疗台的侧面放置。 近端手：小鱼际位于目标肋骨后肋角的上方。
步骤	治疗师逐渐向下、向前施力，使后肋角向下方移动。可以使用中等冲击力或逐渐增强力道。记录目标节段的被动肋骨活动量和疼痛诱发量。从第 3 ～ 12 肋重复这个过程，比较左右侧（图 5-28A）。
说明	如果这种方法引起疼痛，而胸椎后前向 PAIVM 测试却没有引起疼痛，那么受累节段的关节很可能是胸肋关节（肋横突关节和肋椎关节）。如果胸椎后前向 PAIVM 测试和肋骨附加运动试验均引起疼痛，则受累关节可能是胸肋关节或椎间小关节，或者两者均有。该技术可以通过改变振荡的深度和频率转换为松动术 / 手法治疗技术。活动侧的手臂可以用来提高手法操作技术的机械优势（图 5-28B）。治疗师可通过将患者的手臂抬高到前屈的极限范围，使被操作的肋骨水平线以上的软组织放松，从而改善操作的效果。一旦达到这个位置，让肋骨的呼气力维持在目标肋骨上，可产生对肩部的等长伸展的力。此时等长收缩可以保持 10 秒，然后将手放在肋骨上拉伸 10 秒。这个过程可以重复 3 ～ 4 次。如果患者有任何肩部撞击、不稳定或疼痛的迹象，应谨慎地观察肩部达到活动的最大范围。此物理治疗手法，涉及对肋骨的操作和肩部的运动，重点是要找到对应的肋骨位置，利用肩部的运动以及模拟的呼气力来调整肋骨的位置，以达到治疗效果。

14. 第一肋骨附加运动试验（弹簧试验）

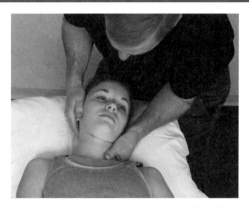

图 5-29　第一肋骨附加运动试验（弹簧试验）

患者位置	患者仰卧，头靠在枕头上。
治疗师位置	治疗师站在患者的头侧。
步骤	治疗师使用示指桡侧和掌指关节触诊第一肋骨。第一肋骨位于 C_7 横突外侧的空间，位于锁骨后、肩胛骨前。肋骨的位置被记录下来。为了对第一肋骨进行弹簧测试，治疗师将头部和颈部向被测试的一侧弯曲，将斜角肌置于放松状态，然后将松弛的组织轻轻抬起（类似于弹簧般），以评估其活动性（图 5-29）。
说明	注意任何僵硬或压痛，并比较左右两侧。这种评估也可以是疼痛诱发试验。弹簧试验用于评估第一肋椎关节、肋横突关节和胸肋关节的活动性。Smedmark 等报道了在 61 名非特异性颈部问题受试者中测试第一肋骨附加运动的可信度为 0.35（Kappa）。

15. 第一肋按压手法治疗

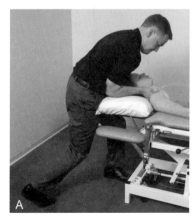

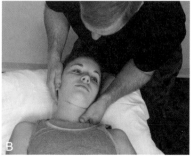

图 5-30　A. 第一肋骨按压手法治疗，并演示治疗师身体和前臂的位置；B. 第一肋骨按压手法治疗

目的	按压活动度低的第一肋骨，以恢复第一肋骨的活动能力。
患者位置	患者仰卧，头靠在枕头上。
治疗师位置	治疗师站在患者的头侧，朝向待操作的一侧。
手部位置	左手：示指掌指关节桡侧或掌侧触诊左侧第一肋骨。
	右手：示指掌指关节桡侧或掌侧触诊右侧第一肋骨（图 5-30A）。
步骤	右手示指掌指关节桡侧或掌侧触诊右侧第一肋。第一肋骨位于 C_7 横突外侧的空间，位于锁骨后、肩胛骨前。治疗师侧弯并向右轻微旋转头部和颈部，同时以手固定第一肋骨，对其实施摇动或振荡（图 5-31）。手法应与患者的呼吸相协调，随着每一次的摆动，渐进式摆动进入更大的凹陷。这个过程通过 3 个呼吸循环重复进行。手法治疗完成后，重新测试右侧第一肋骨的活动性。
	治疗师通过用左手示指掌指关节的桡侧或掌侧重复上述手法来操作左侧第一肋骨。手法治疗完成后，重新测试第一肋骨的活动性。
说明	该技术的适应证是第一肋骨的抬高和活动能力不足。在进行该技术时，用同侧髋关节支撑肘关节来加强操作手的稳定。手法的方向应朝向患者的肚脐。第一肋骨抬高和活动不足通常与胸廓出口综合征的体征和症状相关。

16. 仰卧位第一肋骨向后滑动手法

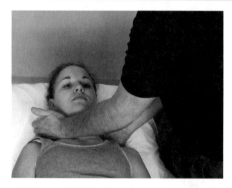

图 5-31　仰卧位第一肋骨向后滑动手法

目的	治疗活动度低的第一肋骨，并恢复第一肋和 $T_1 \sim T_2$ 旋转活动度。
患者位置	患者仰卧，头靠在枕头上。
治疗师位置	治疗师朝向待操作的一侧。
手部位置	左手：左手尺侧在右侧第一肋骨前面，正好在锁骨的上后侧，触诊右侧第一肋骨。
	右手：将中指的指腹放在 T_2 棘突的左侧面，以阻止 T_2 旋转。

步骤	当右手阻止 T_2 旋转时，左手第五掌骨的尺侧提供第一肋骨的前后向作用力。
	治疗师通过对第一肋骨施力，收紧其他松弛的软组织，固定第一肋骨，对其实施摇动或振荡。随着每次振荡，治疗师增加第一肋骨向后滑动的幅度（图 5-31）。这个振荡过程与患者的呼吸相协调，目的是让患者的身体自然地适应这些改变，而不是突然地、强制地移动肋骨。这个过程通过大约 3 个呼吸循环来重复。手法治疗完成后，重新测试右侧第一肋骨的活动性。
说明	使用该技术的适应证是第一肋骨活动能力下降和 $T_1 \sim T_2$ 脊柱节段旋转受限。在颈椎旋转主动活动范围测试中，同侧疼痛和颈胸交界处运动受限也是该技术的适应证。仰卧位颈椎旋转主动活动范围可作为该手法的预测和后续测试。

肩胸部软组织技术

17. 肩胛骨被动运动能力评估和松动术

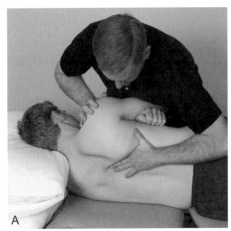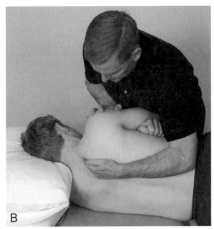

图 5-32　A. 肩胛骨被动运动能力评估和松动术；B. 肩胛周围软组织松动术，肩胛骨边缘

目的	评估和治疗肩胛周围肌肉和结缔组织的限制。
患者位置	患者侧卧位，面向治疗师，目标肩胛骨在上方。
治疗师位置	治疗师站在患者面前，靠近治疗床的边缘。
手部位置	远端手：虎口部位位于肩胛骨下角边缘。
	近端手：将手置于患者肩膀前方。
步骤	当远端手向前和上方按压时，治疗师逐渐用近端手对肩胛带复合施加前后力，使手在肩胛骨下角滑动。当远端手位于肩胛骨下角下方时，拇指及其余手指指腹向胸廓挤压，使与手背接触的肩胛骨的前面，与胸廓分隔开（图 5-32A）。

操作调整 如果注意到软组织活动受限或肌肉保护，则可能需要在执行该技术之前进行软组织松动术（图 5-32B），以允许进一步活动肩胛骨组织。"肩胛骨边缘"软组织活动技术是指近端手按压肩胛带至缩回位置时，远端手沿肩胛骨内侧边缘有节奏地滑动。重复多次软组织松动术，直到该区域的肌肉张力开始放松。

18. 胸小肌长度测试与拉伸

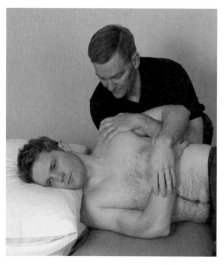

图 5-33　胸小肌长度测试与拉伸

目的 评估和治疗胸小肌的长度限制。

患者位置 侧卧位，背对治疗师，胸小肌在上方。

治疗师位置 治疗师站在患者身后，靠近治疗床的边缘。

手部位置 远端手：前臂置于患者上臂下方，手置于肩部前方。

近端手：手置于肩胛骨的后方。

步骤 治疗师用远端手逐渐施加后侧力，并与近端手形成一个力偶，使肩胛骨向内收（图 5-33）。

说明 胸小肌的正常肌肉长度应该允许完全被动的肩胛带收缩运动。如果注意到软组织活动受限或肌肉保护，可能需要软组织松动术，以进一步放松胸肌组织。保持 - 放松拉伸技术可以用来拉伸胸小肌，要求患者在治疗师抵抗的情况下向前按压肩膀，保持 10 秒。随即进行 10 秒的拉伸，进一步收缩。这个过程要重复 3 ～ 4 次。

胸椎手法治疗

19. 俯卧位中央后前向（后伸）手法治疗

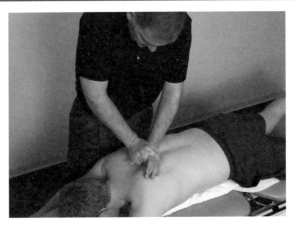

图 5-34　中央后前向后伸松动术：双手技术

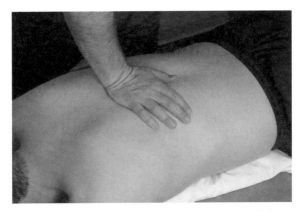

图 5-35　中央后前向后伸松动术：替代单手技术

目的	手法治疗特定的胸椎段（$T_3 \sim T_4$ 至 $T_{12} \sim L_1$）向后伸。
患者位置	俯卧位，胸部下方垫放枕头，双臂沿身体两侧悬在治疗床边缘，或支撑在治疗床的扶手上。可以在小腿下面放一个枕头以使体位更加舒适。
治疗师位置	治疗师站在患者身边。
手部位置	左手：放在患者的背部，使手的尺侧缘豌豆骨与要活动的椎骨棘突接触。肩正对着患者上方。左腕完全伸展，前臂在旋后 / 旋前的中间位。
	右手：用右手辅助左手，使右手的第 2、第 3 指包住左手的第二掌指关节。允许肘部轻微弯曲。

步骤	治疗师固定住指定节段并诱导后前向的力。手法要与患者的呼吸相协调，每一次的摆动都要渐进式地向后弯曲（图 5-34）。这个过程通过大约 3 个呼吸循环来重复。手法操作完成后，重新测试椎间关节被动附加运动。可以调整力的深度和频率，以执行分级振荡（Ⅰ～Ⅳ）或冲击技术。
说明	使用该手法的适应证是 PAIVM 测试中特定胸椎节段后伸活动度减少（$T_3 \sim T_4$ 至 $T_{12} \sim L_1$）或疼痛激惹。所施力应该垂直于患者脊柱区域。
操作调整	该操作也可采用单手手法，用近端手小鱼际接触棘突，肘关节屈曲，前臂垂直于脊柱表面区域（图 5-35）。当治疗师俯身靠近患者时，远端手放在治疗床边缘，以支撑治疗师的上半身重量。

20. 俯卧位胸椎后前向前屈手法治疗

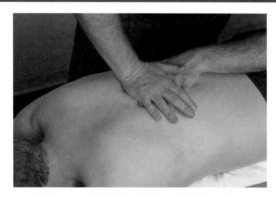

图 5-36　俯卧位胸椎后前向前屈手法治疗

目的	用于手法操作特定胸椎节段（$T_3 \sim T_4$ 至 $T_{12} \sim L_1$）向前弯曲。
患者位置	俯卧位，胸 / 躯干下垫枕头。
治疗师位置	治疗师站在患者旁边。
手部位置	远端手：用第 2、第 3 指作为假指，将第 2、第 3 指的指腹放在指定椎体的横突上。 近端手：第五掌骨掌面置于假指之上（图 5-36）。
步骤	手法与患者的呼吸相协调，每次重复时，动作会逐渐向前弯曲。当患者吸气时，治疗师要阻止胸腔扩张。当患者呼气时，治疗师需利用这个时机（因为呼气时身体相对放松），顺势对目标脊柱节段施加较大的力以实施松动术，进而调整椎体的位置。这个过程通常需要重复 3 个呼吸循环。手法操作完成后，重新测试前屈幅度。这种手法可用于 $T_3 \sim T_4$ 到 $T_{11} \sim T_{12}$ 节段。可以调整力的深度和频率，以执行分级振荡（Ⅰ～Ⅳ）或冲击技术。

说明　　　使用该技术的适应证是胸椎节段（$T_3 \sim T_4$ 至 $T_{12} \sim L_1$）的前屈减少。施加力的前臂应该垂直于患者的脊柱区域。椎体横突通常是摸不到的，但在深入软组织时，"假指"应能感觉到深部较为坚实的触感，即为横突的位置。另外，胸椎的横突位于上位椎体棘突的外侧。

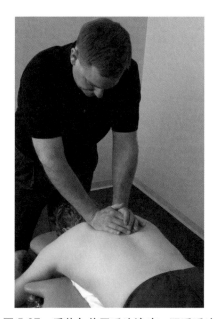

图 5-37　后前向前屈手法治疗：双手手法

操作调整　　当患者俯卧在枕头上时，治疗师可以站在治疗床的头侧，将双手小鱼际置于同一椎体的横突处（图 5-37）。当治疗师保持双肘伸直时，可逐渐施加后前向的力到目标胸椎，力垂直于被操作的脊柱节段。可以调整力的深度和频率，以执行分级振荡（Ⅰ～Ⅳ）或冲击技术。该技术也可以用作椎间关节被动附加运动测试。

21. 俯卧位胸椎旋转手法治疗

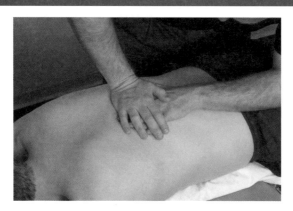

图 5-38　俯卧位胸椎旋转手法治疗（向右旋转）

目的	用手法使特定的胸椎节段（$T_3 \sim T_4$ 至 $T_{12} \sim L_1$）旋转。
患者位置	俯卧位，胸部或躯干下垫枕头。
治疗师位置	治疗师站在患者旁边。
手部位置	远端手：用第 2、第 3 指作"假指"，将第 2、第 3 指的指腹置于指定相邻椎骨的横突上。
	近端手：第五掌骨掌面置于假指之上。
步骤	靠近端手施力，收紧目标椎体附近的肌肉或软组织，并于 $T_3 \sim T_4$ 节段实施振荡手法。手法操作需与患者的呼吸相协调，逐步振荡至更深的后前向的力，并在每次振荡中产生更大的旋转。当患者吸气时，治疗师对上抬的胸腔施加压力；当患者呼气时，加大用力。这个过程通过大约 3 个呼吸循环来重复。手法治疗完成后，重新测试旋转活动度。在进行 PIVM 测试时，治疗师可以选择在关节的中间范围或其终末端范围内应用冲击技术，方式的选择通常基于患者的需求、治疗师的评估结果及治疗目标。在应用冲击技术之前，建议先使用渐进式振荡以达到终末端位置（图 5-38）。
说明	使用该技术的适应证是特定胸椎节段（$T_3 \sim T_4$ 至 $T_{12} \sim L_1$）旋转减少。施加力的手臂前臂应该垂直于被治疗脊柱区域的轮廓面。横突通常是摸不到的，但在"假指"深入软组织时，应能感觉到深部较为坚实的触感，即为横突的位置。另外，胸椎的横突位于上位椎体棘突的外侧。这种手法遵循低位手指规则，即旋转的方向与低位手指的位置一致（例如，如果低位指在右侧，则引起向右旋转）。

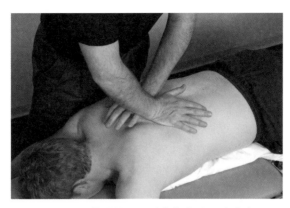

图 5-39　俯卧位双手后前向左旋手法治疗

操作调整　　患者俯卧在枕头上时，治疗师用两只手的小鱼际触诊目标脊柱节的两侧横突（图 5-39）。治疗师此时处于伸肘的姿势，肩部直接放在目标节段上方。可以施加后前向的力，并且可以调节力的深度和频率，以执行渐进式振荡，渐变振荡（Ⅱ或Ⅲ），或使用该技术进行冲击技术。通常有帮助的是结合患者的呼吸周期，患者吸气时，治疗师抵抗胸部的扩张；患者呼气时，进一步施加力。骨质疏松症是该技术和所有俯卧位手法治疗技术的禁忌证。

22. 俯卧位胸椎侧屈手法治疗

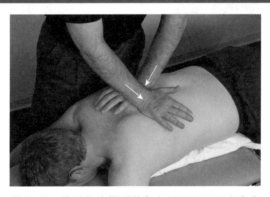

图 5-40　俯卧位胸椎后前向左侧屈双手手法治疗

目的	使胸椎节段（T$_3$ ～ T$_4$ 至 T$_{11}$ ～ T$_{12}$）侧屈。
患者位置	俯卧位，胸下垫一个枕头。
治疗师位置	治疗师站在患者旁边。
手部位置	远端手：小鱼际接触椎体横突。
	近端手：小鱼际接触另一侧横突，双臂交叉。
步骤	治疗师通过由后向前的力量使背部松弛的软组织绷紧，直至感到阻力感。待完全紧绷后，将双手的尺侧朝向彼此做旋转，以扭动皮肤，以绷紧更多的软组织，直至感到坚实的阻力。近端头手朝尾端的方向推，而远端手朝向头侧的方向推，以产生侧向弯曲 / 滑动的力量。肩膀 / 胸部的重量向下转移，增加后前方向的冲击技术。治疗师应考虑将该技术与呼吸相结合，在使用冲击技术之前先提供渐进式振荡（图 5-40）。
说明	骨质疏松症是该操作的禁忌证。大部分的力在目标椎体的前后方向。由于前臂在这个体位上的自然角度，额状面头侧和尾端指向的力在目标脊柱节段产生轻微的侧弯运动。

23. 仰卧位胸椎旋转手法治疗

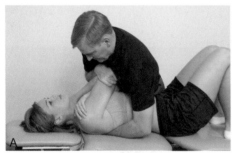
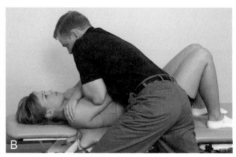
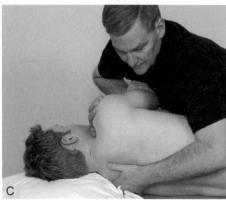
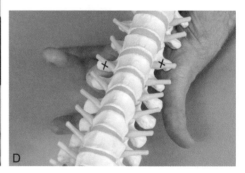

图 5-41　A. 仰卧位胸椎旋转手法治疗，双臂交叉。B. 仰卧位胸椎旋转手法治疗时治疗师的位置。C. 将患者向治疗师操作手的方向翻转。D. 于脊柱模型行仰卧位胸椎旋转手法的操作手位置

目的	使特定的胸椎节段（$T_3 \sim T_4$ 至 $T_{11} \sim T_{12}$）旋转。
患者位置	仰卧位。
治疗师位置	治疗师站在患者旁边。
手部位置	远端手：大鱼际放在目标节段下位椎体的横突上，中指中节指骨的背面位于目标节段上端椎体的横突上。
	近端手：手和前臂用于操控患者的上半身、头部、颈部和上肢。
步骤	患者的双臂交叉放在胸前，其中靠治疗师近的那只手臂应该首先放下并位于另一只手臂的下方。治疗师站在患者的左侧，并使用近端手从患者的肩下方伸进去支撑其上半身，或者将自己的前臂放在患者的肘部上方。使用近端手轻轻地将患者向左侧翻滚，并用远端手的示指触摸指定的脊柱节段。定位到指定节段后，远端手的中指远和近指关节均屈曲。该手的中指中节指骨的背侧放在目标节段上端椎体的左侧横突处，大鱼际放在目标节段下端椎体的右侧横突处。轻轻地将患者翻滚回到仰卧位，通过患者的前臂向胸部施加力，拉紧松弛的软组织，并对椎体段进行振荡或冲击（图 5-41）。

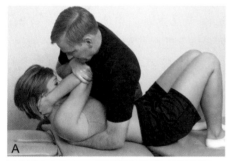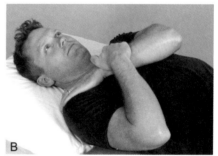
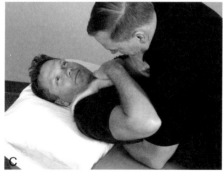

图 5-42　A. 仰卧位胸椎手法操作：手置于头后；B. 改良手法以保护患者右肩：患者手势演示；C. 治疗师操作改良：仰卧位胸椎旋转手法治疗保护右肩

该手法需与患者的呼吸相配合，每次重复时逐渐摆动到稍微旋转。整个过程需重复约 3 个呼吸循环。为了使短振幅的冲击技术力量能更好地传递，需要先将皮肤及椎体周围的软组织绷紧，避免处于松弛状态。手法操作完成后，重新测试右旋。通过反向侧屈目标节段以上的胸椎，然后在施加冲击技术前将同侧的肩胛放回治疗床，可获得额外的软组织张力。之前还可以用手轻轻向内推，以拉紧皮肤。

操作调整（仰卧位：手在头后变式）

该技术还可以使目标节段以上脊柱屈曲，以进一步增加组织张力（图 5-42A）。改变患者的手部位置，将手指交叉置于患者头/颈后，可使屈曲更容易。

操作调整（保护肩部的变式）

若需要保护患者肩部（如因疼痛或术后早期），患者可以用受累上肢的手抓住未受累上肢的前臂（图 5-42B 和 C）正向力将由治疗师通过未受影响的上肢引导，以避免患侧肩部过度受力。

说明

使用该技术的适应证是特定胸椎段旋转活动度减少（$T_3 \sim T_4$ 至 $T_{11} \sim T_{12}$）。该手法治疗可以用近端手来触诊目标节段（使用前面描述的相同接触点）。这种变式避免了治疗师需绕过患者去执行操作。将远端手（或者如果使用了改良技术，就用头端手）的中指的掌面垫上毛巾或枕套，以防止关节过度屈曲（框 5-6，图 5-43）。这个过程也可以让患者的手臂交叉在枕头上进行，在治疗师和患者之间创造一个屏障，增加患者的舒适感。这种技术遵循"低位手指规则"，即旋转的方向和低位手指的方向相同（例如，如果低位手指在右边，那么就诱导右旋）。这种技术通常用于诱导高速冲击技术或作为进行性振荡。

| 框 5-6 | 仰卧位胸椎手法治疗使用毛巾保护手指关节的操作变式 |

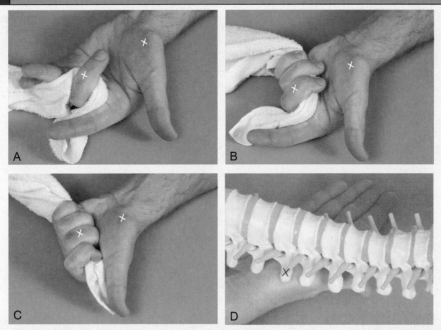

图 5-43　A. 俯卧位胸椎手法治疗中，屈曲第 3 指并使用毛巾保护中指关节；B. "手枪式握法"的手势和使用毛巾保护手的关节，进行仰卧位胸椎旋转手法治疗的手法操作；C. 仰卧位胸椎操作技术中，以拳握手的姿势和使用毛巾保护手的关节；D. 大鱼际隆起接触横突，手的其余部分平放在桌面上，以减少手指关节上的应力，并通过施加给横突的后前力形成旋转

24. 仰卧位肋骨后前向手法治疗

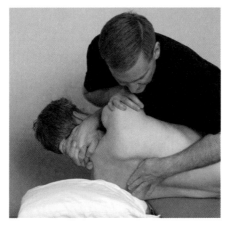

图 5-44　仰卧位肋骨后前向手法治疗

操作调整　　仰卧位胸椎手法治疗可以调整为将拇指放在横突外侧的肋骨后方。当施加渐进振荡或冲击技术时，力的施加与呼吸相结合（图 5-44）。

25. 俯卧位上胸椎旋转手法治疗

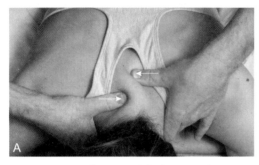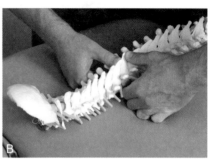

图 5-45   A.俯卧位上胸椎右旋手法治疗；B.俯卧位上胸椎右旋手法治疗的手指位置

目的	使特定胸椎节段（$C_7 \sim T_1$ 至 $T_3 \sim T_4$）旋转。
患者位置	俯卧位，在胸部/躯干下放置枕头，颈部处于中立位。
治疗师位置	治疗师站在患者旁边。
手部位置	右手：拇指的指腹用于接触脊柱节段的棘突侧面。
	左手：拇指的指腹用于接触其他脊柱节段的棘突侧面。
步骤	治疗师站在患者一侧，用左手拇指的指腹接触目标节段的下端椎体棘突的左侧面。用右手拇指的指腹触诊目标节段上端椎体棘突的右侧面。治疗师通过两个拇指施加相等且相反的力，推动每个节段朝相反的方向，实现向右旋转。手法操作完成后，重新测试右旋（图 5-45）。
	通过重复手法操作，左手拇指接触目标节段近端椎体棘突的左外侧，右手拇指接触目标节段远端椎体棘突的右外侧，即可完成向左旋转的手法操作。手法操作完成后，重新测试左旋。
说明	使用该技术的适应证是特定胸椎段旋转减少（$C_7 \sim T_1$ 至 $T_3 \sim T_4$）。弯曲示指可以用来加强和支持拇指在该技术的作用。治疗师应避免将力施加到棘突的尖端，因为这通常会使患者不舒服。Ⅲ级振荡通常与这种技术一起使用。该技术遵循"高位拇指原则"，即旋转的方向与处于高位拇指的侧面相同（例如，若高位拇指在右侧，则进行右旋转）。

26. 运动中的上胸椎旋转松动术

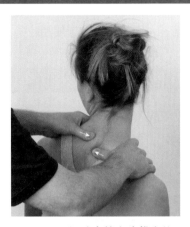

图 5-46　运动中的上胸椎左旋

操作调整　　上胸段旋转松动术，可通过在患者站立位使用相同的接触点和施力进行。当患者主动将颈部旋转到与手法操作相同的方向时，治疗师对目标节段的棘突施加额外的压力以达到松动效果（图5-46）。

27. 小关节绞锁上胸椎间隙手法治疗

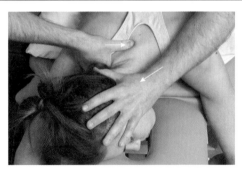

图 5-47　小关节绞锁上胸椎间隙手法治疗

目的　　手法治疗特定的上胸椎小关节。

患者位置　　俯卧位，胸部垫枕。

手部位置　　右手：拇指触诊目标节段远端椎体的棘突侧面，这个侧面是待操作的关节的对侧。

左手：手掌横放于患者枕部后外侧。

步骤　　治疗师使用左手使患者的颈部被动地向目标关节的反方向侧弯，然后将颈部转向目标关节的方向，以绷紧颈部和上胸椎松弛的皮肤和软组织，但不包括目标节段。治疗师用左手沿着颈部 / 头部的角度向上施压，并用右手的拇指横跨棘突向外施压，此时两侧的力量应相等。一旦绷紧软组织后，可应用冲击技术或振荡手法（图 5-47）。

说明　　　　如果定位允许对目标关节施加最大的张力，那么可达到该技术的
　　　　　　最佳疗效。治疗师应在整个操作过程中时刻以口头问答方式监护
　　　　　　患者情况，因为俯卧位会使治疗师无法观察患者的面部表情。

28. 坐位上胸椎间隙手法操作

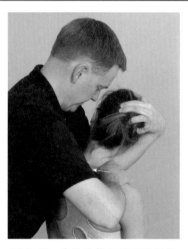

图 5-48　坐位胸椎间隙手法操作

操作调整　　同样的小关节锁定可以在患者坐位时使用。治疗师用手臂托住
　　　　　　患者的头部，以便于治疗。这些力是相同的，其中拇指跨过棘
　　　　　　突的侧向力与治疗师的另一只手臂 / 手施加在患者头部上的提
　　　　　　升 / 牵引力相结合（图 5-48）。
　　　　　　这种进阶的技术最常使用冲击技术来完成。

29. 坐位上胸椎按压 / 揉捏手法

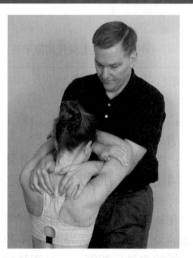

图 5-49　坐位胸椎按压 / 揉捏手法

目的	用于手法操作特定的胸椎节段（$T_1 \sim T_2$ 至 $T_4 \sim T_5$）。
患者位置	坐在治疗床上，双脚平放在地板上，双臂交叉，头靠在前臂上。
治疗师位置	治疗师以斜向运动姿态站在患者正前方。
手部位置	治疗师的手臂置于患者前臂下方，以支撑患者头部、颈部和肩部的重量。将双手 2、3 指指腹置于目标胸椎横突处。
步骤	治疗师将手指按压目标胸椎，同时将重量向后移动，使其远离患者，并将患者的头/颈/上胸由屈曲抬高至伸直（图 5-49）。
说明	这项技术可以作为一般的软组织技术使用，也可以更具体地针对脊柱节段。牢固地支撑患者的手臂/头部/颈部并令患者放松进入有节奏的运动是很重要的。治疗师可以调整力量应用到不对称或对角方向，以诱导目标胸椎节段的侧向屈曲和旋转运动。例如，当治疗师更用力地按压患者的右侧横突以促进目标脊柱节段的左旋时，患者的头颈滑动运动可以向患者的左侧倾斜。

30. 上胸椎后前向松动术

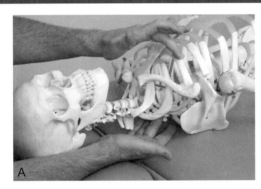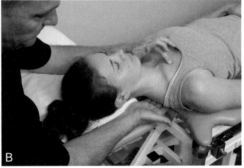

图 5-50　A. 上胸椎后前向松动术——在模型上演示手指位置；B. 上胸椎后前向松动术

目的	用于手法操作特定的胸段（$T_1 \sim T_2$ 至 $T_4 \sim T_5$）和目标节段的相应肋骨。
患者位置	仰卧位，头颈靠枕头支撑。
治疗师位置	治疗师站在或坐在治疗床前。
手部位置	治疗师将右手的示指、中指的尖端置于目标的右横突和肋骨的后角，手的后侧平放在治疗床上，左手的示指、中指的尖端置于胸骨右缘外侧的相应肋骨的前端（图 5-50A）。
步骤	治疗师用手指按压目标胸椎和肋骨，使节段向前移动，而左手感受肋骨的前移。右手可以交替地按压目标肋骨，以产生运动节段前后方向的相互运动（图 5-50B）。
说明	使用这种技术时，施力的方向应该定位在上胸椎被动运动阻力最大的位置和方向。

31. 上胸椎后前向等长松动术

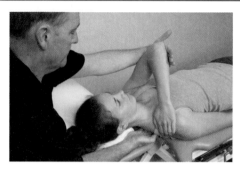

图 5-51   上胸椎后前向等长松动术

目的	用于手法操作特定的胸段（$T_1 \sim T_2$ 至 $T_4 \sim T_5$）和目标节段的相应肋骨。
患者位置	仰卧位，头部 / 颈部以枕头支撑，左臂（待治疗的另一侧）水平内收，左手握住患者右肩。
治疗师位置	治疗师站在或坐在治疗床前。
手部位置	治疗师将右手示指和中指的指尖置于目标右横突和肋骨后角处，手平放在治疗床上。左手置于患者肘关节内侧的下方。
步骤	治疗师用手指按压目标胸椎和肋骨，使节段向前移动，同时要求患者在左肘内侧施加适度的压力。治疗师施加一个力将患者的肘部抬离胸部，要求患者手肘对抗这个力，并保持等长收缩 10 秒，重复 3 ~ 5 次（图 5-51）。
说明	该技术施力的位置和方向应该是针对上胸椎后前向被动运动阻力最大的位置和方向。通过对侧肩部的等长收缩训练有助于上胸椎的被动旋转运动。

32. 变式：上胸椎后前向等长松动术

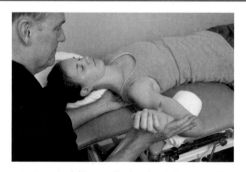

图 5-52   变式：上胸椎后前向等长松动术伴肩关节等长外旋

操作调整	该技术可以调整为包括肩关节外旋的等长阻力，肩关节外旋的阻力与前后（PA）方向的力的方向一致（图 5-52）。

33. 上胸椎提拉手法治疗

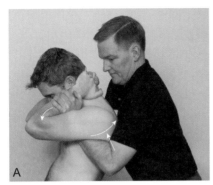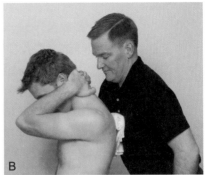

图 5-53　A. 上胸椎提拉手法治疗；B. 上胸椎提拉手法中放置毛巾的位置

目的	用于手法操作特定的胸椎节段（$T_1 \sim T_2$ 至 $T_4 \sim T_5$）。
患者位置	坐在治疗床上，手指交叉放在颈后。
治疗师位置	治疗师站在患者身后，将卷好的毛巾贴在胸部上，再贴于目标脊柱节段。
手部位置	双手抓住患者相应一侧的前臂。
步骤	患者的颈部和上胸椎完全屈曲，以暴露目标脊柱节段，并要求患者挤压肘部并做水平内收动作，同时治疗师将患者向上和向后方向提起，使其受到卷毛巾和治疗师胸部的反作用力（图 5-53）。
说明	这项技术通常与深呼吸相结合，并在患者呼气时施加控制性的冲击技术。由于该技术施加在胸椎和胸廓的压力负荷非常小，因此认为可被用于疑似骨骼结构较弱（如骨量减少）的患者。

34. 中胸椎提拉手法治疗

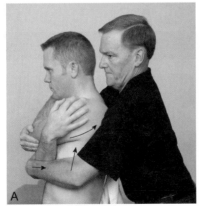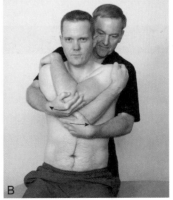

图 5-54　A. 中胸椎提拉手法治疗；B. 中胸椎提拉手法前视图显示手的位置

目的	该技术用于手法操作特定的胸椎节段（$T_3 \sim T_4$ 至 $T_{10} \sim T_{11}$）。
患者位置	坐在治疗床上，双臂交叉放在胸前，双手分别抓住对面的肩胛带。要被操作的一侧手臂应位于另一侧手臂的上方。
治疗师位置	治疗师站在患者身后，胸部垫手巾卷并靠住患者目标脊柱节段。
手部位置	将患者的肘部分别用相反的两只手握住，使左手抓住右肘，右手抓住左肘（图 5-54）。
步骤	当上胸椎伸展至目标脊柱节段时，将患者的手臂进一步内收，治疗师将患者向上和后方向提起并挤压患者，使其受到毛巾卷和治疗师胸部的反作用力。
说明	这项技术通常与深呼吸相结合，并在患者呼气时施加冲击手法。由于该技术施加在胸椎和胸廓的压力负荷非常小，因此认为可被用于疑似骨骼结构较弱（如骨量减少）的患者。

案例研究和问题解决

以下病例报告可以用于培养学生解决问题的能力，综合考虑患者病史、测试和测量中提供的信息，制订适当的评估、目标和治疗计划。学生还应考虑以下问题：

1. 您还想了解哪些病史 / 主观信息？
2. 如果有的话，应该安排哪些其他诊断测试？
3. 哪些额外的检查与测量将有助于做出诊断？
4. 患者最可能属于哪一种损伤类型？你还考虑过哪些基于病损的分类？
5. 应该解决的主要矛盾是什么？
6. 你会用课本中学到的哪些治疗技巧来解决这些问题？
7. 随着患者病情的发展，你打算如何改进和调整干预措施？

案例 1　胸椎后凸女士

病史

女性，83 岁，腰胸疼痛逐渐加重，病史 2 年（图 5-55）。患者需要助行器行走，但在抬起助行器时胸部疼痛加重。由于疼痛刺激，患者的功能活动受限，特别是翻身和仰卧时，因此需要他人帮助进行所有自我护理活动。该患者在开始治疗前应进行哪些诊断检查？

检查与测量

1. 视诊　患者体弱多病，有中度胸椎后凸，坐时倾向于用上肢支撑躯干。
2. 步态　患者的步态缓慢而吃力，每次抬起助步器时都会出现痛苦表情。
3. 功能活动　由于疼痛，患者不能耐受仰卧位或俯卧位。

4. 胸腰椎主动活动范围受限　由于疼痛，患者在所有平面的胸腰椎主动活动范围受限，为预期的 20% ～ 25%。

5. 触诊　患者中胸椎和下腰椎的椎旁肌有压痛和紧张感。

6. 肌力　躯干和四肢的力量大体正常，下斜方肌和中斜方肌肌力较差。

7. 平衡　患者静态平衡良好，动态平衡尚可。

评估

诊断

问题列表

目标

治疗计划 / 干预措施

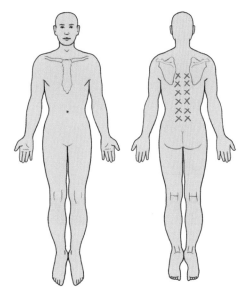

图 5-55　胸椎后凸患者的身体图

案例 2　颈部不适的 P 小姐

病史

女性，35 岁，急诊护士，因长时间坐着和工作，引起了胸椎中段和颈椎中段的紧绷和不适（图 5-56）。症状出现在 24 天前，在转移一名重症患者后即出现了不适症状。恐惧 - 回避信念问卷（FABQ）体力活动量表得分为 11 分。

检查与测量

1. 结构检查　结果显示轻度头部前倾，上胸椎后凸减少（扁平）。

2. 站立时颈椎主动活动范围受限　患者在所有运动平面中活动范围为预期的 75%，每次运动结束时均报告中段颈椎疼痛。

3. 颈椎后伸　25°。

4. 胸椎主动活动范围　测试显示 60% 后伸，85% 前屈，80% 双侧旋转和侧屈，双侧旋转时报告同侧中胸椎疼痛。

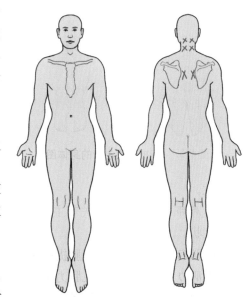

图 5-56　颈部不适患者的身体图

5. 椎间关节被动运动（PIVM）试验　$T_3 \sim T_4$ 和 $T_5 \sim T_6$ 节段后前向试验及双侧旋转和前屈的 PAIVM 试验均表现为活动度减低和轻度反应性；双侧 $C_2 \sim C_3$ 和 $C_6 \sim C_7$ 的 PIVM 下移活动度降低。

6. 肩部筛查　患者肩关节前屈外展活动，活动范围无受限，无疼痛。

7. 肌肉长度　没有限制。

8. 肌力　中、下斜方肌肌力为 4 − /5 级；颈部深层屈肌是 3+/5 级。

9. 神经系统检查　神经系统检查呈阴性。

10. 触诊　患者双侧中胸椎和中颈椎的椎旁肌有压痛。

评估

诊断

问题列表

目标

治疗计划 / 干预措施

案例 3　胸椎僵硬的先生

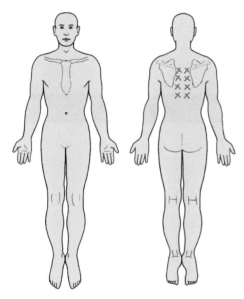

图 5-57　胸椎僵硬患者的身体图

病史

男性，50 岁，大学教授，因深呼吸和长期久坐而引起胸椎中部紧绷和不适（图 5-57）。

检查与测量

1. 结构检查结果　检查显示中度头部前倾，肩胛骨延长。

2. 站立时颈椎主动活动范围　患者在所有运动平面显示主动活动范围为预期的 85%，并且无疼痛。

3. 胸椎主动活动范围　患者关节屈曲度为 25%，85% 前屈，50% 双侧旋转和侧屈，双侧旋转伴有同侧中胸椎疼痛。

4. 椎间关节被动运动（PIVM）试验　$T_4 \sim T_5$ 和 $T_5 \sim T_6$ 节段的后前向测试、双侧旋转和前屈的 PAIVM 测试显示活动度降低和中度反应性。

5. 肩部筛查　双侧肩关节主动前屈和外展为 145°，在活动范围终末端有轻度中胸椎紧绷症状。

6. 肌肉长度　患者右肩胛提肌中度紧绷，双侧胸大肌和胸小肌轻度紧绷。

7. 肌力　中、下斜方肌肌力为 4 − /5 级；颈部深层屈肌肌力为 3+/5 级。

8. 神经系统检查　神经系统检查呈阴性。

9. 触诊　患者双侧中胸椎的椎旁肌有压痛和紧张。

评估

诊断

问题列表

目标

治疗计划 / 干预措施

案例 4　颈胸痛的 D 女士

病史

女性，45 岁，护士，6 个月来颈部疼痛和紧张逐渐加重，集中在右颈胸交界处，右手尺侧和前臂感觉异常（图 5-58）。

检查与测量

1. *结构检查*　结果显示头部中度前倾，肩胛骨前伸。

2. *站立时颈主动活动范围*　检查显示颈椎主动活动范围在所有运动平面为预期的 75%，肌筋膜紧绷，伴有双侧侧弯；上胸椎活动度为预期活动度的 25%。

3. *右肩评估*　主动活动范围可达到屈曲 170°，手臂外展达 ROM 终末端时出现疼痛。

4. *被动活动范围（PROM）*　患者表现为屈曲 170° 和外展达 ROM 终末端时出现手臂疼痛。

5. *组织张力体征*　力量正常，行阻力等长收缩无疼痛表现。

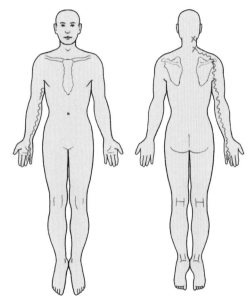

图 5-58　颈胸痛患者的身体图

6. *附加运动试验*　右肩结果正常。

7. *神经张力试验*　右上肢神经动力学测试（ULNT）1 在肘关节 25° 伸展时呈阳性，伴有右手 / 前臂疼痛 / 手尺侧 / 前臂感觉异常。

8. *肌肉长度*　右提肩胛骨轻度紧绷，双侧胸大肌和胸小肌中度紧绷。

9. *肌力*　测试表明双侧下斜方肌，中斜方肌和前锯肌的肌力为 3+/5 级；颈部深屈肌的肌力为 3/5 级。

10. *压头试验*　右压头试验阴性。

11. *牵拉试验*　试验表明颈部疼痛减轻，但对手臂症状无影响。

12. *神经系统检查*　神经系统检查结果正常。

13. *触诊*　患者在右颈胸交界处和锁骨上区域的肌肉 / 软组织有压痛和保护反应。

14. *椎间关节被动运动（PIVM）试验*　$C_7 \sim T_1$、$T_3 \sim T_4$ 以及 $T_4 \sim T_5$ 左右旋转的活动度受限。

15. *附加运动检查*　运动能力下降，右侧第一肋骨凹陷。

16. *特殊检查*　患者右臂症状诱发试验阳性，包括 Roos 压力试验、Adson 试验和过度外展试验（外展 60°），但未见血管征象。

评估

诊断

问题列表

目标

治疗计划 / 干预措施

第 6 章

颈椎疾病的检查与治疗

概述

本章涵盖了颈椎的运动学，描述了常见的颈椎疾病，提供了诊断分类系统以指导临床决策和治疗，并详细描述了颈椎的手法检查、手法治疗和运动疗法的步骤。

目标

1. 描述颈椎疾病的重要性和影响。
2. 描述颈椎的运动学。
3. 根据体征和症状，运用临床决策对颈椎疾病进行诊断和分类。
4. 确定最有效的颈椎疾病干预措施，并重点练习手法治疗的治疗技术。
5. 演示并解释颈椎检查步骤。
6. 描述颈椎手法治疗的禁忌证和注意事项。
7. 演示颈椎的手法治疗技术。
8. 指导颈椎疾病的锻炼方法。
9. 在颈椎疾病患者的治疗中，结合心理学的教育和管理原则。

一、颈椎疾病的重要性

颈痛被报道为第二常见的肌肉骨骼疾病，可导致功能障碍和伤害索赔。颈痛的经济负担仅次于美国工伤赔偿索赔中的腰痛。颈痛的发病率在全球范围内为 3.7% ～ 25%，平均发病率为 15.95%。多达 50% ～ 75% 的人在其一生中至少有一次颈肩疼痛。颈痛的 12 个月患病率在一般人群中为 12.1% ～ 71.5%，在工人中为 27.1% ～ 47.8%。在全球疾病负担 2010 年研究中，291 种疾病中，颈痛在年度功能障碍生存年数和总体全球负担方面分别排名第 4 位和第 21 位。

发生首次颈痛的最常见危险因素包括肌肉紧张、抑郁情绪、角色冲突和工作要求高。大多数颈痛患者的症状无法完全缓解，据报道 50% ～ 85% 的颈痛患者在 1 ～ 5 年后再次出现颈痛。在美国接受门诊物理治疗的患者中，颈椎相关肌肉骨骼疾病约占 25%。颈痛的社会后果则包括医疗支出增加、请假、工作效率降低和保险费用增加。

（一）颈椎运动学：功能解剖学与力学

颈椎在空间上是相对于胸部，能够对头部进行支撑和定位，服务于感觉系统。因此，它必须具有复杂的活动性和稳定性机制，以满足对肌肉骨骼系统这一区域的需求。颈椎的构造使其具有灵活的活动能力，因此容易发生不稳定损伤。在同一年龄组的男性和女性受试者中，除了颈部屈曲角度之外，女性受试者的关节主动活动范围（AROM）均大于男性。表 6-1 显示了 20 ～ 29 岁男性平均的颈椎主动关节活动度。颈椎主动关节活动度随年龄的增长而减少。

到了中年，颈椎椎间盘的后外侧容易出现裂隙，此为颈椎旋转所产生的剪切力的结果。有证据表明椎间盘的胶状髓核在青少年时期开始出现纤维化，并被纤维软骨性钩椎间隙所取代，从而允许脊柱节段进一步活动。冯·卢什卡（von Luschka）钩椎关节在前外侧加强了椎间盘，并允许其在多个平面的运动的同时，限制过度的关节活动度（ROM）。

表 6-1　20 ～ 29 岁男性的颈部运动范围

动作	平均（°）	标准差（°）	范围（°）
前屈	54.3	8.8	42 ～ 68
后伸	76.7	12.8	60 ～ 108
左侧屈	41.4	7.1	30 ～ 58
右侧屈	44.9	7.2	30 ～ 58
左旋转	69.2	7.0	52 ～ 83
右旋转	69.6	6.0	59 ～ 80

注：使用颈椎关节活动度（CROM）测斜仪进行颈椎关节主动活动范围（AROM）测量，结果显示出良好的测量者内部和不同测量者间的可靠性，其 ICC 值均在 0.80 以上。

引自 Jette A，Delitto A. Physical therapy treatment choices for musculoskeletal impairments，Phys Ther. 1997；77（2）：145-154.

颈椎中、下段（C_2 ～ C_3 至 C_7 ～ T_1）的椎骨关节突关节面可以大约 45°角向前上方向倾斜（图 6-1 和图 6-2）。前屈和后伸运动与关节突关节面平行进行，前屈时出现双侧上斜滑移（前上方）运动，后伸时出现双侧下斜滑移（后下方）运动。前屈的末端范围内，颈椎会倾斜，使得关节突的后方出现间隙。放射学和计算机断层扫描研究测量的矢状面运动的颈椎节段运动范围见表 6-2。关节突关节面的角度平面不仅在了解关节力学方面很重要，而且在应用椎间关节被动运动（PIVM）测试和关节松动术 / 手法治疗时也很重要。对于患者而言，颈椎最有效和最舒适的松动术 / 手法治疗通常需要施加与关节突关节面平行的力。

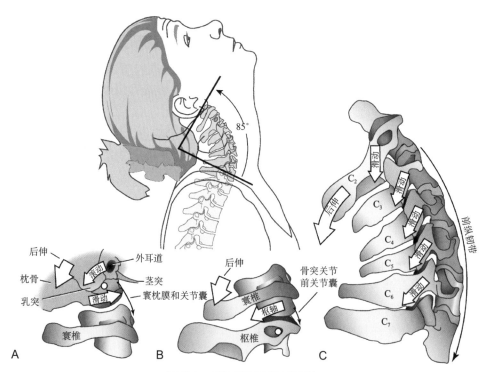

图 6-1　头颈部后伸的运动学

A. 枕颈关节；B. 寰枢关节复合体；C. 颈内区（$C_2 \sim C_7$）。细黑箭头表示拉长和拉紧的组织（引自 Neumann DA. Kinesiology of the Musculoskeletal System，ed 3. St Louis：Elsevier；2017.）

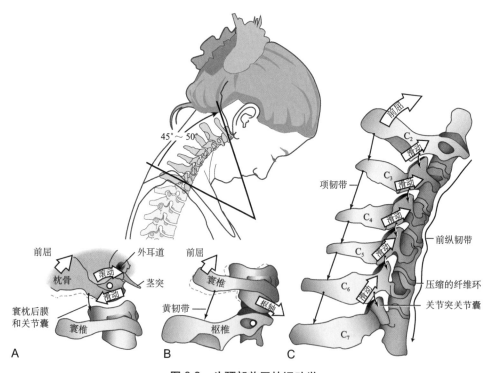

图 6-2　头颈部前屈的运动学

A. 枕 - 颈关节；B. 寰 - 轴关节复合体；C. 颈椎区（$C_2 \sim C_7$）。请注意，在 C 图中，前屈会使前纵韧带变松，并增加相邻棘突和椎板之间的间隙。细长和紧张的组织用细黑箭头表示；松弛的组织用波状黑箭头表示（引自 Neumann DA. Kinesiology of the Musculoskeletal System，ed 3. St Louis：Elsevier；2017.）

表 6-2　颈椎节段性前屈 - 后伸运动范围

脊柱节段	PENNING	DVORAK ET AL（SD）	PANJABI ET AL.	KOTTKE & MUNDALE
枕骨 $-C_1$	30		24	22
$C_1 \sim C_2$	30	12	24	11
$C_2 \sim C_3$	12	10（3）		11
$C_3 \sim C_4$	18	15（3）		16
$C_4 \sim C_5$	20	19（4）		18
$C_5 \sim C_6$	20	20（20）		21
$C_6 \sim C_7$	15	19（4）		18

注：SD. 标准差。

引自 Dvorak J，Panjabi MM，Novotny JE，et al. In vivo flexion/extension of the normal cervical spine. J Orthop Res. 1991；9；828-834；Kottke FJ，Mundale MO. Range of mobility of the cervical spine. Arch Phys Med Rehabil. 1959；379-382；Panjabi M，Dvorak J，Duranceau J，et al. Three-dimensional movements of the upper cervical spine. Spine 1988；13 (7)；726-730；Penning L. Normal movement in the cervical spine. Am J Roentgenol. 1978；130；317-326.

　　颅颈区域由寰枕（枕骨至 C_1）和寰枢（$C_1 \sim C_2$）关节组成。$C_1 \sim C_2$ 的关节突关节比中、下颈椎的关节突关节朝向更水平，以允许更大的活动度和纯粹的平移。枕骨至 C_1 关节突由一对凸形的枕骨髁和凹形的寰椎上关节面组成。因此，枕骨髁的滑动方向与运动方向相反，遵循凹凸规则（图 6-1 和图 6-2）。例如，枕骨髁前屈时向后滑动，后屈时向前滑动。

　　中、下颈椎旋转和侧屈运动是 $C_2 \sim T_1$ 的耦合运动，侧屈和旋转发生在同侧。运动的轴垂直于颈椎小关节的角度，在对侧小关节上进行向上倾斜滑动，在同侧小关节上进行向下倾斜滑动（图 6-3 和图 6-4）。表 6-3 显示了对 20 名中年男性使用双平面 X 线片测量的每个颈椎段的平均旋转范围及伴随的侧屈度。在数个颈椎水平可以看到标准差大于运动的平均值，表明人群间有很大的变异性。然而，该方法可以提供在每个节段的运动比例和发生耦合的一般概念。表 6-4 和表 6-5 显示了颈椎旋转和侧屈的平均节段活动度的多项研究结果。尽管有些差异，但 $C_1 \sim C_2$ 节段是旋转活动度最大的（占 50%）。颈椎活动度的研究认为 $C_6 \sim C_7$ 是颈椎主动活动的最后一个活动节段，但在临床上，当颈椎主动活动时，上段胸椎也会跟着出现活动。因此，上胸椎节段的主动和被动运动度应连同颈椎一同评估和治疗。表 6-6 显示上胸椎（$T_1 \sim T_6$）可提供平均约 25% 的颈椎屈曲，10% 的颈椎旋转和 14% 的颈椎侧屈，这说明在治疗颈椎疾病时，也应检查和治疗胸椎活动性是否缺陷的重要性。

　　枕骨至 C_1 和 $C_1 \sim C_2$ 节段可以使颈部运动时对头部位置进行微调，并且区分颈椎轴向旋转和侧屈的动作。头颅的相对侧屈发生在颈椎旋转的对侧，其功能是使眼在头部轴向旋转时保持水平。在此过程中，寰椎向与颈椎旋转相对相反的方向滑动。在颈椎侧屈时，侧屈的另一侧在 $C_1 \sim C_2$ 和枕骨至 C_1 节段发生相对旋转，使得在侧屈时面部能够始终面向前方。

在颅椎区（枕骨至 C_1、$C_1 \sim C_2$），寰椎可被认为是枢椎和枕骨髁之间的轴承，引导和限制 C_2 和枕骨之间的运动。在屈伸运动状态下，寰椎的位置相对独立于枕骨和 C_2 之间的实际关系。不论颅颈区处于何种姿势，寰椎的后椎弓都会落在枕骨和 C_2 棘突之间的某处，而并不一定在正中间。

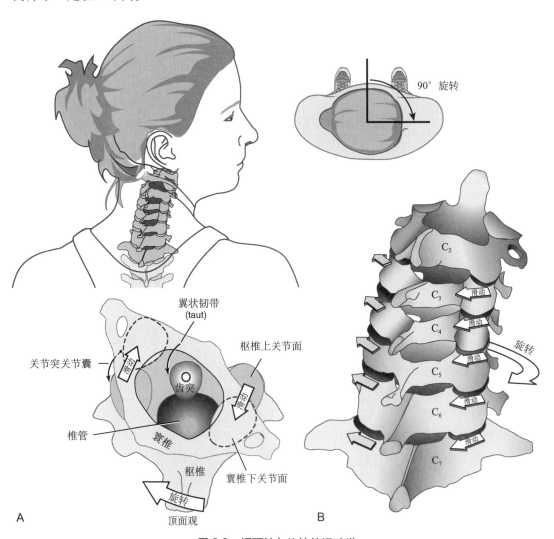

图 6-3　颅颈轴向旋转的运动学

A. 寰枢关节复合体（$C_1 \sim C_2$）；B. 颈椎内区（$C_2 \sim C_7$）（引自 Neumann DA. Kinesiology of the Musculoskeletal System，ed 3. St Louis：Elsevier；2017.）

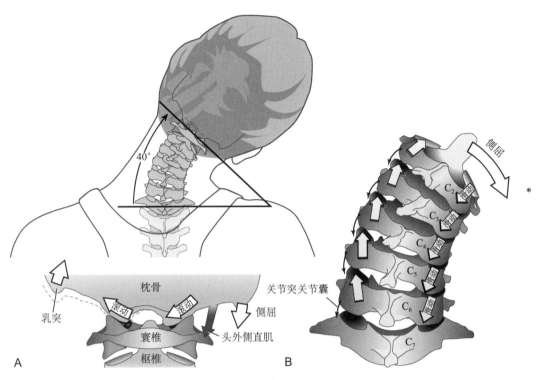

图 6-4　颅颈侧屈

A. 寰枕关节；B. 颈椎内区（$C_2 \sim C_7$）（引自 Neumann DA. Kinesiology of the Musculoskeletal System，ed 3. St Louis：Elsevier；2017.）

表 6-3　通过双平面 X 线片测量计算 20 名参与者在同一方向上的平均旋转度（标准差）和耦合侧屈度（标准差）

节段	平均旋转	标准差	平均耦合侧屈	标准差
枕骨至 C_2	37.5	5.9	− 2.4	6.0
$C_2 \sim C_3$	3.7	3.2	− 1.6	7.7
$C_3 \sim C_4$	2.9	2.5	6.2	7.1
$C_4 \sim C_5$	2.1	2.9	6.2	7.1
$C_5 \sim C_6$	2.7	2.2	4.0	7.9
$C_6 \sim C_7$	3.2	1.3	2.7	6.5

注：表 6.3 侧屈的正度数与旋转的方向相同。

引自 Mimura M，Hideshige M，Tsuneo W，et al. Three-dimensional motion analysis of the cervical spine with special reference to the axial rotation. Spine. 1989；14（11）：1135-1139.

表 6-4　单方向节段性颈椎旋转（°）

节段	DUMAS 等 [平均值（SD）]	PENNING[平均值（范围）]	PANJABI 等
枕骨至 C_1	1.4（2.7）	1.0（−2 ～ 5）	7.2
$C_1 \sim C_2$	37.0（5.8）	40.5（29 ～ 46）	38.9
$C_2 \sim C_3$	0.6（3.4）	3.0（0 ～ 10）	

续表

节段	DUMAS 等 [平均值（SD）]	PENNING[平均值（范围）]	PANJABI 等
$C_3 \sim C_4$	4.9（3.7）	6.5（3 ～ 10）	
$C_4 \sim C_5$	5.2（4.2）	6.8（1 ～ 12）	
$C_5 \sim C_6$	5.1（4.5）	6.9（2 ～ 12）	
$C_6 \sim C_7$	3.4（2.7）	5.4（2 ～ 10）	
$C_7 \sim T_1$	1.5	2.1（−2 ～ 7）	

注：SD. 标准差。

引自 Dumas J，Sainte Rose M，Dreyfus P，et al. Rotation of the cervical spinal column：a computed tomography in vivo study. Surg Radiol Anat. 1993；15：333-339；Panjabi M，Dvorak J，Duranceau J，et al. Three-dimensional movements of the upper cervical spine. Spine 1988；13（7）：726-730；Penning L. Normal movement in the cervical spine. Am J Roentgenol. 1978；130：317-326.

表 6-5　颈椎关节活动度：单方向侧屈

节段	PENNING	WHITE & PANJABI	PANJABI 等
枕骨至 C_1	6	7	5.5
$C_1 \sim C_?$	6	0	6.7
$C_2 \sim C_3$	6	10	
$C_3 \sim C_4$	6	11	
$C_4 \sim C_5$	6	11	
$C_5 \sim C_6$	6	8	
$C_6 \sim C_7$	6	7	
$C_7 \sim T_1$	6	4	

引自 Panjabi M，Dvorak J，Duranceau J，et al. Three-dimensional movements of the upper cervical spine. Spine 1988；13（7）：726-730；Penning L. Normal movement in the cervical spine. Am J Roentgenol. 1978；130：317-326；White A，Panjabi MM. Kinematics of the spine. In：White A，Panjabi MM，editors. Clinical Biomechanics of the Spine. Philadelphia：Lippincott；1978.

表 6-6　使用连接到头部皮肤以及 T_1、T_6 和 T_{12} 棘突的三维电磁运动传感器，测量 34 名无症状参与者后得出颈部主动生理运动期间颈椎和胸椎的平均角度位移（SD）和相对贡献度（%）

脊柱节段	屈曲	后伸	左旋转	右旋转	左侧屈	右侧屈
颈椎	31.84（4.54）	27.76（4.30）	60.60（9.34）	61.13（8.24）	25.10（5.71）	27.44（6.53）
平均（SD）	67%	67.7%	83.9%	84.8%	73.1%	74.9%
上胸椎	11.94（4.91）	9.87（3.66）	7.89（7.89）	7.11（3.87）	4.97（2.09）	4.72（1.99）
平均（SD）	25.1%	24.1%	10.9%	9.9%	14.5%	12.9%
下胸椎	3.77（3.38）	3.37（3.15）	3.72（4.29）	3.85（4.93）	4.62（3.50）	4.46（2.85）
平均（SD）	7.9%	8.2%	5.2%	5.3%	12.4%	12.2%
总平均（SD）	47.55（8.82）	41.00（6.70）	72.21（14.20）	72.09（12.69）	34.33（7.63）	36.42（7.36）

注：SD. 标准差。

数据来自 Tsang SMH，Szeto GPY，Lee RYW. Normal kinematics of the neck：the interplay between the cervical and thoracic spines. Man Ther. 2013；18：431-437.

在侧屈中，由于寰椎的侧块形状（通过 X 线开口位所观察），寰椎的位置更为固定。在侧屈运动中，齿突被翼状韧带固定，因此始终保持在枕骨髁的中间位置。因此，枕骨至 C_1 节段的侧屈总是与寰枢椎节段的侧屈相结合，反之亦然。同时，寰椎也会向侧屈方向发生相对的侧方滑动。由于翼状韧带的方向和功能，同时进行对侧寰枢旋转也有助于颅颈侧屈（图 6-5）。C_2 实际上相对于 C_3 向颅椎侧屈的一侧旋转，这创造了 $C_1 \sim C_2$ 节段的相对对侧旋转。颈椎十字韧带（横向部分）也有助于颅颈复合体的稳定，特别是防止 C_1 相对于 C_2 的过度前移（图 6-6）。如果十字韧带松弛或撕裂，则 C_2 的齿状突就不能有效地支撑 C_1 的前弓。

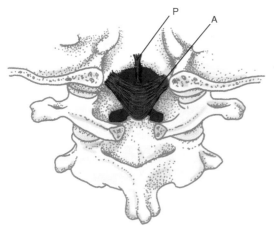

图 6-5　翼状韧带和齿突尖韧带的附着点

A. 翼状韧带；P. 顶韧带（引自 Porterfield JA, DeRosa C. Mechanical Neck Pain. Philadelphia：Saunders；1995.）

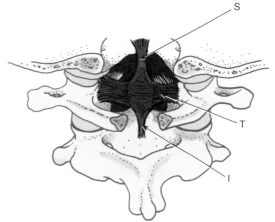

图 6-6　十字韧带的组成

I. 十字韧带下束；S. 十字韧带上纵带；T. 十字韧带横带（引自 Porterfield JA, DeRosa C. Mechanical Neck Pain. Philadelphia：Saunders；1995.）

颈椎的耦合运动模式已在大体研究、CT 扫描和 X 线研究中得到证实，可以辅助临床评估运动受限。例如，如果颈椎活动受限，并向同侧侧屈和旋转，则需怀疑中或下颈椎的小关节受限（颈椎小关节囊型）。但如果颈椎受限最为严重的是侧屈和向相反方向旋转，则需怀疑上颈椎关节受限（即颅颈关节囊模式）。Jarrett 等将这一发现作为识别颅颈运动受限的标准的一部分，并且能够在使用颈椎关节活动度（CROM）测斜仪检测这类运动障碍时，显示出良好的可靠性（Kappa=0.52）。

Neumann 将对侧侧屈与颈椎旋转的颅椎耦合模式归因于产生这种侧弯运动的上颈椎肌肉所表现出的运动控制。具体而言，左侧头外侧直肌通过寰枕关节对头部产生左侧屈的力矩，左侧头下斜肌在颈椎右侧屈曲时造成颅颈区域的左侧轴向旋转（图 6-7）。颅颈关节必须有足够的关节活动度和运动控制，以顺利和完全地产生这些运动。如果这些主动运动不够充分，颅颈运动节段的被动运动评估有助于区分运动控制缺陷和关节活动度缺陷。

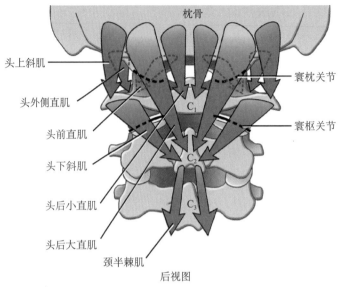

寰枕关节				寰枢关节		
肌肉	前屈	后伸	侧屈	前屈	后伸	轴向旋转
头前直肌	XX	–	X	–	–	–
头外侧直肌	–	–	XX	–	–	–
头后大直肌	–	XXX	XX	–	XXX	XX(IL)
头后小直肌	–	XX	X	–	–	–
头下斜肌	–	–	–	–	XX	XXX(IL)
头上斜肌	–	XXX	XXX	–	–	–

图 6-7　后视图描绘了相对于下方的寰枕和寰枢关节的肌肉力量线。每个关节都有两个基本自由度。注意，颈半棘肌的附着为头大后直肌和头下斜肌提供了一个稳定的基础，这是枕下肌肉中两个更大更有优势的肌肉。图表总结了寰枕和寰枢关节的肌肉活动。肌肉执行某一动作的相对潜能分为 3 个级别：X，最小；XX，温和；XXX，最大值。虚线表示没有有效扭矩产生（引自 Neumann DA. Kinesiology of the Musculoskeletal System，ed 2. St Louis：Mosby；2010.）

　　从解剖学上看，颈深伸肌和颈深屈肌非常适合控制颈椎节段的活动。颈多裂肌和颈半棘肌被认为是主要的颈深伸肌，通过与颈椎的节段附着物提供动态稳定性和神经肌肉控制，颈长肌和头长肌、颈深屈肌由于肌肉位于颈椎体前面的位置而提供前部动态稳定性和神经肌肉控制。运动控制障碍往往发生于慢性颈痛患者的颈屈肌，以及在颈部挥鞭伤后，由于浅表肌（前斜角肌和胸锁乳突肌）过度激活和颈深屈肌（颈长肌和头长肌）激活不足。同样，在中、下颈椎节段颈深伸肌（多裂肌和颈半棘肌）活动不足的颈痛患者中，上颈椎较浅的颈伸肌和旋转肌（如头夹肌）往往表现出肌电（EMG）活动增加。因此，颈深屈肌和伸肌的再训练，是物理治疗师治疗许多颈椎疾患的重要手段（图 6-7）。

(二) 颈椎疾病的诊断与治疗

颈椎相关疾病不是一组同质的疾病。在制订物理治疗诊断分类和治疗计划时，必须考虑许多因素。分类系统应充分定义主要体征和症状，并指导治疗干预。一旦筛查出危险信号，并通过医学筛查程序确定患者适合接受物理治疗，应进一步收集信息，从而对疾病进行诊断分类。

发生创伤事件（如机动车事故造成的挥鞭伤）后，应根据加拿大 C-Spine 规则对患者进行椎体骨折筛查（图 6-8）。如果一个人遭受脑震荡，那么同时也应该进行行颈椎的检查和治疗，因为脑震荡与挥鞭伤表现出的体征和症状有相当多的重叠。

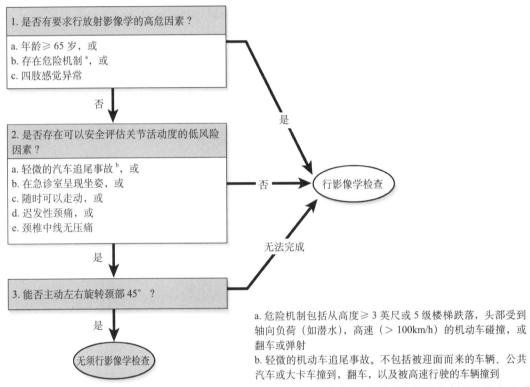

图 6-8　制订并验证加拿大 C-Spine 规则（Canadian C-Spine Rule），目的是加强头颈部创伤患者在确定何时拍摄颈椎 X 线片时的临床决策。根据 Stiell 等的研究，加拿大 C-Spine 规则的敏感度为 100%，特异度为 43%（修改自 Fernandez de las Penas C. *Neck and Arm Pain Syndromes*. Churchill Livingston：Elsevier；2011：Stiell IG，Wells GA，Vandemheen KL，et al. The Canadian C-spine rule for radiography in alert and stable trauma patients. *JAMA*. 2001；286（15）：1841-1848.)

本书中使用的分类系统（表 6-7）是物理治疗师常用的基于损伤的颈部疾病分类。与美国物理治疗协会（APTA）骨科物理治疗学会（AOPT）的国际功能、残疾和健康分类（ICF）相关的颈痛临床实践指南制定的分类术语将被纳入本章，包括以下类别：颈痛伴活动障碍，颈痛伴头痛，颈痛伴运动协调障碍，颈痛伴放射痛。系统综述和治疗指南总结出，多模式护理（包括教育、运动和手法治疗）可使颈痛和挥鞭伤相关疾病（WADs）的患者获益。

表 6-7 颈椎疾病的分类

分类	症状	损害	干预
颈椎活动障碍 ICF 分类：颈部伴有活动障碍的疼痛	● 颈痛 ● 颈部活动受限 ● 症状的发作通常与最近不小心 / 笨拙的动作或姿势有关 ● 可能存在相关的牵涉上肢疼痛	● 颈部活动度受限 ● 在主动和被动运动的终末端范围内再现的颈痛 ● 颈椎和胸椎节段活动度受限 ● 刺激受累的颈部或上胸段时重现的颈部疼痛和与颈部相关的上肢疼痛	● 颈椎松动术 / 手法治疗 ● 胸椎松动术 / 手法治疗 ● 拉伸与活动度运动 ● 力量、耐力与协调性训练
颈神经根病 ICF 分类：颈部疼痛伴放射性疼痛	● 颈部疼痛伴受累上肢的放射痛（局部尖锐刺痛） ● 可能出现上肢感觉异常、麻木和无力	受以下因素再现的颈部和颈部相关的放射痛： ● Spurling 试验 A ● ULNT 测试 1 ● 颈椎牵引后颈部及颈部相关放射痛缓解 ● 可能有与受累神经相关的上肢感觉、力量或反射缺陷	● 上肢与颈部的神经松动术 ● 牵引 [手动和（或）机械] ● 颅颈屈曲运动 ● 姿势练习 ● 胸椎松动术 / 手法治疗
颈椎临床不稳定 ICF 分类：颈部疼痛伴有运动协调功能障碍	● 颈部疼痛与相关的上肢疼痛 ● 早期创伤病史 ● 由持续的负重姿势引起的症状 ● 非负重姿势可缓解症状	● 末梢感觉松弛所致的颈椎活动过度 ● 颈椎深屈肌和伸肌的力量、耐力和协调缺陷 ● 颈椎的异常 AROM ● 仰卧位（非负重位）的颈椎 AROM 大于站立位（负重位） ● 受累颈椎激发引起的颈部和颈部相关上肢疼痛	● 颈部和姿势肌肉的协调、加强和耐力训练 ● 拉伸运动 ● 对超活动关节上方和下方部位进行松动术 / 手法治疗 ● 人体工程学校正
挥鞭伤相关疾病	● 显著的疼痛与较高的功能障碍得分 ● 近期的创伤病史 ● 上肢出现症状	● 受限 / 保护的颈部 AROM ● 对手法检查缺乏耐受性	● 在患者耐受范围内温和地行 AROM 测试 ● 主动活动调节以控制疼痛 ● 相对休息 ● 仪器治疗 ● 间歇性使用颈托 ● 温和的手法治疗和练习，但避免引起疼痛的手法治疗技术或操作

续表

分类	症状	损害	干预
颈源性头痛 ICF 分类：颈部 　疼痛伴头痛	● 非持续性单侧颈部疼痛 　和相关的（转移）头痛 ● 单侧头痛，发病前伴有 　颈部疼痛 ● 颈部运动或持续姿势引 　起或加重头痛	● 由颈后部，尤指 3 个上 　颈椎关节之一的受压引 　起的头痛 ● 颈椎关节活动度受限 ● 屈曲 - 旋转试验所致上颈 　椎（$C_1 \sim C_2$）节段活动 　度不足和（或）疼痛 ● 颈深屈肌的力量和耐力 　缺陷	● 颈椎和胸椎的松动术 / 　手法治疗 ● 强化练习、耐力练习 　和协调训练颈部和姿 　势肌肉 ● 姿势教育

注：AROM. 主动关节活动度；ICF（International Classification of Functioning, Disability, and Health）《国际功能、残疾和健康分类》；ULNT. 上肢神经动力学测试。

更详细的挥鞭伤相关疾病见表 6-8。

修改自 Childs JD, Cleland JA, Elliott JM, et al. Neck pain: clinical practice guidelines linked to the International Classification of Functioning, Disability, and Health　from the Orthopaedic Section of the American Physical Therapy Association. J Orthop Sports Phys Ther. 2008；38（9）：A1-A34.

　　AOPT ICF 指南并没有将挥鞭伤（WAD）作为一个单独的分类，而是将其纳入颈痛与运动协调障碍的分类中。为了配合本书目的，将 WAD 划分为一个独立的分类，这是因为：与 WAD 相关的特殊挑战；WAD 研究的深度和广度；以及 WAD 患者可能会出现多种症状和体征，而这些症状和体征可能并不仅仅与运动协调障碍有关。例如，在一项对 2578 例颈痛患者进行的纵向分析中发现，与非特异性颈痛患者相比，WAD 患者自我报告的疼痛和功能障碍程度较高，随访 1 年后的结局较差。

二、挥鞭伤相关疾病

　　大多数因机动车事故造成颈椎挥鞭伤的患者可在几周内完全康复，但也有相当一部分（14%～42%）患者会出现持续性疼痛，10% 的人会出现持续疼痛。Ritchie 等报道有 50% 的 WAD 患者在 3 个月内可完全恢复；而约有 25% 的患者持续存在中度 / 重度的功能障碍，25% 的患者持续存在轻度疼痛和功能障碍。一项荟萃分析发现 12 个变量是挥鞭伤后 6 个月或更长时间随访时不良结局状态的预测因素，包括初始疼痛强度高（＞ 5.5/10）、报告发病时头痛、未受过高等教育、事故期间未使用安全带、报告发病时腰痛、高颈功能障碍指数（NDI）评分（＞ 29%）、损伤前颈部疼痛、报告发病时颈痛（无论强度如何）、问题描述过于严重、女性、WAD 2 级或 3 级，以及仅 WAD 3 级。高基线疼痛强度（＞ 5.5/10）和高 NDI 评分（＞ 29%），被列为不良结局的最强预测因素，但在单一个体中多种危险因素的影响尚不完全清楚。

　　魁北克特别工作组（QTF）对 WAD 进行分类，是为了规范与 WAD 诊断和管理相关的术语（表 6-8）。Sterling 根据对 WAD 患者复杂临床特征的研究，并追踪这些患者的结局后得出结论，QTF 分类系统（表 6-8）过于简化，无法对 WAD 患者进行充分分类，并指导临床决策。但特别的是，Sterling 发现 WAD Ⅱ型是最常见的分型，应该根据该分型

表 6-8　挥鞭伤相关疾病的魁北克特别工作组分类

分类等级	临床表现
0	无颈部疼痛的症状 无体征
I	只存在颈部疼痛、僵硬或压痛的症状 无体征
II	颈部症状 肌肉骨骼症状： ● 颈部活动范围减小 ● 有压痛点
III	颈部症状 肌肉骨骼体征 神经系统体征： ● 肌腱深反射减少或缺失 ● 肌肉无力 ● 感觉缺陷
IV	存在颈部症状和骨折或脱位

注：引自 Spitzer W，Skovron M，Salmi L，et al. Scientific monograph of Quebec Task Force on whiplash associated disorders：redefining "whiplash" and its management. Spine. 1995；20：1-73.

中改变治疗方法并可能预测治疗结局的具体临床表现进行进一步细分。WAD II 型患者的临床结局差异很大，从受伤后 6 个月时完全恢复，到报告时仍存在持续的中度 / 重度症状。

Sterling 根据运动、感觉和心理障碍提出了 WAD II 型的三个子分类（表 6-9）。有中度 / 重度持续症状的慢性 WAD 患者表现出较高的创伤后应激水平和较高的持续性运动 / 再损伤恐惧水平。当在处理急性 WAD 患者中发现这些因素时，需要进行早期心理咨询。

颈部高敏感性痛觉过敏在 WAD II 型中较为常见，但较严重的 WAD II c 亚型也有全身感觉性痛觉过敏（即全身性）。这一患者人群的治疗具有一定挑战性，建议避免对这些患者有害和引起疼痛的治疗。只能使用最温和的、非刺激的手法治疗技术，并在患者的耐受范围内进行主动运动。

保持良好的姿势是有帮助的；休息时可以使用折叠的枕套包裹患者的颈部来支撑颈部和肩带肌肉（图 6-9），坐姿时可以使用枕头来支撑手臂。应鼓励患者适度活动，但应避免颈部结构的过度紧张。应鼓励患者全天进行频繁且少量的运动和活动。当患者开始恢复关节活动度和运动控制时，应逐步引导患者克服对运动和活动的恐惧。而在患者耐受范围内进行早期主动运动已被证明可使患者获得良好结局。

表 6-9　Sterling 所提出的 WAD II 型的进一步分类

WAD II A	WAD II C
颈部疼痛 运动障碍 　关节活动度减少 　改变肌肉复张模式（CCFT） 感觉障碍 　局部颈部机械性痛觉过敏	颈部疼痛 运动障碍 　关节活动度减少 　改变肌肉复张模式（CCFT） 　关节定位误差增加 感觉障碍 　局部颈部机械性痛觉过敏
WAD II B	广泛性感觉超敏反应（机械、热、双侧上肢神经动力学测试 1 受限） 部分可能表现出交感神经系统紊乱 心理障碍 　心理压力升高 　急性创伤后应激水平升高
颈部疼痛 运动障碍 　关节活动度减少 　改变肌肉复张模式（CCFT） 感觉障碍 　局部颈部机械性痛觉过敏 心理障碍 　心理压力升高	

引自 Sterling M. A proposed new classification system for whiplash associated disorders：implications for assessment and management. Man Ther. 2004；9：60-70.

　　如 Jull 等（框 6-1）所述，WAD 患者的运动障碍可通过颅颈前屈试验（CCFT）进行评估。该测试用于评估颈部活动的精确性和控制性，以确定患者是否可以使用颈深屈肌并保持收缩。颈深屈肌包括颈长肌、头长肌、头前直肌与头外侧直肌；这些肌肉与颈伸肌一起运作，作为颈椎节段的动态稳定器。在颅颈前屈试验的过程中，我们对 10 名对照受试者和 10 名慢性颈痛受试者的颈浅屈肌和颈深屈肌的肌电图作了记录。颈痛受试者显示，在颅颈前屈试验的所有阶段，颈深屈肌的激活减少，而浅肌（前斜角肌和胸锁乳突肌）的活动增加。在颈部运动控制问题中，较高水平的颈浅屈肌使用弥补了颈深屈肌收缩能力不足。颅颈

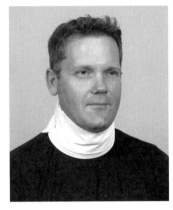

图 6-9　围绕在脖子上折叠的枕套

前屈试验的组内可靠性和相互可靠性被报告为"一般到好"和"好到极好"[组内相关系数（ICC）：0.63 ～ 0.86]。两个目标水平（4mmHg）的颅颈前屈试验最小可检测变化不太理想，但颅颈前屈试验结果与功能障碍指标（如 NDI）相关，表示该检查具有临床意义。

框 6-1　颅颈前屈试验（CCFT）

1. 起始位置

a. 测试体位为俯卧位，头颈和颈椎处于中立位。为达到颈部中立位，可以面部水平线和颈部纵向辅助定位。

b. 可以在头部下方放置多层毛巾以达到中立的位置。确保毛巾与枕骨基底对齐，而上颈椎区域可以自由移动。

2. 稳定器（压力生物反馈装置）的制备

a. 将稳定器的蓝色气囊折叠并夹在一起。

b. 将稳定器放置在颈部枕下区域的后面。

c. 将稳定器充气至 20mmHg。

3. 正式测试

第一阶段：颅颈前屈动作

a. 向患者解释，测试是为了评估精确性和控制性，以确定患者是否可以使用颈深肌肉并保持收缩。

b. 向患者解释这一动作，并将颅颈部前屈描述为"轻轻点头，就像在说'yes'"。

c. 让患者练习这个动作，以确保患者做的是点头，而不是缩头或抬头。

d. 嘱患者舌头顶在上腭，嘴唇闭合，但牙齿稍微分开，放松下颌。

e. 动作应该轻柔而缓慢地进行。

f. 把刻度盘交给患者。

g. 要求患者缓慢点头以达到 22mmHg 的目标，然后是 24mmHg，再依次是 26mmHg、28mmHg 和 30mmHg。治疗师观察头部运动，并观察在测试的每个阶段是否出现颅颈前屈逐渐增加的模式。治疗师不应观察表盘，而是观察患者头部是否有适当的运动。

第二阶段：测试颈深屈肌的维持力

a. 指导患者轻柔缓慢地点头以达到 22mmHg 的目标，并尝试以高质量（确实的）的颅颈点头动作稳定地保持该姿势 10 秒。

b. 如果在 22mmHg 的压力下成功，让患者放松，然后在每个目标压力下分别重复 2mmHg，直至最大 30mmHg。

c. 一旦确定了患者能够以良好的运动质量和最小的浅表肌肉活动保持稳定的最大压力，就可以使用这个压力水平来测量耐力（即 10 秒保持，重复 10 次）。

4. 颈深屈肌的正常表现

正常表现为压力保持稳定 10 秒，重复 10 次，达到至少 26mmhg 的压力。理想的表现是成功地达到并保持 28 ～ 30mmhg。头颈前屈动作应能够在颈部浅表肌肉无显性活动的情况下进行。

引自 Jull G，Kristjansson E，Dall'Alba P. Impairment in cervical flexors：a comparison of whiplash and insidious on-set neck pain patients. Man Ther. 2004；9：89-94.

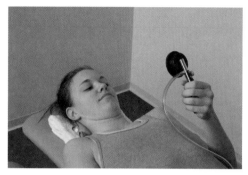

图 6-10　带气囊压力生物反馈装置的颅颈前屈测试和训练程序

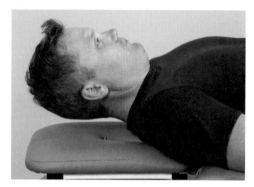

图 6-11　颈深屈肌耐力试验：在维持颅颈前屈状态时，要求患者将头部抬离治疗床 2.5cm，当患者不能再抬起头或维持颅颈前屈状态时，试验停止。据文献报道，无颈痛的受试者正常表现为能够将头部在测试体位上抬起至少 38 秒，而有颈痛的受试者的测试时间平均为 24 秒。此动作也可以作为颈前屈肌的强化训练，或是颅颈前屈训练项目的进阶方法

气囊生物反馈装置可作为颈深屈肌肌肉激活的训练工具，也可在生物反馈装置提供视觉反馈的情况下，通过尝试重现颈部位置来重新训练颈椎的关节位置觉（图 6-10）。当气囊生物反馈装置被用作增强肌肉强直耐力的工具时，患者保持目标压力 10 秒，最多重复 10 次。

另一种加强颈前屈肌的有效方法是让患者保持仰卧位的颅颈中立位，同时将头部从毛巾（或枕头）上抬起，重复 3 组 12 次。这也被称为颈屈肌的肌耐力测试（图 6-11）。重复使用该方法与 Jull 方案在训练颈屈肌力量方面同样有效。这种练习可以被认为是单纯颅颈屈曲练习的进阶法。

伤后 6 个月时仍存在较高程度的疼痛和功能障碍、高龄、冷痛觉过敏、血管收缩功能受损和中度创伤后应激症状，已被证明与挥鞭伤后的不良结局相关。与完全恢复或症状较轻的患者相比，在初始损伤后 2 ～ 3 年仍有中度 / 重度症状的患者活动范围持续降低，在颅颈屈曲试验期间颈浅屈肌的肌电活动增加（此为颈深屈肌受到抑制的指征），感觉过敏和心理压力水平升高。较高的初始 NDI 评分（> 30%）、高龄、冷痛觉过敏和创伤后应激症状是不良结局的预测因素。

在一项对 71 例慢性 WAD Ⅱ 患者进行的随机对照试验中，针对特定损害的手法物理治疗（n=36）与自我管理项目（n=33）进行了比较。结果表明，将温和的无痛性手法治疗技术与颈深屈肌控制练习相结合的手法物理疗法可减轻慢性 WAD 患者的疼痛和功能障碍，并恢复颈深屈肌的控制。其中 70% 以上的患者在初始时有机械性痛觉过敏（用痛压阈值或冷痛觉过敏测定）的感觉过敏反应变化。有学者提出 WAD 的痛觉过敏反应代表了中枢疼痛处理机制的增强，同时存在广泛机械性和冷痛觉过敏的患者亚组改善程度最小，但仅存在机械性痛觉过敏或冷痛觉过敏的患者接受手法物理治疗后仍可得到改善。

当有中度 / 重度症状的患者出现更复杂、虚弱的疼痛状态，并且其临床表现因广泛的感觉过敏和心理困扰而使病情变得复杂时，这些患者可使用包括物理治疗、心理支持和药物疼痛管理在内的多学科专业方法的早期管理策略而得以受益。相比之下，症状较轻的患者不太可能表现出如此严重的损伤，这些患者的临床管理应包括针对损伤的策略，如脊柱活动受限和通过主动运动改变的肌肉复张模式。

Ritchie 等分析了 WAD 患者的两项临床试验（n=91 和 n=171）的结果，以制定一项临

床预测准则（clinical prediction rule，CPR），确定哪些患者最有可能完全康复，哪些患者将因颈椎扭伤而出现中度/重度疼痛和功能障碍。出现以下情况时，预测发生慢性中度/重度功能障碍的概率增加：

● 年龄较大（＞40 岁）。

● 初始较高的功能障碍程度，NDI 为 40% 或更高。

● 过度觉醒症状 [创伤后诊断量表（Posttraumatic Diagnostic Scale，PDS）的过度觉醒子量表得分≥ 6] 具有阳性预测值（PPV）=71%。

在最初颈部功能障碍程度较低（NDI ＜ 32%）的年轻个体（＜ 35 岁）中，完全恢复的概率增加，PPV=71%（图 6-12）。

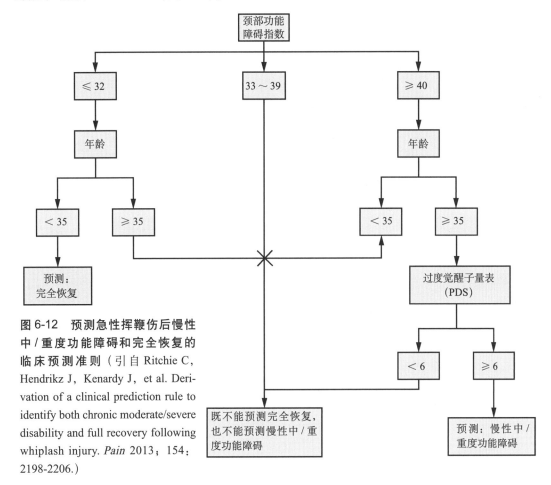

图 6-12　预测急性挥鞭伤后慢性中/重度功能障碍和完全恢复的临床预测准则（引自 Ritchie C, Hendrikz J，Kenardy J，et al. Derivation of a clinical prediction rule to identify both chronic moderate/severe disability and full recovery following whiplash injury. *Pain* 2013；154：2198-2206.）

一项研究对 101 例急性 WAD 患者的数据进行了二次分析，对挥鞭伤临床预测准则（CPR）进行了验证研究，这些患者此前均参与了随机对照临床试验或前瞻性队列研究。将完全恢复定义为 6 个月时 NDI 评分≤ 10%，持续中/重度功能障碍的定义为 6 个月时 NDI 评分≥ 30%。在验证队列中，持续中/重度疼痛和功能障碍的 PPV 为 90.9%，完全恢复的 PPV 为 80.0%，以此方式为挥鞭伤 CPR 提供了外部验证，确保此双途径工具的准确性和可重复性。一组物理治疗师接受了访问后表示，挥鞭伤 CPR 是一种简单、易懂、易于使用且可接受的预后工具。

曾有专家提出建议，对于持续疼痛和功能障碍风险较低（即预计完全恢复）的急性挥鞭伤患者，应接受至多3次基于指南的健康教育，并且进行医疗人员所指定的颈部锻炼。发生持续性疼痛和功能障碍的中等或高风险患者应转诊至专门治疗挥鞭伤的专科医疗机构，其物理治疗师可进行更深入的身体和心理评估。经过进一步的评估后，根据评估结果拟定治疗方案，其主要内容应包括患者教育、医疗建议和特定的康复运动训练，或者如果有轻度至中度中枢敏化或创伤后应激，则应采用结合特定康复运动训练、温和的手法治疗和疼痛科学教育的物理治疗方法。如果患者表现出严重的创伤后应激或中枢敏化的严重迹象，则可能需要转诊到具有认知行为专家的医疗院所。目前需要更加完善的临床试验来确定此种分层方法是否会带来更好的患者结局。

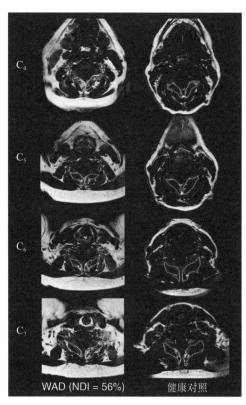

图6-13　多裂肌在 $C_4 \sim C_7$ 椎体水平横切面图像。左图是一名因挥鞭伤所致的重度功能障碍患者的影像；右图是年龄和性别均与之对应的对照组影像 [引自 Karlsson A, Leinhard OD, Aslund U, West J, et al. An investigation of fat infiltration of the multifidus muscle in patients with severe neck symptoms associated with chronic whiplash-associated disorder. *J Orthop Sports Ther.* 2016；46（10）：886-893.]

在挥鞭伤发生的4周后，患者的颈伸肌被观察到发生了脂肪浸润。肌肉受脂肪浸润的程度会随着时间的推移而增加，并且在伤后3个月和6个月时，中度/重度功能障碍（NDI＞30%）的受试者的脂肪浸润程度会显著高于恢复期和轻度功能障碍的受试者。Karlsson 等报道了类似的结果，研究者发现慢性重度 WAD（NDI≥40%）患者 $C_4 \sim C_7$ 颈多裂肌的脂肪浸润比健康对照多38%，而与轻度/中度 WAD 功能障碍患者相比，脂肪浸润多了45%（图6-13）。

患者挥鞭伤后所致的创伤后应激障碍症状的初始程度，与伤后6个月时疼痛、功能障碍和肌肉脂肪浸润的严重程度呈正相关。Elliott 等的另一项研究表明，归类在挥鞭伤临床预测准则的重度功能障碍患者组，其肌肉脂肪浸润值显著较高。Elliott 等推测，挥鞭伤可能在一些患者中造成极大的应激反应，从而激活各种生理反应，包括肾上腺释放皮质醇。而持续的高皮质醇血症可影响整体的健康状况，其中包括骨骼肌的退变。而其他的生物学效应则包含自主神经反应、睡眠紊乱、免疫力降低和对症状的感知改变。因此，颈部肌肉脂肪浸润水平的增加，可能与患者在挥鞭伤后的神经内分泌系统改变有关，并提示神经精神生物学与不良结局之间存在关联。

Sterling 等在急性挥鞭伤患者中比较了基于证据的物理治疗师指导的运动训练方案（*n*=55）和相同的运动方案联合应激接种训练（*n*=53）。应激接种训练是一种认知行为疗法，传授解决问题和应对压力相关焦虑的策略（即放松训练、认知重组和积极自我陈述），为患者提供有关应激对其身心健康影响的重要信息，并重点将这些技能转移到日常生活中（表6-10）。经过6周的治疗以及在6个月和12个月随访时，应激接种训练联合运动干预组的患者在功能障碍和压力、焦虑和抑郁的心理指标方面均优于单纯运动组。研究结果表明，经过培训的物理治疗师将认知行为疗法与特定的循证运动训练相结合，可以为急性挥鞭伤患者带来正向的结果，并可能有助于防止发展为慢性挥鞭伤。物理治疗师提供认知行为训练比心理学家的优势是，刚发生挥鞭伤的患者可能不认为有必要进行心理咨询，反而更倾向于寻求物理治疗师的治疗，以解决具体躯体伤害的问题。此时若物理治疗师能应用一些心理学的告知方法，则可以更好的帮助患者应对与挥鞭伤相关的压力和焦虑。

表 6-10　应激接种训练干预措施说明

目标	应激接种训练课	内容描述
A. 通过识别特定的应激源以及其对疼痛、行为、情绪、身体表现和思想的影响，来识别和理解应激	1. 课程概述，应激和疼痛的理论，腹式呼吸练习	● 应激接种训练的基本原理，门控理论介绍，腹式呼吸讲解、示范及练习，包括促进居家练习
B. 通过放松、解决问题和自我陈述来培养管理压力的技能	2. 肌肉放松训练 3. 在有压力的情况下解决问题 4. 使用正向的应对方式	● 身体扫描的原理、策略和练习，包括启动和促进家庭练习的提示 ● 回顾身体扫描的经验。解决问题的理论基础、策略和实践。回顾腹式呼吸训练经验。根据患者具体的情况制订实施计划和评估策略 ● 回顾解决问题的经验。有益和无益的自我谈话和应对语句的理论与识别。针对特定压力情况的指导运动
C. 在各种有压力的情况下运用技巧来培养信心和忍耐力	5. 将应激接种训练应用于现实世界 6. 应对技能的保持	● 回顾应对声明的经验。回顾第一至第四节的应激接种训练步骤，并提供使用的前提。制订计划，管理患者确定的压力源 ● 回顾应激接种训计划的经验。介绍如何预防复发，包括识别早期预警信号和制订应对计划。鼓励不断发展和实践各种策略

引自 Kelly JM，Bunzli S，Ritchie C，et al. Physiotherapist-delivered stress inoculation training for acute whiplash-associated disorders：a qualitative study of perceptions and experiences. *Musculoskelet Sci Pract.* 2018；38：30-36.

总的来说，温和的手法治疗技术，包括等长收缩手法治疗，有助于恢复与挥鞭伤相关的活动受限，但必须密切监测患者情况，以确保治疗不会引起疼痛。而间歇性的使用颈托，可能使颈椎在一天之中得到相对的休息。频繁且低强度的运动（每天4～5次，重复10次），尤其是训练颈深屈肌、颈深伸肌和姿势性肩胛肌（postural scapular muscles），可有助于运动保持、姿势矫正和疼痛抑制。对于胸椎可采用更有力的手法来抑制颈痛并恢复胸椎活动度。在患者疼痛耐受范围内逐步进行有氧运动，如快走或骑自行车，也有助于疼痛管理。具体的运动训练和温和的手法治疗，应与疼痛科学教育以及根据患者的具体需要进行的专题教育（如体位、姿势、人体工程学、压力管理和睡眠精神卫生）等相结合，以最大限度地提高治疗效果。患者的教育需求可通过使用本书其他部分描述的问卷加以确定，如詹金斯（Jenkins）睡眠问卷（框 2-6）、焦虑抑郁问卷（表 7-4）、创伤后诊断量表（PDS）的过度觉醒子量表和中枢敏化量表（图 2-6）。

三、颈椎临床不稳

ICF 分类：伴有运动协调障碍的颈痛

Panjabi 将脊柱临床不稳定义为：脊柱在生理负荷下无法维持其移位的模式，以致不会发生神经损伤或刺激，不会发生畸形，也不会发生功能障碍性的疼痛。

脊柱节段总体的关节活动度可分为中立区（neutral zone）和弹性区（elastic zone）。发生在脊柱中间位置及其周围的运动是在最小的被动阻力下产生的（即中立区），而发生在脊柱运动终末端范围附近的运动是在增加的被动阻力下产生的（即弹性区）。临床不稳定性被认为是中立区大小增加和弹性区内对运动产生的被动阻力减少的结果。

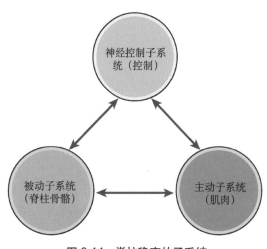

图 6-14　脊柱稳定的子系统

Panjabi 将脊柱稳定的组成部分概念化为脊柱稳定系统的三个功能完整的子系统。根据 Panjabi 的理论脊柱的稳定系统由被动子系统、主动子系统和神经控制子系统组成（图 6-14）。

所谓被动子系统，包括椎体、小关节和关节囊、脊柱韧带以及来自脊柱肌肉和肌腱的被动张力。被动子系统是弹性区稳定的主要来源，并且限制了中立区的大小。被动子系统的组成部分也充当神经控制子系统的传感器，向其提供关于椎体位置和运动的信息。

主动子系统由脊柱肌肉和肌腱组成，产生稳定脊柱所需的力量，以应对不断变化的各种负荷。主动子系统主要负责控制在中立区内发生的运动，并有助于维持中立区的大小。这些脊柱肌肉同时也是传感器，向神经控制子系统提供每块肌肉产生的力的信息。

通过周围神经和中枢神经系统，神经控制子系统接收来自被动和主动子系统传感器所回传关于椎体的位置、椎体运动和脊柱肌肉产生的力的所有信息。而根据这些信息，神经控制子系统会判定脊柱稳定性的需求，并作用于脊柱肌肉，产生所需的力。

当脊柱临床不稳发生在中立区，相对于总关节活动度增加，超出稳定子系统的代偿范围时，活动质量会变低且会出现活动度受限。当这种情况变成"临床"（clinical）时，就会引起症状，Panjabi 进一步将脊柱临床不稳定义为，脊柱稳定系统在生理范围内维持椎间中立区的能力显著下降，从而导致疼痛和功能障碍。脊柱稳定系统组成部件的退变和机械性损伤，是中立区增加的一种潜在原因。有些作者会使用"功能性不稳"的术语来描述与临床不稳相关的体征和症状，此类型的临床不稳可以通过非手术治疗的方式治愈。另外也有使用"结构性不稳"的术语用来形容更为严重的不稳，并且是可通过医学影像学所观测到的。此类脊柱不稳如果造成患者的衰弱、危及生命或引起神经系统损伤，则可能需要手术。

一些作者认为，主动运动中出现异常活动是功能性或临床不稳的关键体征，而由于运动质量差是颈椎功能性不稳定的一个关键层面，因此 ICF 临床实践指南中采用了"运动协调障碍"这一术语对这种情况进行分类。异常活动被描述为动作的突然加速或减速，如抖动、震颤和神经肌肉控制不良，或者发生在预期运动平面之外的活动。PIVM 和关节活动测试结果显示，被动脊柱节段运动的终末端范围内出现了活动量过大和被动限制减少（即松动感）。

Cook 等采用 Delphi 调研法汇总了骨科手法物理治疗（OMPT）专家关于颈椎临床不稳的迹象和症状的共识，共识度最高的症状包括：无法长时间保持静止体位；疲劳和无法抬头；依赖外部支撑，包括手和衣领；频繁需要自我手法治疗；感觉不稳、摇晃或控制感差；急性病频发；在突然活动时出现剧烈疼痛。临床骨科手法物理治疗专家关于颈椎临床不稳共识度最高的体检结果包括：协调性 / 神经肌肉控制能力差，包括运动时颈椎节段的募集和分离不佳；关节活动异常；整个关节活动范围内运动不流畅，包括节段绞锁、旋转和撬拨；异常活动。

通过对诊断颈椎结构性不稳的过伸过屈 X 线片进行分析建立了客观的标准。然而，X 线片无法提供中性区（即中段）运动数量或质量的相关信息，这限制了 X 线片在颈椎功能性不稳中的诊断价值。透视技术显示了一些应用前景，可用于分析中段脊柱的运动质量，但这种方法在这方面的使用仍处于试验阶段。椎间关节被动运动和关节活动测试在中性区面积评估中有一定诊断价值，但这些测试的评分者组间可靠性较差，而且只能针对被动运动进行评估。由于尚未明确颈椎功能性不稳的诊断工具，这一病症仍需根据临床发现进行诊断，包括病史、主观症状、主动运动质量视觉分析及手法检查。

当颈椎功能性不稳未严重累及或威胁到神经系统结构时，可通过非手术方案进行治疗。非手术治疗的目的是加强脊柱稳定子系统的功能（重点是运动控制）并减少受累脊柱节段的压力。通过适当的训练，各子系统能更加有效地对增加的中性区面积进行补偿。

在颈椎不稳区域的上方和下方进行脊柱手法治疗以及姿势指导，有助于减少被动子系统承受的压力。正确的姿势可以减少末段脊柱节段的负荷，使脊柱恢复生物力学上合理的位置。可以在颈椎不稳水平上下活动较少的节段进行手法治疗，通常包括上胸椎和上颈椎节段。随着这些节段活动能力的提高，脊柱活动会更均匀地分布在整体节段上，颈椎临床不稳水平承受的机械压力也会减少。手法治疗还可产生正向的神经生理效果，通过治疗影响肌张力和疼痛。当颈椎功能性不稳为主要损伤时，胸椎手法治疗是颈椎运动控制运动计划的有效辅助手段。

神经肌肉控制运动增强了主动子系统的功能。颈部多裂肌可通过节段附着来稳定颈椎，而颈长肌和头长肌位于颈椎椎体前方，因而可以稳定颈椎前部。增强颈椎稳定肌肉可以改善中性区运动的质量和对运动的控制。Jull 等对隐袭性疾病和挥鞭伤颈痛患者进行了研究，他们发现这些患者颈椎浅层和深层前部肌肉之间的协同作用失调。与健康人群相比，两组患者在仰卧位进行主动颅颈前屈运动时均过度激活了胸锁乳突肌。Falla 发现，当用表面肌电图测量胸锁乳突肌的过度激活时，前深颈屈肌的激活通常是欠佳的。Falla 还发现，在慢性颈痛患者中，颈深和颈浅屈肌的运动控制也存在缺陷，特点是与上肢运动、认知活动和功能任务相关的颈部肌肉收缩启动出现延迟；Falla 建议需要针对这些肌肉再训练实行康复计划，以恢复颈深屈肌的协调性，抑制前颈部浅层肌肉。

　　Falla 等指导 14 名慢性颈痛女性患者完成了针对颈深屈肌的颅颈前屈运动训练计划，每天 2 次，持续 6 周（图 6-15A）。在进行训练后，颈深屈肌的激活增加，在初始颈深屈肌肌电图振幅值最低的患者中效果最明显。训练时疼痛程度的变化与颅颈屈曲时颈深屈肌肌电图振幅变化之间存在明显的相关性。在颈深屈肌神经肌肉控制存在缺陷的患者中，这项研究为特定肌肉训练的临床益处提供了证据支持。一项基于 10 项随机对照试验的系统综述和荟萃分析报告，在非特异性慢性颈痛患者中，与其他治疗方法相比，颅颈前屈运动控制训练在减少颈痛和改善功能障碍方面的临床结果具有统计学意义。AOPT ICF 颈痛临床实践指南建议，根据弱中强度的证据，在治疗有运动协调障碍的颈痛时，应进行特定的颈部和肩腰部强化和耐力训练，并辅以宣教指导和手法治疗。

　　训练时患者也可以将紧握的拳头放于颏下提供等长收缩阻力，进而激活颈深屈肌（图 6-15B，框 6-4）。这提供了一种在站立或坐位中单独训练颈深屈肌的方法，但尚未通过高质量的随机对照试验验证这种颈深屈肌训练的效果。

　　从解剖学的角度看，颈深伸肌适合与颈深屈肌搭配控制颈椎节段运动。O'Leary 使用功能性磁共振成像证明，在颈痛患者中，在颅颈椎区域中立状态（而非后伸状态）下进行颈伸肌练习，可以更有效地单独激活下部颈深伸肌（多裂肌 / 颈半棘肌）。患者可以通过将面部与地面平行在俯卧位或四肢落地的情况下达到颈椎中立位（图 6-15I）。研究人员描述了一种测试颈深伸肌的标准方法——使用激光装置，让患者处于俯卧位，头抬离治疗床前部，保持颈椎中立位持续 120 秒（图 6-16）。对于难以完成俯卧姿势的患者，可以采用四足位或肘膝位的姿势；也可以将前臂放在测试台上，保持站立（弯腰）姿势测试和训练颈深伸肌，但关键是要将面部与地面平行，以实现颈椎中立位（图 6-15F、G、H 和 I）。为了评估患者在四足位时颈深伸肌的功能状态，应首先指导患者实现颈椎中立位。接下来，指导患者通过将下巴向胸部移动向前弯曲颈椎，在感到紧绷的位置停止，然后要求患者恢复到颈椎中立位（图 6-15H）。患者应该能够在灵活控制下完成至少 10 次重复。为了测试颈深伸肌的肌力和肌耐力，患者应该能够在四足位姿势下保持颈椎中立位至少 2 分钟。可以从主动运动开始训练，之后在颈部后伸运动中增加弹力带阻力训练（图 6-15G、N 和 Q）。在四足位下进行手臂、腿部和其他脊柱运动时，保持头颈部处于中立位，可以进一步训练颈深伸肌，还可以通过额头上的激光装置和测试台上的目标点位使颈部保持在中立位（图 6-15O 和 P）。

框 6-2　颈椎疾病的治疗性训练（Therapeutic Exercises）

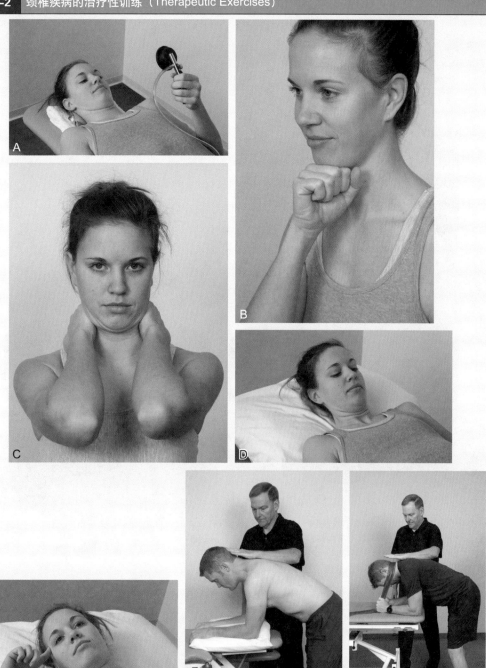

图 6-15　A. 仰卧位颅颈前屈（点头）；B. 站立位颅颈前屈等长收缩；C. 站立位，手法固定中段颈椎，行头颈前屈动作；D. 仰卧位，颅颈前屈伴持续上举；E. 仰卧位颈椎旋转配合手法阻抗；F. 站立位，于中立位位行颈深伸肌锻炼；G. 站立位，颈深伸肌锻炼配合弹力带抗阻

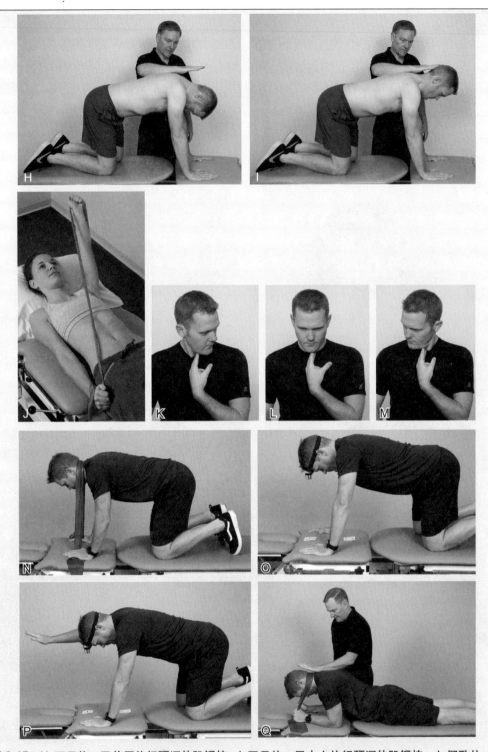

图 6-15　H. 四足位，于前屈位行颈深伸肌锻炼；I. 四足位，于中立位行颈深伸肌锻炼；J. 仰卧位，阻力性肩关节 D_2 前屈训练（shoulder D_2 flexion）；K ～ M. 颈椎半前屈位旋转主动活动度训练（以三指抵住胸骨）；N. 四足位，于中立位行颈深伸肌弹力带阻力训练；O. 四足位，配合激光指引进行颈深伸肌锻炼；P. 四足位，配合激光指引在抬臂动作下行颈深伸肌训练；Q. 俯卧位，屈肘支撑行弹力带阻抗颈深伸肌训练

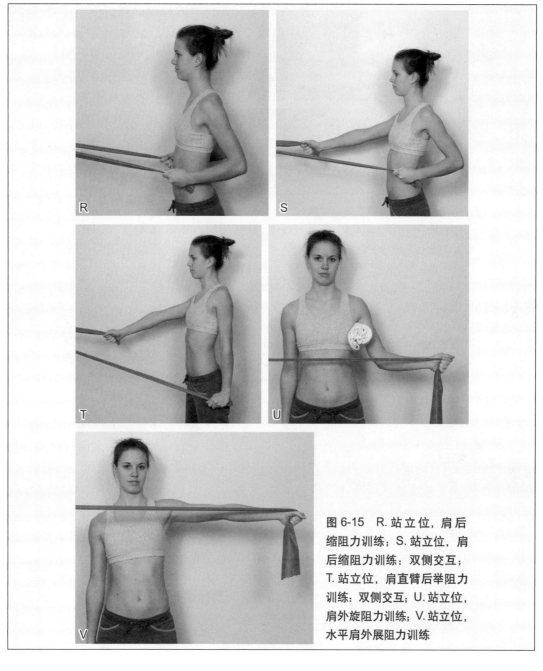

图 6-15　R. 站立位, 肩后缩阻力训练；S. 站立位, 肩后缩阻力训练：双侧交互；T. 站立位, 肩直臂后举阻力训练：双侧交互；U. 站立位, 肩外旋阻力训练；V. 站立位, 水平肩外展阻力训练

　　在颈痛患者中, 肌电图中显示头夹肌活动增加, 而颈半棘肌活动减少或不明显, 临床上常见的表现是枕下肌张力增加或紧绷, 对中、下颈椎段的神经肌肉控制较差。Schomacher 将拇指和示指放在 C_2 椎弓上并向前推, 同时要求患者在坐位进行最大限度的抵抗, 证明了与颅颈伸肌 (头夹肌) 相比, 肌电图下颈深伸肌 (颈半棘肌) 的激活明显增强。这一发现表明, 通过在肌肉目标部分顶部的椎弓处施加徒手静态压力, 可以对颈深伸肌进行分段激活。通过让患者向两侧重复旋转, 进入联合颈椎后伸状态, 可以对颈伸肌进行进一步的动态控制。也可以在仰卧位时徒手对颈椎旋转进行抵抗, 以激活和训练颈深

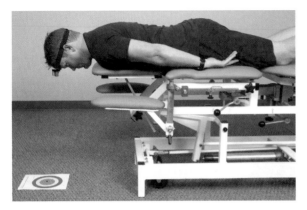

图 6-16 俯卧颈深伸肌耐力测试。患者呈俯卧位，双腿伸直，双臂放于身侧，头部佩戴激光装置，瞄准地板上的目标位点（距离 60cm）。患者进行低位颈椎后伸，颅颈部保持中立位，面部与地面平行，将激光对准目标，保持这个姿势持续 120 秒。一旦激光离开目标中心，测试就结束。据报道，颈痛患者（$n=21$）的平均坚持时间为 29 秒，正常对照者（$n=21$）平均为 49 秒。这一测试的可靠性的组内相关系数为 0.75 ～ 0.90（引自 Jorgensen R，Ris I，Falla D，et al. Reliability，construct and discriminate validity of clinical testing in subjects with and without chronic neck pain.BMC Musculoskelet Disord. 2014；15：408.）

旋转肌的神经肌肉控制（图 6-15E）。在坐位或仰卧位时，也可以分段激活深旋转肌，用一只手进行分段稳定，另一只手对旋转肌进行徒手抵抗，类似于颈椎等长收缩松动术治疗（见图 6-53 ～图 6-56）。初步数据表明，在治疗师指导下进行为期 10 周的神经肌肉运动再训练后，训练颈深屈肌和颈深伸肌可以增加这两个肌肉群的肌肉横截面积，减少颈部多裂肌的肌肉脂肪浸润。这些变化与 5 名慢性挥鞭伤颈痛女性患者的肌力增加和颈痛减轻的结果相一致。在一项针对慢性挥鞭伤颈痛患者的大型随机对照试验中，由治疗师指导进行为期 12 周的特定颈部运动治疗方案，主要针对颈深屈肌、颈深伸肌和颈深回旋肌。在 3 个月和 6 个月的随访中，与常规运动训练计划相比，接受特定运动治疗方案的患者颈部神经肌肉耐力提高、颈部肌肉耐力测试后疼痛减少，治疗满意度较高。对这组慢性挥鞭伤颈痛患者而言，在颈部特定运动计划中加入行为治疗方法的患者结局与只接受颈部特定运动项目相似。这些研究表明，在治疗师指导下完成针对颈部深层肌肉的训练项目，可以增强对颈部神经肌肉的控制能力。

上颈椎结构不稳：由于颈部的被动结构元素（即骨和韧带）的破坏可能是致命的损伤，因此这是颈椎手法治疗技术的禁忌证。当怀疑存在上颈椎结构不稳时，应作进一步的诊断检测。上颈部结构性不稳定的最常见原因是被动稳定子系统的破坏或损伤，可能是由类风湿关节炎（RA）、唐氏综合征或如汽车事故等创伤性事件引起的。治疗师必须筛查与上颈椎结构不稳相关的症状和体征，如双侧手足麻木、感觉喉咙有肿块、口中有金属味（第Ⅶ对颅神经）、手臂和腿部无力、双侧肢体不协调等，可以考虑将针对上颈椎节段被动运动和稳定性的试验纳入检查（参见翼状韧带应力试验、前向剪力试验和 Sharp-Purser 试验）。如果病史和症状符合与上颈椎结构不稳相关的危险迹象，则应进行 X 线和磁共振检查，以进一步评估此区域的骨质和韧带完整性。

当颈椎不稳并伴发严重和逐渐恶化的神经系统疾病时，颈椎融合术是最常见的手术治疗方式。可以通过类似于治疗运动协调障碍的方法进行术后康复，对颈深屈肌和颈深伸肌以及肩胛周围姿势性肌肉进行低水平的神经肌肉控制运动。

四、神经根型颈椎病

ICF 分类：颈痛伴放射痛

神经根型颈椎病是一种发生于脊柱神经根的神经性疼痛疾病，通常由颈椎神经孔空间占位性病变（如颈椎间盘突出症、脊柱炎性骨刺或颈椎骨赘）引起，会导致神经根炎症反应或挤压。神经根型颈椎病通常表现为颈痛，伴发受累上肢的放射状（窄带状）疼痛。也可能出现上肢麻痹、麻木和无力。脊神经椎间孔狭窄是导致神经根型颈椎病最常见的原因（占 70% ~ 75%），可由多种因素造成，包括椎间盘高度降低以及前部钩椎关节和后部关节突关节退行性改变（即颈椎病）。椎间盘突出症只占病因的约 25%。肿瘤等其他占位性病变很少诱发神经根型颈椎病。

神经根型颈椎病需要与其他可能引起上肢疼痛的原因相鉴别，包括胸廓出口综合征、颈椎和上胸解剖结构牵涉症状、肩带损伤（如肩袖损伤等）、肘部损伤（如肱骨外上髁炎等）、腕 / 手部损伤（如腕管综合征等）。可以根据主动关节活动范围和被动关节活动范围（PROM）以及触诊对上肢各区域进行筛查。根据疼痛性质、症状表现，对初步筛查结果做出判断，还应进行其他特定的上肢测试和附加运动测试。进行这些检查的目的是区分局部疼痛、继发疼痛以及真正的放射性疼痛（即神经根的刺痛）。

Wainner 等确定了一种由四项临床检查组成的测试模式，用于确定神经根型颈椎病患者，如果四项检查结果均为阳性，则可确诊这一病症且与电诊断检查有关。这四项检查包括阳性 Spurling A 试验、颈部牵拉试验和上肢神经动力（ULND）测试 1，以及颈椎向患侧旋转受限≤ 60°。在 Wainner 等的研究中，ULND 测试 1 在神经根型颈椎病的筛查中效果最好，当测试结果为阴性时，罹患此病的概率从 23% 降为 3%。如果 ULND 测试 1 的结果为阴性，则基本可以排除神经根型颈椎病。如果四项检查中有三项结果为阳性，那么罹患此病的概率约为 65%。如果四项检查的结果均为阳性，罹患神经根型颈椎病的概率会增加到 90%。

Thoomes 等针对神经根型颈椎病诊断的物理测试进行了系统综述，当与患者病史一致时，临床医生可以使用 Spurling A 试验（图 6-23）、颈部牵引试验（图 6-26）和手臂挤压试验（图 6-24）进行辅助诊断，可以根据四项阴性神经动力学测试（图 6-28 的 ULND 测试 1、2a、2b 和 3）和手臂挤压试验的综合结果排除这种疾病。Apelby-Albrecht 等证明，联合 ULND 测试的敏感度为 0.97，特异度为 0.69。当四项 ULND 测试中的一项或多项结果为阳性时，可以确诊神经根型颈椎病；当四项 ULND 测试结果均为阴性时，则可以排除该疾病。在单独进行四项 ULDN 测试时，本研究中 ULND 测试 3 的特异度最高（0.87）。

Waldrop 使用了 Wainner 等开发的测试模式，并对符合颈椎病诊断标准的 6 名患者的病例进行了报告。这 6 名患者平均接受了 10 次（5 ~ 18 次）治疗，平均 33 天（19 ~ 56 天）。6 名患者中有 4 名进行了磁共振扫描，证实了颈椎神经根受到撞击或占位。据报道，所有 6 名患者在治疗后疼痛均得以缓解，功能障碍程度均有所下降。治疗方案包括胸廓冲击技术治疗、指导患者保持正确的姿势、颈深屈肌加强运动和颈椎机械牵引（图 6-17）。Cleland 等报道了一种类似的治疗方法，结合手法物理治疗、颈椎牵引和特定的颈

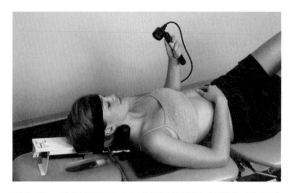

图 6-17　使用便携式液压牵引装置进行颈椎机械牵引

部和肩胛周肌肉运动，在 11 名神经根型颈椎病患者治疗中，10 名患者得以治愈。Cleland 对 96 名神经根型颈椎病患者的临床结局和治疗方法进行了评估，在接受多模式治疗的患者中，治疗成功率为 71.3%，主要的治疗方法包括手法治疗、颈椎牵引和颈深屈肌强化训练（至少占总就诊数的 50%）。另有 3 种因素对治疗结局有正向的影响，包括：年龄较小（< 54 岁），未累及惯用手，以及低头向下看时不会加重症状。如果这 4 种因素均存在，治疗成功的概率可提高至 90.4%。Young 等在神经根型颈椎病患者中，对仰卧位胸椎冲击技术治疗和相同体位下行假手法治疗的效果进行了比较。与接受假手法治疗的患者相比，冲击技术治疗组患者的颈痛、功能障碍、颈部关节活动范围和颈深屈肌耐力在治疗后立即得到改善，并在 48 ～ 72 小时的随访中持续改善。接受手法治疗的患者在治疗后 48 ～ 72 小时报告其颈部和上肢症状至少获得中等或更高程度的改善，但上肢症状的组间变化未达到与颈痛改善相同的统计学意义。

Raney 等对 68 名伴或不伴上肢症状的颈痛患者进行颈部牵引（60 秒牵引 /20 秒间隔，持续 15 分钟）和主动运动（坐姿和仰卧颈深屈肌增强训练）治疗（2 次 / 周，持续 3 周），根据治疗结果制定了临床预测准则，以确定哪些神经根型颈椎病患者会对颈部机械牵引产生正向的反应。在 68 名患者中，共有 30 名患者在最后一次物理治疗中获得了 +6 或更高的整体评分变化（"明显好转"或"非常明显的好转"）。框 6-2 包含了临床预测准则中的 5 个变量。预测成功的概率约为 44%；如果 5 个预测因素中存在 3 个，阳性似然比（positive likelihood ratio，+LR）为 4.81，成功的概率为 79.2%；如果 5 个预测因素中存在 4 个，阳性似然比为 23.1，成功的概率为 94.8%。

相对于 Raney 等和 Cleland 等的研究来说，Young 等将治疗组 [手法治疗、运动训练和间歇性颈椎牵引（50 秒治疗 /10 秒间隔）] 与对照组 [手法治疗、运动训练和假性牵引（5 磅）] 进行比较，治疗每周进行 2 次，为期 4 周。在第 2 周和第 4 周的随访中，两组颈部功能障碍指数、数字疼痛评分和患者特定功能评分均有明显的改善，但两组在结局指标方面没有明显差异。这些研究对于颈椎牵引治疗的好处提供了相互矛盾的证据，而且理想的牵引疗程也未确定，大多数已发表的研究采用各种间歇性牵引治疗方案。在未来的研究中也应考虑使用连续的颈椎牵引治疗方案。

Fritz 等完成了一项临床随机对照试验，对 86 名伴发手臂放射痛颈痛患者的三个治疗组进行了比较，包括运动治疗组、运动 + 机械牵引治疗组和运动 + 居家门框牵引治疗组。治疗持续了 4 周，进行了 12 个月的随访。与运动治疗组和运动 + 居家门框牵引治疗组相比，运动 + 机械牵引治疗组患者在 6 个月随访时颈部功能障碍指数评分较低；与运动治疗组相比，运动 + 机械牵引治疗组 12 个月时颈部功能障碍指数评分较低。在根据 Raney 等制定的颈椎牵引临床预测准则对患者进行分组时，未能发现各组在治疗结局上存在明显差异。这项研究的结果表明，患有神经根型颈椎病但不符合颈椎牵引临床预测准则标准的患者，在进行机械牵引时，针对颈深屈肌和姿势肌的运动计划仍有可能取得正向的结局。Fritz 等发现，该研究可能在充分验证或推翻颈椎牵引临床预测准则方面的效力不足，而且这项研究所纳入的患者须有手臂症状；因此，如果 Fritz 等纳入了更广泛的颈痛患者（与 Raney 等的研究类似），颈椎牵引临床预测准则的标准状态与治疗结局间相互作用的强度可能更大。Romeo 等进行了一项系统综述和荟萃分析，包含了 5 个符合纳入标准的随机对照试验，确定机械牵引在短期和中期对疼痛有显著改善，并且在中期对功能障碍有显著影响。这些研究采用间歇性机械牵引，治疗次数为 7 ～ 15 次，牵引治疗时间为 15 ～ 50 分钟，牵引力为 5 ～ 9kg，根据患者的耐受性和症状反应逐步调整。有两项研究表明，徒手牵引在短期内对疼痛也有明显的影响。在该综述所纳入的研究中，研究者将牵引治疗与其他物理治疗措施相结合，如手法治疗和运动治疗。Romeo 等认为，现有的文献是支持将颈椎牵引治疗与其他物理治疗相结合来治疗神经根型颈椎病的。AOPT ICF 颈痛临床实践指南根据中等强度的证据建议，使用颈椎牵引结合颈椎和胸椎松动术 / 手法治疗，以及特定的颈部运动来治疗伴有放射痛的颈痛。

　　使用颈椎和胸椎松动术 / 手法治疗结合针对颈深屈肌的特定运动在伴发放射痛颈痛的治疗中可起正向的作用。如果徒手颈椎牵引能缓解症状，那么可以联合使用颈椎机械牵引与手法治疗和运动相结合进行适当干预。在治疗方案中也可以添加主动和被动运动上肢神经松动术和（或）颈椎侧向滑行活动治疗计划。可以在紧绷位置使用可以重现上肢症状的 ULND 测试体位（即"神经滑动松动术"），将其作为治疗方案的一部分，主动或被动地重复进行（图 6-28）。在一项探讨神经松动术在治疗颈部相关疼痛和手臂疼痛有效性的系统综述中（图 6-42），神经松动术（包括颈椎侧向滑行活动治疗）有助于减轻疼痛，实现正向的临床结局。上肢神经松动术也可以与徒手颈椎牵引治疗相结合。在一项纳入了 42 名神经根型颈椎病患者的随机对照试验中，Savva 等报道，与对照组（$n=21$）相比，干预组（$n=21$）在使用神经松动术的同时进行间歇性徒手颈椎牵引治疗对疼痛、功能障碍、握力和颈椎关节活动范围有改善作用。

五、颈椎活动障碍

ICF 分类：颈痛伴活动障碍

　　当颈部活动障碍为主要损伤时，正如 AROM/PROM 和 PIVM 测试的结果指征那样，在没有手臂的根性症状的情况下，可以通过特定的脊柱手法治疗进行干预。治疗方法的具体应用取决于一些因素。经验丰富的手法治疗师往往根据多种因素对治疗选择进行临床判断，包括关节可动性和终末端感觉评估、组织反应、发病急性程度、症状性质、患者情绪状态和期望，以及临床医生的手法治疗水平。一些颈痛指南根据中等强度的证据建议，将松动术 / 手法治疗与特定的颈部和肩腰部运动联合应用，可以治疗有活动障碍的急性、亚急性和慢性颈痛。

　　Hoving 等在一项随机对照试验中显示，与接受过常规培训的治疗师和普通医生相比，接受过高级手法治疗培训的治疗师治疗颈痛患者的结局明显更好。结果显示，在 7 周的随访检查中，患者在接受特定非冲击技术治疗和特定运动治疗时，由受过高级手法治疗训练的治疗师提供治疗获得的成功率为 68%，而由受过普通训练的治疗师治疗后获得的成功率为 51%，由普通医生治疗后的成功率为 36%。Korthals-de Bos 等发表了一项基于 Hoving 临床试验的成本分析研究，他们发现，手法物理治疗需要较少的治疗次数，但结局更有利；另外，手法物理治疗的费用约为其他两个治疗组的 1/3。Korthals-de Bos 等认为，在颈痛治疗方面，与一般物理治疗或普通医生护理相比，手法物理治疗的成本效益更好。

2004 年一项纳入随机对照试验的 Cochrane 系统综述表明，冲击技术治疗或非冲击技术联合运动治疗对伴或不伴头痛的顽固性机械性颈部疾病有临床益处。2010 年的一项 Cochrane 系统综述针对单独使用冲击技术治疗或非冲击技术治疗在成人颈痛患者中的治疗效果进行了阐释。作者认为，有中等质量的证据显示，颈椎手法治疗和非冲击技术治疗在中期随访中对疼痛、功能和患者满意度产生了类似的效果，2015 年的 Cochrane 综述也得出了类似的结论。作者进一步得出结论：在短期 / 中期 / 长期随访中，多次颈椎手法治疗可能比某些药物能更好地缓解疼痛和改善功能。

Walker 等完成了一项包含 94 名颈痛患者（每组 47 名）的随机对照试验，对手法物理治疗（冲击技术治疗、非冲击技术治疗、等长收缩手法或拉伸治疗），加上家庭运动计划（颈椎后缩、颈深屈肌强化和颈椎旋转 ROM 运动）与全科医疗护理组（包括姿势建议、鼓励保持颈部运动和日常活动、颈椎旋转复位运动、处方药和治疗性亚脉冲超声）进行了比较。在 3 周、6 周和 1 年的随访中，手法物理治疗组的颈部功能障碍指数评分改善更明显（有统计学意义）。在 3 周和 6 周的随访中，手法物理治疗组的疼痛减轻程度更明显（有统计学意义），但在 1 年随访时没有发现组间的显著差异。

Walker 等证明了手法治疗联合运动治疗可以实现较好的长期结局。这项研究进行了二级分析，结果表明，接受冲击技术治疗和非冲击技术治疗结合运动治疗的颈痛患者(n=23) 与只接受非冲击技术治疗结合运动治疗的患者（n=24）在结局上没有明显差异。两组患者在疼痛和功能障碍方面的改善相似，但作者认为他们的研究因样本量太小而无法证明组间差异。Celenay 等发现，与单纯的稳定性运动相比（n=51），将颈部和肩胛肌肉运动与颈部非冲击技术治疗相结合（n=51），在改善颈痛患者功能障碍、夜间疼痛强度、颈椎关节活动范围和生活质量方面的结局更好。

Dunning 等的研究表明，在短期（48 小时）随访中，与针对相同脊柱节段 30 秒非冲击技术治疗的患者（n=51）相比，接受针对 $C_1 \sim C_2$ 和 $T_1 \sim T_2$ 脊柱节段冲击技术治疗的颈痛患者（n=56）在疼痛和功能障碍改善方面更明显。此外，与接受非冲击技术治疗的实验组相比，冲击技术治疗组在 $C_1 \sim C_2$ 被动旋转关节活动范围和颈深屈肌的运动方面均有明显改善。然而，有一项研究采用了更为直观的方法，治疗师可以根据对颈胸椎后方椎间关节被动附加运动（PAIVM）测试的疼痛和僵硬反应来选择合适的活动治疗级别，还可以根据患者的反应提供更长的非冲击技术治疗时间，颈椎非冲击技术治疗（n=55）和颈椎冲击技术治疗（n=44）在疼痛、功能障碍和颈深屈肌耐力改善方面的短期效果相似。在对 13 项符合纳入标准的研究进行的系统综述和荟萃分析中，对冲击技术治疗和非冲击技术治疗在腰痛和颈痛治疗中的效果进行了比较。研究发现，当采用代表实际临床实践的实用治疗方案时，患者症状在两种治疗中都得到了改善，非冲击技术治疗和冲击技术治疗之间没有明显区别；但当临床医生需要采用指定的治疗方案时，冲击技术治疗在缓解疼痛和减少功能障碍方面的结局更好。

　　然而，研究数据尚无法确定哪些患者对哪种类型的手法治疗（冲击技术治疗、非冲击技术治疗和等长收缩手法治疗）的反应更好。在大多数情况下，需要根据临床医生的经验、临床专家的意见、患者的偏好以及医生对各种技术的熟练程度 / 技巧运用进行临床推理决策。在 Walker 等的研究中，手法治疗师根据基于病损临床决策模型确定了手法治疗的位置和类型，进一步支持了基于病损的临床决策的有效性。

　　等长收缩手法治疗适用于在活动不足的关节处存在较高反应性水平时（例如，当患者在接触到被动关节运动的障碍物之前存在疼痛，并且在被动运动时反射性肌肉紧绷）。在这种情况下，患者可能无法耐受关节处持续受力，但往往能耐受等长收缩力。患者在最近突然出现局部剧烈颈痛时通常会出现这类情况，而这种疼痛可由较小的事件引发，比如突然抬头去拿高架上的杯子。在主动和被动运动时会有疼痛，并且向疼痛侧侧屈和旋转幅度也会受限。在特定的小关节部位可以发现特定的疼痛区域和覆盖在其上的肌肉紧绷状态。此时可以使用等长收缩手法治疗，独立出目标节段来恢复活动度并加强对目标节段的神经肌肉控制。

　　从理论上讲，关节面半月板样结构的卡压会导致这种突发性颈痛。当颈椎遭受一个突然不正常的动作时，关节面半月板样结构会被夹在面关节的边缘内，当尝试给受损的关节施加压力或使其移动时，可能会感到强烈的疼痛。使用指向目标关节的等长收缩力或使用产生关节偏移或间隙的冲击技术治疗可以解除卡压。一般而言，经治疗后均可恢复关节运动。之后可以根据需要辅以矫正周围的关节和肌肉损伤，进而实现全面康复。

　　关节僵硬的出现是骨关节炎关节变化、关节结缔组织的适应性缩短，或在脊椎段或周围软组织受伤后恢复形成的粘连的典型特征。姿势性的压力是造成这些损伤的主要原因。在整个脊柱中可以发现某些节段存在不同程度的关节活动不足，而在活动不足的脊柱节段可以发现不同程度的关节反应。力度较强的冲击技术治疗和非冲击技术治疗通常用于治疗存在活动障碍且反应性较差的关节。力度较轻的非冲击技术通常用于治疗反应性较高并且周围肌肉敏感的关节。正如第 3 章所述，初步证据表明，与活动正常的节段相比，对存在被动节段活动不足的目标颈椎节段施加特定的松动术治疗时疼痛和活动度方面的改善均更明显。

　　Puentedura 等开发了一种临床预测准则，用于识别有可能从颈椎冲击技术治疗中获益的颈痛患者。框 6-3 概述了构成临床预测准则的 4 项发现。共有 82 名患者被纳入数据分析，其中 32 名（39%）患者在接受一次或两次颈椎上滑（$C_3 \sim C_7$）冲击技术治疗（图 6-47）后，再进行颈部关节活动范围运动（图 6-15K ～ M），在 1 周的随访时间内获得了治疗成功，整体变化评分为 +5、6 或 7。治疗师可以使用基于病损的临床决策模型，在确定活动不足颈椎节段的基础上确定手法治疗的水平和方向。如果符合 4 项中的 3 项及以上（+LR 13.5），治疗成功概率可从 39% 提高至 90%。这种临床预测准则仍然需要通过后续随机对照试验进行验证，这些随机对照试验应纳入更多患者，进行更长时间的随访。另外，临床预测准则表明，对手法治疗有信心的患者可以实现更好的结局，提示在患者诊疗相关的临床实践中应考虑患者对治疗结果的期望。同样，害怕接受手法治疗、对临床医生缺乏信心和（或）对手法治疗效果期望值不高的患者不应接受这类治疗。这些患者应该接受更多的疼痛科学和认知行为的相关教育，并采取正向的运动治疗方式。

框 6-3	临床预测准则，可用于确定对颈椎机械牵引治疗有正向反应的神经根型颈椎病患者

- 进行下颈段（$C_4 \sim C_7$）后前向运动测试时，患者呈外周化表现
- 肩部外展试验结果阳性
- 年龄 > 55 岁
- 上肢神经动力（ULND）试验 1 结果阳性
- 颈部牵拉测试结果阳性

引自 Raney NH，Peterson EJ，Smith TA，et al. Development of a clinical predication rule to identify patients with neck pain likely to benefit from cervical traction and exercise. Eur Spine J. 2009；18（3）：382-391.

研究证实，接受胸椎冲击技术治疗后，颈痛可立即缓解。Cleland 等开发了一种临床预测准则，用于确定最有可能从胸椎冲击技术治疗中获益的颈痛患者。一项随机对照试验旨在验证这种临床预测准则，研究纳入了 140 名颈痛患者，2 个疗程的胸椎冲击技术治疗以及 3 个疗程的拉伸和强化运动可有效减少颈痛功能障碍，这与患者是否符合临床预测准则无关。作者的结论是，在短期和长期（6 个月）随访中，与只接受 5 次运动治疗的患者相比，接受胸椎冲击技术治疗和运动治疗的患者功能障碍改善更明显。由于研究结果未能验证这种临床预测准则的有效性，所以不应据此进行临床决策。

Masaracchio 等的一项研究表明，与只接受颈椎非冲击技术加运动治疗的机械性颈痛患者相比，同时接受胸椎冲击技术治疗联合颈椎非冲击技术 + 运动治疗可以获得更好的短期（1 周）结局。因此，只要没有胸椎冲击技术治疗相关的禁忌证，这种疗法就可以作为治疗颈椎疼痛患者的有效辅助手段，需要联合使用治疗特定颈椎和胸椎活动和力量障碍的运动计划。联合使用胸椎冲击技术治疗与其他颈椎手法治疗和特定的治疗性运动可以消除患者的损伤，这也是颈椎活动不足患者的最佳治疗方法。

对于颈痛患者来说，胸椎和颈椎手法治疗技术可以有效地恢复脊椎的活动能力，减轻疼痛及功能障碍。在椎间关节被动运动测试中，可以将活动不足的脊柱节段看作手法治疗的目标。通过改变力的深度、持续时间、施力速度以及使用等长收缩力和直接力调整手法治疗方法。对运动治疗极度担心 / 回避会影响手法治疗的潜在效果。然而，对于这类患者仍然可以采用手法治疗，但需要通过其他策略来有效消除他们的顾虑，如积极主动参与康复、正向的运动计划及心理咨询。

有研究人员针对颈椎疾病治疗进行了 Cochrane 系统综述，他们发现，松动术 / 手法治疗在与运动治疗结合时效果最好。然而，文献关于具体应该使用何种类型的运动来实现最佳临床结局尚存争议。Jull 等主张针对颈深屈肌进行特定的强化运动，可以拉伸肩胛提肌和斜方肌等容易收紧的肌肉，同时加强肩胛内收肌和肩胛后缩肌（框 6-4）。Cleland 等指导患者在胸椎冲击技术治疗的基础上进行常规的颈椎关节运动，包括在半屈体位下进行颈椎旋转（图 6-15K ～ M）。还有研究人员主张在颈痛康复中采用更普遍的强化和全身耐力训练计划。

框 6-4	临床预测准则，可用于确定对颈椎高速冲击技术治疗反应及时的患者

- 症状持续时间＜ 38 天
- 对手法治疗效果的期望较高
- 颈椎旋转关节活动范围的左右差异≥ 10°
- 颈椎中部后方弹性测试时出现疼痛

引自 Puentedura EJ，Cleland JA，Landers MR，et al. Development of a clinical prediction rule to identify patients with neck pain likely to benefit from thrust joint manipulation to the cervical spine. *J Orthop Sports Phys Ther*. 2012；42（7）：577-592.

在使用基于病损的临床推理方法时往往遵循所有 3 种建议的组成部分，这取决于临床检查的结果，同时在患者康复过程中需要进行重新检查。如果颈深屈肌、颈深伸肌或肩胛周肌肉存在肌无力，应指导患者针对这些肌肉的力量和耐力进行特殊的运动治疗（框 6-2）。如果上肢某些肌肉存在紧绷，应在治疗中纳入特定的拉伸运动治疗方法（图 6-34 和图 6-35）。胸椎自我松动术治疗（见第 5 章框 5-2）也有助于在居家治疗计划中加强患者的疼痛控制和胸椎活动。

针对特定的损伤修复过程，建议进行包括耐力训练在内的常规运动计划，可以提高患者对功能活动的耐受性，有氧运动能够发挥镇痛作用，有助于控制疼痛。

康复计划的最终目标是恢复活动能力，抑制疼痛，使患者恢复正常的功能活动。在这一过程中，治疗师为患者制订自我治疗策略，维持物理治疗的改善效果。在患者康复早期提供大量的手法治疗，指导患者进行适度的低强度运动项目。随着物理治疗计划的进展，逐渐减少手法治疗，在治疗师的指导下不断延长运动计划的持续时间和增加强度。一旦患者可以独立进行运动计划和自我管理，就无须接受需要指导的物理治疗。

一些运动项目侧重于颈椎运动控制、胸廓活动能力及肩部肌肉增强（框 6-2）。运动计划的主要目标是加强上肢的神经肌肉控制，矫正姿势，维持借助手法治疗所实现的活动能力。除了某些强化计划外，大多数患者可以在低强度有氧运动计划中获益，患者乐意进行这类运动，而且这类运动能适应患者的生活方式，如散步或椭圆机运动等。

六、颈源性头痛

ICF 分类：颈部疼痛伴发头痛

国际头痛疾病分类第 3 版（ICHD-3）描述了 3 种主要原发性头痛的诊断标准：偏头痛、紧张性头痛和三叉神经自主神经性头痛（丛集性头痛）（见表 7-1 和框 6-5）。ICHD-3 还对一系列继发性头痛进行了描述，将颈源性头痛（CGHs）归入了继发性"颅、颈、眼、耳、鼻、窦、牙、口或其他面颈部结构疾病导致的头痛或面部疼痛"亚组。

文献中关于颈椎肌肉骨骼损伤对头痛的影响尚存在争议。虽然一项系统综述的结果表明，偏头痛的发病机制可能不受肌肉骨骼损伤的影响，但偏头痛患者的颈部疼痛发生率很高，而且颈部肌肉和关节损伤是偏头痛发作的诱因。紧张性头痛患者均存在肌肉压痛和触发点。脑干三叉颈神经核区的三叉神经和颈传入神经间的相互作用是导致颈部疼痛伴发头痛的原因。根据定义，颈部肌肉骨骼损伤是导致颈源性头痛最常见的原因（框 6-5）。

框 6-5	原发性头痛分类（ICHD-3）

无先兆偏头痛

描述：反复头痛，持续4～72小时。典型头痛表现为单侧、搏动性、中重度头痛，日常体力活动可加重，伴呕吐和（或）畏光、畏声

诊断标准

A. 符合诊断标准B～D的头痛至少发作5次

B. 头痛发作持续4～72小时（未治疗或治疗效果不佳）

C. 头痛特点至少符合下列4项中的2项：

　1. 单侧

　2. 搏动性

　3. 中重度头痛

　4. 日常体力活动加重头痛或因头痛而避免日常活动（如行走或上楼梯）

D. 头痛发作过程中，至少符合下列2项中的1项：

　1. 恶心和（或）呕吐

　2. 畏光和畏声

E. 不能用ICHD-3中的其他诊断更好地解释

有先兆偏头痛

反复发作，持续数分钟，逐渐出现的单侧可完全恢复的视觉、感觉或其他中枢神经系统症状，通常随之出现头痛和偏头痛相关症状

诊断标准

A. 符合诊断标准B和C的头痛至少发作2次

B. 至少有1个可完全恢复的先兆症状：

　1. 视觉

　2. 感觉

　3. 言语和（或）语言

　4. 运动

　5. 脑干

　6. 视网膜

C. 至少符合下列6项中的3项：

　1. 至少有1个先兆持续超过5分钟

　2. 2个或更多的先兆连续发生

　3. 每个独立先兆症状持续5～60分钟

　4. 至少有一个先兆是单侧的

　5. 至少有一个先兆是阳性的

　6. 与先兆伴发或在先兆出现60分钟内出现头痛

D. 不能用ICHD-3中的其他诊断更好地解释

频发性紧张性头痛

头痛发作频繁，持续数分钟到数天。典型的头痛为轻到中度双侧压迫性或紧箍样头痛，不因日常体力活动而加重。不伴随恶心，但可伴随畏光或畏声

诊断标准

A. 平均每月发作 1 ~ 14 天超过 3 个月（每年 ≥ 12 天且 < 180 天），至少发作 10 次以上，并符合诊断标准 B ~ D

B. 头痛持续 30 分钟到 7 天

C. 头痛至少符合下列 4 项中的 2 项：

　1. 双侧头痛

　2. 性质为压迫性或紧箍样（非搏动性）

　3. 轻或中度头痛

　4. 日常活动如走路或爬楼梯不加重头痛

D. 符合下列全部 2 项：

　1. 无恶心或呕吐

　2. 畏光、畏声中不超过 1 项

E. 不能用 ICHD-3 中的其他诊断更好地解释

慢性紧张性头痛

从频发性紧张性头痛进展而来，每天或非常频繁发作的头痛，典型的头痛为轻到中度双侧压迫性或紧箍样头痛，时间持续几小时到几天或不间断。头痛不因日常体力活动而加重，但可以伴有轻度恶心、畏光或畏声

诊断标准

A. 头痛平均每月发作时间 ≥ 15 天，持续超过 3 个月（每年 ≥ 180 天），并符合诊断标准 B ~ D

B. 头痛持续数小时至数天或不间断

C. 头痛至少符合下列 4 项中的 2 项：

　1. 双侧头痛

　2. 性质为压迫性或紧箍样（非搏动性）

　3. 轻或中度头痛

　4. 日常活动如走路或爬楼梯不加重头痛

D. 符合下列全部 2 项：

　1. 畏光、畏声和轻度恶心 3 项中最多只有 1 项

　2. 无中、重度恶心，也无呕吐

E. 不能用 ICHD-3 中的其他诊断更好地解释

丛集性头痛［三叉神经自主神经性头痛（TAC）］

发生于严格单侧眼眶和（或）眶上和（或）颞部的重度头痛，每次持续 15 ~ 180 分钟，发作频率为隔日 1 次至 8 次 / 日。头痛伴发同侧结膜充血、流泪、鼻塞、流涕、前额和面部出汗、瞳孔缩小、上睑下垂和（或）眼睑水肿和（或）烦躁不安或躁动

诊断标准

A. 符合诊断标准 B ~ D 的头痛至少发作 5 次

B. 发生于单侧眼眶、眶上和（或）颞部的重度或极重度疼痛，若不治疗疼痛持续 15 ~ 180 分钟

C. 头痛发作时至少符合下列 2 项中的 1 项：

　1. 至少伴随以下症状或体征（和头痛同侧）中的 1 项：

　　a. 结膜充血和（或）流泪

　　b. 鼻塞和（或）流涕

　　c. 眼睑水肿

d. 前额和面部出汗

e. 瞳孔缩小和（或）上睑下垂

2. 烦躁不安或躁动

D. 发作频率隔日 1 次至 8 次 / 日

E. 不能用 ICHD-3 中的其他诊断更好地解释

颈源性头痛

颈椎 [包括组成它的骨性结构、椎间盘和（或）软组织] 疾病导致的头痛，通常但不总是伴发颈痛

诊断标准

A. 任何符合诊断标准 C 的头痛

B. 有临床和（或）影像学证据发现能导致头痛的颈椎或颈部软组织疾病或病变

C. 至少符合下列 4 项中的 2 项以证明存在因果关系：

1. 头痛的出现与颈部疾病或病变的发生在时间上密切相关

2. 头痛随着颈部疾病或病变的缓解或消失而明显缓解或消失

3. 刺激性动作可导致颈部活动受限和头痛明显加重

4. 诊断性封闭颈部结构或其神经后头痛消失

D. 不能用 ICHD-3 中的其他诊断更好地解释

引 自 Headache Classification Subcommittee of the International Headache Society. The International Classification of Headache Disorders 3rd edition. *Cephalalgia* 2018；38：1-211.

颈痛究竟是紧张性头痛和偏头痛的结局还是可能的持续因素尚不明确。一项系统综述表明，可以通过检查颈部 ROM、屈曲 - 旋转试验（图 6-38）、压痛阈值、被动脊柱关节活动度评估、触发点触诊和头部前倾姿势评估来检测偏头痛患者是否存在颈椎损伤。Jull 和 Hall 进一步建议，可以通过检查 CROM、关节功能障碍和运动输出评估来诊断偏头痛和紧张性头痛患者是否存在颈部肌肉骨骼疾病。检查结果表明，对这些肌肉骨骼损伤进行治疗有助于降低偏头痛和紧张性头痛的严重程度和发生频率，但需要与这些头痛的诊疗管理相结合；需要进一步研究以充分确定这种方法的有效性。

颈源性头痛通常由颈椎肌肉骨骼功能损伤所致。据估计，颈源性头痛的发病率占所有慢性头痛发病率的 14% ～ 18%，且女性的患病率是男性的 4 倍。Sjaastad 等概述了颈源性头痛的诊断标准，颈后部（特别是 3 个上颈椎关节）受压所引起的头痛是其中的一项主要标准。颈部肌肉骨骼损伤会引起颈源性头痛，单侧头痛通常伴发枕骨下颈部疼痛、头晕和头昏。如果出现头晕或头昏，可能需要进一步检查来排除心血管、中枢神经系统或前庭的病症，如良性阵发性位置性眩晕等。可以根据以下特征将颈源性头痛与偏头痛和紧张性头痛相鉴别，包括固定一侧（单侧）的头痛、颈部肌肉受压和头部运动引发典型的头痛以及由后向前的辐射性头痛。虽然颈源性头痛可能会表现出这些特征，但并不只有这类疼痛有这些特征，而且这些特征与颈源性头痛并无明确的因果关系。偏头痛会表现为单侧头痛，但往往也会在发作时换侧，而颈源性头痛在头痛发作时不会换侧（即固定一侧）。偏头痛的特征包括恶心、呕吐和畏光 / 畏声，这些特征在颈源性头痛中也可能出现，但严重程度较轻；根据这些特征可以将一些偏头痛患者与紧张性头痛患者相鉴别。颈源性头痛往往最初表现出颈部症状，而偏头痛则表现出头部症状。紧张性头痛往

往会出现头、面、下颌和颈部肌肉的肌筋膜触发点。

在颈源性头痛患者中，可以有效对颈源性头痛患者与先兆性偏头痛患者和对照者进行鉴别诊断的临床检查包括：CROM 屈 / 伸较少，3 个上颈椎关节功能障碍的发生率明显较高（经手法检查评估的关节突关节活动度低和触痛）以及肌肉长度受限（上斜方肌、肩胛提肌、斜角肌和枕下伸肌的紧张）。Hall 等证实，前屈 - 旋转试验是检测 $C_1 \sim C_2$ 活动度缺陷和上颈椎疼痛诱因的有效方法，而这些病症在颈源性头痛患者中普遍存在（图 6-38）。Zito 等发现，手法检查可以将颈源性头痛患者与其他受试者（有先兆偏头痛和对照者）相鉴别，敏感度为 0.80。Zito 等发现，并非所有活动度低的关节都会表现出疼痛，但在颈源性头痛患者中，所有疼痛关节的活动度均较低。然而，在该研究中，各组在静止体位的检查结果、压痛阈值、神经组织的机械敏感性和颈椎运动感指标方面没有明显差异。颈源性头痛组的患者在颅颈前屈试验中的表现较差，但这一结果并没有达到统计学意义。Jull 等通过对 $C_0 \sim C_3$ 关节功能障碍和颅颈前屈试验损伤的手法检查，将颈椎活动受限的患者从其他头痛类型中区别出来，敏感度为 100%，特异度为 94.4%。颈源性头痛患者均会表现出 CROM 丧失，但偏头痛或紧张性头痛患者不一定会有此表现。

Haas 等证实，与接受轻度按摩的对照组相比，在 256 名患有慢性颈源性头痛的成年患者中，颈椎冲击技术治疗（thrust joint manipulation）可有效降低头痛症状的频率和严重程度。研究人员对冲击技术治疗患者的就诊次数进行了比较，与在 6 周内接受 0 次、6 次和 12 次治疗相比，接受 18 次治疗的小组取得了更好的结局。这些更好的结局在 1 年后仍然明显，颈源性头痛天数减少了约 50%。在这项研究中，约 40% 接受冲击技术治疗的参与者报告了轻中度副作用，如治疗后短暂的颈部酸痛或头痛，但未报告严重的不良事件。

Jull 等进行了一项随机对照试验研究，比较了物理治疗在 200 名患者中的治疗效果；这些患者符合 Sjaastad 等制定的颈源性头痛诊断标准，他们将这些患者随机分入手法治疗、运动治疗、手法治疗联合运动治疗以及对照组这 4 个物理治疗组中。在 7 周和 12 个月的随访中，单一治疗以及手法治疗联合运动治疗均能降低头痛的发生频率和严重程度，还能缓解颈部疼痛和功能缺陷。在接受手法治疗联合运动治疗的参与者中，有 10% 的患者实现了良好和极好的效果，这为使用特定的运动治疗联用手法治疗对颈源性头痛患者进行治疗提供了证据支持。

在 Jull 等的研究中，治疗师采用的手法治疗方法包括对颈椎的冲击技术治疗及非冲击技术治疗。治疗性运动方案包括使用压力生物反馈装置来训练深层颈部屈肌（即头长肌和颈长肌），这些肌肉是支持颈部功能的重要因素。此外，运动方案还包括训练肩胛肌肉，特别是下斜方肌和前锯肌，以维持肩胛内收和回缩的姿势。运动方案还包括姿势指导和颈部深层旋转肌的训练。根据患者需要，还加入了肌肉拉伸训练。患者在 6 周内接受了 8 ～ 12 次物理治疗。治疗师会根据最初的检查以及后期对治疗组患者的重新检查来调整治疗方法。一项随机对照试验证实了此类物理治疗方法的有效性，该研究纳入了 50 ～ 75 岁的复发性颈源性头痛（$n=23$）、偏头痛（$n=6$）、紧张性头痛（$n=2$）和混合型（$n=2$）头痛患者，进行了 14 次特定的非冲力活动治疗联合颈部及姿势性肌肉的运动训练，随访期为 9 个月。这些研究证实了基于病损的手法物理治疗方法在治疗颈源性头痛患者中的有效性，这种方法结合了手法治疗和运动治疗。同样，一项系统综述表明，颈椎冲击技术治疗和非冲击技术治疗结合颈椎和肩胛肌肉强化治疗在缓解颈源性头痛相关症状中的效果最好。Gross 等在另一项基于 27 项随机对照试验的系统综述中发现，有中等质量的证据支持颈部、肩胛和肩部肌肉的特定强化和耐力运动可有效治疗颈痛和颈源性头痛。AOPT ICF 颈部疼痛临床实践指南根据中等强度的证据建议，可以通过特定的颈部和肩腰部运动联合颈胸部的松动术／手法治疗来治疗颈源性头痛。

颈源性眩晕常见于 WAD，颈源性头痛也可能表现出这一病症。眩晕的常见症状包括"头晕""不稳定"和"失去平衡"。研究推测，颈部传入神经的干扰可能会导致颈源性眩晕，位于上颈椎关节和肌肉软组织中密集的机械感受器网络炎症可引起此类干扰。在诊断颈源性眩晕之前，需要先排除与中枢神经系统、血管和前庭相关的原因。颈源性眩晕通常与颈部疼痛和颈椎损伤有关，包括上颈椎肌筋膜和关节活动度降低，伴发下颈椎活动度降低以及深颈屈肌和深颈伸肌神经肌肉控制障碍。此外，颈源性眩晕患者可能会出现与平衡、颈椎关节位置感和眼动协调相关的多种障碍。可以借助扭颈试验区分前庭和颈椎引起的头晕，包括评估颈椎旋转（头颈旋转）、颈椎扭转（头部扭转）以及整体运动（身体与颈部／头部一起运动）对头晕症状的影响。图 6-33 呈现了扭颈试验的具体实施情况。

颈椎关节位置觉误差（JPSE）反映了受试者在颈部运动后将头部准确地返回到预定目标的能力，是本体感觉的主要组成部分。框 6-6（图 6-18）描述了 JPSE 的测量过程。颈部本体感觉是指头部或颈部在空间的位置觉，描述了在位置和运动监测中传入和传出感受器间的复杂互动。在一项纳入 14 项关于颈椎关节位置觉误差的系统综述中，有 4 项研究报道，有创伤性颈部疼痛的参与者其关节位置误差明显大于健康对照者。在关于非创伤性颈部疼痛患者的 8 项研究中，有 4 项研究报道了组间的显著性差异，但关节位置误差在创伤性和非创伤性颈部疼痛组间无明显差异。在获得至少 6 次测量关节位置误差试验的平均值时，颈部疼痛组受试者的关节位置误差较高，这些试验通常包括颈椎左右旋转和颈椎屈伸。

颈源性眩晕还可能会对视力和平衡造成影响。相关机制与上颈椎肌肉机械感受器输入有关；这些机械感受器输入可以直接进入反射中心，用于协调视觉和颈部运动；这些反射中心也会聚在中央颈核，作为通往小脑的通道，前庭、眼球和本体感觉信息会在这里进行整合。这种机制使得姿势控制系统能够迅速接收有关头部相对于身体位置和运动的信息，将颈部信息与来自迷路（内耳）和眼的信息进行整合，从而对来自各子系统的不同信息进行比较和均衡。颈源性眩晕也可能与肌肉功能损伤有关，如疲劳增加或肌肉退行性变化，如纤维转化、脂肪浸润、肌肉抑制或萎缩。此外，疼痛对神经系统各个层面的影响可以改变肌梭的敏感度，改变皮质对颈部传入输入的表述和调节。社会心理压力也会通过激活交感神经系统改变肌梭活动。

在与颈源性眩晕相关的视觉障碍康复中，建议在有和没有颈部运动的情况下进行眼球运动协调训练（表 6-11）。

框 6-6　颈椎关节位置觉（cervical joint position sense）测试与训练

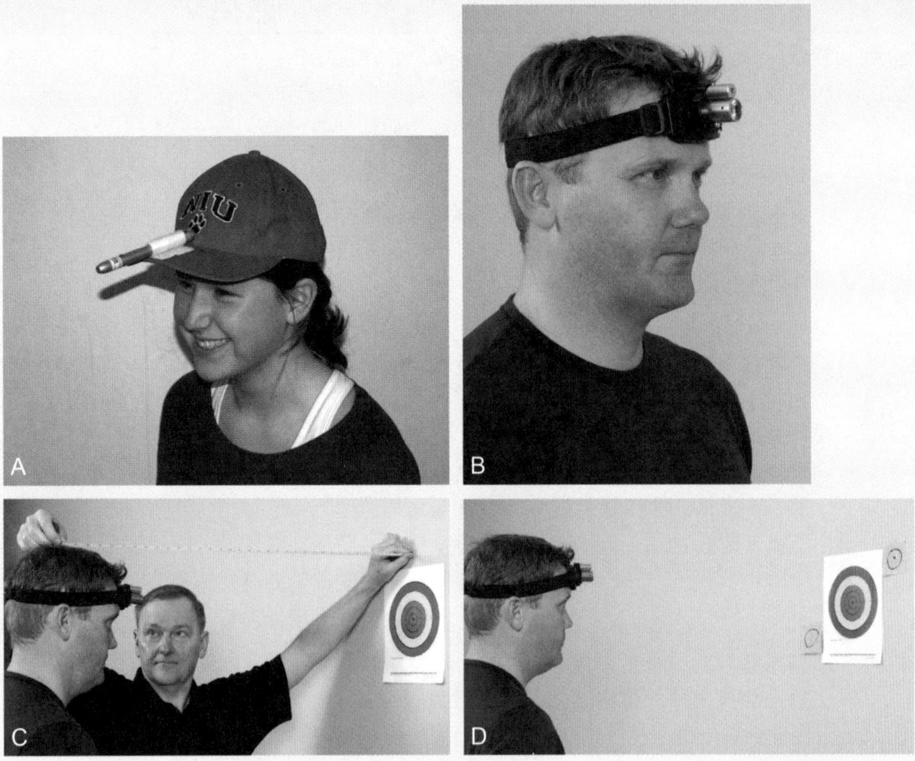

图 6-18　颈椎关节位置觉误差，在临床环境中可通过以下方式测量和记录
A. 将激光笔固定在帽子或发带上；B. 使用头戴式激光产品；C. 患者位置：自患者头顶到墙壁距离90cm；D. 激光可作为颈部关节精细控制和关节位置觉的训练工具，在关节活动范围内通过瞄准指定的目标点和追踪特定图形进行控制训练

　　步骤：要求患者以一个自然的、中立位的休息姿势，直视贴在墙上的一张空白纸。此时打在白纸上的激光点即为中立位标记点。然后要求患者闭上眼，充分旋转颈部，再闭上眼，使激光回到中立位标记点。此时记录白纸上的第二个激光标记点。关节位置觉的误差大小通过测量第二个标记点到第一个标记点的距离来确定。这个过程可以重复进行，甚至可做颈椎反向旋转和颈椎前屈，后伸。

　　说明：关节位置误差的角度测量可以通过以下公式来计算：角度 $=\tan^{-1}$[误差距离 /90cm]。因此，只要受试者距离墙壁 90cm，约纸上 7cm 的误差距离即为 4.5° 的显著误差。当关节位置误差 > 4.5°（即 > 7.1cm）时，提示头颈部移位精度降低。据报道，该试验可检测到的最小变化范围为 0.44°～0.63°记录关节位置误差后，激光可作为颈椎关节精细控制和关节位置觉的训练工具，方法是沿着活动度内追踪各种目标点，或并通过追踪图形进行控制训练（表 6-11）。

表 6-11　改善颈部疾病感觉运动控制的任务和进展示例

目标	任务	进程
颈椎位置觉	睁眼状态，在头部运动后将帽子或头带式激光重新定位到头部的中立位标记点	闭眼，睁眼确认 重新定位到中立位标记点，闭眼，睁眼确认 逐渐增加速度 于站立位进行 于不稳定平面上进行

目标	任务	进程
颈椎运动觉	睁眼状态，练习在墙上以帽子上的激光或头戴式激光描绘图形	逐渐加快速度 增加难度以及模式的复杂度 实施小而精细的运动
眼部跟随	以颈部中立位的姿势坐着，保持头部不动，双手放在大腿上，治疗师在墙壁上来回移动激光，让患者用眼睛跟随激光点	坐姿时，颈部保持相对旋转的姿势 眼睛按"H"的形状轨迹做上下运动 逐渐增加速度 于站立位进行训练 站立于不稳定的平面上进行训练
目光稳定	当治疗师被动地移动患者的躯干和（或）头部/颈部时，请患者保持凝视墙上的一个点 当患者主动向各个方向移动头部/颈部时，视线保持注视墙上或天花板上的一个小点	注视，闭眼，移动头部，睁眼检查是否仍保持注视 更改目标的背景图案、平面图案、条纹图案和棋盘式图案 将注视小点换成字，或是名片 逐步增加速度 逐渐增加关节活动度 体位从平卧变成坐姿再到站姿 于不稳定平面上进行训练
眼-头协调	眼睛先移动到一个新的焦点，然后头部再向同一方向移动，最后回到中立位	主动将头和眼睛向同一方向移动 眼睛朝一个方向移动，而头朝相反的方向移动 当周边视线受限时，同时移动眼睛和头部 在无论有无视力受限情况下移动眼睛、头部、颈部和手臂 在视线受限和不受限的情况下旋转眼睛、头部、颈部和躯干，并尽可能地向后看 固定目标，保持眼睛不动，移动目标；使头和眼睛一起移动
平衡	保持站立平衡30秒	睁眼，闭眼 先于稳固的地面，再到柔软不稳的地面 不同的站姿：舒适站立，双脚靠近，双脚前后站，单腿站立 走路时头部做旋转、前屈、后伸的动作，同时保持步态的方向和速度 在平衡训练时进行眼球运动或身体运动或位置觉训练

修改自 Treleaven J. Sensorimotor disturbances in neck disorders affecting postural stability, head and eye movement control—part 2；case studies. Man Ther. 2008；13；266-275；Kristjansson E, Treleaven J. Sensorimotor function and dizziness in neck pain：implications for assessment and management. *J Orthop Sports Phys Ther*. 2009；39（5）：364-377.

　　应对患者进行站立平衡评估，患者可以尝试开展相关训练，如并脚站立、双脚前后站立、单腿平衡以及在不稳定的泡沫垫上站立。随着康复计划的进展，将关节位置训练或眼球运动协调训练与平衡训练相结合，可以提高存在相关缺陷患者的功能结局。表6-11呈现了在颈部疾病中改善感觉运动控制的任务和进展实例。

在颈椎损伤治疗中，可以通过手法治疗消除肌筋膜和关节限制，同时可以针对运动控制/力量的缺陷开展特定运动训练，将两种治疗方案与出现颈源性眩晕患者的感觉运动训练相结合，可以实现最佳的临床效果。一项关于手法治疗在颈源性眩晕中治疗效果的系统综述表明，有低级别的证据表明，在手法治疗后颈源性眩晕患者的症状和体征有所改善。另一项针对 86 名颈源性眩晕受试者的随机对照试验发现，与安慰剂激光治疗相比，治疗师在使用上颈椎非冲击技术治疗后进行颈部 ROM 训练或联用上颈椎活动治疗和运动治疗技术（图 6-60）进行两次治疗后，颈源性眩晕症状明显减轻。在颈源性眩晕治疗中，非冲击技术治疗的改善效果在治疗后立即显现出来，并且在 12 周的随访评估中仍然存在。

Jull 等在研究中纳入了 64 名患有顽固性颈部疼痛的女性患者，对颈部本体感觉训练和颅颈前屈运动训练计划进行了比较；结果表明，两种训练方法都能改善受损颈部的关节位置觉误差，而本体感觉训练实现的益处略多。研究结果表明，使用这两种运动方案进行干预后，通过提高颈部传入的质量或通过直接训练迁移感来解决输入病症，进而改善本体感觉。另一项研究表明，与假手法治疗对照组（$n=18$）相比，慢性颈部疼痛患者（$n=36$）在使用颈部冲击技术治疗后颈部关节位置误差立即得到明显的改善。因此，需要根据肌肉骨骼和感觉运动两个层面的损伤情况，使用手法治疗对关节和肌肉损伤进行治疗，联合具体训练缓解颈部运动控制缺陷，同时进行关节位置觉、视觉和平衡训练来修复检查中发现的损伤，如此有望实现最佳治疗效果。

检查技巧

对颈椎进行特殊检查

1. Sharp-Purser 试验（改良版）

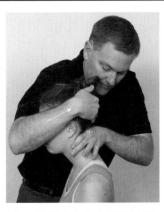

图 6-19　用前臂和肩膀滑动患者头部进行 Sharp-Purser 试验

目的	本试验用于检测寰枢椎的不稳定性。
患者位置	患者坐位，要求以半前屈的姿势放松头部。
治疗师位置	治疗师站在患者的侧边。
手部位置	近端手：将上臂置于患者前额前方，用手掌呈杯状环抱枕骨。
	远端手：示指和拇指之间的指蹼间隙水平置于 C_2 的棘突处。
步骤	由于远端手在 C_2 提供的稳定力，患者的前额被头侧臂压在与 C_2 平行的平面上。如头颅相对于枢椎出现向后滑动，表明寰枢椎不稳定。手法复位可减少寰枢椎不稳的患者在半前屈姿势下发生的寰枢椎半脱位。若在稳定的 C_2 上感觉到颅骨过度向后滑动，或是疼痛能通过手指滑动得到缓解，则为 Sharp-Purser 试验阳性（图 6-19）。
说明	在类风湿关节炎（RA）患者中，Sharp-Purser 试验阳性与寰枢关节不稳定相关，其特异度为 96%，预测值为 85%。该研究是将 Sharp-Purser 测试结果与前屈位 X 线结果进行比较，并且当寰椎前弓和枢椎之间的间隙测量大于 4mm，即可认为是不稳定的。且由于 Sharp-Purser 试验阳性代表寰枢关节的不稳定，因此任何会在颅颈椎区域形成应力的颈椎操作手法均是该试验阳性的禁忌证。寰枢关节不稳定在 RA 患者中很常见，其原因是 RA 会使得齿状突和寰椎前弓之间的十字韧带的横向部分变得脆弱，而弱化了关节稳定性。在一项系统回顾综述中，Hutting 等汇总了 3 项研究的数据，结果显示敏感度为 $0.19 \sim 0.96$，特异度为 $0.71 \sim 1.00$，阳性预测值为 $0.11 \sim 1.00$，阴性预测值则为 $0.56 \sim 0.99$。特异度足以判定不稳定性的结果，但敏感度不足以排除不稳定性的结果。因此基于当前数据，Sharp-Purser 测试不足以作为筛查的工具。

2. 翼状韧带应力试验

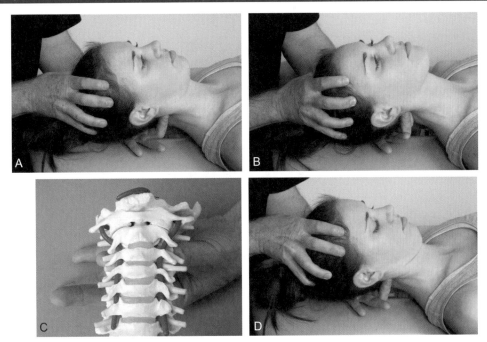

图 6-20　A. 于中立位行翼状韧带应力试验；B. 于颅椎后伸位行翼状韧带应力试验；C. 脊柱模型中，手指处于翼状韧带试验时的位置；D. 于颅椎前屈位行翼状韧带试验

目的	本试验用于检测翼状韧带及其周围颅椎区结缔组织的稳定性。
患者位置	患者平躺，头置于枕头上，且头顶部位于床沿。
治疗师位置	治疗师站在患者的头侧。
手部位置	治疗师用左手拇指和示指牢牢固定住 C_2 的棘突、椎板和关节柱，右手则放在患者头顶。
步骤	以寰枢关节冠状轴线为中心，将头部和寰椎侧屈。C_2 的稳定性能够防止同侧的轴向旋转。评估终末端感觉和活动度。如果韧带未受损伤，则几乎不会有侧屈，治疗师查体感受到的终末端感觉应该是强韧且有囊性感。在颅椎前屈和颅椎后伸位置下重复进行该手法。考虑到不同翼状韧带的方位，试验应在 3 个平面（中立位、屈曲位和后伸位）进行。必须在 3 个测试平面都出现过度活动，才考虑翼状韧带试验阳性（图 6-20）。

3. 翼状韧带应力试验：操作变式

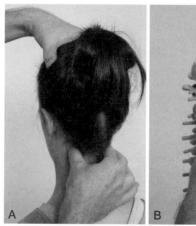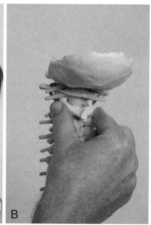

图 6-21　A. 坐位翼状韧带试验操作变式；B. 在脊柱模型上行坐位翼状韧带试验时的手指位置

说明　　翼状韧带试验也可以在坐位进行。

上颈椎韧带稳定性试验的不稳定征象包括以下方面：①在所有 3 个测试位中，出现活动度增人或终末端空虚感；②重现了不稳定性的症状；③患者出现侧向眼球震颤和恶心。目前已用 MRI 证明了使用翼状韧带应力试验的手法确实能对翼状韧带施加应力。对一小部分经 MRI 确认翼状韧带损伤的患者（*n*=7）进行的坐位操作变式试验显示，该试验的敏感度为 80%，特异度为 76.9%（图 6-21）。

4. 前向剪力试验（横韧带稳定性试验）

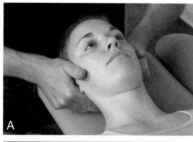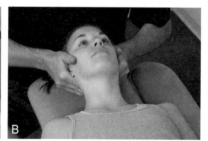

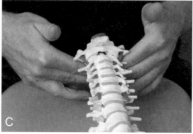

图 6-22　A. 前向剪力试验起始位。B. 前向剪力试验结束位。C. 在脊柱模型中演示前向剪力试验时的手指摆放位置

目的	评估上颈椎韧带及周围组织的稳定性，以确定是否有不稳定的体征或症状再现（如头痛、眩晕或下肢感觉异常）。
患者位置	患者仰卧，头与颈椎置于枕头上，维持中立位。
治疗师位置	治疗师站在患者的头侧。
手部位置	治疗师用手掌和第 3、4、5 手指支撑枕部，同时将两根示指置于枕骨和 C_2 棘突之间，覆盖住寰椎的神经弓上方。
步骤	在保持头部中立位的同时，将头部和 C_1 向前提起（创造剪切力），颈部其余部分随重力落下。指示患者需反馈除了局部疼痛和酸痛以外的任何症状（图 6-22）。
说明	上颈椎韧带稳定性试验的不稳定征象包括以下方面：①在所有 3 个测试位中，出现活动度增大或终末端感觉空虚；②重现了不稳定性的症状；③患者出现侧向眼球震颤和恶心。喉咙有异物感也可能表明测试结果为阳性。 Mintken 等报道了一个 23 岁女性患者的案例，患者主诉头痛和下肢感觉异常。前向剪力试验可诱发患者的下肢感觉异常，而 Sharp-Purser 试验则可缓解症状。后续的 X 线和 MRI 显示该患者有 $C_2 \sim C_3$ Klippel-Feil 先天性融合和游离齿状突。

5. 压颈试验

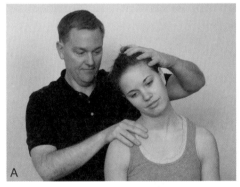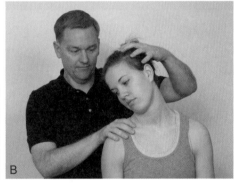

图 6-23　A. 压颈试验 A；B. 压颈试验 B

目的	如果患者在行试验后反馈外周症状再现或加重，则认为该疼痛的诱发是颈神经根刺激所引起，即试验结果阳性。
患者位置	患者坐在一张直背椅上。面对一面镜子，有助于在测试过程中监测疼痛的面部表情。
治疗师位置	治疗师站在患者身后。
步骤	首先进行压颈试验 A，治疗师先被动地将患者的头侧屈向有症状的一侧，接着朝患者头部施加与侧屈同向的额外压力（约 7kg）。

行压颈试验 B 时，让患者向受伤的一侧侧屈颈部，然后向同侧旋转并后仰，并施加压力。压颈试验 B 的压力施加方法与压颈试验 A 相同（图 6-23）。

说明　如患者在试验过程中的任何时候出现颈部或手臂症状再现，即认为试验结果阳性，此时不需要额外再施加压力。

压颈试验 B 试验曾被用于 255 名因上肢神经障碍而被转诊进行电生理检查的患者。当患者反馈症状超过肘部时，则考虑试验为阳性。本试验结果与电生理检查结果具有相关性。压颈试验的敏感度为 30%，特异度为 93%，这意味着它并不是非常有用的筛查工具，但在帮助确诊颈椎神经根病方面具有临床用途。Shabet 等在对 257 名患者进行影像学检查和压颈试验 B 试验相关性的研究中报告其敏感度为 95%，特异度为 94%。

在 Wainner 等报道的压颈试验 A 与颈椎根病电生理检查诊断的相关性研究中，Kappa 值为 0.60（0.32，0.87），敏感度为 0.50，特异度为 0.86，−LR 为 0.58，+LR 为 3.5；压颈试验 B 与颈椎根病电生理检查诊断的相关测试中，Kappa 为 0.62（0.25，0.99），敏感度为 0.50，特异度为 0.74，−LR 为 0.67，+LR 为 1.9。压颈试验 A 是颈神经根病的 CPR 准测之一。

6. 手臂挤压试验

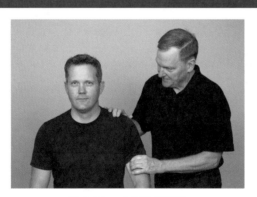

图 6-24　手臂挤压试验

目的　当试验复现了与颈神经根病相关的手臂疼痛时，则试验结果为阳性。该试验可用于协助诊断颈神经根病。

患者位置　患者站立或坐位，手臂放松置于身体两侧。

治疗师位置　治疗师站在患者身侧后方。

手部位置　一只手放在患者的肩带上，另一只手握住患者上臂中 1/3，拇指在肱三头肌上，第 2 ～ 5 指则放在肱二头肌上。

步骤　　　治疗师用适度的力量（6～8kg）挤压患者上臂中 1/3，向皮肤、皮下和肌肉组织施加压力，并让患者对压迫所产生的疼痛程度进行评分（0～10 分）。然后用同程度的压力施加到同一上肢的肩锁关节和肩锁关节前外下区，并让患者对这两个区域的疼痛程度进行评分（0～10 分）（图 6-24）。

说明　　　如果与其他两个部位相比，压迫上臂中 1/3 时感到的疼痛程度差异达到 3 分或以上，则视为阳性。Gumina 等报道了该试验的敏感度为 0.96，特异度为 0.91～1，阳性预测值在 0.89～1，阴性预测值在 0.81～0.99，异常测试结果的 LR 在 10.6～48，正常测试结果的 LR 在 0.04～0.44。在 1567 名出现颈部、上肢和肩部症状的患者和无疼痛对照组进行试验时，该试验的观察者组间一致性 Kappa 值为 0.81，观察者组内一致性 Kappa 值为 0.87，说明该试验在诊断颈椎根病的可靠性和诊断准确性方面具有较高的水平。

7. 肩外展试验

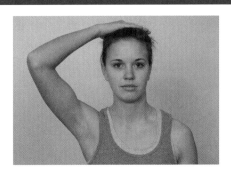

图 6-25　肩外展试验

目的　　　　　如果这个姿势减轻了患者的根性手臂疼痛，则暗示神经根刺激是导致手臂疼痛的原因。

患者位置　　　患者坐位。

治疗师位置　　治疗师站在患者身侧后方。

步骤　　　　　指示患者坐着，并要求患者将症状侧的手放在头上。如果症状减轻或消失，则试验结果为阳性（图 6-25）。治疗师应该使用开放式问题询问患者，例如："这个动作是否让你的症状有所改变？"

说明　　　　　Wainner 等在电生理检查诊断颈神经根病的相关性研究中，报告 Kappa 值为 0.20（0.00～0.59），敏感度为 0.17，特异度为 0.92，－LR 为 0.91，+LR 为 2.1。Viikari-Juntura 等也报告了敏感度为 0.47，特异度为 0.85，－LR 为 0.63 和 +LR 为 3.03。因此，该试验表现较差的可靠性和诊断准确性。但可能有一部分颈椎神经根病患者会采用试验中的手臂位置来缓解放射状症状。

8. 颈部牵引试验

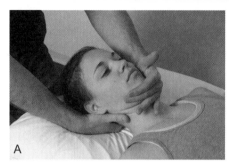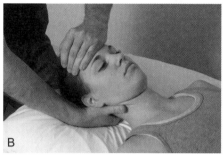

图 6-26　A. 下颌颈部牵引试验；B. 前额颈部牵引试验

目的	如果患者在施加颈部牵引力时反馈症状减轻，则试验结果为阳性。该试验可用于协助诊断颈椎神经根病。
患者位置	患者仰卧位，头部枕着枕头，头顶与治疗床顶缘齐平。
治疗师位置	治疗师坐或站在治疗床的头部。
手部位置	惯用手：手指合拢，拇指横跨患者枕骨处，托住颅后部。 非惯用手：治疗师用手指托住患者下颌，或用手掌托住患者前额。
步骤	治疗师托着患者的颈部，从枕头上抬起至舒适的位置（高于水平面 20°～25°），并逐渐施加牵引力至约 14kg（图 6-26）。
说明	如果本试验能缓解患者症状，则应该将徒手或机械性颈椎牵引纳入患者的治疗计划。治疗师应使用开放性问题来提问，例如："这样有改变你的症状吗？"Wainner 等在电生理检查诊断颈神经根病的相关性研究中报道 Kappa 值为 0.88（0.64～1.0），敏感度为 0.44，特异度为 0.90，－LR 为 0.62，+LR 为 4.4。本试验是诊断颈神经根病 CPR 的其中之一。

9. 颈部牵拉试验

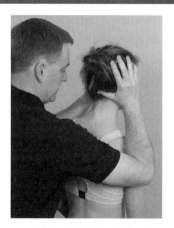

图 6-27　颈部牵拉试验

目的	如果患者在颈部施加牵拉力时反馈上肢根性症状得到减轻，则测试结果为阳性。该测试用于检测颈神经根病的体征。
患者位置	患者坐位或站立位（面向镜子）。
治疗师位置	治疗师坐或立于患者身后。
手部位置	两只手的拇指和鱼际分别压在患者枕骨和乳突下方，前臂置于患者肩膀上方。
步骤	治疗师缓慢向上牵拉患者的头部以建立颈部的牵拉力。如果受牵拉期间患者的症状得到缓解，则试验结果为阳性（图 6-27）。
说明	如果本试验能缓解患者症状，则应该将手法或机械性颈椎牵引纳入患者的治疗计划。进行本试验时，治疗师应该开放性提问如："这个测试有改变你的症状吗？"据 Bertilson 等报道，在对 100 名颈部或肩部问题（伴或不伴放射性疼痛）的患者进行本试验时，如果治疗师不知道患者的病史，则 Kappa 值为 0.49；如果治疗师已知患者的病史，则 Kappa 值为 0.45。

10. 上肢神经动力学测试 1

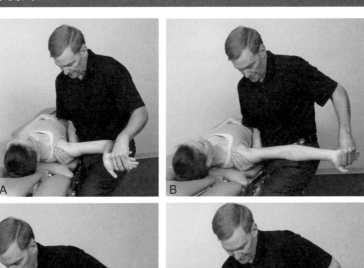
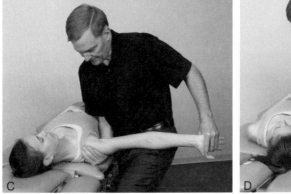
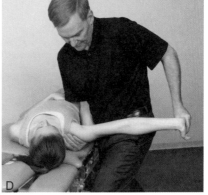

图 6-28　A. 上肢神经动力学测试（ULND）1 初始位置；B. ULND 测试 1 结束位置；C. ULND 测试 1 结束位置时，配合颈部向对侧屈曲；D. ULND 测试 1 结束位置配合颈部向同侧屈曲

目的	本试验的目的是通过对臂丛和颈椎的神经根袖施加张力，确定上肢症状的原因是否源于颈神经根和周围结缔组织的敏感度。ULND 测试 1 侧重于正中神经及其相应神经根的张力。
患者位置	患者仰卧位。
治疗师位置	治疗师站在待检测的一侧，最外侧的腿在前，大腿靠在上臂的下方，患者的肩膀处于 90°～110° 的外展位置。
手部位置	左手：左手向上伸到患者肩胛骨后面，将手穿过肩胛骨的后侧面和上方，压迫肩胛带。右手：治疗师的另一只手放在患者左手和手指的掌面上。
步骤	治疗师被动地压低患者的肩胛骨，使其肩部向外展 90°～110°，水平伸展 10°，保持这个位置，然后左手依次为：①伸展手腕和手指，并旋转患者的前臂；②外旋肩部；③伸展肘部。在整个动作过程中，要求患者反馈上肢的症状。通常症状会发生在测试的最后阶段，即肘部伸直阶段。如果患者的症状在这个动作中出现，并且症状可以通过进一步的结构区分进行改变，那么测试结果就是阳性。治疗师应该注意症状发生时肘部伸直的程度。两侧均应进行测试，两侧差值大于 10° 可视为阳性测试结果（图 6-28）。
说明	作为结构区分，可以增加对侧的颈部侧屈，以进一步使神经结构敏感来试图引出阳性测试结果，或者在测试过程中更早地产生阳性反应。如果初步的测试结果是阳性，那么治疗师可以通过要求患者进行"同侧颈部侧屈"这个动作，看是否能够复现患者的症状，从而确认初步测试结果的准确性。如果在颈部处于同侧侧屈位置时，需要更大程度的伸肘动作才能引出阳性测试结果，那么即证实了阳性结果可能源于颈椎而不是上肢肌肉紧张的神经动力学障碍。可以通过让第二位治疗师在同侧增加被动直腿抬高动作，使神经系统增加更多的张力，然后再进行重测，这样可以给硬膜和神经结构施加更多的张力，以确定中央硬脑膜的延展性是否已经丧失。另外，终末端 ROM 的张力、紧绷感和刺痛感也可被认为是正常的，特别是当它们处于测试范围的终末端并且双侧存在时。Schmid 等报道 Kappa 值的测试者组间可靠性为 0.54，标准误为 0.18。Wainner 等报道 Kappa 值为 0.76（0.51～1.0）。该测试是对神经根型颈椎病 CPR 的四个准则之一，也是该组试验中排除颈椎病的最佳试验，与电生理检查诊断神经根型颈椎病的相关性敏感度为 0.97，特异度为 0.22，−LR 为 0.12，+LR 为 1.3。

11. 上肢神经动力学测试 2a

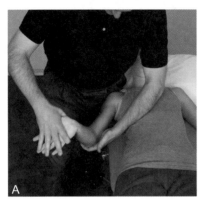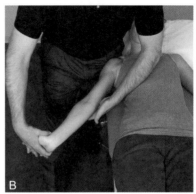

图 6-29　A. 上肢神经动力学（ULND）测试 2a，起始体位；B. ULND 测试 2a，结束体位

目的	该试验用于通过臂丛和颈椎的神经根袖施加张力，以确定上肢症状的原因是否源于颈神经根和周围结缔组织的刺激。ULND 测试 2a 是针对正中神经及其相应神经根的张力设计的。
患者位置	患者仰卧位，试验侧肩膀略高于治疗床边缘。
治疗师位置	治疗师站在接受测试的一侧，将左髋稳固地置于患者肩带的上方。
手部位置	左手：左手支撑患者的上臂和肘部。右手：治疗师的右手放在患者的右手和手指的手掌表面。
步骤	治疗师以肩外展 10°、水平伸展 10° 的方式，用髋部被动按压患者肩胛骨，并以右手依次保持该位置：①将患者前臂旋后；②外旋肩部；③伸腕、伸指；④伸肘。在整个操作过程中，要求患者反馈上肢症状。通常症状发生在试验的最后阶段即肘关节伸直位。如果用这个动作再现患者的症状，并且通过进一步的结构区分可以改变症状，则测试结果为阳性。治疗师应注意症状出现时肘关节伸直的程度。两侧均应进行试验对比，两侧差值大于 10° 可视为阳性试验结果（图 6-29）。
说明	对侧的颈部侧屈可以作为一种结构上的区分，来试图引出阳性测试结果或在测试程序中更快地产生阳性反应。增加患者同侧颈部屈曲动作也可作为阳性试验的加强，以确认测试结果。如果将颈部置于同侧屈位时，需要更大程度的肘关节伸直才能获得阳性检测结果，这就证实了阳性检测结果的原因可能是源于颈椎而不是上肢肌肉紧张的神经动力学障碍。可以通过让第二位治疗师在同侧增加被动直腿抬高动作，以给神经系统增加更多的张力，然后再进行重测，这样可以给硬膜和神经结构施加

更多的张力，以确定中央硬脑膜延展性是否丧失。此外，终末
ROM 的张力、紧绷感和刺痛感也可被认为是正常的，特别是
当它们处于测试范围的末端并且双侧均存在时。Schmid 等报
道了 Kappa 值的测试者间可靠性为 0.46，标准误为 0.18。

12. 上肢神经动力学测试 2b

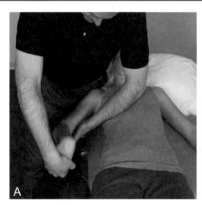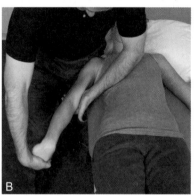

图 6-30   A. 上肢神经动力学（ULND）测试 2b，起始体位；B. ULND 测试 2b，结束体位

目的	该试验用于通过臂丛和颈椎神经根袖施加张力，以确定上肢症状的原因是否源于颈神经根和周围结缔组织的刺激。从理论上讲，ULND 测试 2b 的目的是将张力集中在桡神经及其相应的神经根上。
患者位置	患者仰卧位，试验侧肩膀略高于治疗床边缘。
治疗师位置	治疗师斜站在患者接受测试的一侧，将左髋稳固地置于患者肩带的上方。
手部位置	左手：治疗师的左手支撑患者的上臂和肘部。 右手：治疗师的右手放在患者的右手和手指的手掌表面。
步骤	治疗师被动地压低患者的肩胛骨，用左髋前侧保持这个姿势，并依次施与：①肩关节内旋；②完全伸直肘关节；③屈腕和屈指。在整个操作过程中，要求患者反馈上肢的任何症状。通常症状发生在测试的最后阶段，即腕关节屈曲。治疗师可以将测试结果记录为阳性，并记录出现症状的腕关节屈曲程度。双侧均应进行检测，两侧腕关节屈曲差异大于 10°可视为检测结果阳性。如果患者的症状在这个动作下重现，并且通过进一步的结构区分可以改变症状，则测试结果为阳性（图 6-30）。

说明　可增加对侧颈椎侧屈作为一种结构区分，利于引出阳性测试结果，或在测试程序中能更快地触发阳性反应。对已出现的阳性结果也可通过增加同侧颈部屈曲看症状是否再现，以验证检查结果。当颈部置于同侧屈位时，如果需要更大程度的腕关节屈曲来引出阳性试验结果，这有助于确认阳性试验结果的原因是神经紧张障碍（可能起源于颈椎），而不是前臂肌肉紧张。可以通过让第二位治疗师在同侧增加被动直腿抬高动作以给神经系统增加更多的张力，然后再进行重测，这样可以给硬膜和神经结构施加更多的张力，以确定中央硬脑膜延展性是否丧失。Wainner 等报道与神经根型颈椎病电生理检查诊断一致性的 Kappa 值 0.83（0.65 ～ 1.0），敏感度为 0.72，特异度为 0.33，− LR 为 0.85，+LR 为 1.1。Schmid 等报道了 Kappa 值的测试者间可靠性为 0.44，标准误为 0.18。因此，该检查对于重现症状具有良好的可靠性，但对于诊断或排除最初描述的神经根型颈椎病的作用很小甚至没有作用。Manvell 等测量了大体标本上肢位置变化时的神经张力，发现在 ULNT 2b 测试中增加以下致敏动作：肩关节外展 40°、肩关节伸直 25°、腕关节尺偏和拇指屈曲，在不增加正中或尺神经张力的情况下，对桡神经施加最大张力，这可能有助于提高该测试的诊断准确性。

13. 上肢神经动力学测试 3

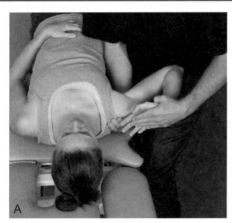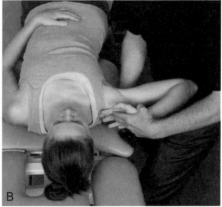

图 6-31　A. 上肢神经动力学（ULND）测试 3，起始体位；B. ULND 测试 3，结束体位

目的	该试验通过对臂丛和颈椎神经根袖施加张力,以确定上肢症状是否源于颈神经根和周围结缔组织的刺激。理论上,ULND 测试 3 是针对尺神经及其相应神经根的张力设计的。
患者位置	患者仰卧位。
治疗师位置	治疗师斜站在患者接受测试的一侧。
手部位置	左手:治疗师的左手放在患者右手和手指的手掌表面。 右手:右手向上伸至患者右肩胛骨后部下方,另一只手穿过肩胛带的后部和上方,固定肩胛骨。
步骤	治疗师被动地压低患者的肩胛骨并保持这个位置,治疗师的左手依序使:①肩胛骨外旋;②肘关节完全屈曲;③前臂旋前;④腕和手指伸展;⑤肩关节外展(利用治疗师前大腿)。在整个操作过程中,要求患者反馈上肢出现的任何症状。通常症状会发生在试验中肩关节外展的最后阶段。 如果患者的症状在这个动作中重现,并且通过进一步的结构区分可以改变症状,则测试结果即为阳性。两侧均应进行试验,两侧差值大于 10° 可视为阳性试验结果(图 6-31)。
说明	可增加对侧颈椎侧屈作为一种结构区分,以进一步使神经结构敏感化,利于引出阳性测试结果或在测试程序中更快地得到阳性反应。如果初步的测试结果是阳性,那么治疗师可以通过要求患者进行"同侧颈部侧屈"这个动作来看是否能够复现患者的症状,从而确认初步测试结果的准确性。当颈部置于同侧屈位时,如果需要更大程度的肩部外展来引出阳性试验结果,这有助于确认阳性试验结果的原因可能是源于颈椎而不是上肢肌肉紧张的神经动力学障碍。可以通过让第二位治疗师在同侧增加被动直腿抬高动作,以给神经系统增加更多的张力,然后再进行重测,这样可以给硬膜和神经结构施加更多的张力,以确定中央硬脑膜延展性是否丧失。Schmid 等报道 Kappa 值的测试者间可靠性为 0.36,标准误为 0.18。

14. 旋转 - 后伸椎动脉试验

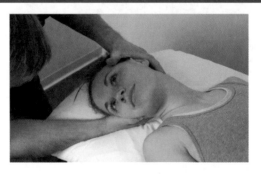

图 6-32 旋转 - 后伸椎动脉试验

目的	该试验的目的是筛查椎动脉供血不足和脑侧支循环。
患者位置	患者仰卧位，头靠在枕头上，头顶与治疗床顶缘切齐。
治疗师位置	治疗师站在患者的头侧。
手部位置	左手：手指展开，托住患者左侧头部。
	右手：手指展开，托住患者头部右侧。
步骤	治疗师必须指示患者在整个程序中都看着治疗师的额头，而治疗师也必须随着患者的移动以在整个程序中清晰地看到患者的眼睛，以评估是否有眼震（图 6-32）。治疗师必须在整个测试过程中不断询问患者的口头反馈。如有延迟反应或者报告出现头晕、头昏或恶心，就被视为阳性反应。当治疗师支撑患者的头部时，会慢慢地将颈椎向右旋转至可达到的最大范围，在这个位置暂停 3～5 秒，以评估患者的反应。如果测试结果仍然是阴性的，则治疗师轻轻地增加向右的侧屈和伸展，并保持这个位置 5～10 秒。如果测试结果是阴性的，则可对对侧进行相同的测试。
说明	如果患者出现阳性反应，治疗师需立即将患者头部重新放回到中立位或颈部略微弯曲的位置，并继续监护患者。治疗师将患者的头部支撑在一两个枕头上，并被动地将患者的双腿放在凳子上或治疗师的肩上，形成 90°/90° 的位置。此时治疗师需继续监护患者，直到阳性反应完全消退。
	Cote 等的研究显示，该测试的敏感度约为 0，意味着这种常用的筛查检查程序有很高的假阴性结果的可能性。
	在一篇包括 4 项研究的系统评价中，Hutting 等报道敏感度较低，范围在 0%～57%，特异度在 67%～100%，阳性预测值在 0%～100%，阴性预测值在 26%～96%。+LR 范围从 0.22 到 83.25，－LR 从 0.44 到 1.40。作者得出的结论是，关于诊断准确性的数据表明，这个预手法测试（premanipulative test）并非有效的预操作筛查程序。国际骨科手法物理治疗师联合会（IFOMPT）颈部血管病理工作小组在颈椎手动疗法治疗前对颈部血管病理进行筛查的临床推论框架中，并未包含这种类型的测试。
	有关预操作测试的更多信息，请参阅第 3 章。

15. 颈椎扭转试验（头部旋转试验）

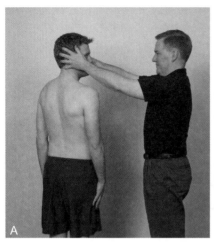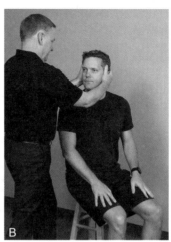

图 6-33   A. 颈椎扭转试验；B. 坐在凳子上进行颈椎扭转试验

目的	该试验用于筛查头晕症状（颈源性头晕）的颈部原因，同时最大程度地避免头部和内耳运动，避免前庭激活。如果颈椎主动旋转引起头晕，应进行此试验。
患者位置	患者正面对着治疗师站着或坐着。
治疗师位置	治疗师站在患者面前，双手固定住患者头部的两侧。
步骤	当治疗师双手固定住患者头部时，要求患者闭上眼，并将身体完全向一侧旋转至少 45°，保持这个姿势 30 秒，同时治疗师监测患者的反应。然后向相反方向重复该过程（图 6-33）。
说明	由主动颈部旋转引起的眩晕可能源于前庭或颈部的损伤。该测试结果应与"整体"头部和颈部 / 躯干旋转（头部和颈部 / 躯干一起移动）进行比较，该试验的目的是测试前庭系统的反应和功能，而颈部则不受影响。闭眼是为了避免视觉引发的眩晕。如果在颈部旋转和整体旋转时注意到有眩晕，但在进行颈部扭转测试时并未出现，那么患者可能需要接受前庭的康复治疗。如果患者颈部扭转测试呈阳性，且已排除了眩晕的血管原因，应对颈源性眩晕进行治疗。该试验最常被用来测试那些在进行主动或被动颈部旋转运动测试中出现眩晕症状的患者。最好患者取坐姿进行测试。Treleaven 等报道 147 名无症状参与者中有 5 人在进行这项测试的三个部分（旋转、扭转或整体）时报告了一些症状（轻度眩晕，视觉干扰，睁眼后测试出现不正常的眼部运动、晕动病或恶心）。当使用颈部扭转测试阳性反应（即旋转或整体部分的阴性反应）时，颈部扭转测试的特异度很高，为 98.64%。

16. 上斜方肌长度测试和持续 / 放松拉伸

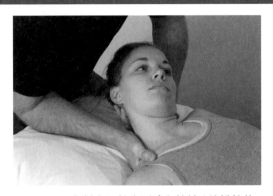

图 6-34　上斜方肌长度测试和持续 / 放松拉伸

目的　　　测试的目的是评估上斜方肌的长度和拉伸程度。

患者位置　患者仰卧位，头靠在枕头上。

手部位置　左手：左手托住患者的枕骨。

右手：虎口和掌指骨关节的桡侧稳固地扣在第一肋骨和肩胛骨上。

步骤　　　当颈部轻微前屈、对侧（左）完全侧屈和同侧（右）旋转时，治疗师压低并固定住右侧肩带。在拉伸时，一旦到达最大活动范围，要求患者抬高右肩，同时治疗师将肩膀保持在一个压低的位置，使上斜方肌产生等长收缩。在等长保持 10 秒后，指导患者放松，接着利用肌肉松弛时进一步压低肩部或进一步向左侧弯、前倾或向右旋转颈部，并保持 10 秒。这一顺序重复 3 ～ 4 次，并可以指导患者在家中进行拉伸训练，每天 2 ～ 3 次，每次拉伸姿势持续 30 ～ 60 秒（图 6-34）。

17. 肩胛提肌长度测试和持续 / 放松拉伸

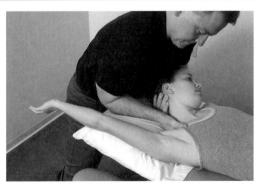

图 6-35　肩胛提肌长度测试和持续 / 放松拉伸

目的	该测试的目的是评估肩胛提肌的长度和拉伸情况。
患者位置	患者仰卧，头部靠于枕头上，同侧（右）手臂完全屈曲。
手部位置	左手：左手托住患者的枕骨。
	右手：虎口和掌指骨关节的桡侧稳固地固定第一肋骨的上缘和肩胛上角内侧。
步骤	当颈部轻微前屈、对侧（左）完全侧屈和对侧（左）旋转时，治疗师压低并扣住右肩带。在拉伸时，一旦到达最大活动范围，要求患者抬高右肩，同时治疗师将肩胛骨保持在一个压低的位置，使肩胛提肌产生等长收缩。在等长保持 10 秒后，指导患者放松，接着利用肌肉松弛时进一步压低肩部或进一步向左侧弯、前倾或向左旋转颈部，并保持 10 秒。这个顺序重复 3～4 次，可以指导患者在家中进行拉伸训练，每天 2～3 次，每次拉伸姿势持续 30～60 秒（图 6-35）。

18. 颅颈前屈、后伸椎间关节被动生理活动试验

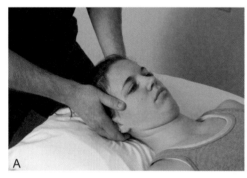 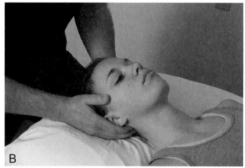

图 6-36　A. 颅颈前屈椎间关节被动生理活动（PPIVM）试验；B. 颅颈后伸 PPIVM 试验

目的	该试验的目的是评估颅骨（枕骨）相对于 C_1 和 C_2 的被动前屈、后伸测试。
患者位置	患者仰卧位，头靠在枕头上，头顶与治疗床边缘切齐。
治疗师位置	治疗师站在患者头侧。
手部位置	双手轻轻抓住颅骨的后侧面。
步骤	治疗师双手固定住患者头部，并轻柔地使颅颈关节独立地前屈、后伸，同时避免任何颈椎的动作。评估中末端感觉和反应性水平时，可应用较大的压强（图 6-36）。
说明	正常的颅颈前屈和后伸角度分别为 10°～30°（表 6-2）。被动运动受限常见于 CGH、头位前倾和中颈椎不稳患者。在颈椎向后伸时，下颌倾向于偏向颅颈部受限制的一侧；而在向前屈时，下颌则倾向于偏离颅颈部受限制的一侧。

19. 颅颈侧屈椎间关节被动生理活动试验

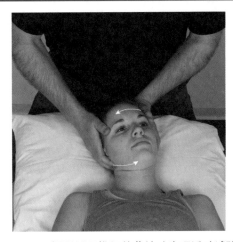

图 6-37 颅颈侧屈椎间关节被动生理活动试验

目的	该试验的目的是评估颅骨（枕骨）相对于 C_1 和 C_2 的被动侧屈测试。
患者位置	患者仰卧位，头靠在枕头上，头顶与治疗床边缘切齐。
治疗师位置	治疗师站在患者头侧。
手部位置	双手轻轻抓住患者头部。
步骤	治疗师需在避免颈部运动的同时，用双手轻柔地将患者头部向右侧屈曲，记录右侧被动侧屈的数值。当评估终末端感觉和反应性水平时，可应用较大的压强。用同样的方法对颈左侧屈进行测试且记录运动的幅度，并与另一侧进行比较。该技术的另一种变式是在被动侧屈时，尝试触诊 C_1 横突向侧弯运动方向的活动（图 6-37）。
说明	应以通过患者鼻子的垂线为测量轴线。正常的颅颈侧屈为 5°～15°。被动运动受限常见于 CGH、头位前倾和中颈椎不稳的患者。
	Olsonet 等评估了 5 种不同体位下颅颈侧屈的评估者组间可靠性，发现在所有体位下，评估者组间可靠性（Kappa 值 20.03～0.18）和评估者组内可靠性（Kappa 值 20.02～0.14）均较差。颈屈曲约 20° 的"巴黎生理中立位（Paris physiologic neutral position）"被证明是测试颅颈侧屈的最可靠体位。Piva 等报道了 30 例患者中运动不对称性评估的 Kappa 值为 0.35（0.15～0.49），疼痛激发测试者间可靠性的 Kappa 值为 0.35（0.15～0.55）。

20. 颈椎前屈 - 旋转试验（全颈椎前屈椎间关节被动运动试验）

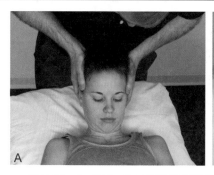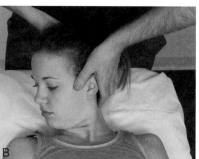

图 6-38   A. 前屈 - 旋转试验的起始位置；B. 前屈 - 旋转试验的结束位置

目的	试验的目的是评估下颈椎韧带张力交锁时，被动颅颈旋转程度（特别是 $C_1 \sim C_2$ 节段）。
患者位置	患者仰卧位，头靠在枕头上，头顶与治疗床边缘切齐。
治疗师位置	治疗师站在患者头侧。
手部位置	双手轻轻抓住患者头部。
步骤	治疗师握住患者的头颈部，使患者头部完全前屈，用治疗师的腹部托住患者颅骨后侧。当保持头颈部完全前屈的姿势时，治疗师轻轻地将头部朝一个方向旋转，直至患者可接受范围的最大角度，然后在另一个方向重复相同流程。需进行左右对比（图6-38）。
说明	不对称的活动度或两侧不对等的激发痛应被特别记录。该试验若发现活动受限，即被认为是 $C_1 \sim C_2$ 节段僵硬的结果。

健康人群的前屈 - 旋转试验平均 ROM 为 44°。Ogince 等证实，训练有素的手法治疗师使用前屈 - 旋转试验在识别 CGH 个体时具有较高的敏感度（0.91）和特异度（0.90）。在临床实践中，如果目测其旋转范围两侧相差 10°，则认为该试验为阳性，此与角度测量法相比被证明更有效且可靠。

对 60 位颅颈疼痛患者进行颈椎手法检查的结果发现，颈椎的手法检查是可靠的，通过上颈椎的 PAIVM 检测，对最症状明显的节段的一致性的评估，其检测者间可靠性的 Kappa 系数为 0.68。检查人员确定 $C_1 \sim C_2$ 是最常出现症状的节段，该节段有 63% 的病例呈阳性。颈源性头痛患者中，$C_1 \sim C_2$ 节段受累的比例最高，也体现出了该节段的运动检查和治疗的重要性。Hall 等报道了前屈-旋转试验对颈源性头痛患者的最小可检测变化（MDC）为 7°，测试者组内可靠性为 Kappa=0.95，在 2 周时间内的结果具有良好的一致性。在检查前屈 - 旋转试验的 3 项研究中，敏感度范围为 70% ～ 91.3%，特异度范围为 70% ～ 92%，+LR > 5，－LR < 0.2，表明前屈 - 旋转试验的结果能够显著改变颈源性头痛诊断的验后概率（post-test probability）。

21. 颅颈旋转椎间关节被动运动试验 - 颈椎完全侧屈

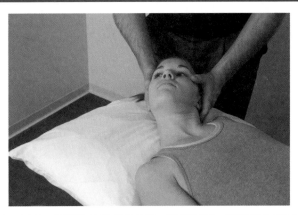

图 6-39　颅颈旋转椎间关节被动运动试验 - 颈椎完全侧屈

目的	该试验评估了下颈椎在韧带和关节囊张力下锁定的 $C_1 \sim C_2$ 节段的被动颅颈旋转。
患者位置	患者仰卧位，头靠在枕头上，头顶与治疗床边缘切齐。
治疗师位置	治疗师站在患者头侧。
手部位置	双手轻轻固定住患者头部。
步骤	治疗师将患者的头颈部移动到完全侧弯的位置，然后轻轻地将头部向侧屈的相反方向旋转至患者可接受范围的最大角度，然后在另一个方向重复相同的动作。需进行左右对比（图 6-39）。
说明	不对称的活动度或两侧不对等的激发痛应被特别记录。该试验若发现活动受限，即被认为是 $C_1 \sim C_2$ 节段僵硬的结果。Piva 等报道了 30 例患者中运动不对称性评估的 Kappa 值为 0.30（0.17 ～ 0.43），疼痛激发测试者间可靠性的 Kappa 值为 0.61（0.5 ～ 0.72）。

22. 颈椎下滑（下移）椎间关节被动运动试验

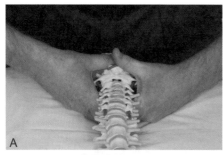
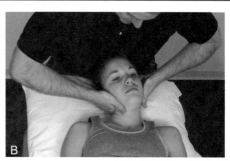
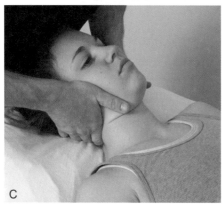

图 6-40　A. 手部放置用于中颈椎下滑椎间关节被动运动（PIVM）；B. 颈部下滑 PIVM（正位图）；C. 颈椎下滑 PIVM（侧位图）

目的	该试验用于评估颈椎 $C_2 \sim C_3$ 至 $C_7 \sim T_1$ 节段的被动下滑情况。
患者位置	患者仰卧位，头靠在枕头上，头顶与治疗床边缘切齐。
治疗师位置	治疗师站在患者头侧。
手部位置	左手：示指掌指关节桡侧缘接触指定节段关节柱，第 4、5 指托住患者头部。
	右手：示指掌指关节桡侧缘接触指定节段关节柱，第 4、5 指托住患者头部。
步骤	治疗师双手轻抓患者头颈部。颈部轻微前屈（约 20°），患者的头顶托于治疗师的腹部。以双手示指掌指关节桡侧缘触诊 C_2 关节柱。双手的第 4 和第 5 指用来支撑患者的颅底。治疗师通过右手的接触点施加一个向左并轻微向尾端的力，使得患者的头部向右侧侧屈，同时患者的头顶继续静止地依靠在治疗师的腹部上。注意该节段的被动下移量，也需注意任何存在的肿胀或压痛。实施左侧屈时同样是通过左手的接触点施加一个向右且微向尾侧的力，同时患者的头部仍继续保持靠在治疗师的腹部上。注意该节段的被动下移量，以及任何存在的肿胀或压痛。通过重复上述操作，评估剩余颈椎节段的活动度。记录并比较每个节段和每个方向上可获得的被动下移量（图 6-40）。

说明	此项技术可以从 C_2 开始并向尾端手进行。当接触右侧 C_2 关节柱时，被测试的部位被描述为右侧 $C_2 \sim C_3$ 小关节的下滑椎间关节被动运动测试。从 C_2 开始往下数，可以很容易定位到颈椎的位置。患者的头顶由治疗师的腹部支撑，不应该移动，需要由治疗师给予一个被动向下的力引起侧屈。此外，治疗师应确保患者的头顶与治疗床的边缘持平而不是离开治疗床边缘。如果过程中某个特定的脊柱节段出现疼痛反应，治疗师应稍微向头侧或尾侧调整手的位置，或者使用手的更柔软的掌面来施加力。若该操作过程中仍继续引起疼痛，则原因可能是在测试节段存在小关节囊反应。Smedmark 等报道，2 名治疗师对 61 例颈痛患者进行侧屈位 PIVM 测试时，Kappa 值为 0.43，一致性为 70%。Piva 等报道，在 30 例颈痛患者中，根据所检测的节段不同，采用 PIVM 检测时，活动能力评估的 Kappa 值范围为 $-0.07 \sim 0.46$，疼痛评估的 Kappa 值范围为 $0.29 \sim 0.76$。

23. 颈椎侧方滑动椎间关节被动运动试验

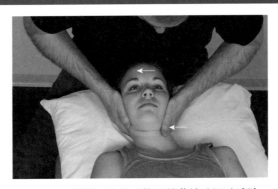

图 6-41 颈椎侧方滑动椎间关节被动运动试验

目的	评估颈椎 $C_2 \sim C_3$ 至 $C_7 \sim T_1$ 的被动侧方滑动（关节活动度）。
患者位置	患者仰卧位，头靠在枕头上，头顶与治疗床边缘切齐。
治疗师位置	治疗师站在患者头侧。
手部位置	左手：示指掌指关节桡侧缘接触指定节段关节柱，第 4、5 指托住患者头部。
	右手：示指掌指关节桡侧缘接触指定节段关节柱，第 4、5 指托住患者头部。

步骤　用双手轻轻地固定住患者的头部和颈部。颈部略微前屈（约20°），但患者的头顶不靠在治疗师的腹部。用双手示指的掌指关节桡侧边缘接触 C_2 的关节柱。两只手的第 4 和第 5 指用于支撑患者的头骨底部。以左手的接触点施予一个向右的力，通过头部的被动运动而产生右侧的滑动。记录该节段可被动横向滑动的量，并且应注意是否出现触痛或任何疼痛。相反，通过右手的接触点施加一个指向左的力来诱导左侧滑动。颅骨颈椎节段和头部被允许在同一横向方向上移动。记录该节段可被动横向滑动的量，以及任何出现的触痛或疼痛，并与右侧进行比较。重复这个过程，评估其余颈椎节段的活动度。注意并比较每个节段和每个方向的被动侧方滑动量（图 6-41）。

说明　此技术可以从 C_2 开始并向尾端进行，可使颈椎节段更容易定位（通过从 C_2 开始倒数）。如果这个程序在某个脊椎段引发了疼痛反应，治疗师应该稍微向头端或尾端调整手的位置，或者使用较软的手掌侧施加力量。如果这仍继续引发疼痛，那么原因很可能是正在被检查的脊椎段的关节囊组织发炎。侧方滑动是对节段关节活动的一般评估，测试钩椎关节、关节突关节和节段神经组织的活动度。如果在侧方滑动 PIVM 试验中发现受限，可以使用相同的动作进行分级的末端范围振荡（Ⅲ级或Ⅳ级活动），以解除该节段的活动受限。

Fernandez-de-las-Penas 等将颈椎侧向滑行试验结果与节段性侧屈的影像学评估进行了比较，发现在研究中评估的 25 名颈痛患者中，侧向滑行 PIVM 试验与影像学评估之间有很强的相关性。

24.侧滑结合上肢神经动力学测试 1 松动术（图 6-42）

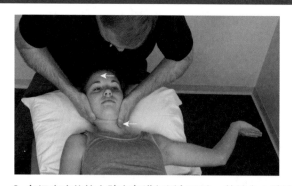

图 6-42　可以将 $C_5 \sim C_6$ 向远离症状的上肢方向进行侧向滑动，并结合上肢神经动力学测试 1 的主动关节活动度来治疗颈椎神经根病。通常可在中段颈椎使用持续的侧向滑动拉伸，同时让患者进行 10 ～ 15 次的肘关节终末端范围伸展运动

25. 颈椎上滑（上移）椎间关节被动运动试验

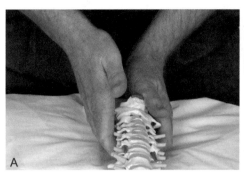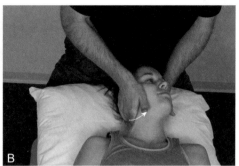

图 6-43　A. 颈椎上滑椎间关节被动运动试验手指放置位；B. 颈椎上滑椎间关节被动运动试验

目的	本试验的目的是评估颈椎 $C_2 \sim C_3$ 段至 $T_1 \sim T_2$ 的被动上行滑动情况。
患者位置	患者仰卧，头部放在一个小到中等大小的软枕头上。
治疗师位置	治疗师站在患者头侧。
手部位置	右手：在测试左旋转时，示指钩在节段上段关节柱的后外侧；在测试右旋转时，用右手支撑患者头部。左手：测试左旋转时，左手用来支撑头部；在测试右旋转时，示指钩住该节段关节柱的后外侧。
步骤	使用右手的示指触诊 C_2 右侧的关节柱。示指的掌垫在关节柱周围向后钩入椎板。通过将关节柱向前、向上拉 45°，向左侧拉动，从而诱导产生左旋。左手轻轻支撑头部，引发轻微的右侧屈和后伸，并在旋转后将头部返回到中线。记录下该节段的被动旋转量。对剩余的颈椎段进行同样的测试，记录并比较每一段的被动旋转量。然后，用左手的示指使每个段落向右被动旋转。记录并比较每个节段和每个方向的被动旋转量（图 6-43）。
说明	此项操作可以从 C_2 开始，向尾侧进行，这样可以方便地定位颈椎（从 C_2 开始倒数）。治疗师应确保患者的头部与治疗床边缘保持平衡，而不是偏离治疗床的边缘。

26. 颈椎后前被动附加运动试验

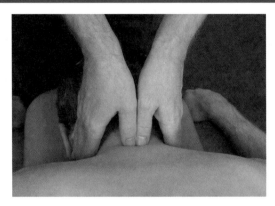

图 6-44　颈椎后前被动附加运动试验

目的	本试验的目的是评估颈椎 $C_2 \sim C_3$ 至 $T_1 \sim T_2$ 的被动附加运动。
患者位置	患者采取俯卧位，保持中立位，并在胸部和头颈部下垫一个枕头。
治疗师位置	治疗师站在患者头侧。
手部位置	两手拇指的尖端触位于目标椎骨的棘突上。
步骤	以温和的力道对目标椎体施加从后到前力，以评估疼痛诱发、活动能力和终末端感觉。每次重复都要慢慢加大力度，最多重复 $4 \sim 5$ 次（图 6-44）。
说明	治疗师可以改变力的角度来寻找运动阻力最大或疼痛最明显的运动平面。同时，可以通过调整力的大小将这个检查转化为一种治疗方法。此手法所引起的激发性疼痛被发现是颈椎手法治疗在临床预测准则（CPR）的一个重要因素。有两项研究使用 PAIVM 试验中 $C_0 \sim C_3$ 来诊断颈源性头痛，Kappa 值分别为 $0.53 \sim 0.72$ 和 $0.64 \sim 0.7$。Zito 等研究了 PAIVM 试验 $C_0 \sim C_3$ 诊断 CGH 的准确性，其敏感度为 $59\% \sim 65\%$，特异度为 $78\% \sim 87\%$，+LR 为 $2.9 \sim 4.9$（小概率偏移），$-$LR 为 $0.43 \sim 0.49$（小概率偏移）。另一项研究显示 CROM 聚类、手法检查 $C_0 \sim C_3$ 和头颈屈曲试验诊断 CGH 的敏感度为 100%，特异度为 94.4%。

27. 单侧后前被动附加运动试验

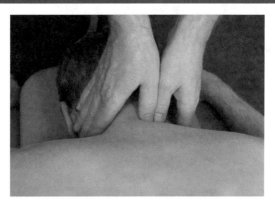

图 6-45　单侧后前被动附加运动试验

目的	该试验的目的是评估颈椎 $C_2 \sim C_3$ 至 $T_1 \sim T_2$ 的被动附加运动。
患者位置	患者采取俯卧位，保持中立位，并在胸部和头颈部下垫一个枕头。
治疗师位置	治疗师站在患者头侧。
手部位置	双手拇指的尖端位于目标椎体的关节柱的后侧面。
步骤	以温和的力道对目标椎体施加从后往前的力，以评估疼痛诱发、活动能力和终末端感觉。每次重复都要慢慢加大力度，最多重复 $4 \sim 5$ 次（图 6-45）。
说明	治疗师可以改变力的角度来寻找运动阻力最大或疼痛最明显的运动平面。同时，可以通过调整力的大小将这个检查转化为一种治疗方法。有两个研究使用 PAIVM 测试 $C_0 \sim C_3$ 来诊断 CGH，Kappa 值分别为 $0.53 \sim 0.72$ 和 $0.64 \sim 0.7$。Zito 等研究了 $C_0 \sim C_3$ 的 PAIVM 测试诊断的准确性，得到的敏感度在 $59\% \sim 65\%$，特异度在 $78\% \sim 87\%$，+LR 在 $2.9 \sim 4.9$（小概率偏倚），−LR 在 $0.43 \sim 0.49$（小概率偏倚）。Jull 等通过手法检查颅颈屈曲试验中的 $C_0 \sim C_3$ 关节功能障碍和损害，将颈椎活动受限的患者聚类，从其他类型的头痛中识别 CGH 患者的敏感度为 100%，特异度为 94.4%。

28. 胸椎椎间关节被动运动测试和手法治疗

为了完成颈椎检查，还必须完成胸椎和胸廓的触诊和 PIVM 检测。此外，大多数颈椎疾病患者都通过治疗胸椎功能障碍的手法治疗而获得症状改善。第 5 章提供了胸椎检查和治疗程序的详细描述。

颈椎手法治疗技术

29. 颈椎下滑（下坡）手法治疗

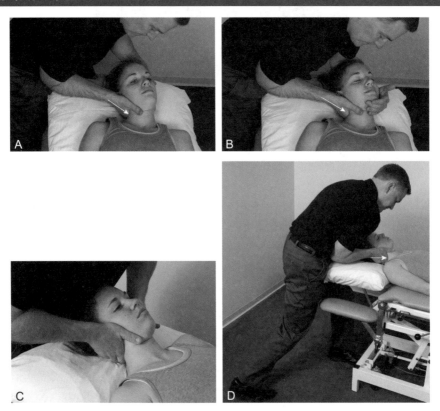

图 6-46　A. 颈椎下滑手法治疗（摇篮式固定法）；B. 颈椎下滑手法治疗（托腮法）；C. 颈椎下滑手法治疗（侧位图）；D. 展示治疗师对角站姿和前臂定位的颈椎下滑手法治疗

目的	该技术用于操做特定的颈椎节段（$C_2 \sim C_3$ 至 $C_7 \sim T_1$）侧弯。
患者位置	患者仰卧，头靠在枕头上，头部与治疗床顶缘切齐。
治疗师位置	治疗师站在患者头侧。
手部位置	非操作手：用于支撑患者头颈部，手指覆盖在枕骨上进行摇篮式固定，或者手包裹在下巴上，前臂覆盖在头盖骨的后外侧进行托腮法固定。操作手：用示指掌指关节桡侧缘接触指定节段的关节柱。
步骤	以右手示指掌指关节桡侧缘触诊指定颈椎节段右侧关节柱。左手支撑患者头部。通过采取下滑方向的关节运动，使患者的头部稍微向右侧屈。然后治疗师将姿势移向右侧，将肘部置于臀部，前臂与施力的方向对齐。将患者的颈部向左侧旋转至目标脊柱水平。通过侧向滑行使颈部远离侧屈的方向（向左），并增加颈椎的牵引力，收紧松弛的软组织。治疗师通过右手的接触点施加一个力，该力指向左侧，略向尾端手朝向患者的腋窝，从而使患者右侧屈。完成操作后，再次测试右侧屈。

治疗师将头部向左侧轻微屈曲，并通过左手的接触点施加一个力，该力指向右侧和略向尾端手。完成操作后，重新测试左侧屈曲（图 6-46）。

说明　使用这种技术的适应证是特定颈椎节段（$C_2 \sim C_3$ 至 $C_7 \sim T_1$）的侧屈（下滑滑动）减少。此外，患者的头顶应与治疗床齐平，而不是超出治疗床边缘。如果触碰点对患者来说不舒服，治疗师可以稍微向上或向下调整接触点的位置，或者使用示指掌侧的指关节以提供一个较软的接触面。一旦达到了明显的阻力，可以使用分级振荡或冲击来操作目标颈椎节段。

30. 颈椎上滑（向上滑移）手法治疗

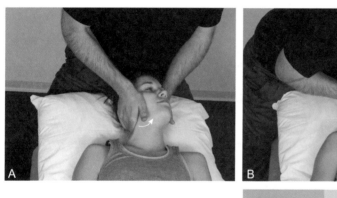
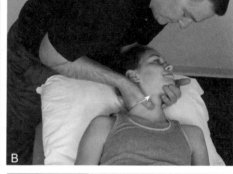
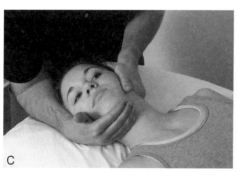
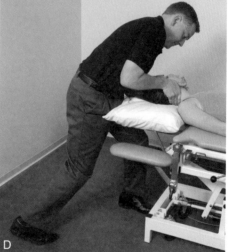

图 6-47　A. 中颈椎上滑手法治疗（摇篮式固定法）；B. 中颈椎上移手法治疗（托腮法）；C. 使用辅助杠杆的中颈椎上行手法治疗；D. 中颈椎上滑手法治疗，治疗师身体及前臂位置演示

目的	该技术用于操作特定的颈椎节段（$C_2 \sim C_3$ 至 $C_7 \sim T_1$）旋转。
患者位置	患者仰卧，头靠在枕头上。
治疗师位置	治疗师站在患者头侧。
手部位置	左手：行左旋操作时，左手支撑患者头部，将手指搭在枕骨上进行摇篮式支撑，或将手包裹在下颌和前臂的后侧面进行颅骨支撑；行右旋操作时，将示指掌垫向右旋转，钩住该节段关节柱的后外侧。
	右手：行右旋操作时，右手支撑患者头部，将手指搭在枕骨上进行摇篮式支撑，或将手包裹在下颌和前臂的后外侧进行托腮法固定；随着手法转向左旋转，示指外侧垫钩住该节段关节柱的后外侧。
步骤	右手的示指触诊指定节段的右侧关节柱。示指从后方环绕关节柱并接触椎板。治疗师通过向前上方45°及向左侧提起关节柱来实施左旋转的手法治疗。治疗师用左手支撑并微微向上和向后拉扯患者的头部，以在治疗颈椎段上方的颈椎段创建一个次级杠杆，从而更有效地进行手法治疗。一旦形成了牢固的支点，治疗师就可在左旋转／上移滑动（即主要杠杆）摆动或推动目标关节。完成操作后，再次测试左旋转。治疗师通过左手触诊指定节段的左侧重复该过程以进行右旋转操作变式。完成操作变式后，再次测试右旋转。通过用手固定患者的下颏，治疗师可以创建一个更大的接触面，以更好地控制头部的各个运动方向。这样可以更好地控制头部的运动，增加操作变式的准确度和安全性，同时提高患者的舒适度和放松度（图 6-47）。
说明	使用该技术的指征是特定颈椎节段（$C_2 \sim C_3$ 至 $C_7 \sim T_1$）的旋转减少（上移滑动）。在此操作过程中，患者的头部应保持在枕头上。此外，患者的头部应该与治疗床缘保持切齐，而不应超越治疗床边缘。该技术可以在终末端范围（Ⅳ级）进行非常小的振荡，或在终末端范围（Ⅲ）或中间范围（Ⅱ）进行较大的振荡，或在末端范围，实施小幅度、高速推力。可以用量角器测量仰卧位颈部主动旋转作为有效的手法治疗前和操作后的运动范围测试。使用多个运动面（杠杆）可以让治疗师在不需要极度的颈部旋转的情况下，创建一个有效且坚固的操作变式关节阻力。这种技术可避免对椎动脉和其他颈部软组织结构造成压力，为该技术进一步增加了安全性。

31. 俯卧位颈椎单侧后前向松动术

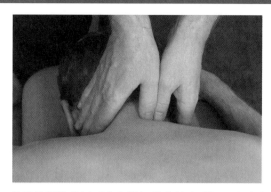

图 6-48　俯卧位颈椎单侧后前向椎间关节被动附加运动试验和松动术

目的	该技术用于以后向前的方向活动特定的颈椎或上胸椎段（$C_2 \sim C_3$ 至 $T_3 \sim T_4$）。
患者位置	患者俯卧，胸部下垫一个枕头，额头贴靠在毛巾上，颈椎处于中立位。
治疗师位置	治疗师站在患者头侧。
手部位置	治疗师将两个拇指并在一起，手指放在患者颈部后外侧的中间 / 放松位置。两个拇指的尖端放在目标关节柱的后部。
步骤	治疗师在关节面的方向上轻轻地施加前后向的压力，以评估活动性、阻力、终末端感觉和疼痛激发。温和的振动可以用来抑制疼痛（Ⅰ级和Ⅱ级）或恢复运动（Ⅲ级和Ⅳ级）。可以通过微调力度和方向来优化此手法治疗的治疗效果（图 6-48）。
说明	在操作中使用的力量需非常温和，整个过程中应随时询问患者的感受，以确保患者舒适。

32. 俯卧位颈椎单侧后前向松动术：操作变式"假拇指"法

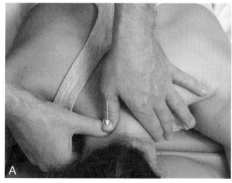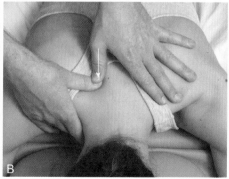

图 6-49　A. 使用假拇指法松动术的俯卧位颈椎单侧（上行）后前位椎间关节被动附加运动（PAIVM）；B. 运用假拇指法松动术的俯卧位上胸单侧（上滑）后前位 PAIVM

操作调整	此操作可以通过让治疗师站在患者的一侧，外侧的腿更向前，并加上"假拇指"的手的方式进行调整。处于侧面的手被用作"假拇指"，放置在关节柱的后部，而靠内侧的拇指（主操作手）按在"假拇指"的顶部（在拇指甲上）提供操作力。这里的"假拇指"是指使用非主操作手的拇指作为稳定点，即在操作的过程中，这只手的拇指并不直接参与施力，而是作为一个支点或稳定器（图 6-49）。
说明	这种替代方法适用于下颈椎和上胸椎节段，能很好地维持力的方向在小关节的平面上，即中颈椎的（与水平面呈）45°小关节面，上胸段的 30°。

33. 枕下松解 / 抑制性牵引

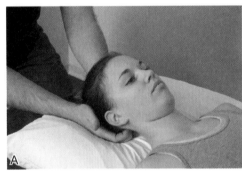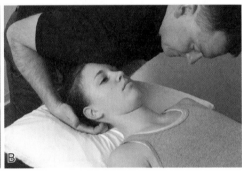

图 6-50　A. 枕下松解 / 抑制性牵引；B. 肩部反压枕下松解 / 抑制性牵引

目的	该项技术的目的是放松枕下肌群，并将颅骨与 C_1 牵引开，恢复颅颈椎活动度。
患者位置	患者平卧，头部靠在枕头上。
治疗师位置	治疗师坐在治疗床头。
手部位置	左手：以第 2 ~ 5 指指尖触诊颅底（正好在枕线下方）。 右手：同样以第 2 ~ 5 指指尖触诊颅底（正好在枕线下方）。
步骤	两只手的第 2 ~ 5 指指尖轻轻将患者的头部向前提起。手背放在枕头上。当患者的枕下肌放松时，治疗师用手指尖轻轻地牵拉头部。维持这个位置，并随着肌肉和软组织的逐渐松弛继续牵拉。牵引可能持续长达 5 分钟。一旦达到枕下肌的放松，治疗师可以将肩部夹于患者的额头上，形成对头部的钳夹力，进而施加更强的枕下肌牵引（图 6-50）。
说明	此技术的适应证是颅椎活动度减少或枕下肌的肌肉控制减弱。在执行这项操作时，应将力施加到颅骨的底部，而不是 C_1。患者的放松是这项技术有效的关键。

34. C$_2$ 固定的颅颈牵引术

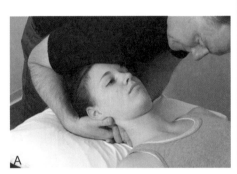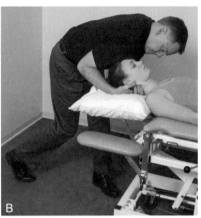

图 6-51　A. C$_2$ 固定的颅颈牵引术；B. 通过展示治疗师的姿势和体位，同时进行颅颈牵引和 C$_2$ 固定

目的　该项技术的目的是将颅骨与 C$_2$ 牵引开，以恢复颅颈椎活动度。

患者位置　患者平卧，头部靠在枕头上。

治疗师位置　治疗师坐在治疗床头。

手部位置　左手：治疗师使用拇指和示指抓握住关节柱和椎板，以固定 C$_2$。

右手：治疗师使用拇指和示指固定住患者的枕骨，并用其肩部夹住患者前额来对患者的前额施加压力，类似钳子钳住患者的前额。

步骤　左手的拇指和示指用于固定 C$_2$。右手的拇指和示指用于抓住患者的枕骨。右前肩用来在患者的前额上形成一个夹具。右手用来牵引颅骨。此技术可以通过持续牵拉或是慢速的Ⅲ级震动来进行（图 6-51）。

35. 枕骨寰椎牵引术

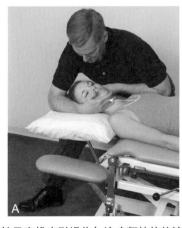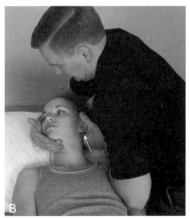

图 6-52　A. 枕骨寰椎牵引操作与治疗师的体位演示；B. 枕骨寰椎牵引术的手部位置和力量方向演示

目的	该项技术的目的是用来分离 / 拉伸枕骨寰骨关节。
患者位置	患者平卧，头部靠在枕头上，头部稍微向待操作的一侧侧屈并向反方向旋转。
治疗师位置	治疗师站在患者头侧，腿部采取弓步站姿。
手部位置	左手：前臂位于矢状面，以掌指关节掌面接触枕骨。
	右手：用手和前臂支撑患者的下颌和头部。
步骤	治疗师用左手施加牵引力量使关节松弛。接下来，为了创建更有效的支点，治疗师将患者的头部和颈部向旋转的一侧滑移，以进一步锁定中段颈椎。当头部的位置被牢牢地固定住时，将重心快速转移到头端的脚上，通过弓步动作产生一个推力。大部分的力量都是通过左手施加到患者的枕骨上（图 6-52）。

36. 坐位颈椎等长收缩手法治疗

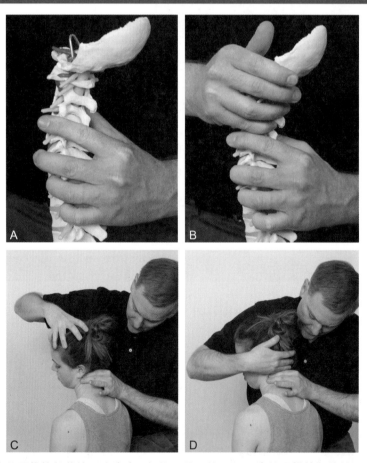

图 6-53　A. 坐位颈椎等长收缩手法治疗，低位手放置位置；B. 坐位颈椎等长收缩手法治疗，双手放置位置；C. 坐位时颈椎下行椎间关节被动运动；D. 坐位颈椎等长收缩手法治疗

目的	此技术的目的是提高颈椎活动能力以及神经肌肉控制。
摆位	患者坐位。
治疗师位置	治疗师站在被操作关节的另一侧。
手部位置	左手：前臂位于矢状面，以掌指关节掌面触诊枕骨。
	右手：用手和前臂支撑患者的下颌和头部。
步骤	治疗师站在患者的右侧，使用左手的拇指及示指触诊和固定 C_3 的后外侧部分（关节柱）。右手引导患者的头部进入左后象限（侧屈结合同侧旋转和后伸）。这个过程在颈椎段内重复进行，稳定段的尾端部位，直到定位出疼痛卡压的位置（由疼痛 / 肌紧张造成的运动受限）。一旦找到疼痛或受限的部位，左手的拇指和示指固定该节段的尾侧部位。引导患者的头部向左后方移动（左后象限），直到痛点出现，并稍稍往回退一点。用右手的第 5 指掌侧接触该段位的头侧部位（其余的手指和掌面接触患者头部的后外侧）。接着以用右手的接触点作为引导，轻轻地拉患者的头部出左后象限（向前屈、侧屈和旋转）同时请患者以等长收缩的方式抵抗。保持这个姿势 10 秒。接着患者头部再次被引导向左后象限更倾斜一些，然后再重复上述的动作，这个过程整体重复 4 ～ 5 次。完成该操作后需重新检查疼痛的节段。
	如果患者疼痛卡压处位于右侧，那么治疗师换做站在患者左侧，左右手互换，重复上述步骤（图 6-53A ～ D）。
说明	此技术的适应证是颈痛 Spurling B 试验阳性。其中，应特别注意这项操作的远端手的位置：远端手的拇指和示指应该稳定下颈椎节段的后侧。

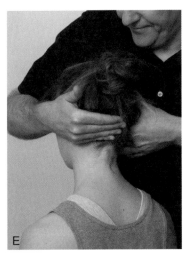

图 6-53　E. 坐位颈椎手法牵引术

颈椎等长坐位手法治疗配合颈椎牵引的后续治疗（图 6-53E）。坐位颈椎牵引术应与深呼吸相配合。当患者呼气时，应牢牢地抓住患者头部乳突的位置。仰卧位或坐位的手法颈椎旋转阻力训练可作为此技术对神经肌肉再训练的有效后续治疗。

37.仰卧位颈椎旋转等长收缩手法治疗

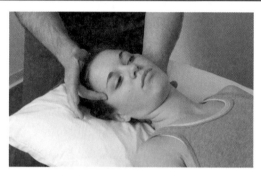

图 6-54   仰卧位颈椎旋转等长收缩手法治疗示意图

目的	这项技术用于恢复（调动）颈椎旋转活动度的下滑能力及神经肌肉控制。
患者位置	患者仰卧位，头部放在一个中型枕头上。
治疗师位置	治疗师站在或坐在患者的头侧。
手部位置	右手：引导头部运动，并在旋转运动受限的一侧对患者太阳穴施加阻力。 左手：拇指和示指或第 3 指稳定下段颈椎的后外侧（关节柱）。
步骤	治疗师的左手拇指和示指触诊并固定 C_3 的后外侧部分（关节柱）。右手引导患者的头部进入右旋转状态，同时伴有轻微的同侧侧屈，直到感觉到阻力或疼痛。此过程在颈椎的所有节段中都需重复，固定住每个节段的尾侧，直到找到活动受限或疼痛的位置。一旦找到疼痛或受限的节段，左手的拇指和示指就会用来稳定这个节段的尾侧。将患者的头部引导进入右旋转的位置，直到达到疼痛或阻力的点，然后稍微向后退。右手的示指在患者的太阳穴处施加轻微的压力，向左旋转，并让患者坚持对抗这个阻力 10 秒。然后头部再向右旋转一点，接着重复等长收缩的阻力。这个动作总共需要重复 4 ～ 5 次。完成这操作后，重新检查疼痛的节段（图 6-54）。
说明	此技术的指征是，当患者于仰卧位或站立位时，颈部旋转的同侧出现的中段颈椎疼痛，或 Spurling B 试验阳性的颈痛。推荐在该项技术后加上仰卧位手法颈椎牵引和手法颈椎旋转阻力训练。

38. 仰卧位颅颈旋转等长收缩手法治疗

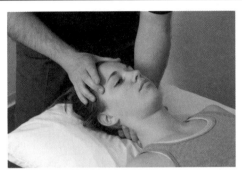

图 6-55　仰卧位颅颈旋转等长收缩手法治疗示意图

目的	这项技术的目的是恢复颅颈旋转活动度和神经肌肉控制。
患者位置	患者仰卧位，头部放在一个中型枕头上。
治疗师位置	治疗师站在或坐在治疗床的头侧。
手部位置	左手：拇指和示指或第 3 指固定枢椎（C_2）的后外侧（关节柱）。 右手：手掌置于患者的前额，以引导颈椎旋转。
步骤	治疗师的左手拇指和示指触诊并固定 C_2 的后外侧部分（关节柱）。右手引导患者的头部向右旋转，并轻微地向同侧侧屈，直到感觉到阻力或疼痛，并要求患者保持在这个位置。右手示指在患者的太阳穴处轻微施加向左旋转的力，并让患者坚持对抗这个阻力 10 秒。然后将患者的头部引导进一步向右旋转，并再次进行阻力等长收缩。此动作需重复 4～5 次。完成操作后，需重新检查患者的头颅和颈椎的旋转情况（图 6-55）。
说明	推荐在使用该项技术后，加上仰卧位手法颈椎牵引和手法颈椎旋转阻力训练。

39. 仰卧位颅颈侧屈等长收缩手法治疗

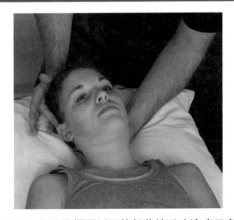

图 6-56　仰卧位颅颈侧屈等长收缩手法治疗示意图

目的	这项技术的目的是恢复颅颈侧屈的活动度和神经肌肉控制。
患者位置	患者仰卧，头部放在一个中型枕头上。
治疗师位置	治疗师站在或坐在治疗床的头侧。
手部位置	左手：拇指和示指或第3指固定枢椎（C_2椎）的后外侧（关节柱）。
	右手：将手伸过患者头顶，负责引导颅颈侧屈。
步骤	治疗师的左手拇指和示指触诊并固定C_2的后外侧（关节柱）。右手引导患者的头部向右进行颅椎侧屈（横向弯曲），到达阻力或疼痛的点后，使患者保持这个位置。右手示指在患者的右耳上方施加轻微的阻力，然后请患者对抗这个阻力维持10秒。然后将患者的头部引导进一步向右侧屈，并再次进行等长收缩阻力训练。此动作需要重复4～5次。手法治疗完成后，需重新检查患者的颅椎侧屈（横向弯曲）的被动运动情况（图6-56）。
说明	推荐在使用该项技术后，加上仰卧位手法颈椎牵引和主动颅颈椎屈曲练习。

40. 仰卧位颅颈侧屈（寰椎侧压）松动术

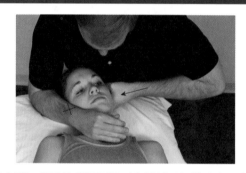

图6-57　仰卧位颅颈侧屈（寰椎侧压）松动术示意图

目的	这项技术的目的是恢复颅颈侧屈角度。
患者位置	患者仰卧，头部放在一个中型枕头上。
治疗师位置	治疗师站在或坐在治疗床的头侧。
手部位置	左手：将第2掌指关节的掌面置于寰椎横突的外侧，位于乳突前方和下颌骨后方的空间。
	右手：前臂的桡掌侧面置于患者颅骨的外侧。
步骤	当头部处于颅椎侧屈的极限角度位置时，左手沿颅底髁的平面向侧屈位置的颅骨的方向对寰骨施加侧向力。此操作技术通常以非冲击的方式进行，左手和右前臂之间施加坚固的、挤压的力量。在执行此项技术操作时，治疗师必须密切监护患者状态。该操作结束后，应再进行颅椎牵引操作。手法完成后，治疗师需要重新检查颅椎侧屈的PIVM（图6-57）。

说明　　　　因为颅椎右侧屈涉及到颅底髁（具有凸面形状）向左的横向运动，而寰椎则相对向右侧滑动。因此，该技术通过对寰椎向右侧压的移动技术，将有助于改善颅椎右侧屈曲。由于颅椎右侧屈曲是颈椎左旋转运动中的组成部分，因此，颈椎左旋转的动作可能也会随着这种技术的应用而得以改善。

41. 颈椎后伸持续性自然关节突滑移技术

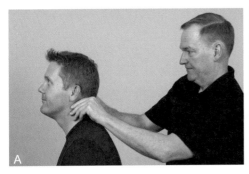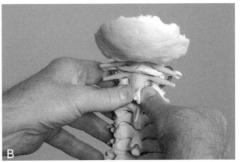

图 6-58　A. 颈椎后伸持续性自然关节突滑移技术示意图；B. 颈椎后伸位持续性自然关节突滑移技术治疗师手指放置位置

目的　　　　这项技术的目的是恢复颈椎的无痛后伸，用 C_2 水平的持续的自然关节突滑移技术治疗颈源性头痛和颈源性头晕。

患者位置　　患者坐于治疗床边缘。

治疗师位置　治疗师直接站在患者的身后。

手部位置　　将一手拇指的远节指骨掌面（指垫）放在目标椎体的棘突上，将另一个拇指按在其上面。

步骤　　　　治疗师在患者进入颈部后伸动作时，用双手拇指沿着目标椎体的小关节面平行方向，对棘突施加前向力。随着患者进入后伸动作，施力的方向也必须随颈部位置的变化而调整，以确保施力的方向始终与治疗的关节面平行。拇指持续施加前向力，直到患者颈部返回至起始中立位。重复持续性自然关节突滑移技术操作，最多可做 6 次重复（图 6-58）。

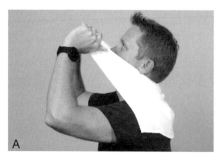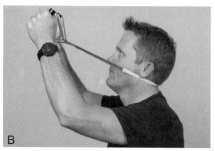

图 6-59　持续性自然关节突滑移技术的自我操作变式

A. 用毛巾边缘进行颈部伸展；B. 以阻力带行颈椎后伸持续性自然关节突滑移技术

说明　　在操作过程中患者必须是无痛的，如患者有症状出现，治疗师
　　　　应重新调整施力的方向或拇指接触点（图 6-59）。

操作调整　颈椎后伸持续性自然关节突滑移技术可作为一种自我松动技术，
　　　　使用毛巾边缘或放置在目标颈椎棘突处的小松动带。在患者整
　　　　个颈部主动伸展运动并再返回到中立位的过程中，必须指导患
　　　　者沿着治疗平面施加一个前向的力，该治疗面是与目标段关节
　　　　角度平行的。运动过程中必须是无症状的，如果有症状出现，
　　　　则需要调整阻力带的位置和施力方向，直到动作无痛为止。

42. 颈椎旋转持续性自然关节突滑移技术

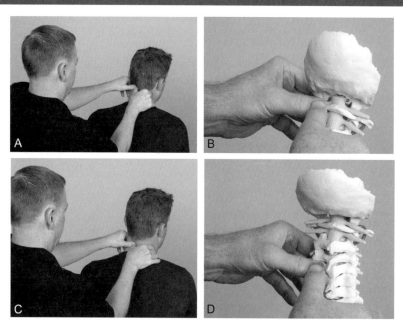

图 6-60　A. C_1 颈椎旋转持续性自然关节突滑移技术；B. 行 C_1 颈椎旋转持续性自然关节突滑移技术时手指放置位置；C. 颈椎旋转持续性自然关节突滑移技术经调整后可应用于中段颈椎节；D. 行 C_4 颈椎旋转持续性自然关节突滑移技术时手指放置位置

目的	这项技术的目的是恢复颈椎的无痛后伸，并且可通过用 C_1 节段的持续性自然关节突滑移技术治疗颈源性头痛和颈源性头晕。
患者位置	患者坐于治疗床边缘。
治疗师位置	治疗师站在患者的身后。
手部位置	将一手拇指的远节指骨掌面（指垫）放在目标椎体的横突 / 关节柱的后侧面，将另手拇指按在其上面。
步骤	治疗师用两个拇指在目标颈椎的横突 / 关节柱的后部施加前向力，力的方向与目标椎体水平的关节面平行，同时患者将颈部向接触点的反方向旋转。当患者进入旋转状态时，力的方向必须适应颈部位置的变化，以确保施力继续与关节突关节的治疗平面平行。拇指需持续给予前向力，至患者颈部回到起始中立位。对中段颈椎，重复持续性自然关节突滑移技术最多可达6次，但对 C_1 技术只能重复 $2 \sim 5$ 次（图 6-60）。
说明	在操作过程中患者必须是无痛的，如患者有症状出现，治疗师应重新调整施力的方向或拇指接触点（图 6-61）。

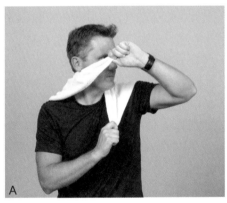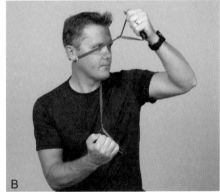

图 6-61　A. 使用毛巾行持续性自然关节突滑移技术的自我操作变式；B. 使用松动带行持续性自然关节突滑移技术的自我操作变式

操作调整	颈椎旋转持续性自然关节突滑移技术可以作为一种自我松动技术，使用毛巾缘或放置在目标颈椎的小松动带。必须指导患者在整个主动颈部旋转和恢复到中立位置的过程中，需沿着与目标颈椎节段的关节角度平行的治疗平面，保持前向力。整个过程必须是无症状的，如果有症状出现，则需要调整阻力带的位置和施力方向，直到动作无痛为止。

案例研究和问题解决

综合考虑患者病史、检查和测量中提供的信息，制订适当的评估、目标和治疗计划，学生可以使用以下患者病例报告来培养解决问题的技能。还应考虑以下问题：

1. 你还想知道哪些病史 / 主观信息吗？

2. 如果有的话，应该安排哪些额外的诊断检查？

3. 还有哪些检查和措施有助于做出诊断？

4. 患者最可能符合何种基于损伤的分类？你还考虑了其他基于损伤的分类吗？

5. 需要解决的主要矛盾是什么？

6. 你将运用哪些本书中学到的治疗技术来解决这些发现的问题？

7. 随着患者的病情发展，你计划如何推进和修改干预措施？

案例 1 头痛的女士

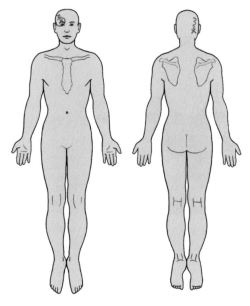

图 6-62 头痛女士的身体图

病史

女性，32 岁，秘书，被诊断为 CGH，疼痛集中在右眼区和右颈椎上部（图 6-62）。

检查与测量

1. 结构检查 中等程度的头部前倾姿势，肩胛骨前突。

2. 颈部主动活动范围（AROM） 左侧屈曲和左旋转 75%，右侧屈曲和右旋转 50%，伴有疼痛刺激，前弯 60%，向右偏斜。

3. 颈部被动运动范围（PROM） 向右旋转压力过大会增加疼痛，并有囊性的终末端感觉。

4. 肩部主动活动范围和力量 正常。

5. 肌肉长度 右侧肩胛提肌肌张力正常，双侧胸大肌和胸小肌微紧张。

6. 肌力 双侧下斜方肌、中斜方肌和前锯肌 3+/5；颈部深层柔韧性测试（CCFT）24mmHg×10 秒 ×5 个最大重复。

7. Spurling B 测试 向右侧转头时颈部激发痛阳性。

8. 牵引测试 牵引时头部和颈部疼痛感减轻。

9. 神经筛查 阴性。

10. 触诊 右侧 $C_2 \sim C_3$ 关节和右侧枕下肌有压痛点和肌紧张。

11. 椎间关节被动运动（PIVM）测试 右侧 $C_2 \sim C_3$ 向上下滑动的活动受限，颅颈部右侧屈受限。

评估

诊断

问题清单

目标

治疗计划 / 干预措施

案例 2　挥鞭伤的女孩

病史

女性，16 岁，高中生，在首次就诊前 4 周发生了一场机动车事故而造成挥鞭伤，被诊断为颈部疼痛，主要集中在左颈椎中段区域（图 6-63）。患者受伤后一直使用硬式颈圈。

检查与测量

1. 结构性检查　患者有中度的头部前倾，肩胛骨前伸。

2. 站立位颈部主动活动范围（AROM）所有运动平面上的活动度都只有 50%，并且在运动范围的末端有疼痛感，且控制能力较差。

3. 仰卧位颈部主动活动范围　所有运动平面上的活动度为 80%，且疼痛感较站立位时有所减轻。

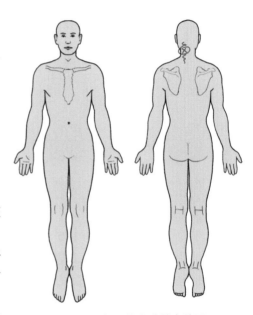

图 6-63　挥鞭伤女孩的身体图

4. 颈部被动活动范围（PROM）　左右旋转用力过大会增加疼痛，终末端感觉为肌肉阻力。

5. 肩部主动活动范围和力量　正常。

6. 肌肉长度　右侧肩胛提肌中度紧张，双侧胸大肌和胸小肌轻度紧张。

7. 力量　双侧下斜角肌、中斜角肌、前锯肌力量为 3+/5；颈长肌、颈小直肌和颈部多裂肌力量为 2/5；颅颈测试控制能力差，无法在 22mmHg 以上持续收缩 10 秒。

8. Spurling B 测试　双侧颈痛呈阳性。

9. 牵引测试　牵引时头部和颈部的疼痛有所减轻。

10. 神经系统筛查　阴性。

11. 触诊　在颈部中部关节和周围的肌肉 / 软组织中有疼痛、保护性收缩和炎症。

12. 韧带稳定性测试　翼状韧带、前剪切、Sharp-Purser 试验均为阴性。

13. 椎间关节被动活动（PIVM）测试　$T_2 \sim T_3$ 和 $T_3 \sim T_4$ 旋转左右时活动度下降。

评估

诊断

问题清单

目标

治疗计划 / 干预措施

案例 3　肩颈痛先生

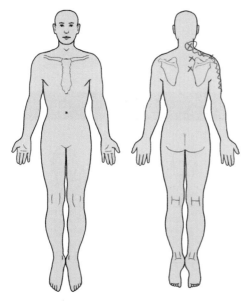

图 6-64　肩颈痛先生的身体图

病史

男性,55 岁,警察,被诊断为颈部和手臂疼痛,疼痛集中在右上臂外侧、右肩、右肩胛骨和右颈/胸交界处（图 6-64）。

检查与测量

1. 结构性检查　患者有中度的头前倾姿势,肩胛骨前伸,右臂贴近身体并用对侧手臂支撑。

2. 站立位颈部主动活动范围（AROM）所有运动平面上的活动度都只有 50%,并且在活动范围的终末端有疼痛感,控制能力较差;上胸部活动度为预期活动范围的 25%。

3. 仰卧位颈部主动活动范围　右旋转 45°,左旋转 55°。

4. 颈部被动活动范围（PROM）　左右旋转压力过大会增加疼痛,终末端感觉为囊性的。

5. 右肩部检查
- 主动运动范围：屈曲 120°,外展 110°,末端范围疼痛。
- 被动运动范围：屈曲 120°,外展 110°,末端范围疼痛。
- 组织张力征象：对抗阻力时力量正常且无疼痛。
- 辅助运动试验：右肩正常。
- 神经张力试验：肘关节扩展 260° 时,上肢神经动力学测试 1（ULND 1）呈阳性。

6. 肌肉长度　右侧肩胛提肌张力适度,双侧胸大肌和胸小肌轻度紧张。

7. 力量　双侧下斜角肌、中斜角肌、前锯肌力量为 3+/5;颈部深层屈肌力量为 3/5。

8. Spurling A 测试　右侧阳性,并激发右臂疼痛。

9. 牵引测试　牵引时手臂疼痛缓解。

10. 神经系统筛查　肱二头肌反射减弱,但感觉正常。

11. 触诊　在右侧 $C_5 \sim C_6$ 和 $C_6 \sim C_7$ 关节以及周围的肌肉/软组织中,有疼痛、保护性收缩和炎症。

12. 椎间关节被动活动（PIVM）测试　$T_3 \sim T_4$ 和 $T_4 \sim T_5$ 旋转左右时活动度下降。

评估
诊断

问题清单

目标

治疗计划/干预措施

■ 第 7 章

颞下颌关节疾病的检查与治疗

概述

　　本章涵盖了颞下颌关节（temporomandibular joint，TMJ）及相关结构的运动学和功能解剖的描述，以及颞下颌关节紊乱（temporomandibular disorder，TMD）的检查、诊断分类和治疗。

目标

　　1. 描述 TMJ 疾病的功能解剖学和运动学。

　　2. 运用临床决策，根据体征和症状，对 TMD 进行诊断和分类。

　　3. 区分 TMD 与其他原因的颅面疼痛。

　　4. 对 TMJ 及相关结构进行全面检查。

　　5. 确定最有效的 TMD 治疗方法，包括软组织松动术、手法治疗和运动指导。

　　6. 描述 TMJ 和颈椎之间的功能与神经生理关系，并确定为什么检查和治疗颈椎是重要的，包括有效的 TMD 管理。

　　7. 在治疗 TMD 患者的过程中，结合心理学的教育和管理原则。

一、疾病的重要性

　　据估计，美国有超过1700万人患有TMD。"颞下颌关节紊乱(TMD)"是一个综合术语，描述了涉及咀嚼肌、颞下颌关节和相关结构或两者的一系列临床问题。

　　据报道，TMD 的终身发病率为34%，年发病率为2%。Dworkin 和 LeResche 推测，每年平均每1000人中有178天的活动日损失可归因于TMD。其他研究指出，有6%～12%的成年人出现 TMD 的症状。尽管颞下颌关节问题可以发生在任何年龄段，但最常见于18～45岁的人群，女性的患病率是男性的4～5倍。TMD 是一种肌肉骨骼疾病，可导致颅面疼痛、功能限制。与 TMD 相关的症状包括 TMJ 疼痛、下颌运动异常、关节弹响、头痛、颈部疼痛、面部疼痛和咀嚼肌肌痛。

TMD 可能是骨关节炎退行性变、关节盘半脱位或咀嚼的肌肉保护 / 肌筋膜触发点的结果。TMD 的治疗方案包括手术、注射、药物治疗、口内矫治器、生物反馈、针灸疗法和物理治疗。令人失望的是使用手术和口内矫治器治疗 TMD 的结果。一项回顾性队列研究显示，在 6 个月的随访检查中，只有 50% 接受 TMJ 关节置换术的患者认为结果良好。理论上，口内矫治器用于创造下颌骨的自然静止位置，以抑制咀嚼肌的过度紧张并缓解疼痛，但在治疗颞下颌关节盘前移而无还原综合征方面，已被证明不如手法治疗有效。使用手法治疗和积极运动相结合的治疗组显示疼痛明显减轻，活动范围（ROM）增加，而使用软复位夹板的治疗组则在任何一项相关测量中均未显示出显著变化。一项系统回顾和荟萃分析表明，使用手法治疗技术治疗 TMD 具有重要意义。与其他保守干预措施相比，短期改善可增加张口的主动活动范围（AROM），减少张口时的疼痛。另一个系统综述显示，单独或与颌骨或颈椎锻炼相结合的手法治疗对 TMD 有很好的治疗效果。本章着重于基于病损的手法治疗方法进行 TMD 的物理治疗诊断和管理，该方法已得到文献支持。

二、颞下颌的运动

功能解剖学和力学

TMJ 是一个位于下颌骨和颅骨的颞骨之间的滑膜关节，在两个骨性结构之间有一个关节盘（articular disc）。关节盘将关节分为上下隔室。TMJ 被归类为具有可移动的铰链关节（hinge joint），原因是下隔室的铰链状运动以及上隔室的滑动运动。由于下腔的铰链式运动和上腔的滑行运动，颞下颌关节被归类为铰链关节。关节盘是双凹的，中间薄的部分由无血管和无神经的纤维结构组成，很适合关节面的应力（图 7-1）。关节盘的前部和后部比中间部分厚 2 ～ 3 倍，并有血管和神经供应。关节盘的双凹形状提供了关节面的一致性，并有助于 TMJ 的稳定性。

TMJ 的后部被称为双椎板区域由后韧带组成，它有两层：下层，将关节盘连接到下颌髁的颈部；上层，将关节盘连接到颞骨的后部。关节盘后垫散布于后韧带的两层之间，包括附着于囊后壁的高度血管化和神经支配的松散结缔组织（图 7-1）。翼状外侧肌的上头附着于关节盘的前内侧部分，另外的纤维囊组织附着于关节盘的前部。外侧和内侧副韧带将关节盘与髁的外侧和内侧两极连接起来，形成桶柄状结构，允许关节盘在髁突上前后滑动。纤维性关节囊包裹整个关节，并在外侧由颞下颌韧带加强。随着颞下颌关节的过度活动，后韧带和副韧带往往会失去稳定下颌骨髁上关节盘的能力，随着关节盘功能障碍的发展，外侧翼状肌往往会将关节盘向前和向内侧拉扯，造成关节盘脱位。

颞下颌关节的神经支配来自下颌神经的耳颞支和面神经支，血液供应来自颞部和上颌浅动脉。

下颌骨的骨关节动力学包括下移（开口）、上抬（闭口）、前伸、后缩和侧向运动。下颌骨的下移量为上颌门牙与下颌门牙之间的间隙；正常的 ROM 可以从 35mm 到 50mm 不等，这取决于口腔和牙齿的大小和形状，40mm 的开口类型通常被认为是正常的 ROM。侧向偏移和前伸运动约为 10mm。理想的是下移与侧移的比例为 4 ：1，并且是恢复 TMJ 活动能力的重要考虑因素。

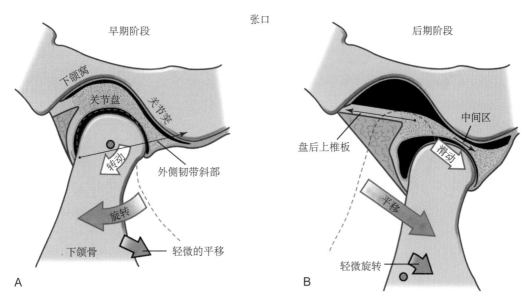

张口

图 7-1　正常右颞下颌关节矢状剖面图。下颌骨处于最大间裂位置，关节盘相对于髁突和颞骨处于理想位置（引自 Neumann DA. *Kinesiology of the Musculoskeletal System：Foundations for Physical Rehabilitation*，ed 3. St Louis：Elsevier；2017.）

　　从关节运动学上讲，下颌骨下移开始于第一个 25mm 的开口，主要发生在下关节间隙中髁突的旋转运动（转动滑移）（图 7-2）。一旦副韧带绷紧，开口继续在每个关节间隙向上进行平移，直到达到 35mm，后韧带和副韧带绷紧。开口大于 35mm 是由于过度旋转和进一步平移造成的。外侧翼状肌的下头部在髁突和关节盘上提供牵引力。颏舌骨肌和二腹肌对下颌提供下降和回缩力，下颌舌骨肌向下拉下颌骨体，联合产生下颌骨的旋转和平移，这发生在下颌骨下移时（图 7-3 和图 7-4）。

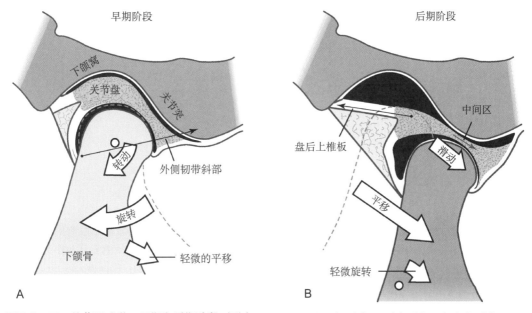

图 7-2　开口关节运动学：早期和后期阶段（引自 Neumann DA. *Kinesiology of the Musculoskeletal System：Foundations for Physical Rehabilitation*，ed 3. St Louis：Elsevier；2017.）

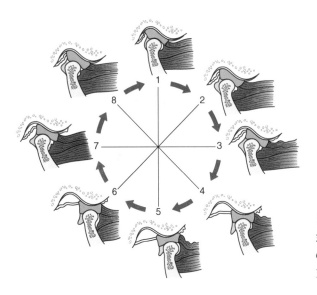

图 7-3　全范围开合时髁突和关节盘的正常功能运动（引自 Magee DJ. *Orthopedic Physical Assessment*，ed 6. St. Louis：Saunders；2014.）

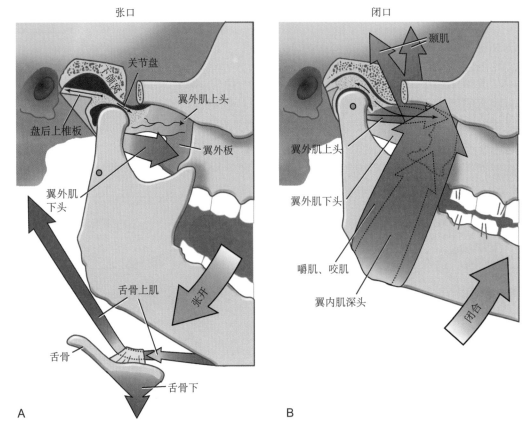

图 7-4　在张口（A）和闭口（B）时肌肉和关节的相互作用。红色的不同强度表示肌肉的相对激活程度。在 B 图中，外侧翼状肌的上头显示偏心活动。旋转轴的位置（在 A 和 B 中显示为小的绿色圆圈）只是估计值（引自 Neumann DA. *Kinesiology of the Musculoskeletal System：Foundations for Physical Rehabilitation*，ed 3. St Louis：Elsevier；2017.）

上提下颌骨、关闭口腔，是由颞肌的后部纤维收缩来启动的，会拉下颌骨的髁部，并分离颞骨的关节突（图 7-5）。在闭口动作中，两侧的颞肌、咬肌和内侧翼状肌收缩，上抬下颌骨，外侧翼状肌（图 7-6）抵抗关节隆起来稳定关节盘 / 髁突复合体。

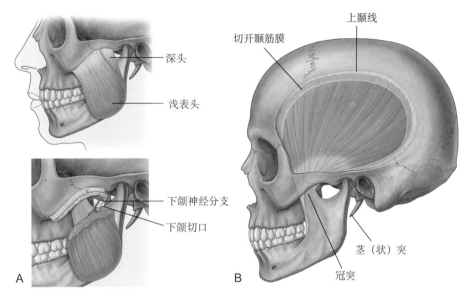

图 7-5　图示突出显示左侧咬肌（完整和切割标本）（A）和左侧颞肌（B）（引自 Drake RL，Vogl W，Mitchell AWM. *Gray's Anatomy for Student.* St Louis：Churchill；2005.）

　　下颌骨的前伸动作是通过对称的关节盘 / 髁突复合体在关节突上的前移而产生的。该动作发生在上关节间隙。前伸动作是由翼外肌的下头的收缩和咬肌以及翼内肌的持续作用所产生的。翼外肌将髁突和关节盘沿关节突向前和向下拉，而提升肌和下压肌则保持下颌骨的位置，以确保整个前伸过程顺利进行，而不导致不必要的侧向或其他非预期的动作。后缩是指从前伸位置返回到休息位，是由两块颞肌的中部和后部纤维的收缩而产生的。而下移肌和上抬肌保持轻微的张口状态。

　　当对侧的髁突和关节盘被拉向前方和内侧时，就会发生侧向偏移。对侧的髁突和关节盘被向前、向下和向内侧拉动，沿着关节突的方向。同侧的髁状突围绕垂直轴做最小的旋转，并有轻微的侧移。这些运动主要发生在上关节间隙。侧面偏移是通过翼外侧肌肉的收缩而产生的。翼腭肌的收缩，加上同侧的颞肌的收缩，使运动的方向发生改变。颞肌收缩以保持下颌骨的休息位，以防止下颌骨向前方偏移。

颈椎对颞下颌关节的影响

　　颈椎能以各种方式影响颞下颌关节的功能。姿势的相互关系已经通过一系列的研究被注意到。McClean 等发现，当体位在倾斜的平面上改变的时候，咬合关系也随之变化。测试者处于仰卧状态时，下颌骨始终处于更后缩的位置，并且当测试者采取直立的姿势时，咬合接触变得更靠前。

　　Funakoshi 等测量了与头部姿势相关的下颌肌肉的活动变化，并发现在颈椎前屈时，双侧二腹肌的肌电图（EMG）活动增加。在颈椎后伸时，则是双侧颞肌的 EMG 活动增加。在颈椎旋转和侧屈时，同侧颞肌、咀嚼肌 / 咬肌和二腹肌的 EMG 活动增加较为显著。这种增加的 EMG 活动，被认为是为了在不同的头颈姿势中维持下颌骨休息位。

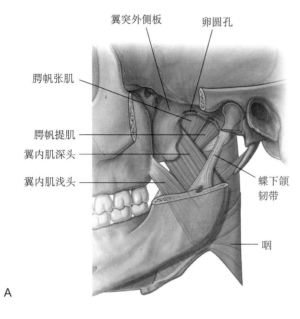

翼突外侧板　　卵圆孔

腭帆张肌

腭帆提肌
翼内肌深头
翼内肌浅头

蝶下颌韧带

咽

A

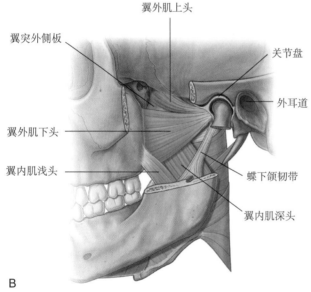

翼外肌上头

翼突外侧板

关节盘

外耳道

翼外肌下头

翼内肌浅头

蝶下颌韧带

翼内肌深头

B

图 7-6　图示突出显示左侧翼内肌（A）和翼外肌（B）。下颌骨和颧弓被切开以便更好地显露翼状肌（引自 Drake RL, Vogl W, Mitchell AWM. *Gray's Anatomy for Student*. St Louis: Churchill; 2005.）

Darling 等的研究表明，头颈部的姿势定位可以通过 4 周的物理治疗得到改善。而随着头颈部姿势定位的改善，下颌骨在垂直方向的姿势位置也会得到改善。垂直体位是指下颌骨的休息位，在这个位置上，牙齿没有咬合，嘴唇处于轻度接触状态，并且只有极少量的肌肉活动用于维持和平衡姿势位置。换言之，随着患者的头颈部姿势的改善，下颌骨会处于一个更放松的中立位置。

Goldstein 等发现，假设与其他观察对象的最佳正常位置相比，在头部最大前伸姿势时，下颌骨闭合位与下颌骨休息位的垂直距离明显减少。同时，他们也看到下颌骨咬合的轨迹和牙齿的初始咬合，均随着头部前倾姿势的定位而发生变化。姿势对下颌骨功能的影响被推测为是造成"假性咬合不正"的原因，可能会导致关节囊和肌筋膜结构的压力增加，颞下颌关节功能紊乱。

不仅头颈部的姿势会影响颞下颌关节的功能，而且下颌骨休息位的改变也会影响头颈部的姿势。Daly 让 30 名参与者在牙齿之间放置一个 8mm 的垫片坐了 1 小时，发现所有参与者在 1 小时后都出现了颅椎角度的改变，其中 27 名参与者头部在颈部上呈现更加伸展的位置，而另外 3 名参与者则呈现更加屈曲的位置。移除垫片 1 小时后，所有参与者都显示至少部分恢复到原来的头部位置。这些研究结果证实了颈椎、颅骨和下颌的定位和功能的相互依赖性，并可能有助于解释为什么患者在开始口内矫治器治疗后，头颈部的症状偶尔会加重。

颈椎还可以引起头部和面部的牵涉性疼痛，因此在对有头部和面部疼痛症状的患者进行全面检查时，必须对颈椎进行筛查。研究表明，在 TMD 的损伤和疼痛程度，与可观察到的颈椎肌肉骨骼损伤程度之间，具有显著的相关性。颈源性头痛合并 TMD 的患者，更有可能出现颈椎肌肉骨骼损伤，包括活动能力的缺陷，检查上颈椎时可诱发疼痛，颈部深层屈肌的运动控制障碍。最有可能引起头面部疼痛的解剖学来源包括枕骨下的损伤。头部和脸部的疼痛包括枕下肌、上颈椎和 $C_2 \sim C_3$ 切面关节的损伤以及枕大神经和枕小神经的卡压性神经病。枕骨下肌肉的劳损可能会影响到枕大神经，并可能导致向颅骨牵涉的疼痛。引起颅面区域的疼痛，最典型的是进入三叉神经分布区。在 Aprill 等的一项研究中，在 34 名接受神经阻断的参与者中，有 21 人在接受了 $C_1 \sim C_2$ 神经阻断术后，头痛症状得到完全缓解。这些发现表明，上颈椎病变牵涉到的头痛和面部疼痛有很高的发生率。研究表明，在针对颈椎的手法治疗干预后，TMD 症状和体征可得到改善。此外，在管理颈椎损伤方面的临床效果也得到了加强。

因此，必须完成对颞下颌关节和上颈椎的触诊和激发试验，以区分症状的来源。彻底检查颈椎和胸椎是对有头痛和面部疼痛主要症状的患者进行检查的必要组成部分，以区分症状的来源和生物力学因素。当干预措施同时用于解决 TMD 和颈椎病时，效果会得到加强。

三、颞下颌关节紊乱

国际头痛协会将头痛分为三大类：①原发性头痛（偏头痛、紧张性、丛集性和其他原发性）；②继发性头痛：由其他紊乱引起，比如颅内压升高，颅内肿瘤，TMD，药物反应，眼、耳朵、鼻子、鼻窦、牙齿等部位的异常，精神疾病、感染、创伤等；③颅内神经痛。因此，国际头痛协会将 TMD 归类为继发性头痛，它是由颞下颌关节或相关结构紊乱导致的。

必须注意对口面部疼痛的患者进行彻底的病史和体格检查，以区分 TMD 与原发性或继发性头痛和全身性问题，如心血管疾病或类风湿性疾病（表 7-1）。除了第 2 章中概述的常规物理治疗检查问题外，TMJ 检查应包括完成下颌功能限制评分（JFLS）问卷（表 7-2）和额外的 TMD 病史/访谈问题（表 7-3），以确定面部和下颌疼痛是否起源于 TMJ，并确定患者是否有可能使 TMD 长期存在的功能不良的口腔习惯。

表 7-1 与颈源性头痛相比，3 种主要类型的头痛的位置、持续时间和临床特征

头痛的类型	疼痛的位置	持续时间	临床特征
偏头痛	单侧的头部；可能转移	4 ～ 72 小时	女性的发病率高于男性；恶心、呕吐、悸动、头晕、先兆、畏光和畏声，影响日常生活
紧张性头痛	双侧，紧带感环绕头部的太阳穴位置	30 分钟至 7 天	头颈部疼痛、肌肉紧绷、沉闷的压力状紧带感
丛集性头痛	严重的单侧眼眶疼痛	以循环的模式出现；15 分钟至 2 小时	男性比女性更普遍；在早晨睡眠时突然发病、流泪、流鼻涕和"闹钟式"头痛
颈源性头痛（颈椎病）	枕部至额部；往往是单侧的	持续时间不一；颈部运动或姿势引发的头痛	单侧头痛，发病前有颈部疼痛；头痛是由压迫后颈部尤其是 3 个上颈椎关节中的一个引起的

改编自 Harrison AL, Thorp JN, Ritzline PD. A proposed diagnostic classification of patients with temporomandibular disorders: implications for physical therapists. J Orthop Sports Phys Ther. 2014; 44 (3): 182-197; Jull G, Trott P, Potter H, et al. A randomized controlled trial of physiotherapy management for cervicogenic headache. Spine. 2002; 27: 1835-1843.

表 7-2　颌骨功能限制量表

对于这里列出的每个项目，请指出过去一个月的限制程度。如果该活动因为太困难而完全避免，请注明 10。如果您因为疼痛或困难以外的原因而避免某项活动，那么请将该项目留空。

	不受限制				严重限制						
1. 咀嚼坚硬的食物*	0	1	2	3	4	5	6	7	8	9	10
2. 咀嚼硬面包	0	1	2	3	4	5	6	7	8	9	10
3. 咀嚼鸡肉（例如烤制的鸡肉）*	0	1	2	3	4	5	6	7	8	9	10
4. 咀嚼饼干	0	1	2	3	4	5	6	7	8	9	10
5. 咀嚼柔软的食物（例如通心粉，罐头或柔软的水果，煮熟的蔬菜，以及鱼类）	0	1	2	3	4	5	6	7	8	9	10
6. 吃不需要咀嚼的软食（例如土豆泥，苹果酱，布丁和泥状食物）*	0	1	2	3	4	5	6	7	8	9	10
7. 可以咬下一整个苹果	0	1	2	3	4	5	6	7	8	9	10
8. 可以咬住一个三明治*	0	1	2	3	4	5	6	7	8	9	10
9. 畅所欲言	0	1	2	3	4	5	6	7	8	9	10
10. 可以用杯子喝水*	0	1	2	3	4	5	6	7	8	9	10
11. 吞食*	0	1	2	3	4	5	6	7	8	9	10
12. 打哈欠*	0	1	2	3	4	5	6	7	8	9	10
13. 谈话*	0	1	2	3	4	5	6	7	8	9	10
14. 唱歌	0	1	2	3	4	5	6	7	8	9	10
15. 摆出快乐的表情	0	1	2	3	4	5	6	7	8	9	10
16. 摆出愤怒的表情	0	1	2	3	4	5	6	7	8	9	10
17. 皱眉	0	1	2	3	4	5	6	7	8	9	10
18. 亲吻	0	1	2	3	4	5	6	7	8	9	10
19. 微笑*	0	1	2	3	4	5	6	7	8	9	10
20. 大笑	0	1	2	3	4	5	6	7	8	9	10

注：第 1～6 项代表咀嚼，第 7～10 项代表移动，第 11～20 项代表语言和情感交流。带有星号（*）的项目是用于下颌功能限制评分（JFLS-8）（简称）的项目。回答使用 0～10 的数字评级量表，0 分定为"没有限制"，10 分定为"严重限制"[引自 Ohrbach R, Larsson P, List T. The jaw functional limitation scale: development, reliability, and validity of 8-item and 20-item versions. J Orofac Pain. 2008; 22 (3): 219-229.]

表 7-3　颞下颌关节检查的病史 / 访谈问题

主观检查
A. 疼痛
1. 在过去一个月里，你的脸部、下颌、太阳穴、耳前或耳朵是否有疼痛或僵硬的感觉？
2. 张口、闭口、咀嚼、打哈欠、说话、唱歌或接吻时是否有下颌疼痛？
3. 耳朵出现过疼痛、饱胀或耳鸣的症状吗？
4. 头痛吗？如果是，在哪里？ _____
B. 功能介绍
1. 张口时有困难吗？
2. 你是否曾有过下颌被锁住或卡住，以致无法完全打开的情况？如果是的话，这种下颌张开的限制是否严重到影响你的进食能力？
3. 你是否曾注意到你的关节有咔嗒、啪哒或其他声音？
4. 你最近在咬合方面有什么变化吗（牙齿看起来合在一起的方式）？
5. 你有任何吞咽困难吗？
6. 你是否有任何非功能性的习惯，如咬牙、磨牙、咬指甲、吸烟、咬笔或其他？
7. 你倾向于什么姿势睡觉？仰卧位：_____
　　　　　　　　　　　俯卧位：_____
　　　　　　　　　　　侧卧位：左边：_____　右边：_____

　　JFLS 包含 20 个与下颌功能有关的项目，包括咀嚼、语言和情感表达以及张口。在 0（无限制）～ 10（严重限制）的数字评分表上，要求患者对每个项目进行评分。该量表的一个简短的版本（JFLS-8）已经开发出来，使用了 8 个选定的功能活动来获得更全面的功能限制评分。JFLS-20 和 JFLS-8 被发现有高水平的组内一致性、信度和效度（JFLS-8 为 0.87，JFLS-20 为 0.95）。JFLS-20 和 JFLS-8 是 TMD 患者很好的功能测量方法。

　　精神健康障碍，如抑郁或焦虑，或两者兼而有之，在 TMD 患者中（16%～ 40%）比在一般人群中（16%）更常见。物理治疗师必须筛查患者的社会心理特征，如焦虑和抑郁，这可能是导致口面部疼痛的原因。抑郁和焦虑四项患者健康问卷（PHQ-4，表 7-4）是一个简短的自我筛查报告，可验证焦虑和抑郁，并显示预测功能损害、医疗保健使用情况和失能天数。PHQ-4 已被证明具有良好的信度和效度。综合评分 3 ～ 5 分表示轻度焦虑 / 抑郁，6 ～ 8 分为中度，9 ～ 12 分为重度。中度到重度的焦虑 / 抑郁可能是一个指征，需要转诊到行为健康专家处。在一项针对 162 名慢性 TMD 患者的研究中，筛查结果显示，需要转诊的有 28 人（17%）可能患有重度抑郁症，32 人（20%）患有一般焦虑症。

表 7-4　焦虑和抑郁四项患者健康问卷（PHQ-4）

在过去的 2 周里，你有多少次被以下问题所困扰？	没有	几天	超过以上	几乎每天
感到紧张、焦虑，或处于紧张边缘	0	1	2	3
无法停止或控制令人担忧的	0	1	2	3
情绪沮丧、沮丧或绝望	0	1	2	3
对做事没有什么兴趣或乐趣	0	1	2	3

　　注：前 2 个条目构成焦虑分量表，后 2 个条目构成抑郁分量表。子量表评分 < 3 分用于筛查抑郁或焦虑障碍。综合评分 3 ～ 5 分提示轻度焦虑 / 抑郁，6 ～ 8 分提示中度焦虑 / 抑郁，9 ～ 12 分提示重度焦虑 / 抑郁。

中枢敏化和抑郁症在慢性 TMD 患者中的发生率往往高于一般人群。Campi 等评估了 45 名妇女（平均年龄 37.5 岁；16 人患有 TMD），她们没有头痛、纤维肌痛或其他疼痛症状。患有疼痛的慢性 TMD 患者在下颌外侧髁、咬肌、前颞肌和前臂部位对压力的疼痛敏感度较高，压痛阈值较低。慢性 TMD 患者也更有可能出现抑郁症状，同时患有 TMD 和抑郁的患者对压力和压力的疼痛敏感度增加，患有慢性 TMD 疼痛的妇女中存在痛觉减退和异感，这为中枢敏感的存在提供了证据。

Lorduy 等还指出，在 250 名急性 TMD 患者中，肌痛型 TMD 患者和不止一种 TMD 诊断的患者，中枢敏化综合征的症状最多，疼痛和疼痛相关的功能障碍报告也比其他分类的患者高。一项病例对照和队列 / 横断面研究的荟萃分析研究，也支持 TMD 患者普遍存在的压痛敏感度差异，这进一步支持了 TMD 患者比无症状个体更有可能出现中枢敏化的可能性。

中枢敏化量表是一种帮助识别中枢敏化性综合征患者的筛查工具，应作为 TMD 患者检查的一部分。关于中枢敏化和中枢敏化量表的进一步解释见第 2 章（图 2-7）。在中枢敏化的患者中，建议采用心理上知情的方法，包括疼痛神经科学教育。解释与痛觉相关的神经生理学，以及心理社会因素（如压力、焦虑和抑郁）对痛觉的影响，可以帮助患者更好地应对和管理 TMD 症状。此外，由于中枢敏化与痛觉过敏有关，治疗师必须使用非常温和、非刺激性的手动力量，以有效地将手动治疗干预纳入 TMD 患者的管理中。

关键的病史问题已被确定为在确定 TMD 为疼痛来源方面具有很强的敏感度和特异度。第一个问题是："在过去的一个月里，你的脸部、下颌、太阳穴、耳前或耳朵是否有疼痛或僵硬的感觉？"一个积极的回答应该紧跟着一个问题，关于症状是否被颌骨活动改变，如咀嚼，说话，唱歌，打哈欠，接吻，或移动下颌。为了确定关节盘移位的存在，另一个关键问题是"你是否曾有过下颌被锁住或卡住，以致无法完全打开的情况？如果是这样，这种下颌张开的限制是否严重到足以影响你的进食能力？你是否曾注意到你的关节有咔嗒、啪哒或其他声音？"

一个国际联盟近期修订了颞下颌关节疾病的研究诊断标准，这是一个基于疾病和症状的综合分类系统，被称为《颞下颌关节疾病的诊断标准（DC/TMD）》。DC/TMD 标准描述了检查的两个重点轴，其中轴 I 包括肌肉和关节疾病的结构 / 功能损伤的身体检查，而轴 II 则侧重于识别与主诉相关的心理社会特征。轴 I 包含 3 个组：组 1 为咬肌功能障碍；组 2 为与颞颌关节盘紊乱相关的关节障碍（伴有复位的关节盘移位和不伴复位的关节盘移位）；组 3 为与 TMJ 关节痛、关节炎和关节硬化症相关的关节功能障碍。

本章介绍的分类系统包括 DC/TMD 轴 I 的组成部分并提供补充信息，试图提供一个全面而有用的分类系统，以指导物理治疗师在 TMD 管理中的临床推理。表 7-5 概述了与每种疾病相关的常见体征和症状。患者可能有 TMD 分类的组合，这使得这种情况的管理更具有挑战性。

TMJ 检查还应包括全面的颈椎和上胸椎检查，第 2 章、第 5 章和第 6 章特别关注筛查颈源性头痛的迹象（表 7-1）。

表 7-5　颞下颌关节疾病的体征和症状

颞下颌关节疾病的分类	体征和症状
关节痛（囊膜炎 / 滑膜炎）	颞下颌关节外髁或后间室触痛 对侧有咬合痛 伴有向后压力过大的疼痛 附加运动测试时的疼痛
关节囊纤维化	下颌 AROM 受限 TMJ 附加运动测试受限 无关节声响 下颌向颞下颌关节的开口和前伸偏斜伴活动障碍 对侧侧移受限 有外伤或手术史
咀嚼肌肌痛（伴或不伴限制张口）	无关节声响 咀嚼肌触诊疼痛 / 肌痛 口腔不正常功能性行为 咬合疼痛伴同侧面部疼痛 咀嚼肌和（或）颞肌： 　任一触诊可再现主要症状 　口腔开启至端点时疼痛，并可能受限于 ≤ 40mm（如果侧向移动和突出 　　不疼痛或不受限，需进行确认） 翼外肌： 　主要症状为面部外侧疼痛 　抗阻突出时再现疼痛 　双侧舌压板上咬合或咀嚼时疼痛（如果最大张口时不再现主诉，需进行确认）
活动范围过大	AROM 过高伴开口 > 40mm 开口末端的关节声响 附加运动的可动性增加 运动协调障碍表现为张口 / 闭口动作呈 "S" 或 "C" 形曲线
可复位性关节盘前移位	开口和闭合时都发出关节声音（至少 3 次重复中的 1 次）；或在 3 次重复 　开口或闭口时有 1 次发出关节声音，以及在 3 次重复前伸、后缩时有 1 　次发出关节的声音 张口时呈 "S" 形位移 全 AROM（除非合并关节痛 / 肌痛）
不可复位性关节盘前移位（伴或不伴限制张口）	关节声音或 TMJ 锁定 / 卡住的病史 急性期，下颌骨向受损侧偏移，张口 < 40mm 慢性期，正常下颌运动 目前无关节音（可能出现异常）
骨关节炎	用听诊器发现的 TMJ 捻发音 TMJ 触诊疼痛 TMJ 负荷疼痛 骨关节炎的影像学证据

注：AROM. 主动活动范围；TMJ. 颞下颌关节。

改编自 Harrison AL，Thorp JN，Ritzline PD。A proposed diagnostic classification of patients with temporomandibular disorders：implications for physical therapists. *J Orthop Sports Phys Ther*，2014；44（3）：182-197.

（一）关节痛（关节囊炎 / 滑膜炎）

关节痛是指关节囊炎 / 滑膜炎引起的颞下颌关节疼痛，是指关节囊和关节周围软组织的炎症状态，尤其是高度血管化和神经支配的关节囊外组织。患者的颞下颌关节触诊和负重时有疼痛。疼痛也可以通过附加运动测试来发现。用受累颞下颌关节对侧的磨牙咀嚼和咬下去会感到疼痛。如果关节囊炎长期持续，可形成关节囊纤维化。关节囊炎可合并任何其他常见的颞下颌关节紊乱或可单独出现。

关节囊炎 / 滑膜炎的原因被解释为微创伤或大创伤。微创伤包括对颞下颌关节和周围组织的低水平反复的压力和应变，这些压力和应变可能发生在非功能性习惯中，如咬牙、磨牙、嚼口香糖或咬铅笔。大创伤发生在更大的力量下，如对颌骨的打击或对 TMJ 的手术。

抗炎治疗，如离子导入疗法、轻柔的 ROM 活动和冰敷通常是有帮助的。Majwer 和 Swider 的研究显示，32 例创伤后 TMD 患者中有 27 例通过离子导入疗法应用地塞米松（$n=8$）或利多卡因（xylocaine）（$n=24$）减轻了疼痛。Schiffman 等的研究中，与安慰剂离子导入盐水治疗相比，用地塞米松或利多卡因进行 3 次离子导入治疗后，TMD 患者下颌主动活动范围得到改善，功能障碍减轻。此外，行为矫正、减少异常功能活动也有帮助。为适当的 TMJ 功能创造良好的环境，例如姿势矫正练习和治疗颈椎和上胸椎损伤，也可以促进康复过程。

对一组有 TMJ 关节痛体征和症状的患者采用物理治疗方法与夹板治疗方法进行比较。两组的下颌开口和疼痛程度都有所改善，在 3 个月的随访中，接受物理治疗的患者表现出稍好的结果。

Furto 等观察了 15 例以 TMD 为主要症状的患者，使用基于病损的手法物理治疗方法，得到了较好的疗效。在为期 2 周的随访检查中，该组平均接受了 4.3 次物理治疗。具体干预措施包括手法物理治疗技术，如口腔内软组织松动术和对颈椎、胸椎和 TMJ 的非冲击关节松动术 / 手法治疗。5 例患者同时接受地塞米松离子导入治疗。约 80% 的患者接受颞下颌关节本体感觉指导和体位练习。平均 TMD 功能障碍指数得分为 32.1%，2 周随访检查时为 18.3%，改善 13.9% [置信区间（CI），8.2% ～ 19.5%；$P < 0.05$）]。11 名患者（73%）报告他们在改变问卷的整体评分中"稍好"到"非常好"，患者特定功能量表得分提高了 3.1 分（CI 2.3 ～ 3.9；$P < 0.05$）。在该病例系列中使用的治疗方法是一种基于病损的方法的代表，其中手法物理治疗和锻炼干预措施是用来解决具体的在颈椎和颅下颌区发现的损害。离子导入作为辅助手段用于减轻疼痛和 TMJ 关节囊组织的炎症。

Furto 等使用了由 Rocabado 改进的 TMJ 锻炼计划来促进神经肌肉的动态控制，即重复的侧移运动。使用 4cm 大小的橡胶管放在切牙之间来帮助运动，以帮助刺激本体感觉和疼痛抑制。框 7-1（图 7-7）提供了颞下颌关节本体感觉练习的示意图。第一阶段（ROM 阶段）包括当橡胶管在门牙之间滚动时的 AROM 横向偏移，运动时避免向疼痛或活动度过大的一侧活动；第二阶段（咬合阶段）是在下颌骨返回到中线之前，进行亚极量的侧向偏移的咬合收缩。第三阶段，在从侧偏返回中线位置的过程中用力咬橡胶管。从理论上讲，运动咬合可以调动咀嚼肌肉向关节盘施加压缩力，从而改善髁突 - 关节盘 - 隆起的适应性和 TMJ 功能。该方案的第四～六阶段涉及类似的下颌骨的前伸。患者被要求每 2 小时重复 6 次。尽管支持这种治疗方法的理论效果的证据有限，但病例系列中的患者在功能、疼痛和功能障碍方面都有改善。

（二）关节囊纤维化

关节囊纤维化（capsular fibrosis）的特征是下颌开口小于 40mm（通常为 < 25mm），因为粘连限制了 TMJ 关节囊的伸展。在张口时下颌骨向 TMJ 受限的一侧偏移，侧向偏移运动时则向受限的对侧偏移；前伸时向受限侧偏移。颞下颌关节附加运动测试显示活动能力低下。造成关节囊纤维化的原因可能包括慢性炎症、创伤、固定或不可复位的下颌骨头后上向移位，从而阻塞颞下颌关节运动。

框 7-1　用橡胶管进行颞下颌关节本体感觉 / 运动协调练习

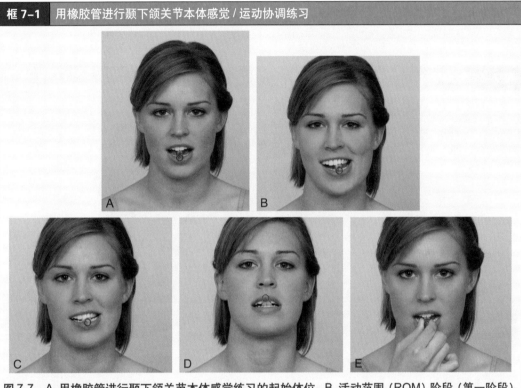

图 7-7　A. 用橡胶管进行颞下颌关节本体感觉练习的起始体位。B. 活动范围（ROM）阶段（第一阶段）：在无痛的活动范围内，无关节声音，主动偏离疼痛的 TMJ。C. 咬合阶段（第二阶段）：在侧移 ROM 末端，患者用仅次最大咬合应用到管上并保持咬合 5 秒。然后下颌骨回到中线。重复 5 ～ 6 次。下一阶段（第三阶段）是保持咬合，下颌骨回到中线。D. 第四～六阶段：前伸的 ROM，咬在终末端范围，咬回到起始位置，可以以类似的方式进行横向偏离进展。E. 最后的步骤是轻轻将管子往外拉并在前伸或侧移的位置进行阻抗训练

当包膜纤维化合并关节痛或肌痛时，这些情况需要作为治疗的一部分加以解决。如果出现 TMD，也应适当处理颈椎和体位障碍。关节松动术 / 手法治疗、主动和被动下颌 ROM 练习以及持续的 TMJ 拉伸技术被认为可以恢复 TMJ 的活动能力。持续的颞下颌关节伸展可以通过在同侧颞下颌关节的臼齿之间放置一叠压舌板来完成（框 7-2，图 7-8）。

建议患者每天练习 3 次，每次 15 ～ 20 分钟。该技术可与热疗相结合，如热敷或治疗性超声。每天至少进行 5 ～ 6 次，颞下颌关节开合和侧方移动的活动训练和本体感觉练习。

（三）咀嚼肌肌痛

咀嚼肌紊乱症通常在咀嚼时肌肉产生疼痛（肌痛），伴有肌筋膜条索和扳机点，并可能发展为包括肌腱炎，通常是颞肌腱。触诊受累肌肉和在疼痛的同侧咀嚼/咬合可引起症状。咀嚼肌紊乱症可能与下颌开口受限或正常有关。Okeson 建议通过抵抗下颌骨前伸来激活外侧翼状肌的下侧头，通过用力咬牙激活外侧翼状肌的上侧头来评估咀嚼肌痛。内侧翼状肌与外侧翼状肌不同，内侧翼状肌也会随着发力而激活，但也会随着张口而伸展。因此，与咀嚼肌疾病相关的有限开口可能是由内侧翼状肌、颞肌和咬肌的肌痛/肌保护/紧绷引起的。外侧翼状肌痛可能是肌肉疼痛，但仍可以完全张口。为了在测试咬合时减少关节负荷，治疗师可以在咬合时将舌压板放在每一侧的后磨牙之间，这可以防止关节在咬合期间被压缩（图 7-24B）。如果这个动作是疼痛的，可能是咀嚼肌痛而不是关节痛。

框 7-2	被动下颌活动范围和持续下颌拉伸

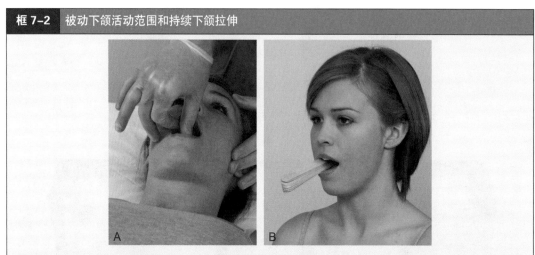

图 7-8 A. 放置手指来提供下颌骨下降的主动辅助或被动的关节活动度（ROM）；B. 可使用一叠压舌片提供持续牵拉，以促进下颌骨的下降

如果单独出现咀嚼肌紊乱，TMJ 触诊、压迫和附加运动试验是无诱发症状的。咀嚼肌疾病可以单独发生，也可以与其他 TMJ 疾病合并。最常见的原因是功能异常行为导致咀嚼肌肉刺激和炎症。通常是咬肌、颞肌和外侧翼状肌受累。一些口腔习惯（如嚼口香糖、嚼冰、重复无用的下颌运动，以及频繁地将下颌靠在手掌上）与高中女生颞下颌关节紊乱有关。咀嚼肌痛也可能与压力、焦虑障碍和中枢介导的疼痛有关，如纤维肌痛和慢性疼痛障碍。

治疗可包括使用热疗，如热敷、治疗性超声或温水冲洗。正确的舌头/牙齿/嘴唇定位和等长收缩开口练习可能有助于抑制保护性紧张的闭合和碾磨肌肉。有控制的下颌开口练习可以促进肌肉放松，加强舌的正常功能和位置（框 7-3，图 7-9）。口腔内和口腔外的软组织松动术也有效。患者可以接受自我软组织松动术的指导，并学会限制异常的功能活动。肌肉再教育和 TMJ 本体感觉练习有助于改善咀嚼肌的控制和功能（框 7-1）。Kalamir 等研究表明，与对照组相比，30 名患有咀嚼肌慢性肌筋膜疼痛的患者在接受口腔内软组织松动术或单独或联合教育和 TMJ 锻炼后，在 6 个月的随访中，疼痛减轻，下颌开口度改善（图 7-20）。在一项更大的随机对照试验中，Kalamir 等在治疗 6 周后证明了使用口内肌筋膜技术的有效结果，并且在 1 年随访中，最有效的长期结果出现在同时接受口内肌筋膜技术结合 TMJ 运动指导和教育的组。咀嚼肌的肌筋膜疼痛也可以用针灸技术有效治疗（图 7-10）。

框 7-3　颞下颌关节运动协调练习

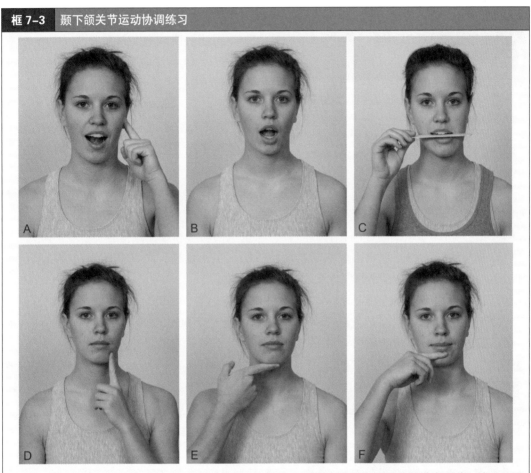

图 7-9　A. 颞下颌关节（TMJ）控制开口，舌上和触诊，以防止髁突旋转和限制过度平移。镜子可以用来辅助对称开口的再训练。保持舌抵住上腭向上，避免颞下颌关节过度移位。B. 颞下颌关节控制开口，保持舌上抬。C. 在压舌板引导下进行主动侧向偏移活动。D. 下颌骨等长侧向偏移，只使用一根手指的力量。E. 下颌骨等长下降，只使用一根手指的力量。F. 下颌骨等长前伸，只使用一根手指的力量

Oliveira-Campelo 等的一项研究表明，在使用枕寰肌冲击技术治疗或枕下肌肉的抑制性牵张软组织技术后，咬肌和颞肌潜在触发点的压痛阈值增加，同时最大活动张口增加。这为临床方法提供了支持，包括颅椎区域的手法治疗技术来治疗咀嚼肌肌痛。

Von Piekartz 和 Hall 比较了颈椎手法治疗与联合针对肌筋膜触发点和颞下颌关节限制的手法治疗对诊断为颈源性头痛患者的治疗效果。对 38 名患者在基准线、6 个疗程（3 个月）和 6 个月的随访后进行评估。结果标准是颈椎活动范围（包括 $C_1 \sim C_2$ 屈曲旋转试验）和手法检查上 3 节颈椎关节。颈 - 口 - 面联合治疗组在治疗后和 6 个月随访时，各方面的

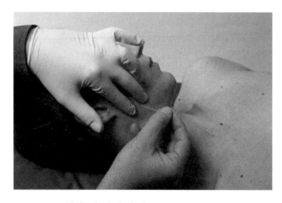

图 7-10　针灸疗法治疗外侧翼状肌下侧头（引自 Dommerholt J，Fernandez-de-las-Peñas C. *Trigger Point Dry Needling*：an Evidenced and Clinical Based Approach. London：Churchill Livingston/Elsevier；2014.）

颈椎损伤均明显减轻。

研究表明，患有肌痛 TMD 的女性在颈部前屈旋转测试中的上颈椎活动度显著降低，与无症状的对照女性相比，TMD 参与者中有 90% 的前屈旋转测试呈阳性，而在无症状对照组中仅为 5%，这表明女性肌痛 TMD 可能普遍涉及上颈椎关节（$C_1 \sim C_2$）。一项针对 61 名 TMD 女性的研究显示，上颈椎非冲击技术结合深颈部屈肌训练，在 5 周的治疗后，与对照组相比，干预组的口面疼痛和头痛显著减少。干预组在咀嚼肌的压痛阈上也出现了积极效果，但这些变化并没有达到临床有意义的水平。

Reynolds 等对 50 例肌痛性 TMD 患者进行 1 周和 4 周的随访，比较高速冲击技术治疗和假手法治疗对上颈椎的影响。两组患者均接受了 TMJ 和颈部的标准化行为教育、软组织松动术和家庭锻炼计划。

这些发现均支持基于病损的手法物理治疗法，包括颈椎、TMJ 和咀嚼肌肉损伤的综合治疗，可以最有效地治疗颈源性头痛和 TMD 患者。

（四）活动范围过大

颞下颌关节活动范围过大的特征是下颌开口度大于 40mm，伴有末端开口咔嗒声和下颌偏离咔嗒声。此时的关节声响是下颌髁突在关节嵴远端瞬间滑动而产生的。通过附加运动测试也可以注意到过度活动。可能还会注意到神经肌肉控制和运动协调缺陷，在活动范围内没有关节声音的情况下，开口和闭口的轨迹改变，出现不一致的"S"和"Z"字形的运动模式。除非伴有肌痛或关节痛，否则 TMJ 的活动范围过大可能是无症状的，而 TMJ 的过度活动被认为是关节盘移位的前兆。治疗是 TMJ 运动协调／稳定治疗方案，重点是多向下颌等长收缩练习、本体感觉练习和避免完全大开口的教育（框 7-1 和框 7-3）。每项 TMJ 运动控制练习重复 5 ～ 10 次，每天至少进行 5 ～ 6 次。等长收缩运动每次保持 5 ～ 6 秒。短时间、频繁的运动有助于肌肉再教育和疼痛抑制。一个通常有助于避免颞下颌关节末端压力的策略是指导患者在打哈欠时保持舌尖在上腭上。颈椎损伤也应作为所有 TMD 康复计划的一部分加以解决。

（五）可复位性关节盘移位

可复位性关节盘移位（ADDwR）被认为是颞下颌关节过度活动障碍的进展阶段。当关节变得更加松弛时，后韧带和副韧带拉长，无法在整个下颌活动范围内保持关节盘相对于下颌髁的理想位置。当闭口时，关节盘倾向于前移和内侧滑动，从而产生关节声响。下颌骨下降时，关节盘前移，导致下颌骨不能正常移动，当下颌骨足够前移并与这个前移的关节盘重新接触时便会产生关节声响，此时处于新的关节盘 - 髁突的关系。由于关节盘处于异常位置，下颌骨在打开时会稍微偏向一个方向。但是，当下颌骨重新与关节盘接触后，嘴巴继续打开时，下颌骨便会重新回到中线。在运动范围内，韧带松弛程度越大，伴随下颌凹陷的关节音发生得越晚（图 7-11）。

使用听诊器（见图 7-16）是检测关节音的最可靠的方法。3 次重复中至少有一次应听到开口和闭合的关节音，以诊断可复位的关节盘移位。关闭关节的声音往往比打开关节的声音更低沉。患者在 3 次重复中有一次出现开口或闭合的关节音，同时伴有 3 次侧移或下颌前伸运动中的一种关节音，也可以满足诊断标准。

治疗方法类似于颞下颌关节活动范围过大，可试图稳定关节，改善神经肌肉控制和运动协调。如果关节痛或咀嚼肌痛明显，这些也需要解决。颞下颌关节教育（框 7-4）与锻炼计划相结合，可

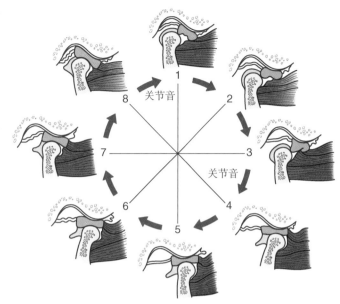

图 7-11　可复位性关节盘前移位。在张口时，关节盘复位时出现关节音，闭口时，关节盘脱位时产生关节音（引自 Magee DJ. *Orthopedic Physical Assessment*, ed 6. St. Louis：Saunders；2014.）

防止病情发展为急性不可复位性关节盘移位（ADDwoR）。

框 7-4	颞下颌关节教育
● 限制功能不良的活动：咬指甲，嚼口香糖，咬紧牙关和磨牙。 ● 舌的位置：在休息时，舌尖应该在上颌的边缘，舌的前 1/3 在上腭部。 ● 牙齿位置：静止时，牙齿应间隔 2 ～ 3mm。 ● 嘴唇应轻轻合上，通过鼻子呼吸。 ● 打哈欠时，保持舌尖上触上腭。	● 避免俯卧位睡觉。 ● 不要手托下颌放松。 ● 软食：避免过硬、脆的食物。 ● 把食物切成小块。 ● 用热水洗漱。 ● 每天进行 5 ～ 6 次姿势锻炼。

框 7-1 中描述的本体感觉和运动协调练习可以首先进行调整，使下颌骨前伸以重新接触关节盘，然后进行侧移的 ROM 训练，包括咬合终末端的 ROM 与持续咬合的 ROM。Rocabado 的理论认为，这种锻炼方案可以帮助重塑关节盘，并重新训练局部 TMJ 肌肉，以试图纠正和稳定关节盘移位。如果关节盘移位是一种更慢性的疾病，由于下颌髁在关节盘移位时倾向于停留在更上、后收的位置，TMJ 关节囊紧绷可能是明显的。TMJ 牵拉松动术可能需要协助恢复正常的关节囊活动能力。

在一项随机临床试验中，Yoda 等比较可复位性关节盘移位患者的运动方案与教育方案。结果显示，运动计划组在减轻疼痛和增加 ROM 方面有更好的结果（*P*=0.000 1）。大约 42 名患者参与了这项研究；61.9% 的运动组（13/21 例）疗效良好，0% 的对照组（教育计划组）

疗效良好。

通过最大张口时关节音或疼痛的严重程度来衡量治疗成功与否。在 13 例治疗成功的患者中，只有 3 例患者的 TMJ 关节盘（23.1%）在 MRI 复查时被重新回到中立位。

同样，Nicolakis 等报道了 30 例可复位性关节盘移位患者的结果，这些患者接受了 TMJ 和软组织松动术治疗，ROM 和等长收缩运动，以及平均 9 次物理治疗师的姿势教育。在这个病例系列中，75% 的患者有成功的结果，结果测量包括 6 个月随访检查时的疼痛程度和开口测量；13% 的患者颞下颌关节音减少。Tuncer 等比较了第一组 20 例 TMD 患者（其中 14 名患有 ADDwR) 和第二组 20 例 TMD 患者（其中 17 名患有 ADDwR)，第一组的物理治疗仅包含家庭锻炼计划，第二组的物理治疗包括家庭锻炼计划，以及软组织和 TMJ 手法治疗干预，每周 3 次，持续 4 周。在 4 周结束时，同时接受运动计划和手法治疗的治疗组在疼痛和无痛张口方面表现出更好的结果。这些研究均支持使用运动结合温和的手法治疗可复位性前关节盘移位。

（六）不可复位性关节盘移位

不可复位性关节盘移位是 ADDwR 病情的进展。当病情严重时，开口度限制在 25mm 以内，并向患侧偏移，对侧前伸受限。由于下颌活动范围受限的这种模式和关节囊纤维化相同，因此是否存在关节声响病史可以帮助区分不可复位性关节盘移位。不可复位性关节盘移位通常有开口、闭口关节音的病史，但当下颌运动受限时，关节音消失。这种情况发生在关节盘在髁突前移位并且不能随下颌骨的运动而复位时。关节盘阻止进一步地前移，例如开口、对侧侧移和前伸（图 7-12）。受影响关节的附加运动也受到限制。当病情处于慢性时，可以拉伸后韧带和关节囊组织，使下颌完全正常运动。Yatani 等报道的 138 例患者中有 80 例（58%）MRI 显示为不可复位性关节盘移位，临床检查显示下颌开口 ROM 正常。

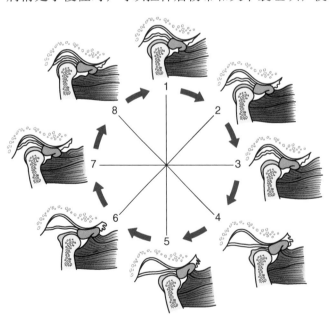

图 7-12 不可复位性关节盘前脱位。关节盘维持在髁突前、内侧脱位，这限制了髁突向前移动的距离（引自 Magee DJ. *Orthopedic Physical Assessment*, ed 6. St. Louis：Saunders；2014.)

Julsvoll 描述了一组用于 ADDwoR 临床诊断的 7 项 TMD 检查程序，如果 7 项检查中有 5 项为阳性，则被认为是阳性。其内容包括：

- 牙签试验（图 7-24A)。
- 等长收缩测试。
- 关节激惹试验。
- 关节声响测试（捻发音)。
- 下颌开口度偏移试验。
- 侧向牵引（受限侧侧移 ROM）测试。
- 关节活动度（减少前滑 TMJ 附加运动）测试。

以 MRI 作为诊断 ADDwoR 的金标准，比较了这 7 项阳性中 5 个的有效性，报告其敏感度为 0.71，特异度为 0.91，阳性似然比（+LR）为 7.89，这显示在患有慢性 TMD 的患者群体中，确诊 ADDwoR 的可能性有中等程度的提升。同一研究组在另一篇文章中报道了这 7 个测试中的 5 个测试的间评者可靠性，Kappa 值为 0.76 和 0.72。牙签测试是单个测试中有效性最好的，其敏感度为 0.71，特异度为 0.77，+LR 为 3.09。在慢性 TMD 的患者群体中测试时，牙签测试的可靠性也很高，Kappa 值为 0.88（范围 0.29～1.0）。

Cleland 和 Palmer 在一个单例设计研究中展示了通过 MRI 确认的双侧 ADDwoR 患者的良好临床结果。治疗方法包括颞下颌关节松动术、颈椎松动术／手法治疗技术、姿势和颈部锻炼，以及对患者的辅助功能习惯、软食、放松技术、活动改变和舌休息位置的教育。应用物理治疗方法，患者恢复了正常的开口，减轻了疼痛和功能障碍。

不可复位性关节盘前移位的患者，可以通过关节松动术和治疗性运动使其功能和症状得到改善。随着时间的推移，关节盘的形状倾向于发生变化，减少并保持正常的关节盘 - 髁突关系的可能性很小。有些猜测认为，随着时间的推移，后部韧带可能会变得更加纤维化，其功能类似于关节盘。然而，没有一个正确定位和正常工作的关节盘，颞下颌关节移位可能更容易发展为骨关节炎。有时，前位关节盘的移位再次减少，随着下颌的活动范围和功能的改善，关节音再现。在这种情况下，康复疗程应按照可复位性关节盘前移位的方式进行。

（七）颞下颌关节（TMJ）骨关节炎

TMJ 骨关节炎较为常见，可能是疼痛和下颌运动受限的另一个原因。TMJ 骨关节炎伴有关节杂音，使用听诊器（图 7-16）可以很容易发现。但需要 X 线片或关节镜检查来确诊。Israel 等对 84 名有 TMJ 疼痛症状的参与者进行了听诊检查，以检测 TMJ 的关节杂音，并将听诊结果与关节镜检查结果进行比较，发现对于检测带有 TMJ 关节杂音的骨关节炎，其敏感度为 0.70，特异度为 0.43，阳性似然比（+LR）为 1.23，阴性似然比（－LR）为 0.70。在与 200 名 TMD 患者的 TMJ 关节镜手术结果进行比较时，通过听诊器检测 TMJ 关节杂音来诊断高级骨关节炎的敏感度为 0.67，特异度为 0.84。

Nicolakis 等报道对 20 例 TMJ 骨关节炎患者的治疗取得了成功的结果，包括休息时的疼痛、初始开口度和功能都得到了改善，治疗手段包括 TMJ 的关节松动术、软组织松动术、主动和被动的 TMJ 锻炼以及姿势练习。在对这些患者进行的 12 个月的随访检查中，数据继续显示运动和手法物理治疗在 TMD 管理中具有良好的效果。

（八）颞下颌关节（TMJ）治疗术后

治疗 TMJ 的手术方法多种多样。应获得详细的手术报告和外科医生的术后注意事项。TMJ 手术的一个常见的例子是关节镜手术，治疗关节粘连。在 TMJ 手术之后，患者经常出现与关节痛（关节囊炎／滑膜炎）分类相似的表现；因此，需要进行减少炎症和恢复关节功能的干预。此外，还可能存在深层损伤，例如关节盘、肌肉和姿势／颈椎疾病，需要作为整体治疗计划的一部分来解决。如框 7-4 所概述的颞下颌关节教育可以帮助管理手术后的症状。TMJ 的活动范围（ROM）练习也是治疗方法的重要部分。如果存在关节活动受限，并且外科医生已经批准患者进行被动伸展练习，那么关节松动术和持续使用压舌板进行伸展是必要的。

颞下颌骨关节检查

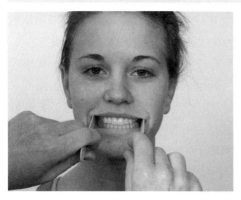

图7-13　咬合和牙齿评估。使用两个压舌板将嘴唇和脸颊移开，以便检查咬合情况。注意有无过早咬合、交叉咬合的迹象，有无牙齿缺失，或磨牙症特有的牙齿磨损模式

　　以下是对 TMJ 检查程序的详细描述，包括主动关节活动度（AROM）、触诊、激惹试验和附加运动测试，以上检查的结果，能够帮助治疗师对颞下颌关节紊乱综合征（TMD）进行正确的诊断／分类，并建立一个问题清单，可以通过物理治疗来解决干预措施。牙齿和咬合的评估应该作为 TMJ 检查的一部分来完成；应该注意到明显的畸形，如过早咬合、牙齿缺失或磨牙症特有的牙齿磨损模式。应加以注意并提醒患者的牙医注意（图7-13）。

颞下颌关节主动活动范围和绘制动态图

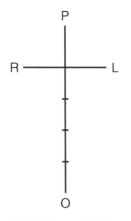

图7-14　绘制下颌骨动态图：画一条线来记录张开和闭合的路径。用"x"来标记运动范围内出现的关节音。标示出活动范围内出现的关节声响。用一个小的斜线标记来标记运动范围的结束。治疗师还应该注意每个动作是否会引起疼痛以及疼痛的部位、疼痛的重点

　　每次下颌骨的 AROM 至少要测试3次。在初次 AROM 试验中，治疗师观察活动质量和 ROM。在随后的试验中，治疗师触摸 TMJ，识别关节音，并注意关节音出现在 ROM 的哪个点。如果怀疑有关节音，应在患者张开／闭合3个额外周期时用听诊器完成 TMJ 的听诊（图7-16）。治疗师应注意关节音是在打开还是关闭时出现，以及关节音是否偏离中线。将这些偏差和关节音在下颌骨动态图上进行记录（图7-14）。在最后一次试验中，用尺子测量 ROM（图7-15B）。

　　下颌骨下降的程度受到头颈部位置的影响；因此，应指导患者在测试下颌关节活动度之前和整个过程中，达到并保持最佳的自然、舒适的姿势位置。在随后对下颌骨 AROM 进行重新评估时，应重现该姿势，以获得对治疗效果的有效衡量。

1. 下颌骨下降

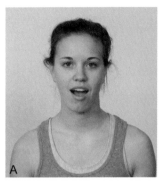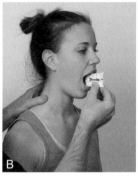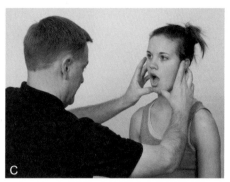

图 7-15　A. 下颌骨下降主动活动范围（AROM）；B. 用毫米尺测量下颌骨下降的张口度；C. 治疗师在下颌 AROM 测试期间，触诊下颌骨髁突，绘制动态图

患者位置	坐着或站立，保持适当的姿势。
治疗师位置	治疗师站在或坐在患者的前面。
步骤	下降是指在矢状面张口。指导患者主动地将嘴巴张得尽可能大。治疗师观察是否有对称的张开。注意到张口时向任何一侧的偏离（偏离通常发生在 TMJ 活动障碍的一侧）。下颌骨下降的程度，是用毫米尺测量上颌骨和下颌骨中切牙之间的距离。
说明	在最大张口时，门牙之间的距离应该是 35～50mm，并且在整个 AROM 期间，下颌骨应该在中线上。下颌骨应在整个 AROM 过程中跟踪中线。Walker 等用一把毫米尺测量 15 名 TMD 患者和 15 名无 TMD 的参与者的张口情况，并报告说，无 TMD 患者的组间相关系数为 0.98，有 TMD 的患者为 0.99。在一项研究中两位治疗师测量比较了 6 个动作（开口、左偏移、右偏移、前伸、覆咬合和覆盖），张口（下颌骨下降）是唯一能区分有无 TMD 的颞下颌关节 ROM 测量指标 [平均值分别为（36.2±6.4）mm 和（43.5±6.1）mm]。对 40 名长期患有 TMD 的患者进行张口测量，其相互间的可靠性为 ICC=0.97（0.95～0.98）。
	还应注意是否存在关节音，检查者之间检测关节音的可靠性。据报道，在转诊到 TMD 诊所的 79 名患者中，检测关节音的 Kappa 值为 0.24。在颅颌面疼痛诊所就诊的 146 名患者中，出现可听到的关节咔嚓声与 MRI 确认的前移关节盘复位相关，其敏感度为 0.51，特异度为 0.83，+LR 为 3.0，－ LR 为 0.59。咔嚓声没有与未复位的前移位关节盘相关。敏感度为 0.77，特异度为 0.24，+LR 为 1.01，－ LR 为 0.96。在一组 35 名慢性 TMD 患者中，已经报道了吱吱作响的关节音。TMD 作为诊断

ADDwoR 的一部分，当与 MRI 比较时用触诊和听诊器联合检测关节音的敏感度为 0.71，特异度为 0.77，+LR 为 3.09。同一研究小组报道，在测试 40 名长期患有 TMD 的患者时，用开放的关节音的 Kappa 值为 0.94（0.82 ～ 1.0）。

框 7-5	使用听诊器以方便识别下颌骨 AROM 测试中的颞下颌关节音用听诊器对颞下颌关节进行听诊以检测关节音（图 7-16）

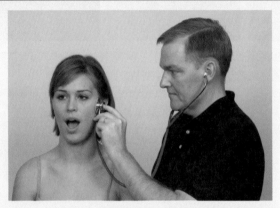

图 7-16　颞下颌关节的听诊，用听诊器检测关节音

2. 下颌骨前伸

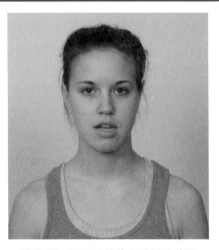

图 7-17　下颌骨前伸主动活动范围

患者位置	坐着或站立，保持适当的姿势。
治疗师位置	治疗师站在或坐在患者的前面。
步骤	前伸是指下颌骨在水平面上的向前运动。指导患者主动使下颌骨前伸。治疗师观察前伸是否对称。注意到在前伸过程中向任何一侧的偏离（偏移通常发生在 TMJ 活动度不足的一侧）。可以用毫米尺测量上、下颌中切牙之间的距离（图 7-17）。
说明	这个动作很难测量，但下颌的门牙应该比上颌的门牙前移数毫米。Walker 等使用毫米尺来测量 15 名 TMD 患者和 15 名无 TMD 的参与者的牙齿前伸情况，并报告了检查者间的可靠性（ICC），没有 TMD 的参与者为 0.95，TMD 患者为 0.98。还应注意是否存在关节音。据报道，在 79 名转诊到 TMD 门诊的患者中，检测关节音的检查者之间的可靠性 Kappa 值为 0.47。

3. 下颌骨侧向偏移

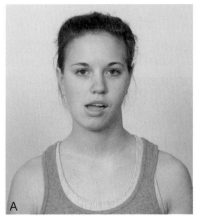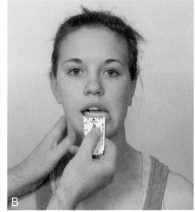

图 7-18　A. 下颌骨侧移的主动活动范围；B. 用毫米尺测量下颌骨侧偏量

患者位置	坐着或站立，保持适当的姿势。
治疗师位置	治疗师站在或坐在患者的前面。
步骤	侧移是指下颌骨在水平面上横向移动。嘱患者主动将下颌骨向右横向移动。使用毫米尺测量侧移量，方法是将尺子零点放在下嘴唇，与两颗中央门牙之间对齐。当患者侧移时，标尺紧贴嘴唇不动，测量在末端时零点与上门牙中点的距离作为偏移量。
	可以通过标记进行更精确的测量，中立位时沿着上颌和下颌中门牙各自的中点作垂线，在作左右侧向偏移的末端时测量两条垂线间的距离（图 7-18）。

说明　这种运动很难测量，但下颌骨门牙应该比上颌骨门牙侧移多了数毫米。每个方向上的侧向偏移 10mm 被认为是一个正常的 ROM。重要的是，每个方向上的运动应该是相等的。在远离颞下颌关节的方向上，侧向位移会受到限制，活动量不足。Walker 等使用毫米尺测量了 15 名 TMD 患者和 15 名无 TMD 的参与者的侧向位移，并报告无 TMD 患者的检查者间可靠性 ICC 为 0.95，有 TMD 的患者为 0.94。报告称，对于没有 TMD 的参与者，检查者间的可靠性 ICC 为 0.95，对于有 TMD 的患者，检查者间的可靠性 ICC 为 0.94。没有 TMD 的参与者的检查者间可靠性为 0.90，有 TMD 的患者的右侧偏移可靠性为 0.96。还应注意是否存在关节音。据报道，在转诊到颅颌关节紊乱门诊的 79 名患者中，检测关节音的 Kappa 值为 0.50。

在另一项针对 40 名长期存在 TMD 的患者的研究中，检查者间的可靠性 Kappa 值为 0.88，关节音的可靠性 Kappa 值为 0.77。

触诊

4. 咀嚼肌的外部触诊

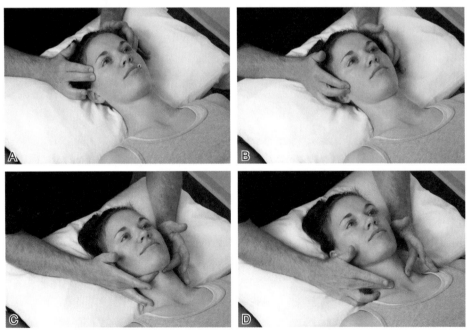

图 7-19　A. 触诊颞肌；B. 触诊咀嚼肌 / 咬肌；C. 触诊舌骨上肌；D. 触诊舌骨下肌

患者位置	患者仰卧，头放在枕头上。
治疗师位置	治疗师站在患者的头侧。
步骤	治疗师用第 2 和第 3 指的指腹来触诊颞肌、咀嚼肌 / 咬肌、舌骨上肌和舌骨下肌。记录肿胀、触痛、触发点，或肌肉的过度紧张（图 7-19）。
说明	Cacchiotti 等对 41 名因 TMD 而寻求治疗的患者和 40 名健康参与者进行了检查，并对触诊结果进行了 0 ～ 3 分的评分。0 分表示没有反应，3 分表示患者在触诊时将头转开，并报告有明显的疼痛。使用的结果是触摸咀嚼肌来识别 TMD 患者的敏感度为 0.76，特异度为 0.90，+LR 为 7.6，－LR 为 0.27。

5. 咀嚼肌口腔内触诊

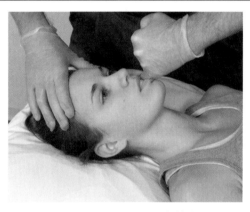

图 7-20　咀嚼肌口腔内触诊

患者位置	患者仰卧，头放在枕头上。
治疗师位置	治疗师站在患者旁边。
步骤	治疗师戴上乳胶手套，用第 5 指的指尖触摸患者牙齿和脸颊之间的上侧角。记录疼痛诱发和肿胀、触痛或肌肉过度紧张。治疗师触摸并进行两侧对比（图 7-20）。
说明	此技术旨在触诊翼外肌，但关于第 5 指是否真正能够够到并触诊此肌肉存在争议。作为咬肌的组成部分，颞肌的肌腱也在此附近触诊。Dworkin 等报道了 64 名健康志愿者，治疗师彼此间对口腔内触诊的可靠性的 Kappa 值为 0.90。这种触诊技术也可以作为一种口腔内软组织松动术。在咀嚼肌的扳机点上持续 90 秒，直到紧张和压痛随着持续的压力而缓解。一项随机对照试验使用这种口腔内肌筋膜技术，在 6 周内进行 12 次治疗后，结果证明有效。当肌筋膜技术与 TMD 运动教育计划相结合时，其长期结果（1 年的随访）更好。

6. 触诊颞下颌关节的外侧髁突

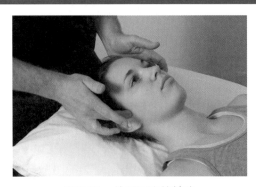

图 7-21　外侧髁突的触诊

患者位置	患者仰卧，头放在枕头上。
治疗师位置	治疗师站在患者头侧。
步骤	用第 3 指的指腹来触摸颞下颌关节的外侧，在耳朵的前方。治疗师触诊对侧时应注意到任何可能的肿胀或触痛（图 7-21）。
说明	TMJ 外侧髁突的触痛是髁突关节囊或外侧髁突关节韧带炎症的标志，进一步表示髁突关节痛。de Wiker 等报道针对 79 位髁突关节疾病和口面部疼痛的患者，在对髁突关节外侧髁突进行触诊以诱发疼痛时，不同检查者之间的可靠性的 Kappa 值为 0.33。Manfredini 等报道在有髁突关节痛的 61 位患者中触诊髁突关节外侧以诱发疼痛的同一检查者可靠性的 Kappa 值为 0.53，并将触诊所诱发的疼痛与 MRI 结果所观察到的关节积液进行了相关性分析，敏感度为 0.83，特异度为 0.69，阳性似然比为 2.68，阴性似然比为 0.25。

7. 颞下颌关节后室的触诊

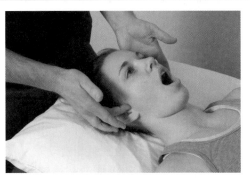

图 7-22　颞下颌关节后室的触诊

患者位置	患者仰卧，头放在枕头上。
治疗师位置	治疗师站在患者头侧。
步骤	第 3 指的指腹在下颌骨髁突的正后方进行触诊。嘱患者主动张开嘴。在张嘴时，治疗师触诊并注意后部的软组织情况或肿胀。重复这一过程，接着评估对侧的情况。注意对比左右两侧的任何差异（图 7-22）。
说明	TMJ 后室的触痛和肿胀是后侧韧带和髁突关节囊炎症／刺激的标志，这也是颞下颌关节疼痛的一个迹象。Manfredini 等报道在有 TMJ 疼痛的 61 位患者中，触诊髁突关节后室以诱发疼痛的同一检查者可靠性的 Kappa 值为 0.48，并将触诊所诱发的疼痛与 MRI 结果所观察到的关节积液进行了相关性分析，敏感度为 0.85，特异度为 0.62，阳性似然比为 2.24，阴性似然比为 0.24。在一个有慢性 TMD 的患者群体中，也报道了具有较高的可靠性，其 Kappa 值为 0.81（0.55 ～ 0.95）。

激惹试验

8. 强迫后缩（压迫）颞下颌关节激惹试验

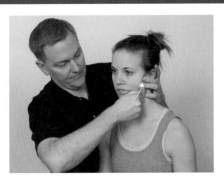

图 7-23　强制后缩（压迫）颞下颌关节激惹试验

患者位置	患者处于坐位。
治疗师位置	治疗师站在患者的前面和侧面，并站在测试颞下颌关节的对侧。
步骤	一手的拇指和示指托住患者的下颌。另一只手稳住患者的后枕部（后脑勺）。在患者放松和牙齿稍稍分开的情况下，治疗师施加垂直向后的力并缓缓增加，记录下激惹产生的疼痛（图 7-23）。
说明	如果测试结果再现或加重了患者的症状，则被认为是阳性症状。该测试对左右颞下颌关节并无特异性，但可单独对一个关节施力，以试图独立出每个关节。de Wiker 等报道了髁突关节疾病和口面部疼痛的 79 位患者中，进行髁突关节压缩测试以诱发疼痛的检测者间可靠性的 Kappa 值为 0.47。

9. 强制咬合激发试验（牙签试验）

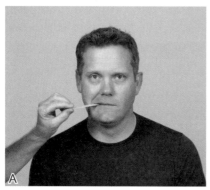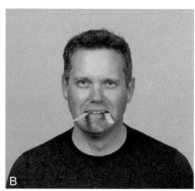

图 7-24   A. 强制咬合激惹试验（牙签试验）；B. 力量冲击试验 （双侧强迫咬合试验）

患者位置	患者处于坐位。
治疗师位置	治疗师站在患者的前面。
步骤	治疗师将纱布、棉球或压舌板放在患者的后臼齿之间，嘱患者用力咬住，此时注意是否诱发疼痛，该测试可以调整为咬住双侧的压舌板的力量冲击试验。如果测试加重或诱发了患者的症状，则测试结果被认为是阳性（图 7-24）。
说明	对于牙签试验，如果疼痛产生在同侧，很可能是由于咀嚼肌肌肉 / 肌腱的刺激（肌痛）；如果在对侧 TMJ 复制了疼痛，那么很可能是由于 TMJ 关节痛（关节囊炎 / 滑膜炎）。可以使用确认性测试，让患者在磨牙两侧都放入压舌板后用力咬下。此力量冲击试验产生的疼痛很可能是由于咀嚼肌痛而不是 TMJ 关节痛，因为磨牙未合拢，TMJ 没有负荷。在张口范围末端无痛的情况下，阳性的力量击打测试最有可能指示上侧翼咀嚼肌的肌痛。 牙签测试在一个慢性 TMD 患者群体中对单次测试显示出了公平的有效性，敏感度为 0.71，特异度为 0.77，+LR 为 3.09，用于诊断 ADDwoR。牙签测试在这个慢性 TMD 患者群体上的可靠性也很高，Kappa 值为 0.88（0.29 ～ 1.0）。

10. 咀嚼肌等长阻力激惹试验（等长收缩试验）

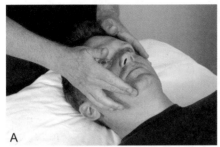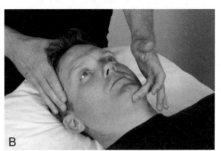
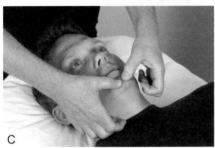

图 7-25　咀嚼肌的等长阻力激惹试验
A. 下颌骨侧向偏移；B. 下颌骨下移；C. 下颌骨前伸

患者位置	患者处于仰卧位。
治疗师位置	治疗师站在患者头侧。
步骤	治疗师在下颌骨的下颏外侧施加一个轻柔的阻力，使患者做出与之对抗的等长收缩力，持续 10 秒。记录所引起的疼痛。需重复测试对侧的外展、开口（手指置于下颏下方）和前伸（手指置于下颏前方）。如果测试加重或诱发了患者的症状，则认为测试结果为阳性（图 7-25）。
说明	从理论上讲，如果疼痛是在前伸等长收缩的阻力下产生的，那么翼外侧的肌痛可能与此有关；如果在侧移、前伸等长收缩的阻力下，没有疼痛感，咀嚼肌和（或）颞肌很可能是主要涉及的带有肌痛迹象的肌肉。

附加运动测试和松动术

11. 颞下颌关节牵拉附加运动测试及松动术

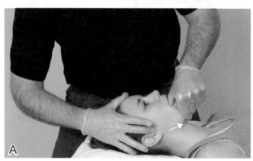
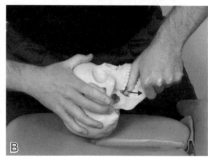

图 7-26　A. 颞下颌关节牵拉附加运动测试及松动术；B. 在模型上演示手指在颞下颌关节牵拉附加运动测试及松动术时的位置

患者位置	患者仰卧，头放在枕头上。
治疗师位置	治疗师站在患者旁边，站在要测试或执行松动术的颞下颌关节的对侧。
步骤	治疗师站在患者的左侧，将左手拇指放入患者的口腔。左手拇指放在患者右下颌磨牙的顶部，第 2～5 指轻柔地围绕下颌的外侧下部（外部）。使用拇指对磨牙沿着下颌的支架施加下行的挖掘力，以分离关节。使用右手的第 3 指的指尖来触诊右 TMJ（外部）。注意关节处的运动量，并重复该步骤评估左侧的程序。治疗师站在患者的右侧，治疗师将右手拇指放在患者左下颌的磨牙上。注意疼痛的诱发和关节的运动量，并与右侧进行比较（图 7-26）。 这种技术可以转化为对关节的持续伸展或关节振荡的非冲击技术治疗。很少有迹象表明需要对 TMJ 进行冲击技术治疗。可以通过温和的非冲击技术获得成功的结果。
说明	治疗师站在与要评估的关节相对的一侧，戴上乳胶手套进行这项技术。使用温和的力量来评估和调动关节。正常颞下颌关节的附加运动量是非常小的。Manfredini 等在 61 位有 TMJ 疼痛的患者中,通过 MRI 发现将疼痛与关节牵引和关节积液相关联，其敏感度为 0.80，特异度为 0.39，+LR 为 1.31，－LR 为 0.51；关节活动的检测者间可靠性的 Kappa 值为 0.20。Lobbezoo-Scholte 等在 79 位随机选择的被转介到颅下颌门诊的患者中报道了关节活动测试的检测者间可靠性的 Kappa 值为 0.46。

12. 颞下颌关节侧向滑动附加运动试验及关节松动术

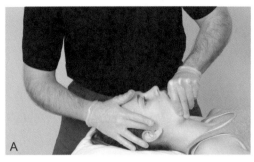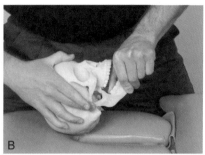

图 7-27　A. 颞下颌关节侧向滑动附加运动试验及关节松动术；B. 颞下颌关节侧向滑动附加运动试验及关节松动术在模型上的手法展示

患者位置	患者仰卧，头放在枕头上。
治疗师位置	治疗师站在患者旁，于被操作侧的对侧。
步骤	治疗师站在患者的左侧，将左手拇指放入患者口中。拇指的指腹用来触诊患者右下颌臼齿的内侧。拇指用于向患者的右侧施加侧向力，而右手第 3 指的指腹则用于触诊颞下颌关节（外侧）。注意关节的活动量，并重复该步骤以评估左侧。治疗师站在患者右侧，用右手拇指触诊左下颌骨臼齿，注意到疼痛的诱发和关节处的可动量，并与另一侧进行对比。这种技术可以调整成一种非冲击技术治疗术，对关节进行持续的拉伸，或进行关节振荡（图 7-27）。
说明	治疗师站在被评估关节的对侧，并戴上乳胶手套。用柔和的力量来评估和调动关节。一个正常功能的颞下颌关节的附加运动量是非常小的。侧向滑动是被测试的颞下颌关节的一种关节运动。

13. 颞下颌关节内侧滑动附加运动及松动术

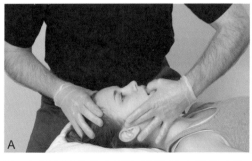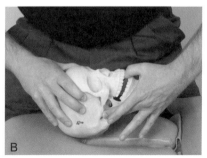

图 7-28　A. 颞下颌关节内侧滑动附加运动及松动术；B. 颞下颌关节内侧滑动附加运动及松动术在模型上的手法展示

患者位置	患者仰卧，头放在枕头上。
治疗师位置	治疗师站在患者旁，于被操作关节的对侧。
步骤	当站在患者的左侧时，治疗师将左手拇指放在患者的上颌和下颌门牙之间。使用第 2 和第 3 指的指腹接触右侧 TMJ 的外侧面。第 3 指指向患者的左侧施加一个内侧力。注意并记录关节处的活动量，并重复此步骤以评估左侧。治疗师站在患者的右侧，用右手第 3 指的指腹在左侧 TMJ 的外侧施加一个内侧力。注意是否诱发疼痛和关节处的活动量，并与另一侧进行比较。此技术经调整后可作为非冲击技术治疗术，对关节进行持续的拉伸，或进行振荡（图 7-28）。
说明	治疗师站在被评估关节的对侧，并戴上乳胶手套。用温和的力量来评估和调动关节。一个正常功能的颞下颌关节的附加运动量是非常小的。内侧滑动是被测试的颞下颌关节的一种关节运动。

案例研究和问题的解决

学生可以利用以下患者案例报告，综合考虑病史和检查以及测量所提供的信息来培养临床推理能力，并制订适当的评估、目标和治疗计划。还应该考虑以下问题：

1. 你还需要知道哪些额外的病史 / 主观信息？
2. 如果需要额外的诊断检查，还需要做哪些检查？
3. 哪些额外的测试和措施将有助于做出诊断？
4. 患者最有可能符合哪种基于病损的分类？还有哪些分类是你考虑过的？
5. 应该解决的主要矛盾是什么？
6. 你在本书中学到了哪些治疗技术来解决这些障碍？
7. 随着患者病情的发展，你打算如何改进和调整干预措施？

案例 1　患有 TMJ 功能障碍的小姐

病史

女性，23 岁，大学生，右侧颞下颌关节（TMJ）有紧张、不适和咔嗒声，伴随着偶发的枕部头痛（图 7-29）。紧张情境和咀嚼肉类及脆食时会诱发疼痛。中枢敏化量表得分为 40/100。PHQ-4 焦虑和抑郁评分为 5 分。Jenkins 睡眠问卷得分为 12。JFLS 评分为 60/200。

检查与测量

1. **结构检查**　中度的前倾头姿势伴随肩胛外展。

2. **站立时颈椎 AROM**　各个运动平面均为 85%，除了后仰为 50% 且诱发枕部疼痛，其他都无疼痛。

3. **胸部 AROM**　所有运动平面为 75% ～ 85%，无疼痛。

4. **下颌动力学**　开口至 35mm，活动范围中部位置时向右偏移，然后回归中间位置。产生张口关节音。在闭口中间位置时也产生关节音。左向的侧偏移受限并伴有关节音的产生，前伸中部范围也有弹响产生。

5. **椎间关节被动运动（PIVM）测试**　枕颈部前屈、右侧屈和左旋受限；中颈椎部 PIVM 测试显示关节过度活动；上胸椎在 T_1 ～ T_2 的左右旋转和前屈时稍受限。

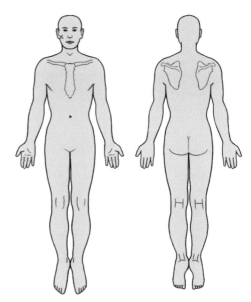

图 7-29　患有 TMJ 功能障碍的女性的身体图

6. **肩部筛查**　双侧肩部主动关节活动度正常且无疼痛。

7. **肌肉长度**　右侧肩胛提肌轻度紧张，双侧胸大肌和胸小肌轻微紧张。

8. **力量**　下斜方肌和中斜方肌为 4−/5 级；颈深屈肌为 3+/5 级。

9. **神经系统筛查**　阴性。

10. **特殊测试**

(1) 强制咬合测试（牙签测试）：在左侧咬合时，出现右侧 TMJ 疼痛。

(2) 过度后缩试验：引起右侧 TMJ 的疼痛。

(3) 触诊：内（口内）外触诊时，右侧咀嚼肌有触痛感，右颞下颌关节外侧有压痛，右 C_2 ～ C_3 关节有压痛。

评估

诊断

问题清单

目标

治疗计划 / 干预措施

案例 2　TMJ 僵硬的先生

病史

男性，50 岁，建筑工人，在 3 个月前的一次酒吧斗殴中被打伤下颌，开口困难。患者没有颞下颌关节（TMJ）发出关节声响的病史。最近的放射影像结果未发现下颌骨骨折的迹象。患者描述右侧下颌疼痛和枕骨下头痛（图 7-30）。JFLS 评分为 45/200。中枢敏

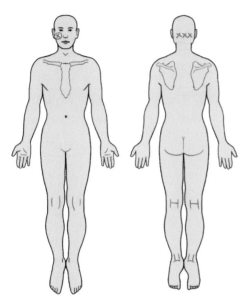

图 7-30 TMJ 僵硬患者的身体图

化量表得分为 20/100。PHQ-4 焦虑和抑郁评分为 1 分。Jenkins 睡眠问卷得分为 4 分。

检查与测量

1. 结构检查 头部轻度前倾，肩胛骨外展。

2. 站立时的颈椎 AROM 所有运动平面均为 85%，且无疼痛感。

3. 胸椎 AROM 75% 的上胸旋转运动，且无疼痛。

4. 下颌动力学 开口 20mm，向右偏移；左侧横向移动 5mm，右侧横向移动 8mm，前伸 4mm，向右偏移，无关节音。

5. TMJ 附加运动测试 右侧 TMJ 侧向和内侧滑动时活动受限，关节牵拉时活动受限。

6. PIVM 测试 颅椎前屈和右侧屈曲轻度活动受限；$T_1 \sim T_2$ 左右旋转活动受限。

7. 肩部检查 肩部活动范围正常，无疼痛，力量正常。

8. 肌肉长度 未发现受限。

9. 肌力 下部和中部斜方肌为 4 - /5 级；颈深屈肌为 3+/5 级。

10. 神经系统检查 阴性。

11. 特殊测试

（1）强制咬合（牙签试验）阴性。

（2）过度后缩试验：阴性。

（3）触诊：右侧咀嚼肌内部（口内）和外部有触痛，右侧下颌骨外侧有触痛。

评估

诊断

问题清单

目标

治疗计划 / 干预措施